ANATOMIA HUMANA

Revisão técnica
Lucimar Filot da Silva Brum
Graduada em Farmácia
Mestre em Farmácia
Doutora em Ciências Biológicas (Bioquímica)

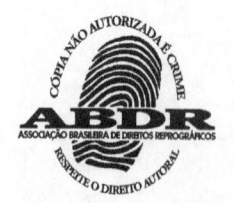

A535	Anatomia humana / Roberta Oriques Becker... [et al.] ; [revisão técnica: Lucimar Filot da Silva Brum]. – Porto Alegre : SAGAH, 2018.
	ISBN 978-85-9502-410-6
	1. Medicina – Anatomia. I. Becker, Roberta Oriques.
	CDU 611

Catalogação na publicação: Karin Lorien Menoncin – CRB 10/2147

ANATOMIA HUMANA

Roberta Oriques Becker
Biomédica
Mestre em Ciências da Saúde
Doutora em Ciências da Saúde

Márcio Haubert da Silva
Enfermeiro
Especialista em Docência do Ensino Profissional
Especialista em Saúde da Família

Gabriela Augusta Mateus Pereira
Graduada em Ciências Biológicas
Mestre em Neurociências

Kamile Kampff Garcia Pavani
Graduada em Enfermagem

Porto Alegre,
2018

sagah⁺

© Grupo A Educação S.A., 2018

Gerente editorial: *Arysinha Affonso*

Colaboraram nesta edição:
Editora responsável: *Dieimi Deitos*
Assistente editorial: *Yasmin Lima dos Santos*
Preparação de originais: *Lara Pio de Almeida*
Capa: *Paola Manica | Brand&Book*
Editoração: *Ledur Serviços Editoriais Ltda.*

> **Importante**
> Os *links* para *sites* da *web* fornecidos neste livro foram todos testados, e seu funcionamento foi comprovado no momento da publicação do material. No entanto, a rede é extremamente dinâmica; suas páginas estão constantemente mudando de local e conteúdo. Assim, os editores declaram não ter qualquer responsabilidade sobre qualidade, precisão ou integralidade das informações referidas em tais *links*.

Reservados todos os direitos de publicação ao GRUPO A EDUCAÇÃO S.A.
(Sagah é um selo editorial do GRUPO A EDUCAÇÃO S.A.)

Rua Ernesto Alves, 150 – Floresta
90220-190 Porto Alegre RS
Fone: (51) 3027-7000

SAC 0800 703-3444 – www.grupoa.com.br

É proibida a duplicação ou reprodução deste volume, no todo ou em parte, sob quaisquer formas ou por quaisquer meios (eletrônico, mecânico, gravação, fotocópia, distribuição na Web e outros), sem permissão expressa da Editora.

IMPRESSO NO BRASIL
PRINTED IN BRAZIL

APRESENTAÇÃO

A recente evolução das tecnologias digitais e a consolidação da internet modificaram tanto as relações na sociedade quanto as noções de espaço e tempo. Se antes levávamos dias ou até semanas para saber de acontecimentos e eventos distantes, hoje temos a informação de maneira quase instantânea. Essa realidade possibilita a ampliação do conhecimento. No entanto, é necessário pensar cada vez mais em formas de aproximar os estudantes de conteúdos relevantes e de qualidade. Assim, para atender às necessidades tanto dos alunos de graduação quanto das instituições de ensino, desenvolvemos livros que buscam essa aproximação por meio de uma linguagem dialógica e de uma abordagem didática e funcional, e que apresentam os principais conceitos dos temas propostos em cada capítulo de maneira simples e concisa.

Nestes livros, foram desenvolvidas seções de discussão para reflexão, de maneira a complementar o aprendizado do aluno, além de exemplos e dicas que facilitam o entendimento sobre o tema a ser estudado.

Ao iniciar um capítulo, você, leitor, será apresentado aos objetivos de aprendizagem e às habilidades a serem desenvolvidas no capítulo, seguidos da introdução e dos conceitos básicos para que você possa dar continuidade à leitura.

Ao longo do livro, você vai encontrar hipertextos que lhe auxiliarão no processo de compreensão do tema. Esses hipertextos estão classificados como:

Saiba mais

Traz dicas e informações extras sobre o assunto tratado na seção.

Fique atento

Alerta sobre alguma informação não explicitada no texto ou acrescenta dados sobre determinado assunto.

Exemplo

Mostra um exemplo sobre o tema estudado, para que você possa compreendê-lo de maneira mais eficaz.

Link

Indica, por meio de *links* e códigos QR*, informações complementares que você encontra na *web*.

https://sagah.maisaedu.com.br/

Todas essas facilidades vão contribuir para um ambiente de aprendizagem dinâmico e produtivo, conectando alunos e professores no processo do conhecimento.

Bons estudos!

---

* Atenção: para que seu celular leia os códigos, ele precisa estar equipado com câmera e com um aplicativo de leitura de códigos QR. Existem inúmeros aplicativos gratuitos para esse fim, disponíveis na Google Play, na App Store e em outras lojas de aplicativos. Certifique-se de que o seu celular atende a essas especificações antes de utilizar os códigos.

PREFÁCIO

Anatomia humana é a ciência que estuda as estruturas e os sistemas do corpo humano. Esse conhecimento é indispensável para a elaboração a elaboração de um diagnóstico, em caso de lesão ou enfermidade, e a respectiva seleção de procedimentos e medicamentos capazes de restabelecer a saúde do indivíduo.

Este livro apresenta a terminologia anatômica do corpo humano e a organização de suas principais estruturas, abordando a morfologia dos sistemas esquelético, articular, muscular, nervoso, endócrino, cardiovascular, linfático, digestório, ventilatório, genital, urinário e tegumentar.

O texto está organizado da seguinte forma:

A **Unidade I** trata dos conceitos básicos de anatomia humana. São apresentadas as funções do sistema esquelético, a classificação dos ossos e as etapas do processo de crescimento, desenvolvimento e remodelamento ósseo, bem como o efeito do envelhecimento sobre os ossos; as características estruturais e funcionais do esqueleto axial e apendicular; as funções e a classificação do sistema articular e os componentes e as características diferenciais do tecido muscular esquelético.

A **Unidade II** descreve a organização, a estrutura anatômica e as funções do sistema nervoso central e periférico. Aborda também as características anatômicas do sistema endócrino, destacando a anatomia e as funções das glândulas hipófise, pineal, tireoide, paratireoides, timo e suprarrenais.

Na **Unidade III** o tema é o sistema cardiovascular: função e composição do sangue; as características do plasma sanguíneo; a anatomia interna e externa do coração e de seus envoltórios, as características anatômicas e histológicas dos diferentes tipos de vasos do sistema cardiovascular. Também são descritas as características de capilares, vasos e linfonodos, a localização dos principais gânglios linfáticos do corpo, bem como as características anatômicas das estruturas que compõem as vias aéreas superiores e inferiores.

Na **Unidade IV** são apresentadas as características anatômicas e as funções das estruturas e dos órgãos que compõem o sistema digestório, incluindo o trato gastrointestinal e órgãos acessórios (fígado, vesícula biliar e pâncreas). Os rins também são assunto para esta seção, que estuda a sua anatomia macroscópica, inervação e a vascularização.

SUMÁRIO

Unidade 1

Introdução à anatomia: terminologia anatômica e níveis de organização 15
Gabriela Augusta Mateus Pereira

- Níveis de organização do corpo 15
- Abordagens ou especialidades anatômicas 16
- Terminologia anatômica 18

Tecido ósseo e estrutura do esqueleto 33
Roberta Oriques Becker

- Funções básicas do sistema esquelético 34
- Estrutura e função dos componentes ósseos 35
- Tipos de ossos 41

Sistema esquelético: esqueleto axial – neurocrânio 53
Márcio Haubert da Silva

- Esqueleto axial: neurocrânio 54
- Neurocrânio 56
- Fontanelas e suturas cranianas 68

Sistema esquelético: esqueleto axial – coluna vertebral 73
Roberta Oriques Becker

- Coluna vertebral 73
- Vértebras 76

Sistema esquelético: esqueleto apendicular – membro inferior 87
Kamile Kampff Garcia Pavani

- Ossos que compõem o membro inferior 87
- Características ósseas superficiais de cada osso 92
- Os ossos dos pés 96

Sistema esquelético: esqueleto apendicular – membro superior 103
Roberta Oriques Becker

- Cíngulo do membro superior 104
- Membro superior 109
- Acidentes ósseos do membro superior 115

Sistema articular: funções e classificação 119
Roberta Oriques Becker
- Funções das articulações 119
- Classificação das articulações 120

Sistema articular: articulações sinoviais e movimentos articulares 131
Roberta Oriques Becker
- Tipos de articulações sinoviais 131
- Tipos de movimentos nas articulações sinoviais 134
- Disfunções articulares 139

Sistema articular: articulações axiais e apendiculares 143
Roberta Oriques Becker
- Articulações do esqueleto axial 144
- Articulações do cíngulo escapular e do membro superior ... 148
- Articulações do cíngulo pélvico e do membro inferior 153

Sistema muscular: tecido e organização 159
Roberta Oriques Becker
- Tecido muscular esquelético 160
- Tipos de fibras musculares 164
- Composição da unidade motora 165

Sistema muscular: musculatura axial 171
Márcio Haubert da Silva
- Musculatura axial 171
- Músculos da cabeça e do pescoço 175
- Músculos da coluna vertebral 195
- Músculos oblíquos e retos 204
- Músculos do períneo e do diafragma da pelve 209

Sistema muscular: musculatura apendicular 215
Gabriela Augusta Mateus Pereira
- Principais músculos apendiculares do corpo 215
- Inserção de origem e inserção terminal 243
- Inervação dos músculos apendiculares 244

Sistema nervoso: estrutura anatômica e tecido nervoso 247
Gabriela Augusta Mateus Pereira
- Divisão anatômica do sistema nervoso 247
- Tipos de células que compõem o sistema nervoso 250
- Estrutura e função geral dos neurônios e da bainha de mielina 256

Sistema nervoso central: cérebro, tronco encefálico
e cerebelo 263
Roberta Oriques Becker
   O cérebro e suas funções 263
   O diencéfalo: tálamo, hipotálamo, epitálamo e subtálamo e suas funções 272
   Meninges encefálicas, líquido cerebrospinal e barreira hematoencefálica 277

Unidade 2

Sistema nervoso central: medula espinal, meninges e sistema
ventricular 283
Roberta Oriques Becker
   Medula espinal 284
   Meninges 288
   Sistema ventricular 291
   Barreira hematoencefálica 293

Sistema nervoso periférico: nervos cranianos
e nervos espinais 299
Gabriela Augusta Mateus Pereira
   Funções dos nervos cranianos e espinais 300
   Os nervos cranianos e suas respectivas funções e origens no encéfalo 300
   Anatomia e aspectos clínicos dos nervos espinais 316

Sistema endócrino: tireoide, timo, paratireoides e
suprarrenais 323
Gabriela Augusta Mateus Pereira
   Características anatômicas e ações hormonais das glândulas endócrinas 324
   Alterações da glândula tireoide 347

Sistema cardiovascular: sangue 353
Gabriela Augusta Mateus Pereira
   Composição do sangue e características do plasma sanguíneo
   e do hematócrito 353
   Funções do sangue e dos componentes celulares 365
   Origem das células sanguíneas e patologias associadas 366

Sistema cardiovascular: coração 373
Márcio Haubert da Silva
   Anatomia cardíaca 374
   Envoltórios cardíacos 383
   O caminho do sangue através do músculo cardíaco 392

Sistema cardiovascular: vasos e circulação 📱 407
Márcio Haubert da Silva
   Características anatômicas e histológicas dos vasos
      do sistema cardiovascular..408
   Principais artérias e veias do corpo..419
   Sistema porta hepático...433

Sistema linfático: linfonodos, circulação linfática e baço......... 439
Márcio Haubert da Silva
   Funções do sistema linfático..440
   Capilares, vasos linfáticos e linfonodos...442
   Baço...455

Sistema ventilatório: vias aéreas superiores................................. 463
Márcio Haubert da Silva
   Funções das vias aéreas superiores (VAS)..464
   Características anatômicas das vias aéreas superiores..........................466
   Principais alterações clínicas das VAS...471

Vias aéreas inferiores... 483
Márcio Haubert da Silva
   Laringe e estruturas da produção da voz..483
   Traqueia, árvore brônquica e tecido pulmonar......................................488
   Envelhecimento e sistema respiratório..502

Sistema digestório: trato gastrintestinal.. 507
Márcio Haubert da Silva
   Trato gastrintestinal..508
   Anatomia funcional do sistema digestório...519
   Doenças do TGI..533

Sistema digestório: estruturas e órgãos digestórios................. 539
Kamile Kampff Garcia Pavani
   Estruturas, regiões e segmentos do fígado, da vesícula biliar
      e do pâncreas..539
   Características anatômicas do fígado e do pâncreas com suas
      respectivas funções...547
   Consequências anatomofisiológicas de patologias relacionadas
      ao fígado, à vesícula biliar e ao pâncreas...548

Unidade 3

Sistema urinário: rins.. 553
Márcio Haubert da Silva
   Os rins...554
   Hormônios sintetizados pelos rins...563
   Doença renal..565

Sistema urinário: trato urinário 573
Roberta Oriques Becker
  Visão geral do sistema urinário 573
  Estrutura e função dos rins 575
  Estrutura e função dos ureteres, da bexiga e da uretra 581

Unidade 4

Sistema genital feminino 589
Kamile Kampff Garcia Pavani
  Estruturas que compõem o sistema genital feminino 589
  Funções da vulva e dos órgãos e estruturas intrapélvicas
    do sistema genital feminino 593
  Gravidez ectópica 596

Sistema genital masculino 601
Kamile Kampff Garcia Pavani
  Órgãos genitais internos e externos 601
  Anatomia macroscópica do sistema genital masculino 603
  Funções do sistema de condução dos espermatozoides e das estruturas
    externas do sistema genital masculino 611

Sistema tegumentar: pele e anexos 615
Gabriela Augusta Mateus Pereira
  A pele e suas funções 615
  Epiderme, derme e hipoderme 618
  Os anexos da pele 624

Gabaritos 630

UNIDADE 1

Introdução à anatomia: terminologia anatômica e níveis de organização

Objetivos de aprendizagem

Ao final deste texto, você deve apresentar os seguintes aprendizados:

- Identificar os principais níveis de organização do corpo humano.
- Definir as especialidades em anatomia humana.
- Utilizar termos anatômicos para descrever planos de secção, regiões do corpo, posições relativas e a posição anatômica.

Introdução

O conhecimento da anatomia humana é imprescindível para o desenvolvimento de habilidades e competências do profissional da Área da Saúde. Você deve estudar o corpo humano por meio das várias abordagens anatômicas, considerando os níveis de organização do corpo e a nomenclatura específica aplicada a este estudo. Nesse contexto, é fundamental compreender a importância do conhecimento da anatomia humana e suas especialidades, além de conhecer a linguagem que descreve a abordagem inicial para o estudo do corpo humano e de suas partes.

Níveis de organização do corpo

Para que você compreenda a anatomia do corpo humano, é necessário conhecer da menor até a maior dimensão de seus componentes, os quais são usualmente distribuídos em níveis de organização:

- **Nível químico:** inclui os átomos e as moléculas, como o hidrogênio, o oxigênio, o carbono e o nitrogênio. Os átomos interagem entre si para formar compostos tridimensionais com propriedades específicas.
- **Nível celular:** as moléculas se combinam para formar estruturas do nível celular. As células são as unidades básicas funcionais e estruturais do corpo e podem ser, por exemplo, as células sanguíneas, cardíacas, musculares, hepáticas e nervosas.
- **Nível tecidual:** as células, por sua vez, compõem os tecidos e trabalham para realizar uma determinada função ou funções. Os tecidos existentes no corpo são o conectivo, o nervoso, o muscular e o epitelial.
- **Nível orgânico:** os órgãos são compostos por diferentes tipos de tecidos que interagem para desempenhar determinadas funções, como, por exemplo, os intestinos, que desempenham diversas funções digestórias.
- **Nível sistêmico:** um sistema é composto por órgãos relacionados entre si.

Abordagens ou especialidades anatômicas

Duas categorias gerais do estudo anatômico são amplamente consideradas: a anatomia microscópica e a anatomia macroscópica. A anatomia microscópica estuda estruturas que não podem ser visualizadas a olho nu, valendo-se de equipamentos como lupas e microscópios ópticos e eletrônicos. A anatomia macroscópica é a que você irá conhecer agora, a qual considera as estruturas visíveis a olho nu e que se vale de formas de estudo como a anatomia de superfície, a anatomia topográfica (ou regional) e a anatomia sistêmica. Estas formas de estudo se complementam e geram a perspectiva mais ampla para o conhecimento. Entenda-as:

- *Anatomia de superfície*: considera os pontos ou regiões superficiais do corpo, sem usar métodos de dissecção, através da palpação ou observação.
- *Anatomia topográfica*: estuda as características internas e externas de uma determinada região do corpo, como tórax, abdome e membros superiores e inferiores.
- *Anatomia sistêmica*: estudo por sistemas corporais; por exemplo, sistema ósseo, muscular, nervoso e digestório. Considera as características anatômicas de um grupo de órgãos que funcionam integrados para produzir efeitos coordenados.

Além das abordagens descritas anteriormente, ainda podem ser aplicadas as seguintes formas de estudo:

- *Anatomia do desenvolvimento ou embriologia*: acompanha o desenvolvimento do ser humano desde sua concepção até a maturidade física;
- *Anatomia clínica*: compreende as características anatômicas encontradas nas patologias.
- *Anatomia comparada*: relaciona a anatomia de outros animais que apresentam um processo de desenvolvimento semelhante ao do ser humano;
- *Anatomia por imagem ou anatomia radiológica*: gera o conhecimento anatômico por meio da visualização e da interpretação de imagens radiológicas, como as da radiografia, da tomografia computadorizada, da ressonância magnética (Figura 1). As imagens geradas pelo aparelho de ultrassom (ecografia) também estão incluídas.

As imagens radiológicas podem ser úteis não só no estudo da anatomia normal do corpo humano, mas também para que você possa conhecer as variações anatômicas, as patologias e as diferenças morfológicas no recém-nascido, na criança, no adulto jovem, no adulto e no idoso.

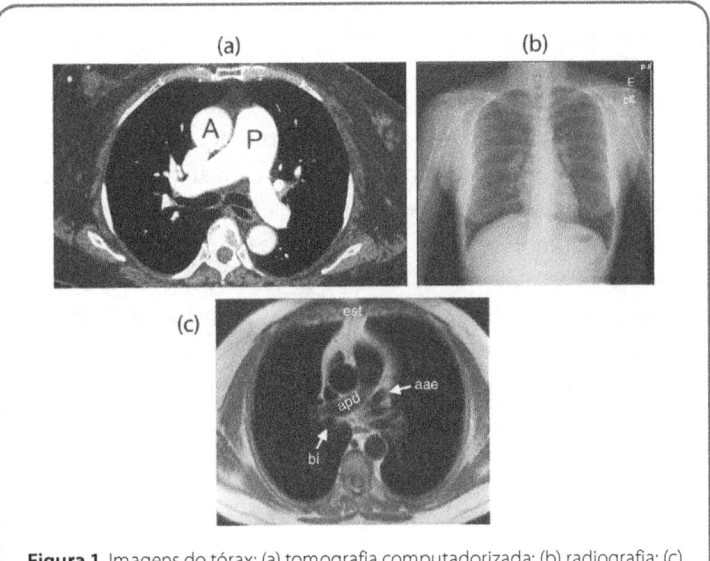

Figura 1. Imagens do tórax: (a) tomografia computadorizada; (b) radiografia; (c) ressonância magnética.
Fonte: Chen, 2012; Talanow, 2012.

> **Fique atento**
>
> Apesar de a anatomia estar direcionada ao estudo das características morfológicas do corpo humano, você realmente construirá o conhecimento anatômico vinculando-o à fisiologia, pois cada estrutura do corpo está adaptada para a realização de determinadas funções. Desta forma, você compreenderá a anatomia através de uma visão integrada, o que pode lhe trazer a base para a aplicação clínica no exercício de sua profissão.

> **Saiba mais**
>
> Existem formas não invasivas para avaliar aspectos estruturais e funcionais do corpo humano, como, por exemplo a *palpação*, na qual o profissional usa as mãos para identificar aspectos anatômicos da superfície do corpo. Outro exemplo é a *auscultação*, em que o profissional usa um estetoscópio para avaliar os sons corporais; e a *percussão*, que é usada pelo examinador para avaliar a presença anormal de líquidos, a consistência de tecidos e as respostas reflexas, por meio das próprias mãos ou usando instrumentos como martelos de percussão.

Terminologia anatômica

A anatomia é uma ciência que se vale essencialmente da observação e da descrição daquilo que se vê. Há séculos, os anatomistas estudam o corpo humano e tentam descrever o que encontram e o que visualizam; para isso, necessitam de um vocabulário específico, que traduza a imagem em linguagem. Esta linguagem se origina essencialmente de termos e étimos vindos do grego e do latim. Por exemplo, a palavra *intercostal* é composta pelas raízes do latim *inter*, que significa *entre*, e *costo*, que significa *costelas*; então, a palavra *intercostal* significa *entre as costelas*, como, por exemplo, os músculos intercostais.

Essa linguagem anatomoclínica é aplicada extensamente na área da saúde, e você deve utilizá-la para comunicar-se no ambiente acadêmico e na sua vida profissional.

> **Exemplo**
>
> Você deve e precisa ter o domínio da linguagem anatomoclínica para que o seu desenvolvimento como profissional da área da saúde seja completo.
> O seu conhecimento sobre a origem e a aplicação dos termos anatômicos lhe trará maior facilidade na compreensão da comunicação médica, da linguagem dos laudos clínicos, das patologias e de artigos científicos.
> **Mas atenção!**
> Você pode usar a linguagem comum com o seu paciente, para facilitar seu entendimento e garantir sua confiança. Por exemplo: se você precisa que seu paciente deite de barriga para cima, você não irá solicitar que ele fique em decúbito dorsal! Nesse tipo de situação, o melhor é não usar a linguagem anatomoclínica.

Anatomia de superfície

Existe uma nomenclatura relacionada às regiões e às referências ou marcadores de superfície do corpo e seus termos anatômicos (Figuras 2 e 3). A seguir, você irá conhecer esses termos que devem ser necessariamente assimilados para que você construa a linguagem anatômica.

Na Figura 2, o corpo humano está posicionado em dois diferentes planos: o corpo em vista anterior (Figura 2[a]) e em vista posterior (Figura 2[b]). Note, por exemplo, que a virilha é chamada de *região inguinal*. Assim, por exemplo, tudo que se refere a *inguinal* será considerado como localizado nessa região, e daí derivam os nomes de algumas estruturas ou alterações, como, por exemplo, *ligamento inguinal* ou *hérnia inguinal*.

Figura 2. Marcadores anatômicos e superfície: (a) corpo em vista anterior; (b) corpo em vista posterior.

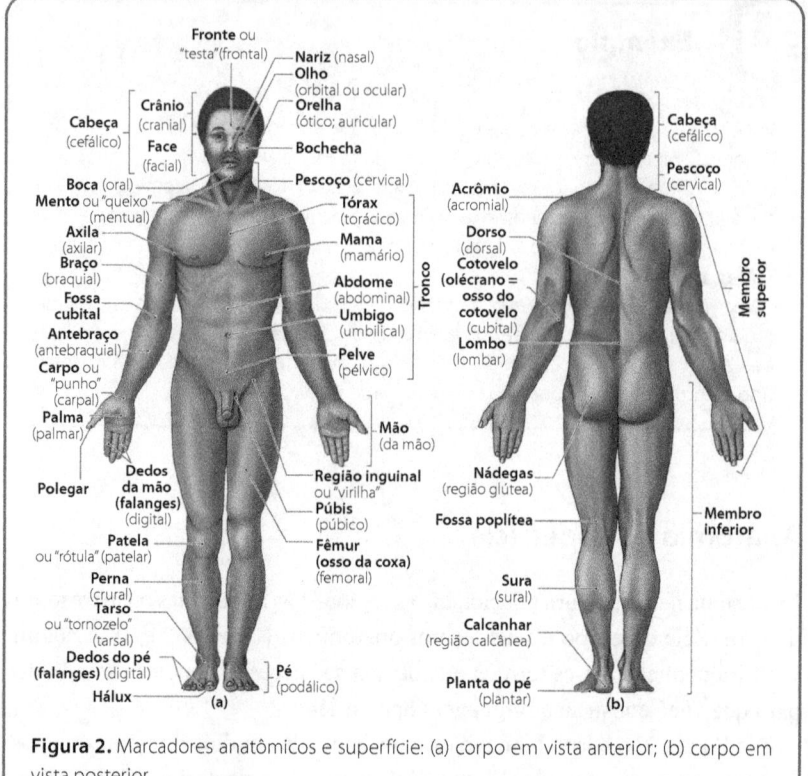

Fonte: Adaptada de Martini, 2009.

Nomenclatura anatômica	Região anatômica	Área indicada
Cabeça (*Cephalon*)	Cefálica	Da cabeça
Pescoço (*Cervicis*)	Cervical	Do pescoço
Tórax (*Thoracis*)	Torácica	Do tórax
Braço (*Brachium*)	Braquial	Do braço: segmento do membro superior mais próximo ao tronco
Antebraço (*Antebrachium*)	Antebraquial	Do antebraço
Carpo (*Carpus*)	Carpal	Do punho
Mão (*Manus*)	Da mão	Da mão
Abdome (*Abdomen*)	Abdominal	Do abdome
Pelve (*Pelvis*)	Do quadril	Da pelve
Púbis (*Pubis*)	Púbica (hipogástrio)	Do púbis: parte anterior da pelve
"Virilha" (*Inguen*)	Inguinal	Inguinal: junção entre o tronco e a coxa
Lombo (*Lumbus*)	Lombar	Lombar: parte inferior do dorso
Glúteo (*Gluteus*)	Glútea	Glútea: das nádegas
Fêmur (*Femur*)	Femoral	Da coxa
Patela (*Patella*)	Do joelho (genicular)	Do joelho
Perna (*Crus*)	Crural	Crural: parte do joelho ao tornozelo
"Panturrilha" (*Sura*)	Sural	Sural: parte posterior da região crural
Tarso (*Tarsus*)	Tarsal	Do tornozelo
Pé (*Pes*)	Do pé	Do pé
Planta (*Planta*)	Plantar	Da planta dos pés

Figura 3. Nomenclatura das regiões do corpo humano.
Fonte: Martini, 2009.

Posição anatômica

O termo *posição anatômica* é mais uma convenção para que se estude o corpo humano de forma organizada e metodológica. Esse termo exige que a posição seja a seguinte: o corpo humano está de pé (ereto), com o olhar direcionado para o horizonte, as palmas das mãos estão para frente (em supinação), os membros superiores e inferiores estão estendidos (em extensão) e os pés estão levemente afastados (Figura 2[a]). Assim, com esse termo definido, você não precisa mais visualizar uma imagem, e sim imaginar o corpo posicionado dessa forma.

Quadrantes abdominais

Além dos termos relacionados à anatomia de superfície, existem os termos que referenciam as regiões do abdome. Novamente, trata-se de uma convenção para que a comunicação e a descrição anatômica na área da saúde sejam padronizadas. Duas formas são normalmente aplicadas ao abdome: a divisão em 4 e em 9 quadrantes (Figuras 4[a] e 4[b]). Essa divisão do abdome é usada para facilitar a descrição da localização anatômica e é também muito útil para a investigação de disfunções e patologias. Cada quadrante corresponde a determinados órgãos e/ou estruturas internas, abdominais e pélvicas.

Quadrante superior direito (QSD)	Quadrante superior esquerdo (QSE)
Lobo hepático direito, vesícula biliar, rim direito, porções do estômago, do intestino delgado e do intestino grosso	Lobo hepático esquerdo, estômago, pâncreas, rim esquerdo, baço, porções do intestino grosso

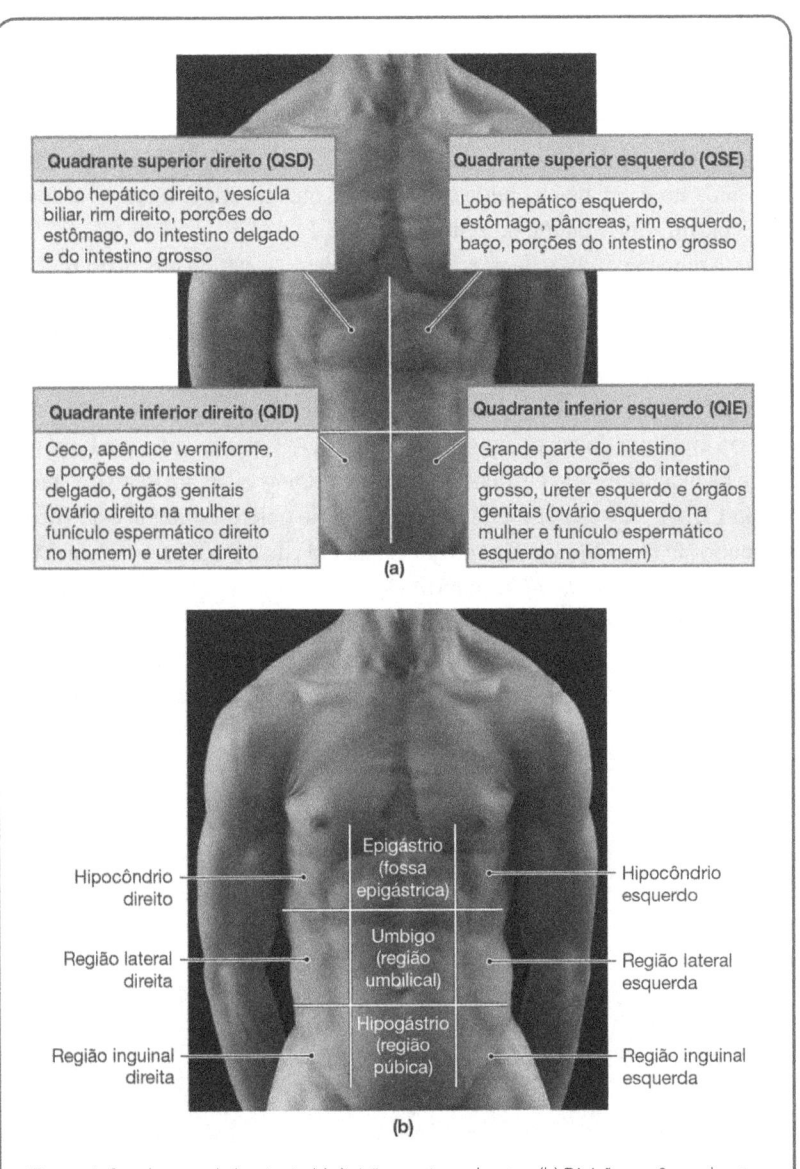

Quadrante inferior direito (QID)	Quadrante inferior esquerdo (QIE)
Ceco, apêndice vermiforme, e porções do intestino delgado, órgãos genitais (ovário direito na mulher e funículo espermático direito no homem) e ureter direito	Grande parte do intestino delgado e porções do intestino grosso, ureter esquerdo e órgãos genitais (ovário esquerdo na mulher e funículo espermático esquerdo no homem)

(a)

- Hipocôndrio direito
- Região lateral direita
- Região inguinal direita
- Epigástrio (fossa epigástrica)
- Umbigo (região umbilical)
- Hipogástrio (região púbica)
- Hipocôndrio esquerdo
- Região lateral esquerda
- Região inguinal esquerda

(b)

Figura 4. Quadrantes abdominais: (a) divisão em 4 quadrantes; (b) Divisão em 9 quadrantes.
Fonte: Martini, 2009.

Terminologia das orientações anatômicas

Para que possamos limitar um corpo no espaço, temos que traçar planos que tangenciem esse corpo em seus limites físicos. Para isso, são empregados os planos tangenciais chamados de anterior ou ventral, posterior ou dorsal, superior, inferior e laterais direito e esquerdo.

Essa nomenclatura vale para qualquer objeto de estudo em anatomia, seja uma estrutura, um órgão ou o próprio corpo humano. Se estivermos estudando o corpo humano inteiro (Figura 5[a]), o **plano anterior ou ventral** será a frente, onde temos o rosto e o ventre. O **plano posterior ou dorsal** limitará o corpo na parte de trás, onde está o dorso. O **plano superior** limitará a porção mais externa em cima do corpo, na calota craniana, e o **plano inferior** limitará o corpo na planta dos pés. Os **planos laterais** limitam os lados direito e esquerdo (Figura 5[b]), e essa lateralidade será sempre do objeto estudado e não do observador. Na Figura 6, vemos uma jovem deitada de lado, e o termo anatômico para essa posição é *decúbito lateral*. Agora você teria que complementar o termo, referindo de que lado ela está deitada. De que lado está jovem está deitada? Lembre-se de que é o lado do corpo dela e não o da sua observação. Se você respondeu *lado esquerdo*, acertou: *decúbito lateral esquerdo*.

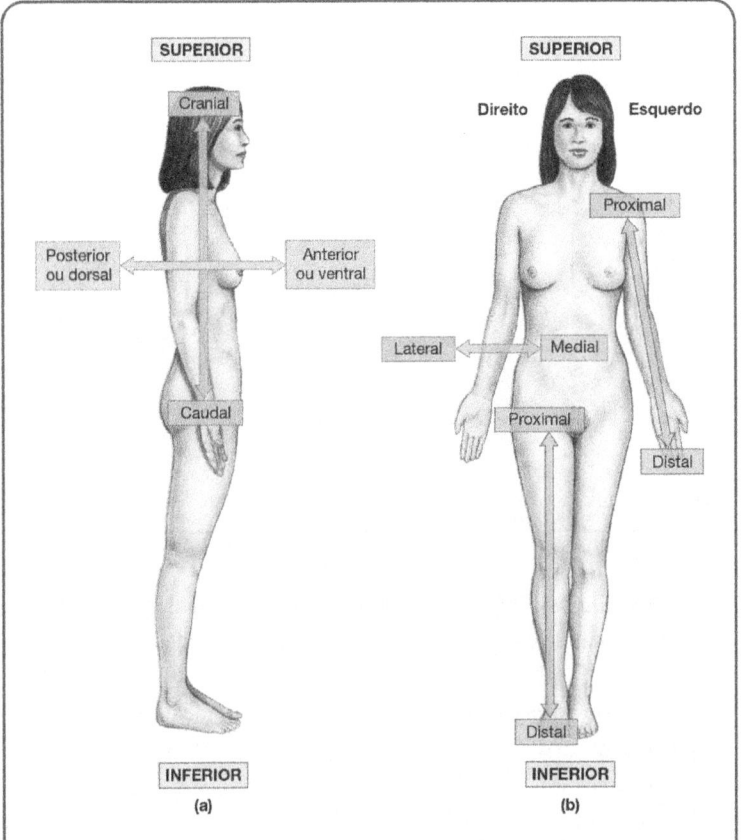

Figura 5. Terminologia das orientações anatômicas: (a) corpo humano em vista lateral direita; (b) corpo humano em posição anatômica.
Fonte: Martini, 2009.

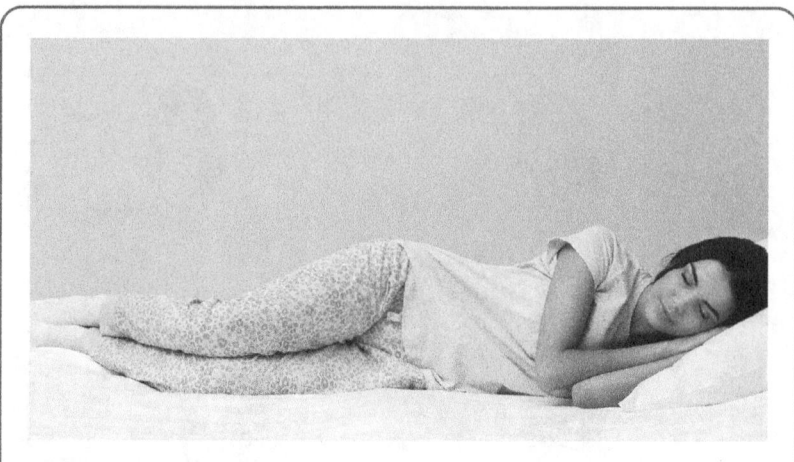

Figura 6. Posição do corpo em decúbito lateral esquerdo.
Fonte: /Shutterstock.com

Além dos planos tangenciais, existem as direções anatômicas, como a direção crânio-caudal, a direção lateral-medial e a direção proximal-distal.

- **Direção crânio-caudal:** refere-se à proximidade no sentido do crânio ou no sentido da porção final da coluna vertebral ou da região inferior do corpo.
- **Direção lateral-medial:** para empregar estes termos, é preciso traçar uma linha imaginária ao longo e bem no meio do corpo. As referências que estiverem mais próximas dessa linha serão consideradas mediais e as que estiverem afastadas ou opostas a essa linha serão laterais (lateral, aqui, significa *para fora*). Por exemplo: as clavículas possuem duas extremidades, uma que se articula ao osso esterno, que é a extremidade medial, e outra que se articula à escápula, que é a extremidade lateral.
- **Direção proximal-distal:** este termo é aplicado quando a referência é a coluna vertebral, em qualquer uma de suas porções. Então, seguindo a linha das articulações até chegar na coluna vertebral, uma estrutura

será proximal ou distal à coluna vertebral. Por exemplo, se compararmos a tíbia com o fêmur, a tíbia é distal em relação ao fêmur, pois está mais distante da coluna quando comparada ao fêmur.

Anatomia seccional

Todas as estruturas em anatomia podem ser estudadas através de secções ou dos chamados planos seccionais (Figura 7). Precisamos estudar os aspectos anatômicos internos, e, para isto, foram padronizados três tipos de cortes ou secções. Os planos seccionais são os seguintes;

- Plano transverso (corte transversal ou horizontal): forma um ângulo reto com o eixo longitudinal da região ou parte do corpo que está sendo estudada e a divide em porções superior e inferior. Na área radiológica, este plano é chamado de *axial*.
- Plano frontal (corte coronal ou frontal): divide o corpo ou região em porções anterior e posterior.
- Plano sagital (corte sagital ou sagital mediano): divide o corpo em porções iguais, direita e esquerda, isto é, bem ao longo da linha mediana, gerando metades de igual tamanho. Os cortes parassagitais são secções que passam por linhas paralelas à linha mediana e dividem o corpo no mesmo sentido longitudinal, mas em tamanhos diferentes.

O estudo anatômico em secções pode ser feito a partir da imagem radiológica, através da interpretação diagnóstica de exames de tomografia computadorizada e ressonância magnética. Se você tiver a oportunidade de observar essas imagens radiológicas em cortes, você estará exercitando a anatomia topográfica, pois observará estruturas e órgãos de vários sistemas corporais em um único corte. Além disso, você estará testando seu raciocínio espacial, tentando imaginar uma estrutura em três dimensões, partindo de uma imagem em duas dimensões.

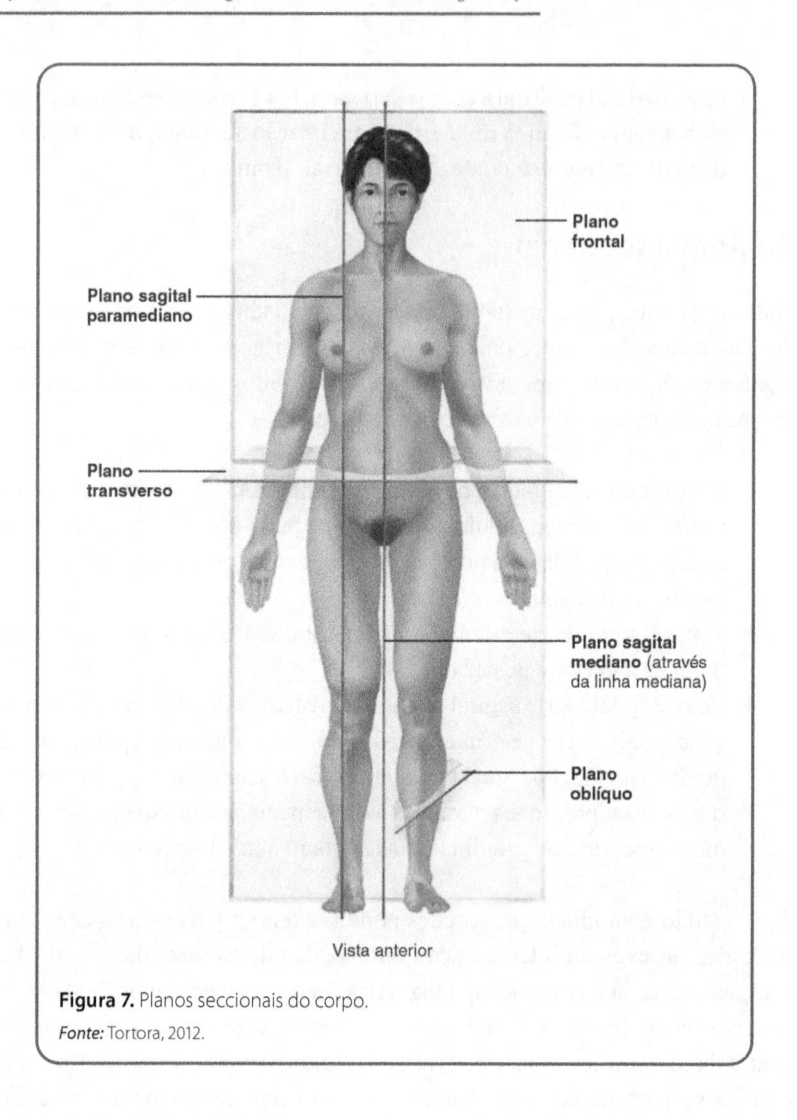

Figura 7. Planos seccionais do corpo.
Fonte: Tortora, 2012.

Cavidades do corpo

O corpo é formado internamente por cavidades cujas funções vão desde a proteção dos órgãos até a separação e sustentação dos mesmos (Figura 8). As cavidades ventrais são a torácica e a abdominopélvica; as dorsais são as cavidades craniana e vertebral.

A cavidade torácica é formada por duas cavidades menores: a cavidade pericárdica, que é um espaço preenchido por líquido que circunda o coração, e a cavidade pleural, que envolve os pulmões e também é preenchida por líquido. A região central da cavidade torácica é o mediastino (Figura 9), um espaço que contém todas as estruturas torácicas, exceto os pulmões. No mediastino localizam-se, por exemplo, o coração, os vasos da base do coração, a porção terminal da traqueia, o esôfago e o timo.

O diafragma é um músculo em forma de abóboda que separa a cavidade torácica da cavidade abdominal.

A cavidade abdominopélvica é formada por vários órgãos e se estende desde o diafragma até a região inguinal. Diferente do limite físico entre o tórax e o abdome pelo diafragma, a cavidade abdominal não apresenta separação ou limite com a cavidade pélvica.

Na cavidade abdominal estão localizados vários órgãos e estruturas, como os intestinos delgado e grosso, o estômago, o baço, o fígado, a vesícula biliar, o pâncreas, a artéria aorta abdominal e a veia cava inferior.

A cavidade pélvica, formada pela junção dos ossos pélvicos e as vértebras sacrais, contém órgãos genitais masculinos e femininos e a bexiga urinária, entre outras estruturas vasculares e nervosas.

A cavidade craniana contém o encéfalo, protegido pelos ossos do neurocrânio. A cavidade vertebral, formada pelo empilhamento de forames vertebrais das vértebras da coluna, contém a medula espinal e os nervos da cauda equina.

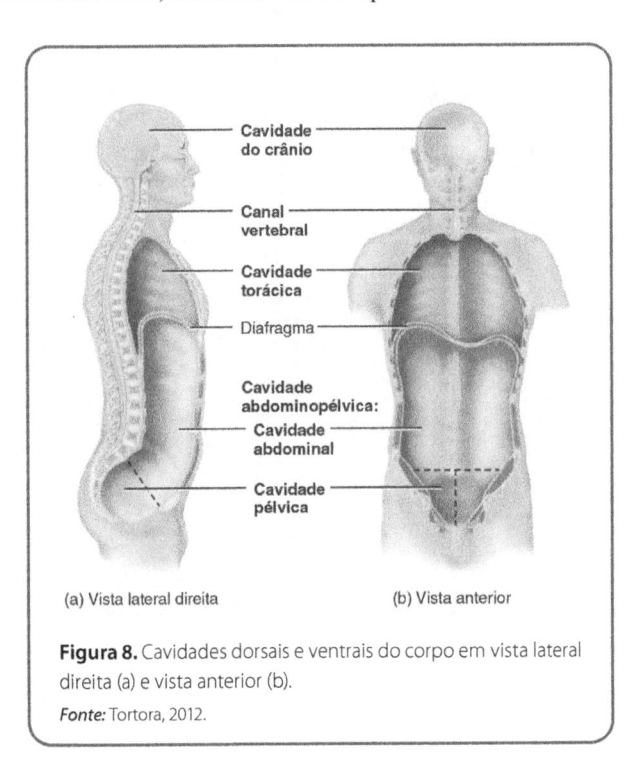

Figura 8. Cavidades dorsais e ventrais do corpo em vista lateral direita (a) e vista anterior (b).
Fonte: Tortora, 2012.

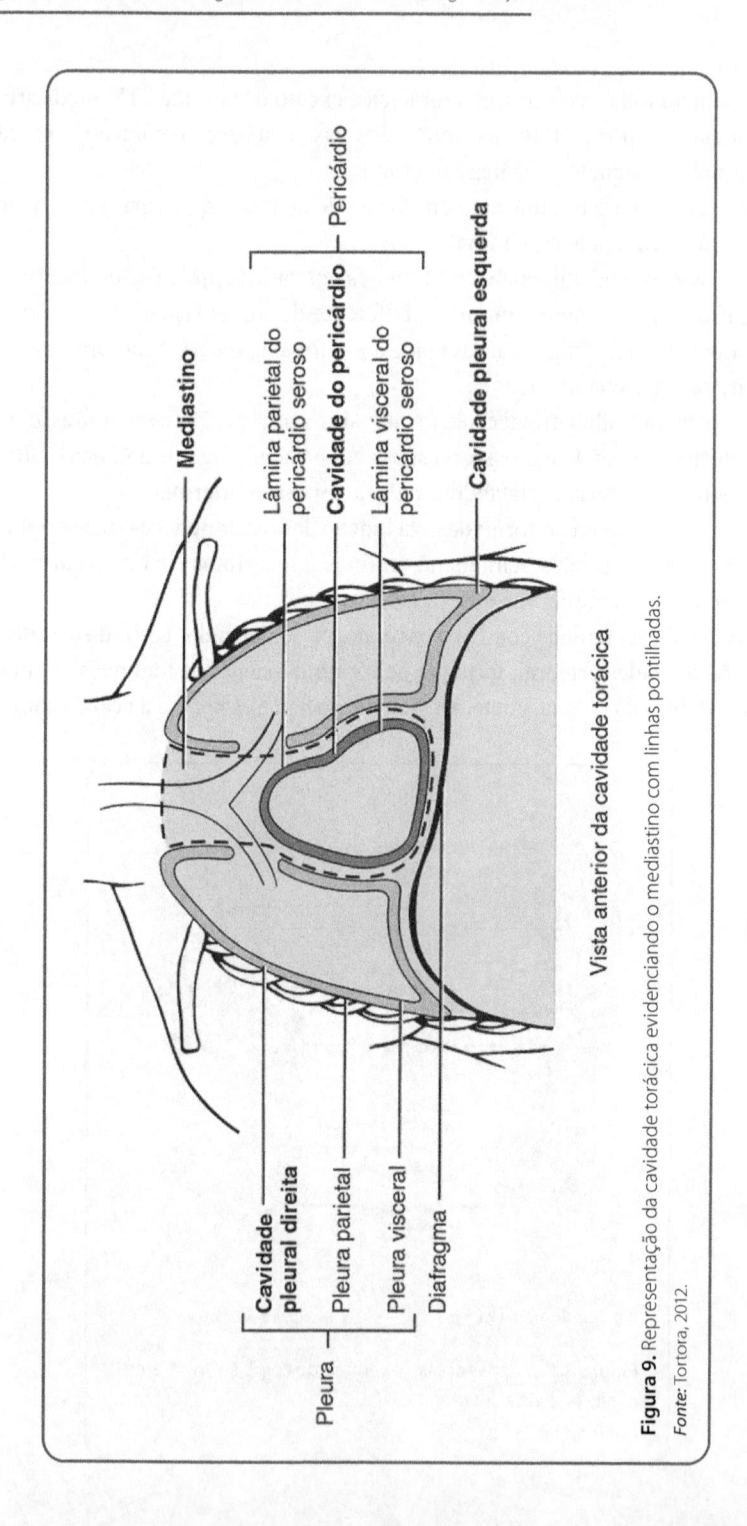

Figura 9. Representação da cavidade torácica evidenciando o mediastino com linhas pontilhadas.
Fonte: Tortora, 2012.

Link

Acesse o link a seguir para visualizar imagens anatômicas do Projeto Homem Visível (*Visible Human Project*), que contém imagens digitais de secções transversais do corpo humano.

https://goo.gl/DrsLo

Exercícios

1. Identifique a alternativa que apresenta os termos de direção correspondentes aos planos ventral, posterior, superior e inferior, respectivamente:
   a) Anterior, dorsal, cefálico, caudal.
   b) Dorsal, anterior, caudal, cefálico.
   c) Caudal, cefálico, anterior, posterior.
   d) Cefálico, caudal, posterior, anterior.
   e) Posterior, inguinal, poplíteo, anterior.

2. Realizar uma secção sagital implica em dividir o corpo em quais porções?
   a) Anterior e posterior.
   b) Superior e inferior.
   c) Dorsal e ventral.
   d) Direita e esquerda.
   e) Inferior e anterior.

3. Qual das seguintes alternativas inclui somente estruturas contidas no mediastino?
   a) Pulmões, esôfago e coração.
   b) Coração, porção final da traqueia e pulmões.
   c) Esôfago, porção final da traqueia e timo.
   d) Faringe, timo e grandes vasos.
   e) Fígado, pâncreas e estômago.

4. Um plano que passa perpendicularmente ao eixo longitudinal da parte do corpo em estudo é o plano:
   a) Sagital.
   b) Coronal ou frontal.
   c) Transversal.
   d) Oblíquo.
   e) Parassagital.

5. Qual é o termo anatômico referente à região posterior da perna?
   a) Crural.
   b) Sural.
   c) Braquial.
   d) Femoral.
   e) Cubital.

Referências

CHEN, M. Y. M.; POPE, T. L.; OTT, D. J. *Radiologia básica*. 2. ed. Porto Alegre: AMGH, 2012.

MARTINI, F. H.; TIMMONS, M. J.; TALLITSCH, R. B. *Anatomia humana*. 6. ed. Porto Alegre: Artmed, 2009.

NATIONAL LIBRARY OF MEDICINE. *The Visible Human Project*. Rockville Pike: NIH, 2015. Disponível em: <https://www.nlm.nih.gov/research/visible/visible_human.html#>. Acesso em: 09 out. 2017.

TALANOW, R. *Radiologia de emergência*: manual baseado em casos clínicos. Porto Alegre: AMGH, 2012.

TORTORA, G. J.; DERRICKSON, B. *Corpo humano*: fundamentos de anatomia e fisiologia. 8. ed. Porto Alegre: Artmed, 2012.

Leituras recomendadas

FREITAS, V. *Anatomia*: conceitos e fundamentos. Porto Alegre: Artmed, 2008.

HANKIN, M. H.; MORSE, D. E.; BENNETT-CLARKE, C. A. *Anatomia clínica*: uma abordagem por estudos de caso. Porto Alegre: AMGH, 2015.

TANK, P. W.; GEST, T. R. *Atlas de anatomia humana*. Porto Alegre: Artmed, 2009.

Tecido ósseo e estrutura do esqueleto

Objetivos de aprendizagem

Ao final deste texto, você deve apresentar os seguintes aprendizados:

- Descrever as funções do sistema esquelético, das substâncias compacta e esponjosa, do periósteo e do endósteo.
- Identificar as etapas do processo de crescimento, desenvolvimento e remodelamento ósseo e o efeito do envelhecimento sobre os ossos.
- Classificar os ossos e seus acidentes ósseos.

Introdução

O osso, ou tecido ósseo, é um dos tecidos conectivos de sustentação. Os ossos são estruturas irrigadas, inervadas e com características próprias teciduais, de desenvolvimento e de respostas a injúrias. O tecido ósseo encontra-se continuamente em crescimento, remodelagem e autorreparação. Ainda, contribui para a homeostasia do organismo por meio do fornecimento de suporte, proteção, produção de células sanguíneas e armazenamento.

As funções dos ossos do corpo vão além de suporte físico para órgãos e músculos, eles sustentam o peso do corpo e trabalham com os músculos para produzir movimentos controlados e precisos.

Neste capítulo, descreveremos a organização histológica, os aspectos do desenvolvimento, do crescimento e das funções dos ossos.

Funções básicas do sistema esquelético

O sistema esquelético realiza várias funções básicas, como:

- Suporte: o esqueleto fornece uma estrutura para o corpo, sustentando os tecidos moles e proporcionando pontos de fixação para os tendões dos músculos esqueléticos.
- Proteção: os ossos protegem os órgãos que envolvem, como os ossos do crânio protegem o encéfalo e a caixa torácica protege o coração e os pulmões.
- Movimento: a contração dos músculos esqueléticos movimenta os ossos, produzindo os movimentos corporais, o que é possível porque os tendões unem os músculos e os ossos. Além disso, as articulações, que são formadas onde dois ou mais ossos se unem, permitem movimentos entre os ossos, mas previnem amplitudes excessivas.
- Armazenamento: os ossos captam do sangue e armazenam minerais, como o cálcio e o fosfato, os quais são essenciais para a ocorrência de diversos processos fisiológicos. O tecido adiposo também é armazenado na cavidade medular dos ossos, sendo utilizado por outros tecidos como fonte de energia e constituindo a medula óssea amarela.
- Produção de células sanguíneas: os ossos contêm cavidades preenchidas com medula óssea vermelha, que origina as células sanguíneas e as plaquetas (VANPUTTE; REGAN; RUSSO, 2016).

Exemplo

O raquitismo é uma doença que afeta crianças como resultado da deficiência de vitamina D, vitamina essencial para a absorção normal do cálcio e sua deposição no esqueleto. No raquitismo, há pouca mineralização dos ossos, os quais ficam bastante flexíveis. Indivíduos acometidos por essa doença desenvolvem pernas arqueadas pelo encurvamento dos ossos da coxa e da perna, sob a ação do peso do corpo (MARTINI; TIMMONS; TALLITSCH, 2009).

Estrutura e função dos componentes ósseos

A estrutura macroscópica de um osso pode ser analisada considerando-se as partes de um osso longo (Figura 1). Um típico osso longo consiste nas partes descritas a seguir:

- Diáfise: é a porção cilíndrica e longa do osso, sendo considerada o corpo e o eixo dos ossos.
- Epífises: são as terminações distal e proximal do osso.
- Metáfises: são as regiões, em um osso maduro, nas quais a diáfise se une às epífises. No osso em crescimento, cada metáfise contém uma lâmina epifisial, camada de cartilagem hialina que permite o crescimento longitudinal da diáfise do osso. Entretanto, quando o crescimento longitudinal cessa, a cartilagem hialina é substituída por tecido ósseo, sendo denominada, agora, de linha epifisial.
- Cartilagem articular: é uma fina lâmina de cartilagem hialina que recobre a parte da epífise na qual o osso forma uma articulação com outro osso. Dessa forma, reduz o atrito e absorve o choque nas articulações muito móveis. Em virtude da ausência de um pericôndrio na cartilagem articular, o reparo de lesão é limitado.
- Cavidade medular: nos adultos, é um espaço cilíndrico oco, no interior da diáfise, contendo medula óssea amarela adiposa.
- Periósteo: é uma bainha resistente de tecido conectivo denso e tem sua irrigação sanguínea associada, que envolve a superfície do osso, em partes em que não é recoberta por cartilagem articular. Além disso, protege o osso, auxilia no reparo de fraturas, ajuda na nutrição do tecido ósseo e atua como ponto de fixação para ligamentos e tendões.
- Endósteo: é uma camada celular única que reveste a superfície externa de todas as cavidades dentro do osso, como a cavidade medular da diáfise e as cavidades menores nos ossos esponjoso e compacto. O endósteo inclui osteoblastos, osteoclastos e progenitoras osteocondrais (TORTORA; DERRICKSON, 2017).

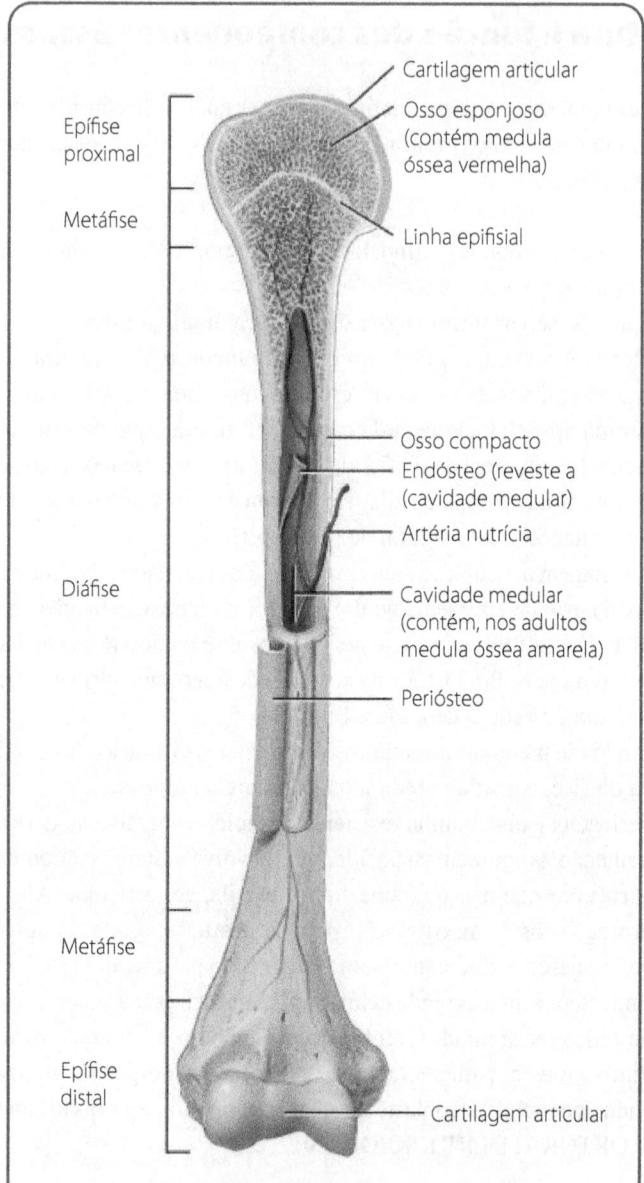

Figura 1. Partes de um osso longo: epífise, metáfise e diáfise.
Fonte: Tortora e Derrickson (2017, p. 118).

Substâncias compacta e esponjosa

Com relação à estrutura microscópica, como outros tecidos conectivos, o tecido ósseo é rico em matriz extracelular que envolve células amplamente separadas. A matriz extracelular é composta por aproximadamente 25% de água, 25% de fibras colágenas e 50% de sais minerais cristalizados. Quando esses sais minerais são depositados no arcabouço formado pelas fibras colágenas da matriz extracelular, eles se cristalizam e o tecido enrijece. Esse processo de calcificação é iniciado pelos osteoblastos, as células formadoras de osso. Embora a resistência do osso dependa dos sais minerais inorgânicos, a flexibilidade do osso depende de suas fibras colágenas. A células presentes no tecido ósseo são as células osteoprogenitoras, os osteoblastos, os osteócitos e os osteoclastos (Figura 2) (VANPUTTE; REGAN; RUSSO, 2016).

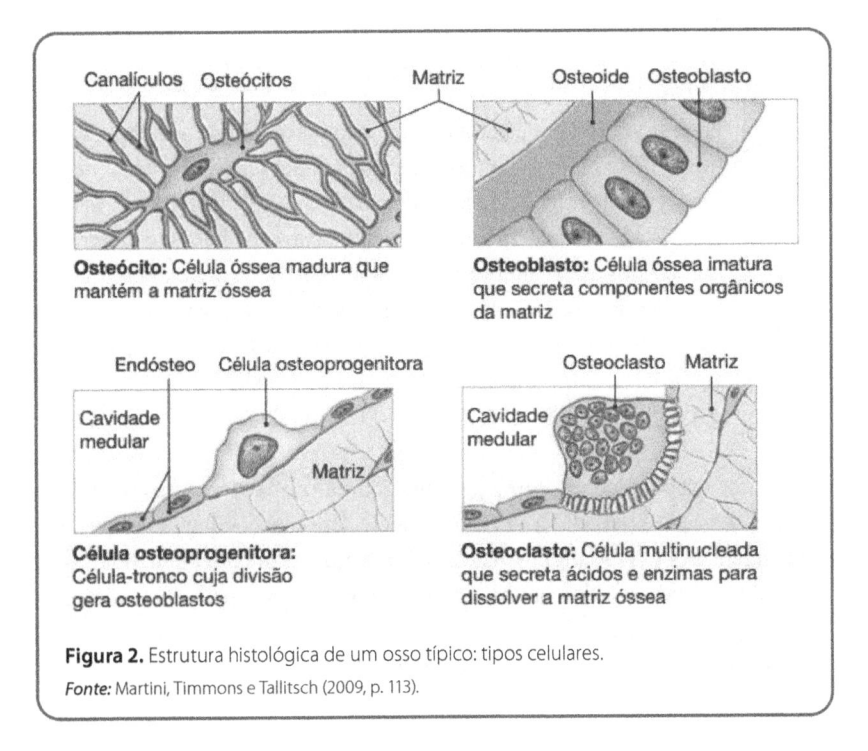

Osteócito: Célula óssea madura que mantém a matriz óssea

Osteoblasto: Célula óssea imatura que secreta componentes orgânicos da matriz

Célula osteoprogenitora: Célula-tronco cuja divisão gera osteoblastos

Osteoclasto: Célula multinucleada que secreta ácidos e enzimas para dissolver a matriz óssea

Figura 2. Estrutura histológica de um osso típico: tipos celulares.
Fonte: Martini, Timmons e Tallitsch (2009, p. 113).

As células presentes no tecido ósseo podem ser caracterizadas da seguinte forma:

- Células osteoprogenitoras: o tecido ósseo contém um pequeno número de células osteoprogenitoras. Essas células podem dividir-se para produzir células-filhas que se diferenciam em osteoblastos. A capacidade de produzir osteoblastos adicionais adquire grande importância após uma fratura ou fissura óssea.
- Osteoblastos: são células precursoras que secretam os componentes orgânicos da matriz. Além disso, são responsáveis pela produção de um novo osso, processo denominado osteogênese. Quando um osteoblasto se torna circundado por matriz, ele se diferencia em um osteócito.
- Osteócitos: são células maduras que mantêm e monitoram o conteúdo de proteínas e minerais da matriz circundante. Os osteócitos ocupam pequenas câmaras, denominadas lacunas, limitadas por duas camadas de matriz óssea calcificada. Essas camadas de matriz são conhecidas como lamelas.
- Osteoclastos: são células grandes e multinucleadas que secretam ácidos por meio de exocitose dos lisossomos. Os ácidos dissolvem a matriz óssea e liberam aminoácidos, o cálcio e o fosfato armazenados. Os osteoclastos estão constantemente removendo matriz e liberando minerais, e os osteoblastos estão sempre produzindo matriz que rapidamente agrega esses minerais. O equilíbrio entre as atividades dos osteoblastos e dos osteoclastos é muito importante. Caso os osteoclastos consigam remover os sais de cálcio mais rapidamente do que a deposição dos osteoblastos, os ossos ficarão fracos (MARTINI; TIMMONS; TALLITSCH, 2009).

Os ossos não são completamente sólidos, uma vez que têm espaços entre as células e a matriz extracelular. Adicionalmente, têm espaços que são canais para a passagem dos vasos sanguíneos ou para o armazenamento da medula óssea vermelha. Com base no tamanho e na distribuição dos espaços, as regiões de um osso podem ser classificadas como compactas ou esponjosas. Em geral, 80% do esqueleto é osso compacto e 20% é osso esponjoso (Figura 3) (TORTORA; DERRICKSON, 2017).

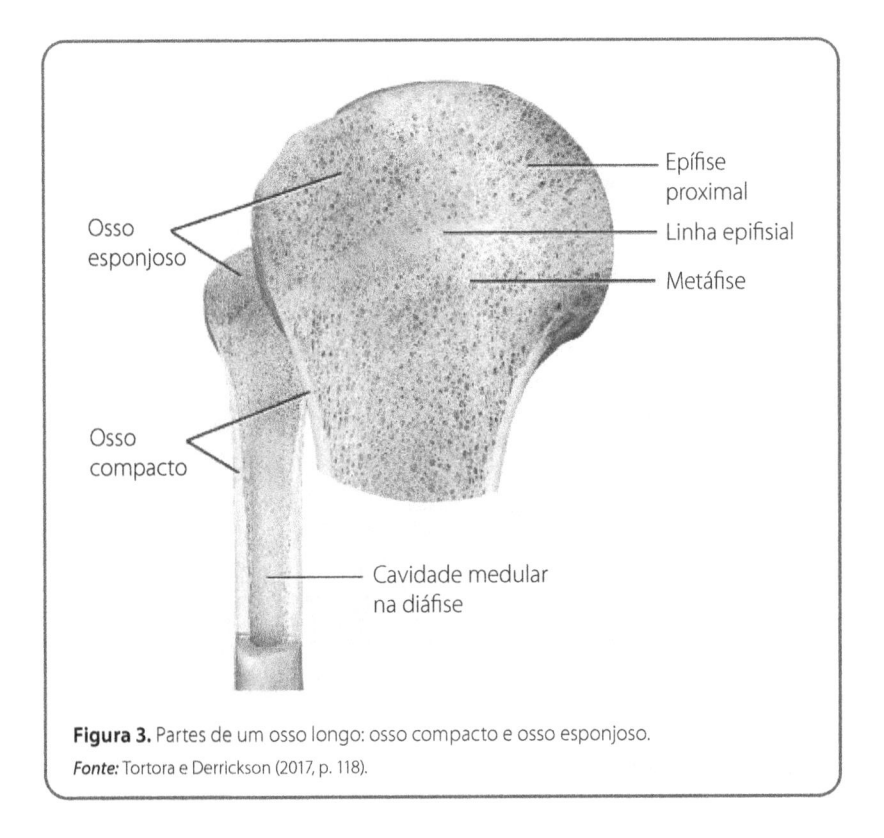

Figura 3. Partes de um osso longo: osso compacto e osso esponjoso.
Fonte: Tortora e Derrickson (2017, p. 118).

O tecido ósseo compacto é encontrado abaixo do periósteo de todos os ossos e constitui a diáfise dos ossos longos. Dessa forma, fornece proteção, suporte e resistência ao estresse produzido pelo peso e pelo movimento. O tecido ósseo compacto contém poucos espaços e está disposto em unidades estruturais repetitivas, chamadas de ósteons ou sistemas de Havers (Figura 4). Cada ósteon consiste em um canal central, com suas lamelas dispostas concentricamente. O canal central contém vasos sanguíneos, nervos e vasos linfáticos. Vasos sanguíneos e nervos provenientes do periósteo penetram no osso compacto pelos canais perfurantes (de Volkmann) transversais.

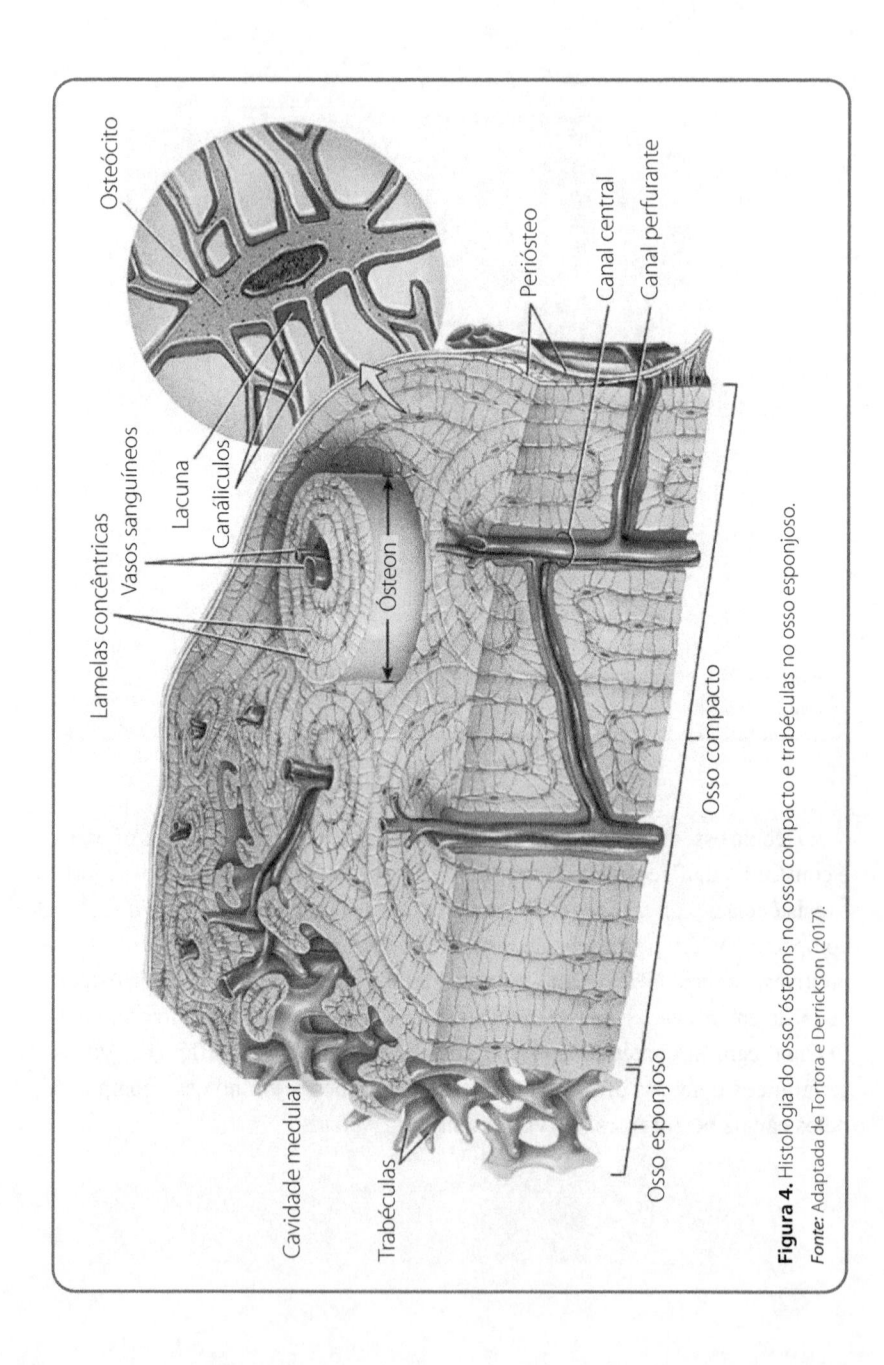

Figura 4. Histologia do osso: ósteons no osso compacto e trabéculas no osso esponjoso.
Fonte: Adaptada de Tortora e Derrickson (2017).

O tecido ósseo esponjoso compõe a maior parte do tecido ósseo dos ossos curtos, planos e irregulares. Além disso, forma a maioria das epífises dos ossos longos e a margem em torno da cavidade medular da diáfise dos ossos longos. No entanto, o tecido ósseo esponjoso, ao contrário do tecido ósseo compacto, não contém ósteons, sendo composto por unidades chamadas de trabéculas. Os espaços macroscópicos entre as trabéculas de alguns ossos são preenchidos com medula óssea vermelha. O tecido ósseo esponjoso, nos ossos do quadril, nas costelas, no esterno, na coluna vertebral e nas extremidades dos ossos longos, se constitui no único local onde a medula óssea vermelha é encontrada, sendo, portanto, o local de produção de células sanguíneas nos adultos (TORTORA; DERRICKSON, 2017).

Saiba mais

Na cintilografia óssea, uma pequena quantidade de um marcador radiativo, que é prontamente absorvido pelo osso, é injetada por via intravenosa. O grau de captação do marcador está relacionado à quantidade de fluxo sanguíneo para o osso. Um dispositivo de escaneamento (câmara gama) mede a radiação emitida pelos ossos e a informação é traduzida em uma fotografia que pode ser lida como uma radiografia em um monitor. O tecido ósseo normal é identificado por uma cor cinza constante em todo o osso, em virtude de sua absorção uniforme do marcador radiativo. Áreas mais escuras ou mais claras podem indicar anormalidades ósseas. Esse exame é o padrão para triagem óssea, extremamente importante na detecção da osteoporose nas mulheres (TORTORA; DERRICKSON, 2017).

Tipos de ossos

Os ossos podem ter muitos tamanhos e formas. Por exemplo, o fêmur, osso da coxa, pode ter até 60 cm de comprimento em algumas pessoas e há uma cabeça grande em forma de bola. O formato único de cada osso está relacionado com alguma necessidade especial. O fêmur, por exemplo, resiste a grande peso e pressão, e seu desenho de cilindro oco fornece força máxima com peso mínimo. Na maioria dos casos, os ossos são classificados pela sua forma como longos, curtos, planos e irregulares (Figura 5).

- Os ossos longos são consideravelmente maiores em comprimento do que em largura. Um osso longo tem um corpo e duas extremidades (exemplos: os ossos dos membros, exceto a patela e os ossos do punho e do tornozelo).
- Os ossos curtos têm um formato aproximado de cubo (exemplos: os ossos do punho e do tornozelo).
- Os ossos sesamoides são tipos especiais de ossos curtos que se encontram sob tendões (exemplo: patela).
- Os ossos planos são finos, achatados e geralmente um pouco curvados (exemplos: o esterno, as escápulas, as costelas e a maioria dos ossos do crânio).
- Os ossos irregulares têm formatos mais complicados que não se enquadram em nenhuma das classificações anteriores (exemplos: as vértebras e os ossos do quadril) (MARIEB; HOEHN, 2009).

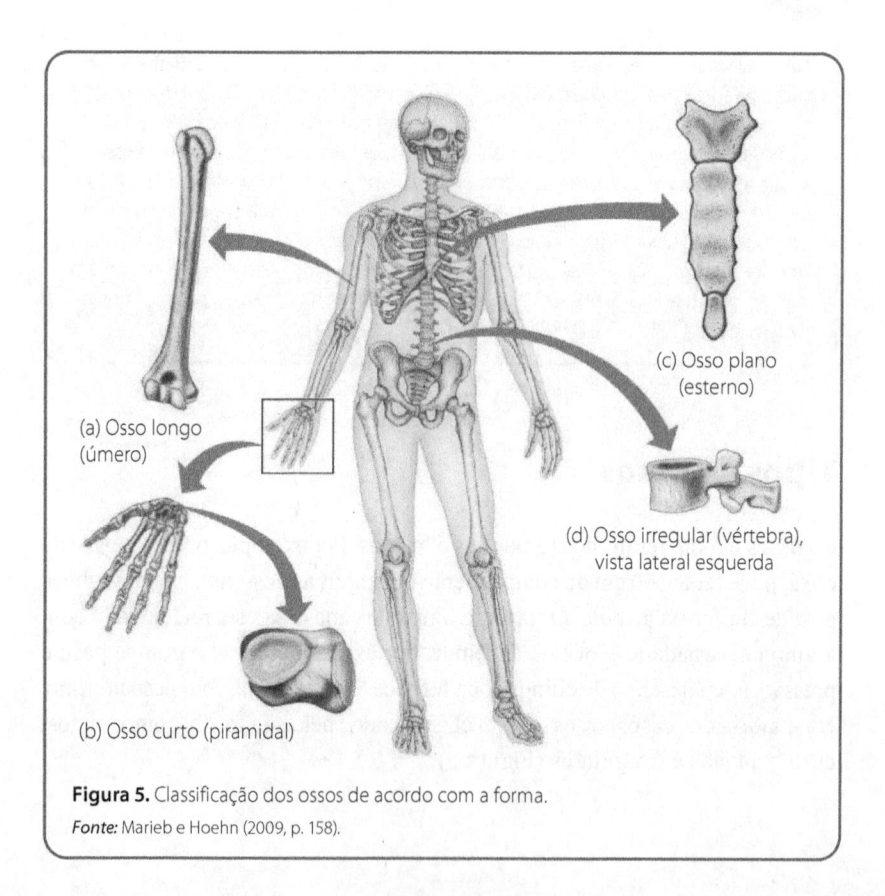

(a) Osso longo (úmero)

(b) Osso curto (piramidal)

(c) Osso plano (esterno)

(d) Osso irregular (vértebra), vista lateral esquerda

Figura 5. Classificação dos ossos de acordo com a forma.
Fonte: Marieb e Hoehn (2009, p. 158).

Acidentes ósseos

A superfície externa dos ossos raramente é lisa e sem características especiais. Ao invés disso, são observadas projeções, depressões e aberturas que servem como locais de ligação para músculos, ligamentos e tendões, como superfícies articulares ou como condutos para vasos sanguíneos e nervos. As projeções (protuberâncias) a partir da superfície óssea apresentam características e funções distintas e geralmente estão relacionados com o estresse criado pela tração exercida pelos músculos fixados nos ossos, ou são superfícies modificadas em que os ossos se encontram e formam articulações. As depressões e as aberturas geralmente servem para a passagem de nervos e vasos sanguíneos (MARIEB; HOEHN, 2009).

> **Fique atento**
>
> Os tipos mais importantes de acidentes ósseos estão descritos a seguir. Você deve se familiarizar com estes termos, uma vez que serão frequentemente mencionados em seus estudos sobre anatomia humana:
> - Projeções que são locais para fixação de músculos e ligamentos: tuberosidade (grande projeção arredondada); crista (saliência estreita do osso); trocanter (processo com formato irregular, muito grande e sem ponta); linha (saliência estreita do osso, menos proeminente que uma crista); tubérculo (pequena projeção ou processo arredondada); epicôndilo (área aumentada sobre ou acima de um côndilo); espinha (projeção afilada, delgada e frequentemente pontiaguda); processo (qualquer proeminência óssea).
> - Projeções que ajudam a formar articulações: cabeça (expansão óssea sobre um colo estreito); faceta (superfície articular lisa e quase plana); côndilo (projeção articular arredondada); ramo (barra de osso semelhante a um braço).
> - Depressões e aberturas que permitem a passagem de vasos sanguíneos e nervos: meato (passagem semelhante a um canal); seio (cavidade dentro de um osso, preenchida com ar e revestida por uma membrana mucosa); fossa (depressão rasa em um osso, semelhante a uma bacia e que frequentemente atua como superfície articular); sulco (pequena depressão); fissura (abertura estreita e semelhante a uma fenda); forame (abertura redonda ou oval através de um osso) (MARIEB; HOEHN, 2009).

Formação dos ossos

A ossificação é um processo pelo qual os ossos são formados. Ocorre em quatro situações principais: (1) a formação inicial de ossos no embrião e no feto, (2) o crescimento dos ossos durante a infância e a adolescência até seu tamanho adulto ser alcançado, (3) a remodelação do osso (substituição do tecido ósseo velho por tecido ósseo novo durante toda a vida) e (4) o reparo de fraturas durante toda a vida.

Formação óssea inicial no embrião e no feto

O "esqueleto" embrionário é composto de mesênquima que tem o formato dos ossos. Esses "ossos" fornecem o modelo para a subsequente ossificação, que começa durante a sexta semana do desenvolvimento embrionário. Durante esse período, ocorre a substituição do tecido conectivo preexistente por tecido ósseo por meio dos dois métodos de ossificação descritos a seguir:

- Na ossificação intramembranácea, o osso se forma diretamente no interior do mesênquima disposto em camadas laminadas que se assemelham a membranas. Os ossos planos do crânio, a maioria dos ossos da face, a mandíbula e parte da clavícula são formados dessa forma. Os locais na membrana onde a ossificação começa são chamados de centros de ossificação. Os centros de ossificação se expandem para formar um osso por gradualmente ossificar a membrana. Assim, os centros têm os ossos mais velhos e as bordas em expansão têm os ossos mais novos. Os espaços maiores, cobertos por uma membrana entre os ossos do crânio em desenvolvimento que ainda não foram ossificados, são chamados de fontanelas ou moleira. Os passos da ossificação intramembranosa são as descritas a seguir. (1) Células mesenquimais da membrana se tornam células progenitoras osteocondrais, que se especializam para se tornarem osteoblastos. Os osteoblastos produzem matriz óssea que circunda as fibras de colágeno da membrana de tecido conectivo e se tornam osteócitos. Dessa forma, diversas pequenas trabéculas de osso reticular se desenvolvem. (2) Osteoblastos adicionais se unem à superfície das trabéculas e produzem mais osso, tornando a trabécula mais larga e mais longa. (3) Células nesses espaços do osso esponjoso se especializam para formar medula óssea e células que circundam o osso em desenvolvimento formam o periósteo (Figura 6) (VANPUTTE et al., 2016).

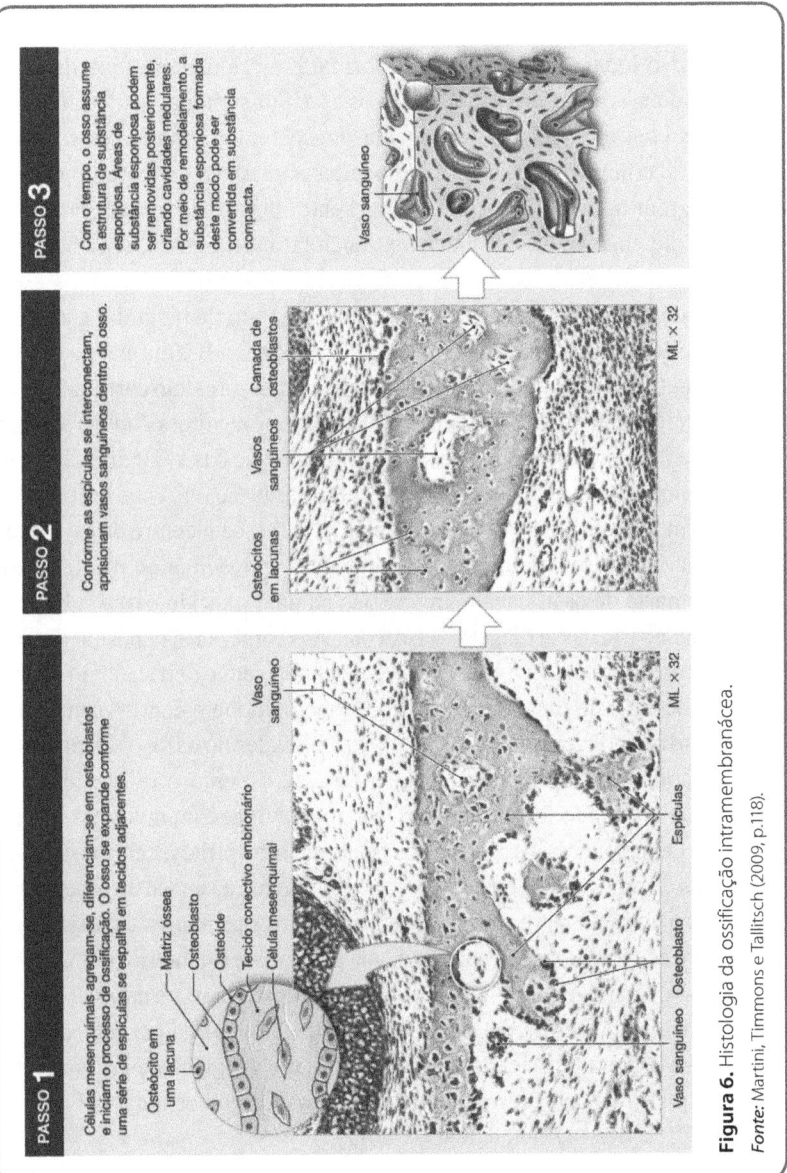

Figura 6. Histologia da ossificação intramembranácea.
Fonte: Martini, Timmons e Tallitsch (2009, p.118).

■ Na ossificação endocondral, o osso se forma no interior da cartilagem hialina que se desenvolve a partir do mesênquima. A maioria dos ossos do corpo é formada dessa forma, mas esse tipo de ossificação é mais bem observado em um osso longo e ocorre como se descreve a seguir. (1) No local em que o osso se formará, as células mesenquimais se aglomeram na forma do futuro osso e, em seguida, se desenvolvem nos condroblastos. Os condroblastos secretam a matriz extracelular cartilagínea, produzindo um modelo cartilagíneo constituído por cartilagem hialina. (2) Assim que os condroblastos se tornam profundamente engastados na matriz extracelular cartilagínea, são chamados condrócitos. À medida que o modelo cartilagíneo continua a crescer, os condrócitos na sua região média aumentam de tamanho e a matriz extracelular circundante começa a se calcificar. (3) Uma artéria nutrícia penetra no pericôndrio e na região mediana do modelo cartilagíneo em calcificação, estimulando as células osteoprogenitoras do pericôndrio a se diferenciarem em osteoblastos. Assim que o pericôndrio começa a formar o osso, torna-se conhecido como periósteo. Próximo à área média do modelo cartilagíneo, vasos sanguíneos crescem dentro da cartilagem calcificada em desintegração e induzem o crescimento de um centro primário de ossificação, uma região na qual o tecido ósseo substitui a maior parte da cartilagem. Os osteoblastos começam a depositar a matriz extracelular óssea sobre os restos de cartilagem calcificada, formando trabéculas de osso esponjoso. (4) À medida que o centro primário de ossificação cresce em direção às extremidades do osso, os osteoclastos decompõem algumas trabéculas do osso esponjoso recém-formado. Essa atividade forma uma cavidade, a cavidade medular, na diáfise. (5) Quando os vasos sanguíneos penetram nas epífises, centros secundários de ossificação se desenvolvem, geralmente na época do nascimento. A formação óssea é similar àquela dos centros primários de ossificação, com exceção do osso esponjoso, que permanece no interior das epífises. (6) A cartilagem hialina que recobre as epífises se torna a cartilagem articular. Antes da maioridade, a cartilagem hialina permanece entre a diáfise e a epífise, como a lâmina epifisial (placa de crescimento), responsável pelo crescimento longitudinal dos ossos longos (Figura 7) (TORTORA; DERRICKSON, 2017).

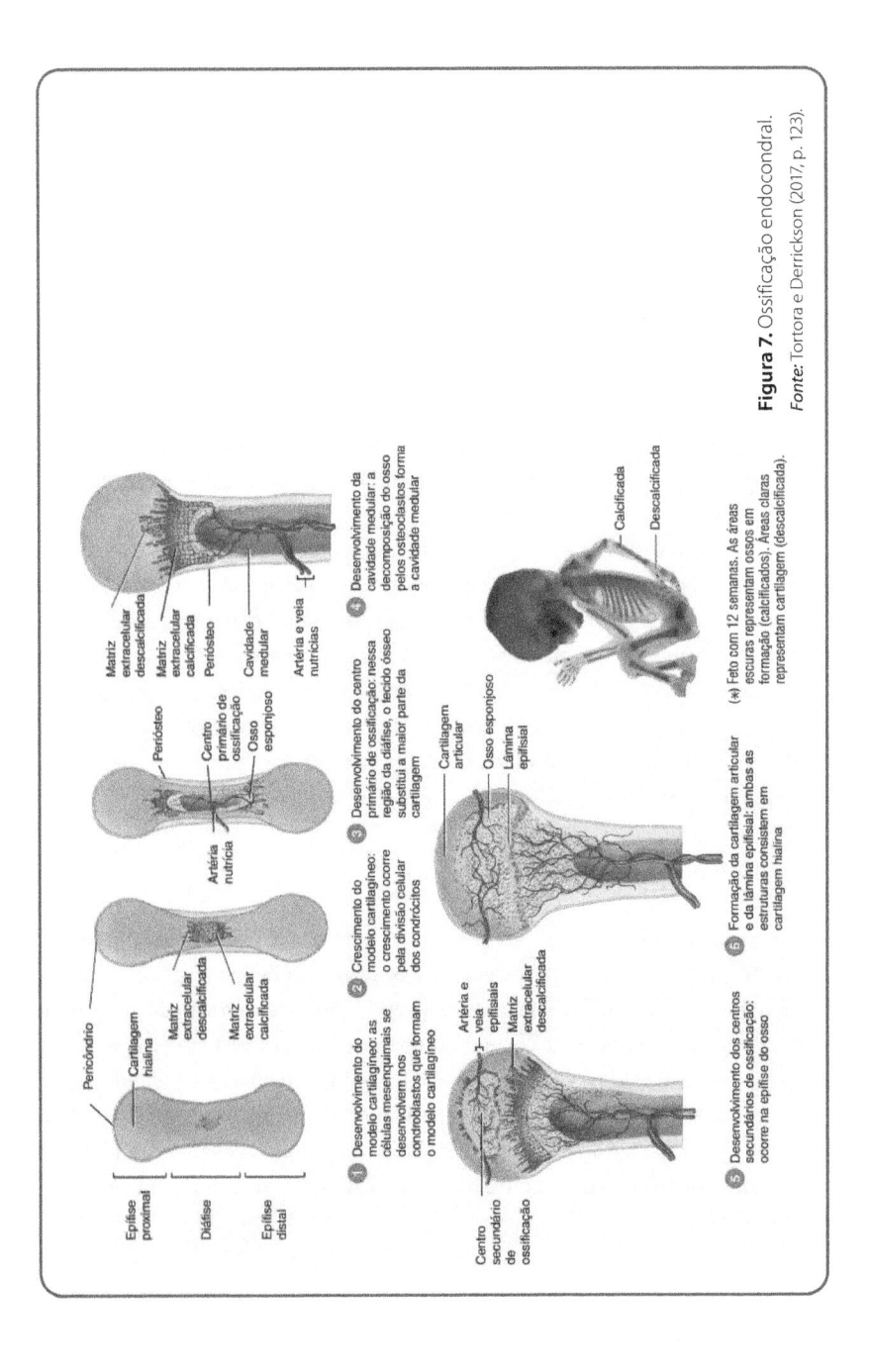

Figura 7. Ossificação endocondral.
Fonte: Tortora e Derrickson (2017, p. 123).

Crescimento ósseo em comprimento e espessura

Durante a lactância, a infância e a adolescência, os ossos longos crescem em comprimento e espessura. No interior da lâmina epifisial há um grupo de condrócitos jovens que estão constantemente em divisão. À medida que um osso cresce em comprimento, novos condrócitos são formados no lado epifisial da placa, enquanto os condrócitos velhos são substituídos por osso, no lado diafisário da placa. Quando a adolescência chega ao fim, a formação de novas células e de matriz extracelular diminui, cessando, finalmente, entre os 18 e os 25 anos. Nesse ponto, o osso substitui toda a cartilagem, deixando uma estrutura óssea chamada de linha epifisial. O fechamento da lâmina epifisial é um processo gradual e o grau com que ocorre é útil na determinação da idade óssea, prevendo o tamanho adulto e estabelecendo a idade na morte, a partir dos restos mortais ósseos, especialmente em recém-nascidos, crianças e adolescentes.

À medida que os ossos longos se alongam, também crescem em espessura. Na superfície do osso, células no pericôndrio se diferenciam em osteoblastos, que secretam matriz extracelular óssea. Em seguida, os osteoblastos se desenvolvem em osteócitos, lamelas são adicionadas à superfície do osso e ocorre a formação de novos ósteons de tecido ósseo compacto. Ao mesmo tempo, osteoclastos do endósteo decompõem o tecido ósseo que reveste a cavidade medular. Desse modo, a cavidade medular se expande, à medida que o osso aumenta em espessura (TORTORA; DERRICKSON, 2017).

Remodelação óssea

A remodelação óssea é a substituição contínua do tecido ósseo velho por tecido ósseo novo, incluindo a reabsorção óssea, remoção de minerais e de fibras colágenas do osso pelos osteoclastos, e a deposição óssea, adição de minerais e fibras colágenas ao osso pelos osteoblastos. Esse processo está interligado com o equilíbrio entre as ações dos osteoclastos e as dos osteoblastos. Quando muito tecido novo é formado, os ossos se tornam anormalmente espessos e pesados. Ao contrário, uma perda excessiva de cálcio ou de tecido ósseo enfraquece os ossos, que podem se partir, como ocorre na osteoporose, ou podem se tornar muito flexíveis, como no raquitismo (TORTORA; DERRICKSON, 2017).

> **Saiba mais**
>
> O movimento dos dentes por intermédio de aparelhos ortodônticos aplica um estresse sobre o osso formador dos encaixes que ancoram os dentes. Em resposta a esse estresse artificial, os osteoclastos e os osteoblastos remodelam os encaixes para que os dentes se alinhem adequadamente (TORTORA; DERRICKSON, 2017).

Fraturas

Apesar de sua impressionante força, os ossos são suscetíveis a fraturas. Durante a juventude, a maioria das fraturas resulta de um trauma excepcional que torce ou quebra os ossos. No entanto, na velhice, a maioria das fraturas ocorre porque os ossos tornam-se mais finos e fracos (MARIEB; HOEHN, 2009). Dessa forma, o reparo de uma fratura inclui vários passos. Primeiro, os fagócitos começam a remover qualquer tecido ósseo morto. Em seguida, os condroblastos formam fibrocartilagem no local da fratura, que une as extremidades fraturadas do osso. A seguir, a fibrocartilagem é convertida em tecido ósseo esponjoso pelos osteoblastos. Finalmente, ocorre a remodelação óssea, na qual partes mortas do osso são absorvidas pelos osteoclastos e osso esponjoso é convertido em osso compacto (TORTORA; DERRICKSON, 2017).

Envelhecimento

Com o avanço da idade, ocorrem modificações significativas nos ossos, as quais estão relacionadas com a qualidade e a quantidade de matriz óssea. A matriz óssea apresenta um aumento da fragilidade, que está associada com a redução da produção de colágeno, resultando em uma quantidade maior de fibras minerais do que de fibras colágenas. Com o envelhecimento, a quantidade de matriz também diminui porque sua taxa de formação pelos osteoblastos se torna mais lenta do que a taxa de quebra de matriz pelos osteoclastos.

A massa óssea está no seu máximo por volta dos 30 anos de idade. Homens geralmente têm ossos mais densos do que mulheres em razão dos efeitos da testosterona e do maior peso corpóreo. Após 35 anos de idade, tanto o homem quanto a mulher sofrem perda óssea a uma taxa de 0,3 a 0,5% ao ano. No entanto, após a menopausa, essa perda pode aumentar em até 10 vezes nas mulheres. De forma geral, a forma mais efetiva de medida preventiva contra os efeitos do envelhecimento no sistema esquelético é a combinação de aumento na atividade física com suplementos dietéticos de cálcio e vitamina D.

A princípio, o osso esponjoso é perdido quando as trabéculas se tornam mais finas e fracas. A habilidade das trabéculas de fornecer suporte também diminui assim que elas se desconectam umas das outras. Por fim, algumas das trabéculas desaparecem por completo. Enquanto isso, a perda do osso compacto começa por volta de 40 anos e aumenta após os 45 anos. Os ossos se tornam mais finos, mas suas dimensões externas são pouco alteradas, porque a maior parte do osso compacto é perdida abaixo do endósteo nas superfícies internas. Além disso, o osso compacto remanescente enfraquece em razão do remodelamento ósseo incompleto, uma vez que, com o envelhecimento, os ósteons novos não conseguem completar os espaços produzidos quando os ósteons velhos são removidos (VANPUTTE; REGAN; RUSSO, 2016).

Exercícios

1. A substância esponjosa do osso é formada por:
a) osteonas.
b) traves e placas.
c) lamelas concêntricas.
d) apenas espículas.
e) medula óssea.

2. A unidade funcional básica da substância óssea compacta madura é:
a) a osteona.
b) o canalículo.
c) a lamela.
d) o canal central.
e) a medula flava.

3. A ossificação endocondral inicia-se com a formação de um modelo de:
a) tecido conectivo fibroso.
b) cartilagem hialina.
c) membrana sinovial.
d) osso calcificado.
e) tecido areolar.

4. A alteração do processo de ossificação que ocorre no envelhecimento é denominada:
a) osteopenia.
b) osteomielite.
c) osteíte.
d) osteocondrite.
e) espondilolistese.

5. O processo de ampliação em diâmetro de um osso em desenvolvimento é denominado:
a) crescimento aposicional da superfície externa.
b) crescimento intersticial dentro da matriz.
c) crescimento lamelar.
d) crescimento haversiano.
e) pinocitose.

Referências

MARIEB, E. N.; HOEHN, K. *Anatomia e fisiologia*. 3. ed. Porto Alegre: Artmed, 2009.

MARTINI, F. H.; TIMMONS, M. J.; TALLITSCH, R. B. *Anatomia humana*. 6. ed. Porto Alegre: Artmed, 2009. (Coleção Martini).

TORTORA, G. J.; DERRICKSON, B. *Corpo humano:* fundamentos de anatomia e fisiologia. 10. ed. Porto Alegre: Artmed, 2017.

VANPUTTE, C.; REGAN, J.; RUSSO, A. *Anatomia e fisiologia de Seeley*. 10. ed. Porto Alegre: AMGH, 2016.

Leituras recomendadas

TANK, P. W.; GEST, T. R. *Atlas de anatomia humana*. Porto Alegre: Artmed, 2009.

TOY, E. C. et al. *Casos clínicos em anatomia*. 3. ed. Porto Alegre: AMGH, 2016. (Lange).

Sistema esquelético: esqueleto axial – neurocrânio

Objetivos de aprendizagem

Ao final deste texto, você deve apresentar os seguintes aprendizados:

- Identificar os ossos que compõem o neurocrânio.
- Reconhecer as características principais de cada osso do neurocrânio e suas relações articulares.
- Nomear as suturas e as fontanelas do neurocrânio.

Introdução

Dos 22 ossos que compõem o nosso crânio, oito formam a caixa craniana, protegendo nosso cérebro e demais estruturas de grande importância. Outros catorze ossos estão associados à nossa face.

O crânio humano é dividido em duas partes: viscerocrânio e neurocrânio, que envolve e protege o encéfalo e é composto pelos ossos que serão apresentados ao longo deste capítulo. Esses ossos cranianos compõem a cavidade do crânio, uma forma de câmara que é preenchida por líquido cerebrospinal (LCS), que amortece e sustenta o encéfalo. Também presentes no neurocrânio estão as suturas e as fontanelas cranianas, responsáveis por alguns movimentos vitais ao nosso desenvolvimento e crescimento.

Neste capítulo, você vai conhecer os ossos e as estruturas que compõem esse sistema.

Esqueleto axial: neurocrânio

Para concentrar-se nos estudos sobre o neurocrânio, é importante considerar o **crânio** (Figuras 1, 2 e 3), parte do corpo humano em que ocorrem processos como, por exemplo, mastigação, ingestão, inspiração e expiração.

Crânio, face, escalpo, dentes, encéfalo, nervos cranianos, meninges, órgãos dos sentidos especiais, vasos sanguíneos, linfáticos e gordura compõem, em conjunto, a cabeça, cujos ossos são divididos em duas partes, o neurocrânio e o viscerocrâneo (esqueleto da face).

O teto do crânio é chamado de calvaria e tem formato de uma abóboda. A base, ou assoalho, do crânio é composta pelo osso esfenoide e por porções do osso occipital e do osso temporal.

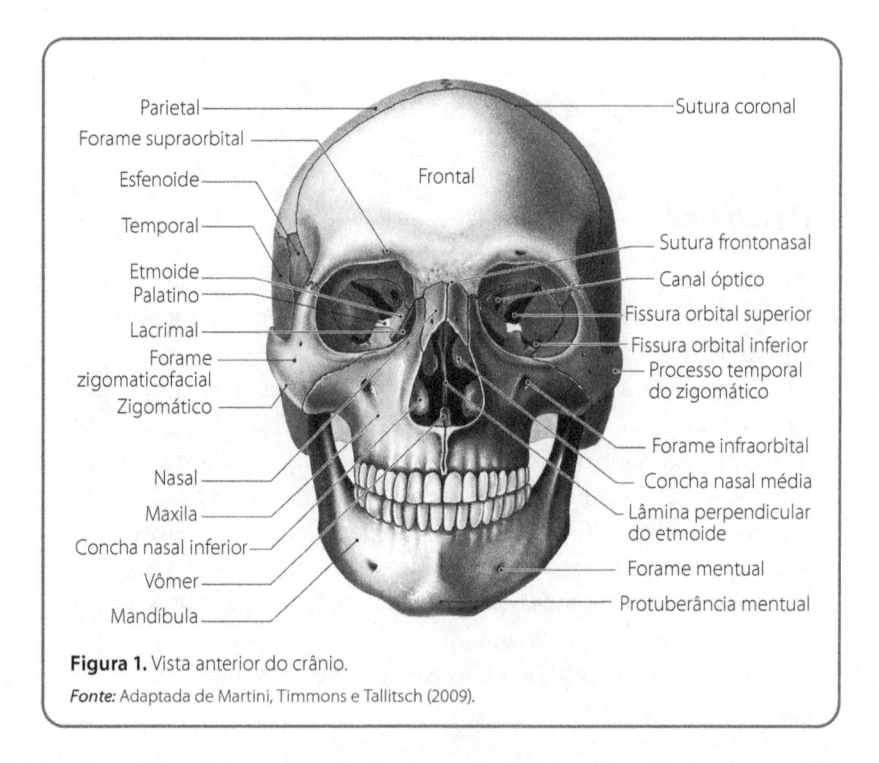

Figura 1. Vista anterior do crânio.
Fonte: Adaptada de Martini, Timmons e Tallitsch (2009).

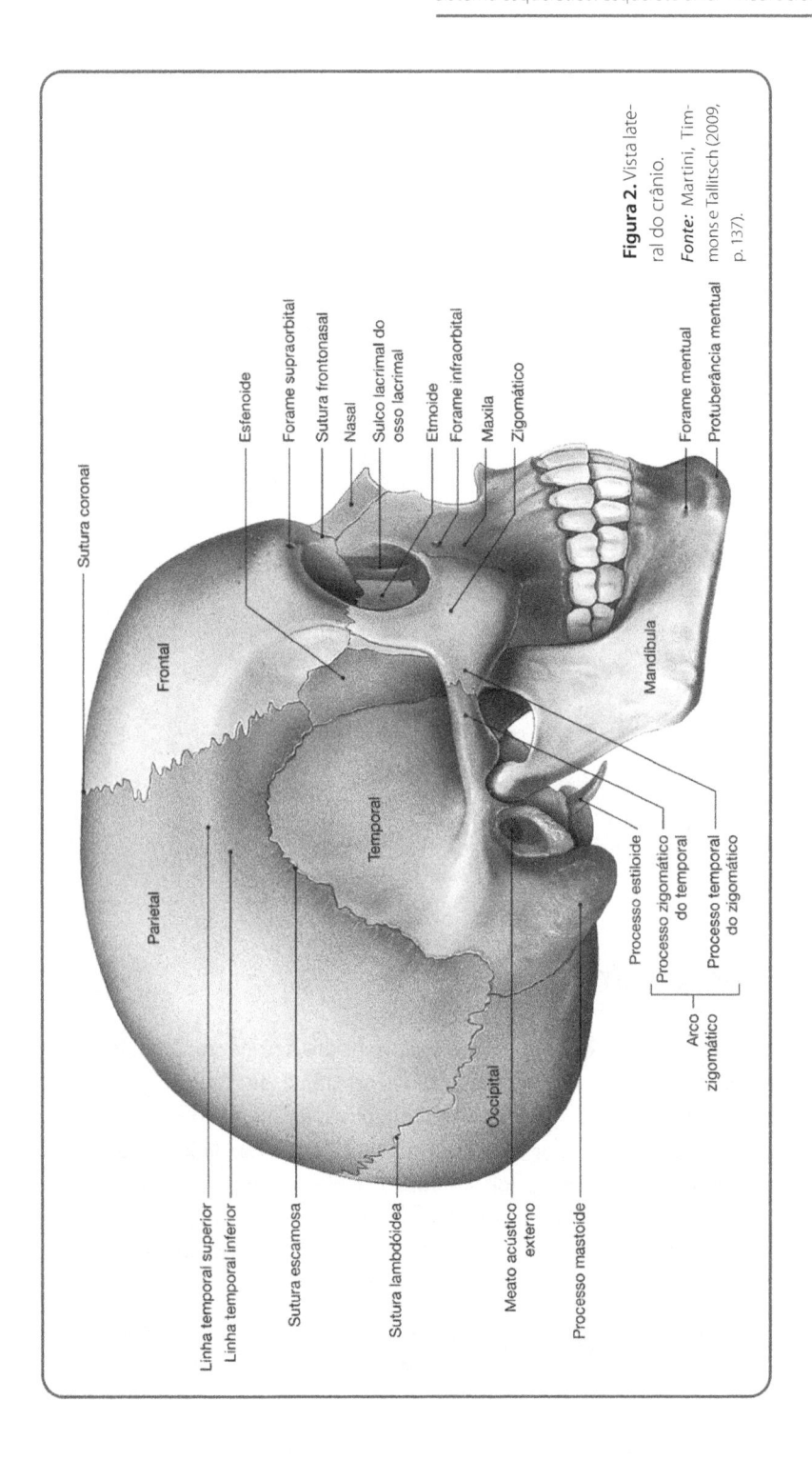

Figura 2. Vista lateral do crânio.
Fonte: Martini, Timmons e Tallitsch (2009, p. 137).

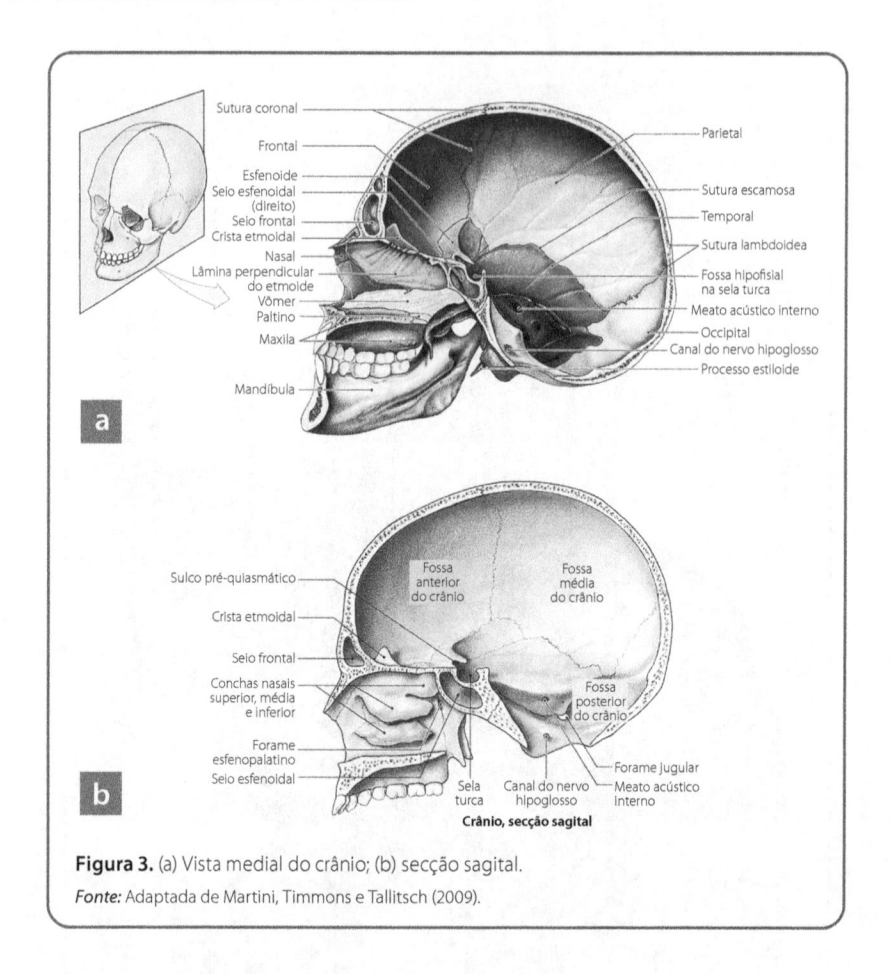

Figura 3. (a) Vista medial do crânio; (b) secção sagital.
Fonte: Adaptada de Martini, Timmons e Tallitsch (2009).

Neurocrânio

As meninges, o encéfalo, as partes proximais dos nervos cranianos e também os vasos sanguíneos são protegidos pelo neurocrânio, que fornece um invólucro para eles. O neurocrânio é formado por oito ossos planos e irregulares ligeiramente ligados entre si por suturas, formando a cavidade onde fica abrigado o encéfalo. Desses oito ossos, dois são pares e quatro são ímpares: ossos temporais (2), ossos parietais (2), osso frontal (1), osso occipital (1), osso esfenoide (1) e osso etmoide (1). A seguir, você verá um pouco sobre cada um deles.

Frontal

O osso frontal é reconhecido por sua forma larga ou chata, situa-se para frente e para cima do crânio e se divide em duas partes: uma vertical, chamada de escama, e uma horizontal, chamada de tectos das cavidades orbitais e nasais.

Escama

Sua face externa é convexa e nela se localizam as seguintes estruturas:

- borda supraorbital;
- túber frontal: 3 cm acima da borda supraorbital;
- arcos superciliares: saliências que se estendem lateralmente à glabela;
- glabela: entre os dois arcos superciliares;
- sutura metópica: encontrada em alguns casos raros, localiza-se logo acima da glabela, estendendo-se até o bregma pela linha sagital mediana. Na infância, essa sutura segmenta o osso em duas partes e pode tornar-se fixa;
- incisura ou forame supraorbital: possibilita a passagem de vasos e nervos supraorbitais;
- incisura nasal: intervalo áspero e irregular;
- espinha nasal: situada no centro e anteriormente à incisura nasal.

Em sua face interna se encontram as seguintes estruturas:

- crista frontal;
- forame cego: localizado na terminação da crista frontal, é onde a dura--máter se insere.

Tectos das cavidades orbitais e nasais

Essas estruturas constituem o teto da órbita, a incisura etmoidal, que divide as duas lâminas orbitais, e os óstios do seio frontal, localizados anteriormente à incisura etmoidal.

O osso frontal (Figuras 4 e 5) se articula com os seguintes doze ossos: um esfenoide, um etmoide, dois parietais, dois nasais, dois maxilares, dois lacrimais e dois zigomáticos.

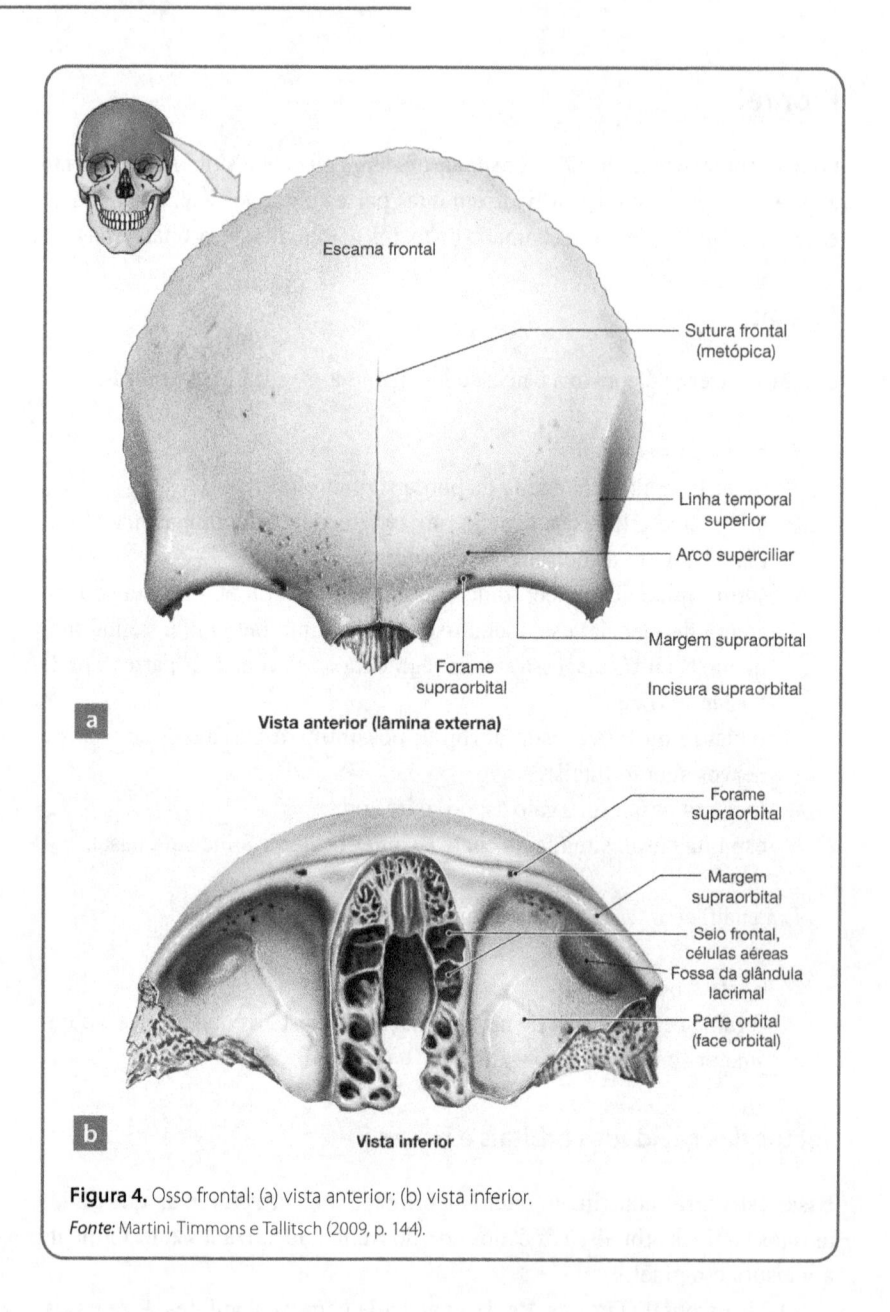

Figura 4. Osso frontal: (a) vista anterior; (b) vista inferior.
Fonte: Martini, Timmons e Tallitsch (2009, p. 144).

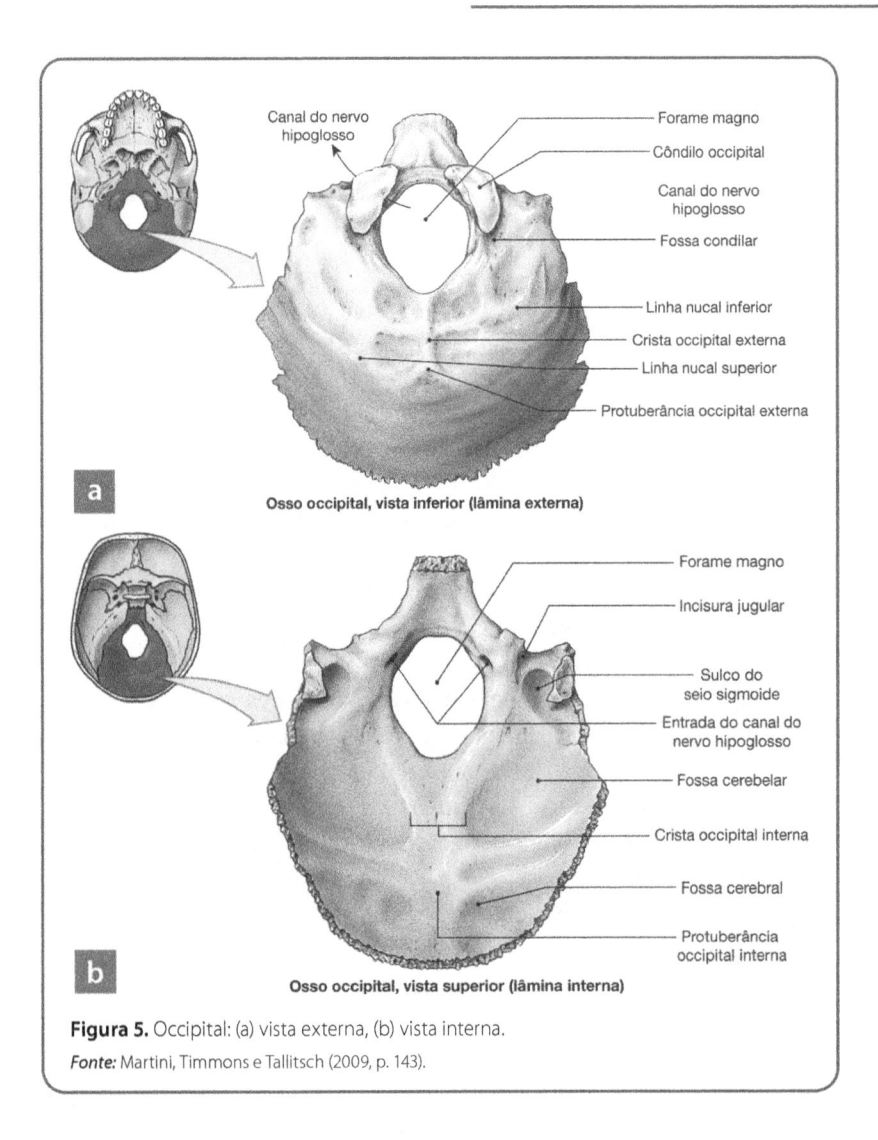

Figura 5. Occipital: (a) vista externa, (b) vista interna.
Fonte: Martini, Timmons e Tallitsch (2009, p. 143).

Occipital

É um osso perfurado pelo forame magno, uma abertura grande e oval. É por meio dele que a cavidade craniana se comunica com o canal vertebral. Divide-se em duas partes: a escamosa e a basilar.

O occipital (Figuras 5[a] e [b]) se articula com seis ossos: dois parietais, dois temporais, esfenoide e atlas.

Porção escamosa

É uma lâmina encurvada que se expande posteriormente ao forame occipital e é composta por **face externa**, posterior e convexa e formada pelas seguintes estruturas:

- protuberância occipital externa: fica entre o ápice do osso e o forame magno;
- crista occipital externa;
- linha occipital (nucal) suprema: é onde a gálea aponeurótica se insere; situa-se lateralmente à protuberância occipital externa;
- linha occipital (nucal) superior: fica abaixo da linha nucal suprema;
- linha occipital (nucal) inferior: situa-se logo abaixo da linha nucal superior.

Já sua **face interna** se apresenta anteriormente ao forame occipital. É formada pelas seguintes estruturas:

- eminência cruciforme: segmenta a face interna em quatro fossas;
- protuberância occipital interna: região de intersecção das quatro divisões;
- sulco sagital: abriga a parte posterior do seio sagital superior;
- crista occipital interna: parte inferior da eminência cruciforme;
- sulco do seio transverso: encontra-se lateralmente à protuberância occipital interna;
- fossas occipitais superiores (cerebrais);
- fossas occipitais inferiores (cerebelares).

Porção basilar

Situa-se anteriormente ao forame occipital e apresenta forma espessa. Abriga o forame magno, uma abertura oval grande que permite o acesso à medula oblonga (tronco encefálico e bulbo) e às meninges, ao liquor, aos nervos, às artérias, às veias e aos ligamentos. Sua face lateral abrange as seguintes estruturas:

- côndilos occipitais: apresentam forma oval e se articulam com a 1ª vértebra cervical;
- canal do hipoglosso: pequena cavidade na base do côndilo occipital que permite que o nervo do hipoglosso (12º par craniano) saia e que um ramo meníngeo da artéria faríngea ascendente entre;

- canal condilar: ao lado do forame magno, permite a passagem das veias;
- processo jugular: situa-se lateralmente ao côndilo occipital.

Esfenoide

Osso ímpar e irregular, situado anteriormente aos temporais e à porção basilar do osso occipital, na base do crânio. Ele é dividido em corpo, duas asas menores, duas asas maiores e dois processos pterigoideos (Figura 7).

Corpo

Face superior:

- fossa hipofisária;
- processos clinoides médios e posteriores;
- espinha etmoidal: articula-se com a lâmina crivosa do osso etmoide;
- sela túrcica: aloja a hipófise;
- clivo: serve como apoio da porção superior da ponte.

Face anterior:

- crista esfenoidal: é parte do septo do nariz;
- seio esfenoidal: cavidades cheias de ar (osso pneumático) cuja função é deixar o crânio mais leve e que raramente apresentam simetria.

Face inferior:

- rostro esfenoidal: espinha triangular na linha mediana;
- processo vaginal: um de cada lado do rostro esfenoidal.

Face lateral:

- sulco carotídeo: sulco em forma de "S";
- língula: crista óssea no ângulo entre o corpo e a asa maior.

Asas menores

- Canal óptico: passagem do nervo óptico (2° par craniano) e da artéria oftálmica;
- Processo clinoide anterior.

Asas maiores

- Forame redondo: local de passagem do nervo maxilar (5° par craniano – nervo trigêmeo);
- Forame oval: local de passagem do nervo mandibular (5° par craniano – nervo trigêmeo) e da artéria meníngea acessória;
- Forame espinhoso: local de passagem de vasos meníngeos médios e de um ramo do nervo mandibular;
- Espinha esfenoidal;
- Face temporal;
- Face orbital.

Processos pterigoideos

- Lâmina pterigoidea medial;
- Lâmina pterigoidea lateral;
- Fossa pterigoidea;
- Incisura pterigoidea: localizada entre as duas lâminas.

Entre as asas menores e maiores

- Fissura orbitária superior ou fenda esfenoidal: local de acesso do nervo oculomotor (3° par craniano), nervo troclear (4° par craniano), ramo oftálmico do nervo trigêmeo (5° par craniano) e nervo abducente (6° par craniano).

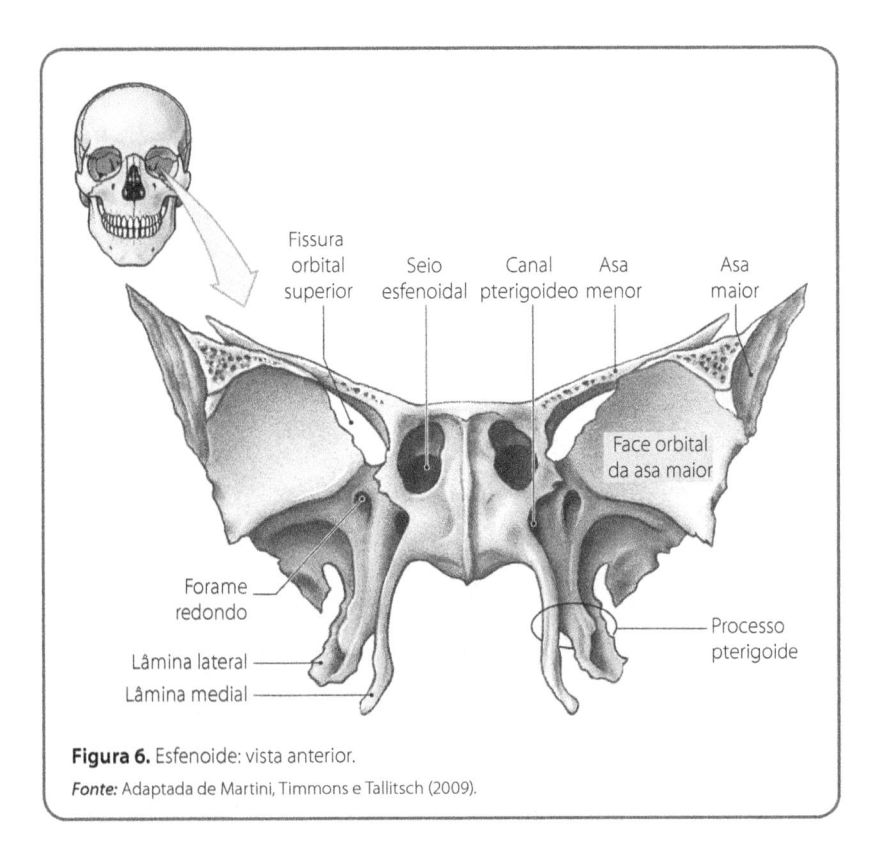

Figura 6. Esfenoide: vista anterior.
Fonte: Adaptada de Martini, Timmons e Tallitsch (2009).

Etmoide

O etmoide (Figuras 7[a] e [b]) é um osso que se caracteriza por ser ímpar, irregular, esponjoso, leve e que se encontra na parte anterior do crânio. Articula-se com treze ossos: o frontal, o esfenoide, dois nasais, dois lacrimais, dois maxilares, dois palatinos, duas conchas nasais inferiores e o vômer.

Apresenta quatro partes: uma lâmina horizontal (crivosa), uma lâmina perpendicular e duas massas laterais (labirintos).

Lâmina horizontal (crivosa)

- Crista *galli*: processo triangular na linha mediana;
- Forames olfatórios: localiza-se ao lado da crista *galli* e dá passagem aos nervos olfatórios.

Lâmina perpendicular

- Lâmina achatada que forma a parede mediana do septo nasal.

Massas laterais (labirinto)

- Processo uncinado;
- Concha nasal superior;
- Concha nasal média.

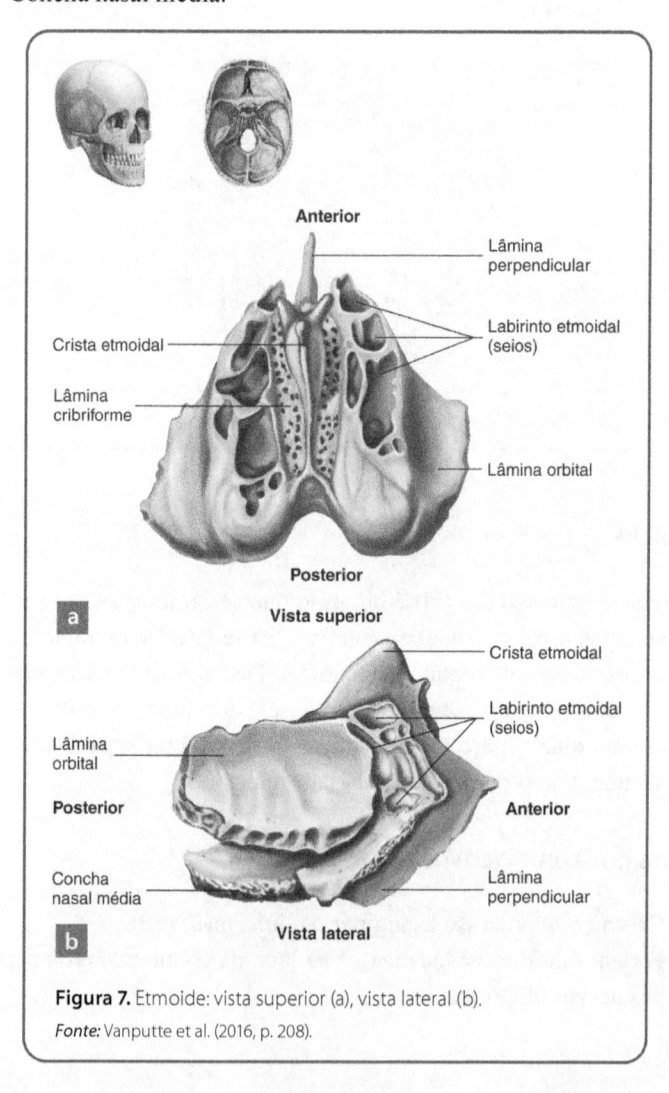

Figura 7. Etmoide: vista superior (a), vista lateral (b).
Fonte: Vanputte et al. (2016, p. 208).

Temporal

O osso temporal (Figura 8) é um osso par, extremamente complexo e importante porque o aparelho auditivo se situa no seu interior. Vincula-se a cinco ossos: occipital, parietal, zigomático, esfenoide e mandíbula. Divide-se em 3 partes: escamosa, timpânica e petrosa.

Parte escamosa

- Processo zigomático: longo arco que se projeta da parte inferior da escama;
- Fossa mandibular: vincula-se ao côndilo da mandíbula.

Parte timpânica

- Meato acústico externo.

Parte petrosa (pirâmide)

- Processo estiloide: espinha aguda localizada na face inferior do osso temporal;
- Processo mastoide: projeção crônica que pode variar de tamanho e forma;
- Meato acústico interno: local que dá passagem aos nervos facial, acústico e intermediário e ao ramo auditivo interno da artéria basilar;
- Forame estilomastoideo: localiza-se entre o processo mastoide e o processo estiloide;
- Canal carótico: local que dá passagem à artéria carótida interna e ao plexo nervoso carotídeo;
- Fossa jugular: local que aloja o bulbo da veia jugular interna.

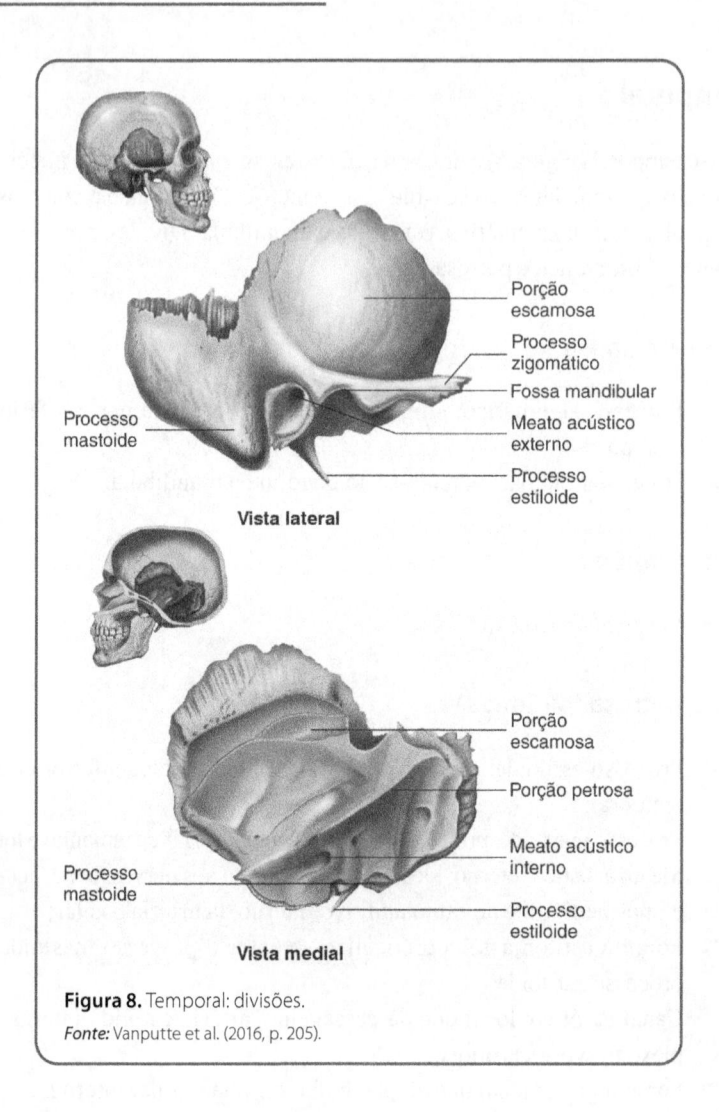

Figura 8. Temporal: divisões.
Fonte: Vanputte et al. (2016, p. 205).

Parietal

O osso parietal (Figura 9) constitui o *tecto*, ou teto, do crânio. É um osso par, de forma achatada, que apresenta duas faces, quatro bordas e quatro ângulos.

Faces

- Face externa: é convexa, lisa e lateral;
- Face interna: é côncava e medial e tem sulcos anteriores que correspondem aos ramos da artéria meníngea média.

Bordas

- Borda superior, sagital e parietal;
- Borda anterior, frontal e coronal;
- Borda posterior, occipital e lambdóidea;
- Borda inferior, escamosa e temporal.

Ângulos

- Ângulo frontal;
- Ângulo esfenoidal;
- Ângulo mastóideo;
- Ângulo occipital.

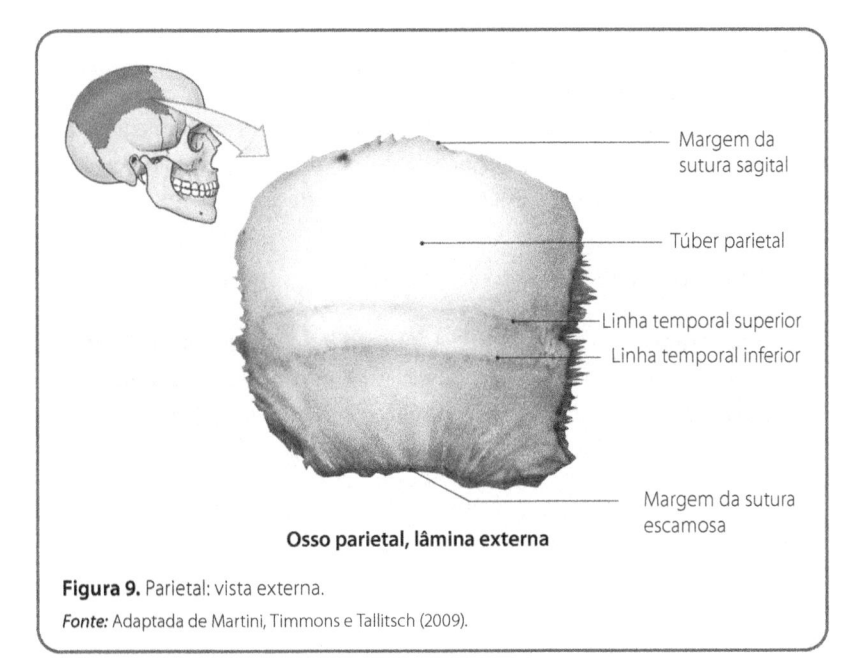

Osso parietal, lâmina externa

- Margem da sutura sagital
- Túber parietal
- Linha temporal superior
- Linha temporal inferior
- Margem da sutura escamosa

Figura 9. Parietal: vista externa.
Fonte: Adaptada de Martini, Timmons e Tallitsch (2009).

Fontanelas e suturas cranianas

Fontanelas

Os ossos do crânio se consolidam na idade adulta, formando a completa proteção para o encéfalo. Esses processos de articulações ou uniões do crânio são chamados de suturas e fazem parte da classe das articulações chamadas de articulações fibrosas, que são imóveis no adulto e denominadas sinartrodiais.

Quando uma criança nasce, a ossificação da caixa craniana está incompleta e as suturas são espaços cobertos por membranas que se preenchem logo após o nascimento. Algumas regiões sofrem mais lentamente esse processo, formando as *fontanelas*.

Em geral, as suturas cranianas não se fecham por completo antes do 12º ou 13º ano, e algumas podem não se fechar completamente até a idade adulta. Porém, deve-se ter em mente que isso não representa um critério real de idade.

A seguir, são apresentadas as denominações das fontanelas na criança e suas respectivas denominações na vida adulta:

- fontanela anterior: bregma;
- fontanela posterior: lambda;
- fontanelas laterais: ptérios;
- fontanela mastoidea: astério.

Fontanelas são chamadas comumente de "moleiras". Primeiramente, temos as fontanelas; na idade adulta, formam-se as suturas, pois as fontanelas já se fecharam e, do encontro dos ossos, sugiram as suturas.

Suturas cranianas

As suturas cranianas (Figuras 10 e 11) ficam na parte superior do crânio, denominada cúpula do crânio ou calvaria. São articulações que permitem uma mínima mobilidade aos ossos cranianos e são denominadas:

- Sutura coronal ou bregmática: localizada entre os ossos frontal e parietais;
- Sutura sagital: localizada entre os dois ossos parietais (linha sagital mediana);
- Sutura lambdoide: localizada entre os parietais e o occipital;
- Sutura escamosa: localizada entre o parietal e o temporal.

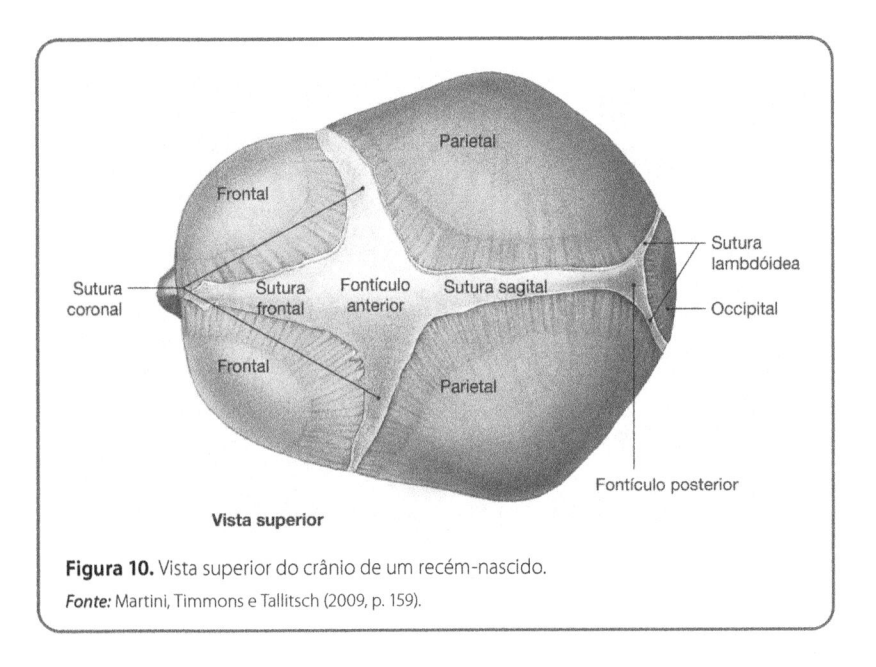

Figura 10. Vista superior do crânio de um recém-nascido.
Fonte: Martini, Timmons e Tallitsch (2009, p. 159).

Exemplos de pontos antropométricos do crânio:

- Bregma: ponto de união das suturas sagital e coronal;
- Lambda: ponto de união das suturas sagital e lambdoide;
- Vértex: porção mais alta do crânio;
- Gônio: ângulo da mandíbula;
- Ptério: ponto de união dos ossos parietal, frontal, esfenoide e temporal.

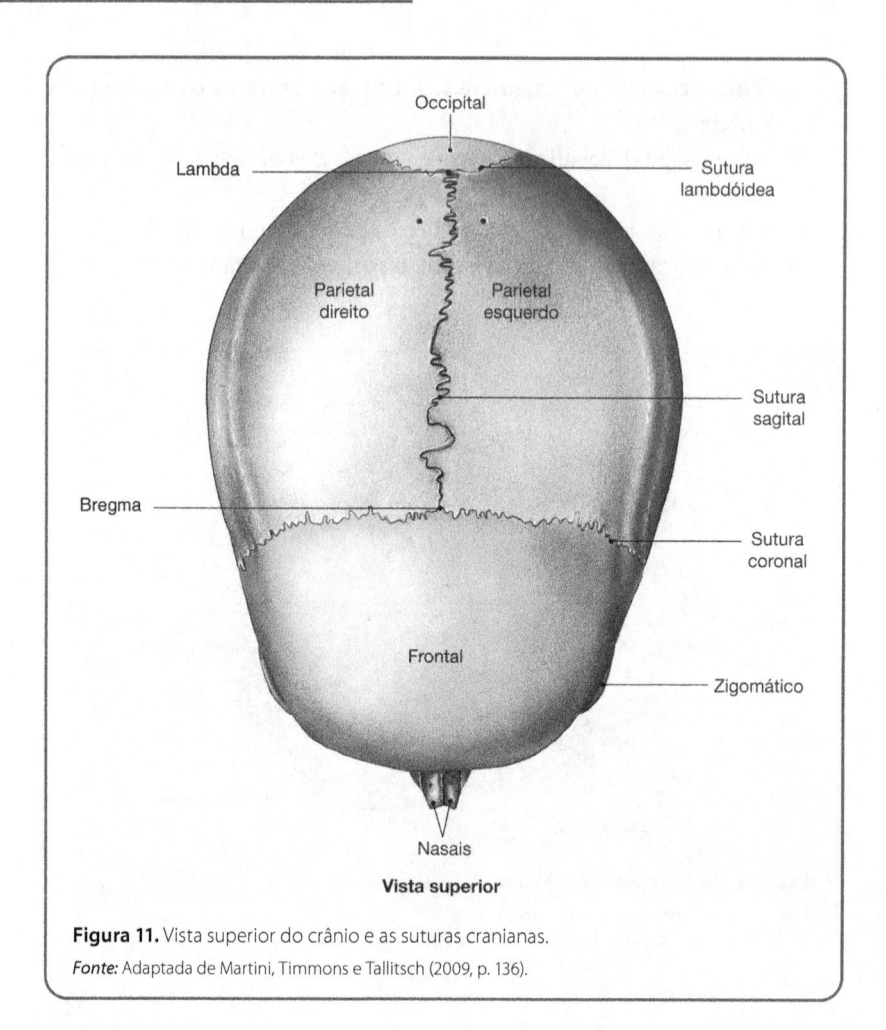

Figura 11. Vista superior do crânio e as suturas cranianas.
Fonte: Adaptada de Martini, Timmons e Tallitsch (2009, p. 136).

Exercícios

1. O ptério é um ponto de referência clínica de grande importância, pois o ramo anterior da artéria meníngea média está localizada entre as lâminas da dura máter. Neste local existe uma região articulatória de quatro ossos. Indique a alternativa que cita os quatro ossos dessa região:
   a) Frontal, esfenoide, temporal e pterigoide.
   b) Parietal, lacrimal, occipital e esfenoide.
   c) Esfenoide, frontal, parietal e temporal.
   d) Temporal, occipital,

frontal e lacrimal.
e) Occipital, parietal, etmoide e esfenoide.

2. A escama frontal localiza-se na fronte e é formada por uma estrutura óssea larga, convexa e lisa. O osso frontal é o osso de maior importância dessa região por realizar proteção ao lobo frontal. Marque a opção que contenha ossos articulatórios com o osso frontal:
   a) Etmoide, esfenoide, temporal e occipital.
   b) Nasal, lacrimal, parietal e temporal.
   c) Lacrimal, nasal, vômer e mandibular.
   d) Zigomático, nasal, etmoide e esfenoide.
   e) Esfenoide, zigomático, mandibular e occipital.

3. Os ossos parietais são articulados no seu plano mediano e posteriormente articulados com o osso occipital. Essas articulações agora citadas originam duas suturas de importância referencial no corpo humano, em forma da letra Y. Os nomes dessas duas suturas são:
   a) Sagital e lambdoide.
   b) Coronal e bregmática.
   c) Ptério e astério.
   d) Sagital e coronal.
   e) Lambdoide e bregmática.

4. A sutura _____ cria um limite anteroposterior para o corpo humano, dando grande importância para o estudo da anatomia. Assinale a alternativa que completa a lacuna:
   a) Metópica.
   b) Sagital.
   c) Lambdoide.
   d) Frontonasal.
   e) Coronal.

5. O forame magno é uma abertura oval que serve de comunicação da cavidade craniana com o canal vertebral, local onde que a medula espinhal se une com o bulbo do tronco encefálico. Indique a alternativa que cita o osso em que se abriga esse forame:
   a) Zigomático.
   b) Occipital.
   c) Temporal.
   d) Etmoide.
   e) Esfenoide.

Referências

MARTINI, F. H.; TIMMONS, M. J.; TALLITSCH, R. B. *Anatomia humana*. 6. ed. Porto Alegre: Artmed, 2009.

NETTER, F. H. *Atlas de anatomia humana*. 2. ed. Porto Alegre: Artmed, 2000.

SOBOTTA, J. *Atlas de anatomia humana*. 21. ed. Rio de Janeiro: Guanabara Koogan, 2000.

VANPUTTE, C. L. et al. *Anatomia e fisiologia de Seeley*. 10. ed. Porto Alegre: AMGH, 2016.

Leituras recomendadas

AULA DE ANATOMIA. *Novo Hamburgo*, 2015. Disponível em: <https://www.auladeanatomia.com/novosite/>. Acesso em: 25 out. 2017.

TORTORA, G. J.; DERRICKSON, B. *Corpo humano:* fundamentos de anatomia e fisiologia. 10. ed. Porto Alegre: Artmed, 2017.

Sistema esquelético: esqueleto axial – coluna vertebral

Objetivos de aprendizagem

Ao final deste texto, você deve apresentar os seguintes aprendizados:

- Identificar as regiões e as curvaturas normais da coluna vertebral.
- Descrever as características estruturais e funcionais da coluna vertebral.
- Nomear as porções de uma vértebra típica.

Introdução

Algumas pessoas pensam na coluna vertebral como uma haste rígida de suporte. No entanto, isso não é verdade. A coluna vertebral ou espinha é composta por uma série de ossos irregulares denominados vértebras, que estão conectados de tal forma que o resultado é uma estrutura curvada e flexível. Atuando como um suporte axial para o tronco, a coluna vertebral estende-se desde o crânio até a região pélvica. Além disso, ela envolve e protege a medula espinal, sustenta a cabeça e atua como ponto de fixação para as costelas, para o cíngulo do membro inferior e para os músculos do dorso.

Neste capítulo, você vai identificar as regiões e as curvaturas normais da coluna vertebral, inclusive descrever suas características estruturais e funcionais.

Coluna vertebral

As funções da coluna vertebral são as seguintes: suportar o peso da cabeça e do tronco, proteger a medula espinal, permitir que os nervos espinais saiam da medula espinal, fornecer um local de ligação para os músculos e permitir a movimentação da cabeça e do tronco. Como descrito anteriormente, a coluna vertebral é composta por 26 vértebras (Figura 1), localizadas nas regiões cervical, torácica, lombar, sacral e coccígea (VANPUTTE et al., 2016).

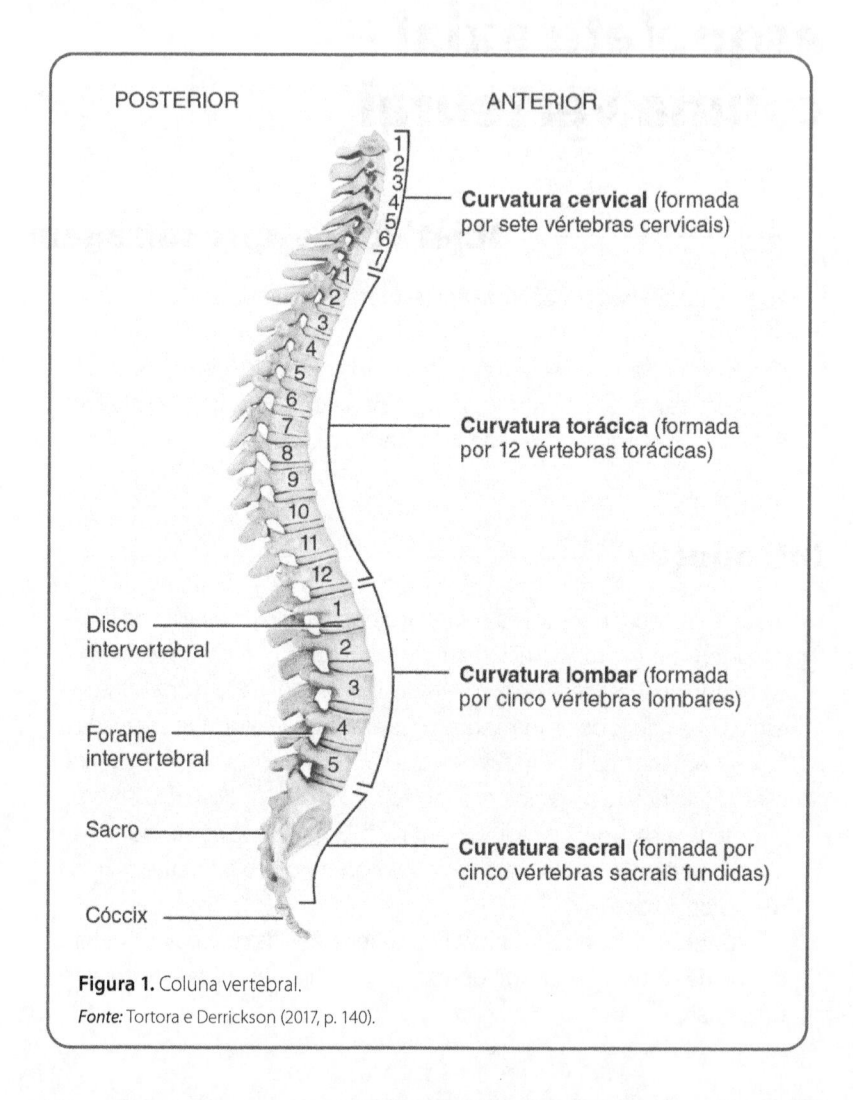

POSTERIOR | ANTERIOR

Curvatura cervical (formada por sete vértebras cervicais)

Curvatura torácica (formada por 12 vértebras torácicas)

Disco intervertebral

Curvatura lombar (formada por cinco vértebras lombares)

Forame intervertebral

Sacro

Curvatura sacral (formada por cinco vértebras sacrais fundidas)

Cóccix

Figura 1. Coluna vertebral.
Fonte: Tortora e Derrickson (2017, p. 140).

As vértebras cervicais são designadas pelo "C", as torácicas, pelo "T" e as lombares, pelo "L". O número após a letra indica o número da vértebra, da superior para inferior, dentro de cada região vertebral. O embrião em desenvolvimento apresenta 33 ou 34 vértebras, mas na vida adulta, as vértebras sacrais se fundem para formar o osso sacro e as vértebras coccígeas se unem para formar o osso cóccix (VANPUTTE et al., 2016).

> **Fique atento**
>
> Para memorizar a quantidade de vértebras nas principais regiões da coluna vertebral, pense nos horários das refeições: 7 horas da manhã, 12 horas da manhã e 5 horas da tarde (VANPUTTE et al., 2016).

As vértebras cervicais, torácicas e lombares são móveis, mas o sacro e o cóccix são imóveis. Entre as vértebras, da segunda vértebra cervical até o sacro, estão presentes os discos intervertebrais (Figura 2). Os discos são compostos por um anel fibroso externo de fibrocartilagem e um interior macio, pulposo e elástico. Os discos formam as articulações que permitem os movimentos da coluna vertebral e a absorção do choque vertical (TORTORA; DERRICKSON, 2017). Além disso, os discos intervertebrais são amortecedores de choques durante a caminhada, os saltos e a corrida, permitindo a realização dos movimentos de flexão e extensão da coluna e, em menor grau, de inclinação lateral (MARIEB; HOEHN, 2009). Quando os ligamentos dos discos vertebrais estão lesados ou enfraquecidos, a pressão resultante no disco pode ser suficiente para romper o anel de fibrocartilagem. Quando isso ocorre, o material interno pode herniar (protrair). Essa patologia é chamada de hérnia de disco e ocorre mais frequentemente na região lombar, porque essa parte da coluna vertebral suporta grande parte do peso do corpo e é a região de maior curvatura (TORTORA; DERRICKSON, 2017).

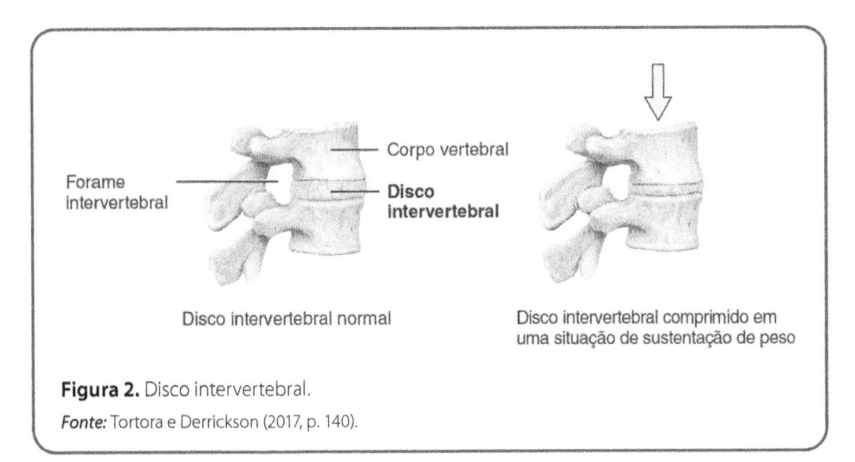

Figura 2. Disco intervertebral.
Fonte: Tortora e Derrickson (2017, p. 140).

Em uma vista lateral da coluna vertebral, podemos observar as quatro curvaturas normais que são responsáveis por sua forma sinuosa (Figura 1). As curvaturas cervical e lombar são côncavas posteriormente, enquanto que, as curvaturas torácica e sacral são convexas posteriormente. Essas curvaturas garantem a elasticidade e a flexibilidade da coluna, permitindo que funcione de forma mais parecida a uma mola do que a uma haste rígida (MARIEB; HOEHN, 2009). Além disso, aumentam sua força, auxiliam a manter o equilíbrio, absorvem choques durante a caminhada e a corrida e ajudam a proteger as vértebras contra as fraturas (TORTORA; DERRICKSON, 2017).

> **Saiba mais**
>
> As curvaturas anormais da coluna vertebral apresentam diversos fatores causais, desde os congênitos até a postura inadequada ou o desequilíbrio no comprimento dos músculos posturais. A escoliose é caracterizada pela curvatura lateral anormal que ocorre frequentemente na região torácica. Enquanto isso, a hipercifose é uma curvatura torácica exagerada que é particularmente comum em idosos devido à osteoporose. A hiperlordose é uma curvatura lombar acentuada e a lordose temporária é comum em trabalhadores que sustentam cargas muito pesadas e mulheres grávidas (MARIEB; HOEHN, 2009).

Vértebras

As vértebras, nas diferentes regiões da coluna vertebral, variam em tamanho, forma e detalhe. No entanto, iniciaremos o estudo das vértebras pelas semelhanças estruturais e funcionais, o que denominamos de estudo de uma vertebra típica (Figura 3).

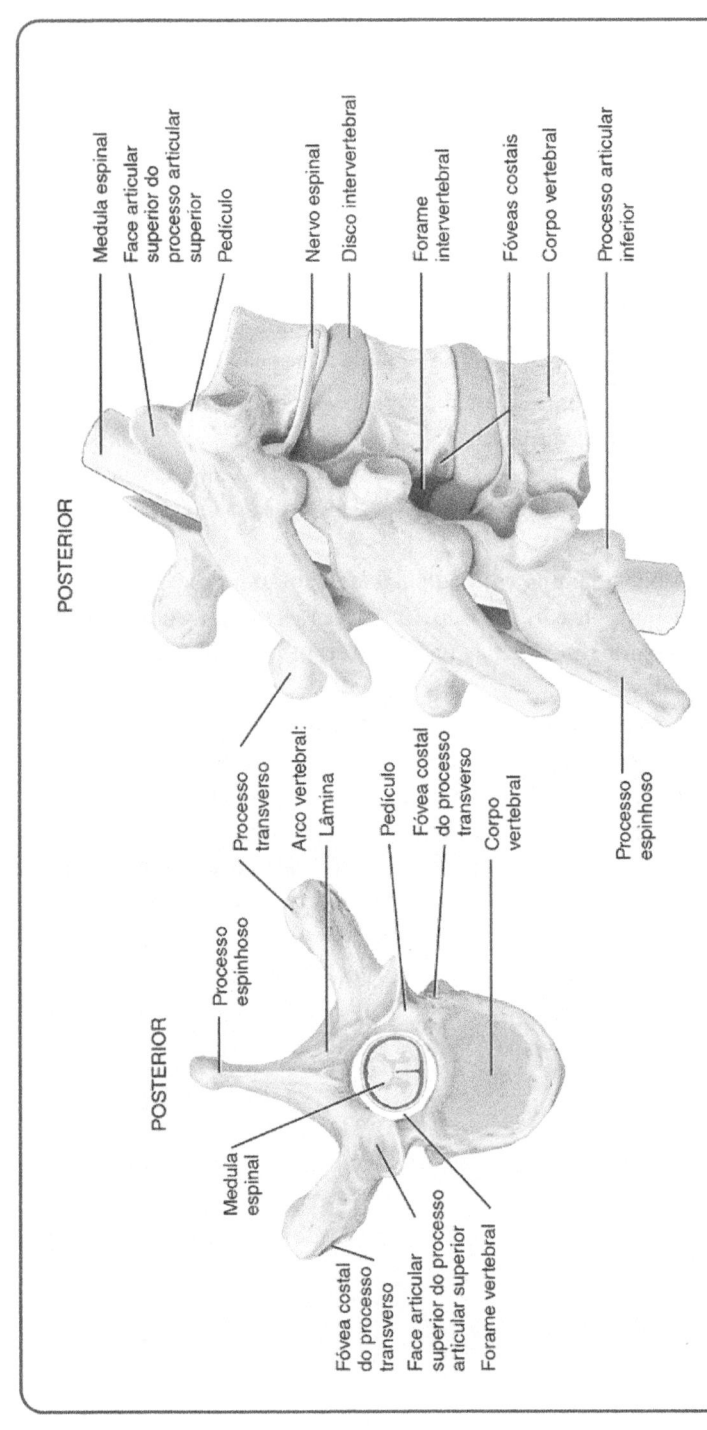

Sistema esquelético: esqueleto axial – coluna vertebral | 77

Figura 3. Estrutura de uma vértebra típica, conforme ilustrado por uma vértebra torácica. Importante notar a presença das fóveas para as costelas, que as outras vértebras não apresentam. Em (b), apenas um nervo espinal foi incluído, e ele foi estendido para além do forame intervertebral, a fim de se ter maior clareza.

Fonte: Tortora e Derrickson (2017, p. 141).

As estruturas de uma vértebra típica são as seguintes:

- Corpo vertebral: porção anterior, espessa e em forma de disco; representa a porção de suporte da vértebra.
- Arco vertebral: estende-se para trás do corpo da vértebra. É formado por dois processos curtos e espessos, os chamados pedículos do arco vertebral; projetam-se para trás do corpo e se unem com as lâminas.
- Lâminas do arco vertebral: partes planas do arco que terminam como uma única projeção, denominada processo espinhoso.
- Orifício entre o arco vertebral e o corpo vertebral: contém a medula espinal, sendo conhecido como forame vertebral. Os forames vertebrais formam o canal vertebral.
- Forames intervertebrais: aberturas em ambos os lados da coluna vertebral que estão relacionadas com a passagem de um único nervo espinal.

No local onde a lâmina e o pedículo se unem, um processo transverso estende-se lateralmente em cada lado. Um processo espinhoso único projeta-se da junção das lâminas. Esses três processos servem como pontos de fixação para os músculos.

Os processos articulares superiores e inferiores articulam-se com as vértebras adjacentes. As superfícies articulares lisas dos processos articulares são chamadas de faces e são recobertas por cartilagem hialina.

As sete vértebras cervicais são numeradas, de cima para baixo, de C1 até C7 (Figura 4). Os processos espinhosos de C2 até C6 são frequentemente divididos em duas partes ou bífidos. As vértebras cervicais apresentam um forame vertebral e dois forames transversos. Nos forames transversos. ocorre a passagem de vasos sanguíneos e nervos (TORTORA; DERRICKSON, 2017).

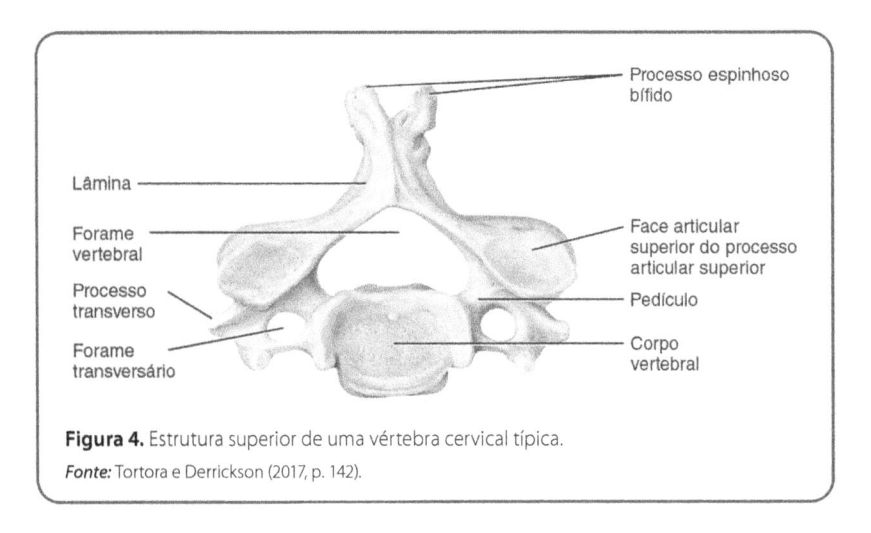

Figura 4. Estrutura superior de uma vértebra cervical típica.
Fonte: Tortora e Derrickson (2017, p. 142).

A primeira vértebra cervical (C1), o atlas, apresenta como principal função a sustentação da cabeça (Figura 5). O atlas é caracterizado por não ter corpo nem processo espinhoso. Além disso, as faces articulares superiores se articulam com o osso occipital do crânio, articulação que permite a movimentação da cabeça durante o "sim", e as faces articulares inferiores se articulam com a segunda vértebra cervical (C2). A segunda vértebra cervical (C2), o áxis, tem um corpo e um processo espinhoso (Figura 5). Um processo em forma de dente, chamado de dente do áxis, projeta-se por meio do forame vertebral do atlas e permite a movimentação da cabeça para expressar o "não" (TORTORA; DERRICKSON, 2017).

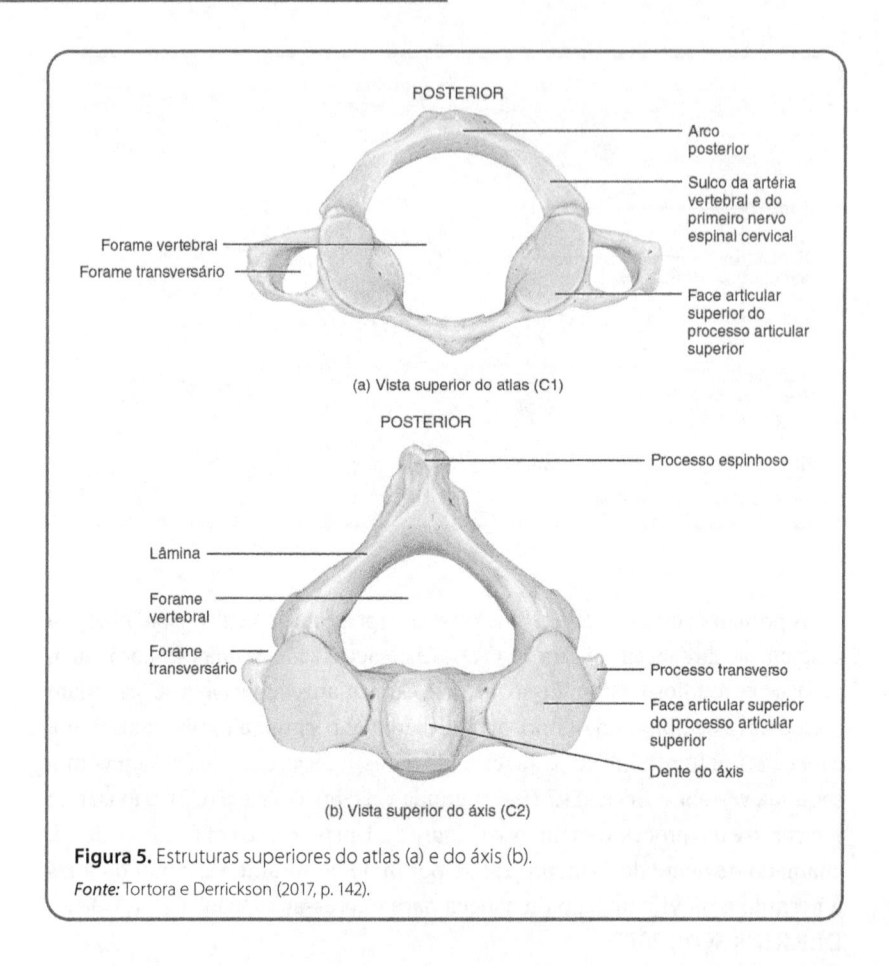

Figura 5. Estruturas superiores do atlas (a) e do áxis (b).
Fonte: Tortora e Derrickson (2017, p. 142).

As vértebras C3 a C6 estão representadas pela vértebra típica (Figura 4). Enquanto isso, a vértebra C7, chamada de vértebra proeminente, é caracterizada por um único e grande processo espinhoso (TORTORA; DERRICKSON, 2017).

Saiba mais

A espinha bífida é uma deformidade congênita da coluna vertebral, em que as lâminas não se unem na linha mediana. Como o aumento no risco de espinha bífida está associado a um nível baixo de ácido fólico no início da gestação, todas as mulheres com possibilidade de engravidar devem tomar ácido fólico (TORTORA; DERRICKSON, 2017).

As vértebras torácicas (Figura 6) têm processos espinhosos longos e finos direcionados inferiormente. Além disso, seus processos transversos são relativamente longos e apresentam as facetas articulares (10 primeiras vértebras torácicas), local onde elas se articulam com as costelas (VANPUTTE et al., 2016).

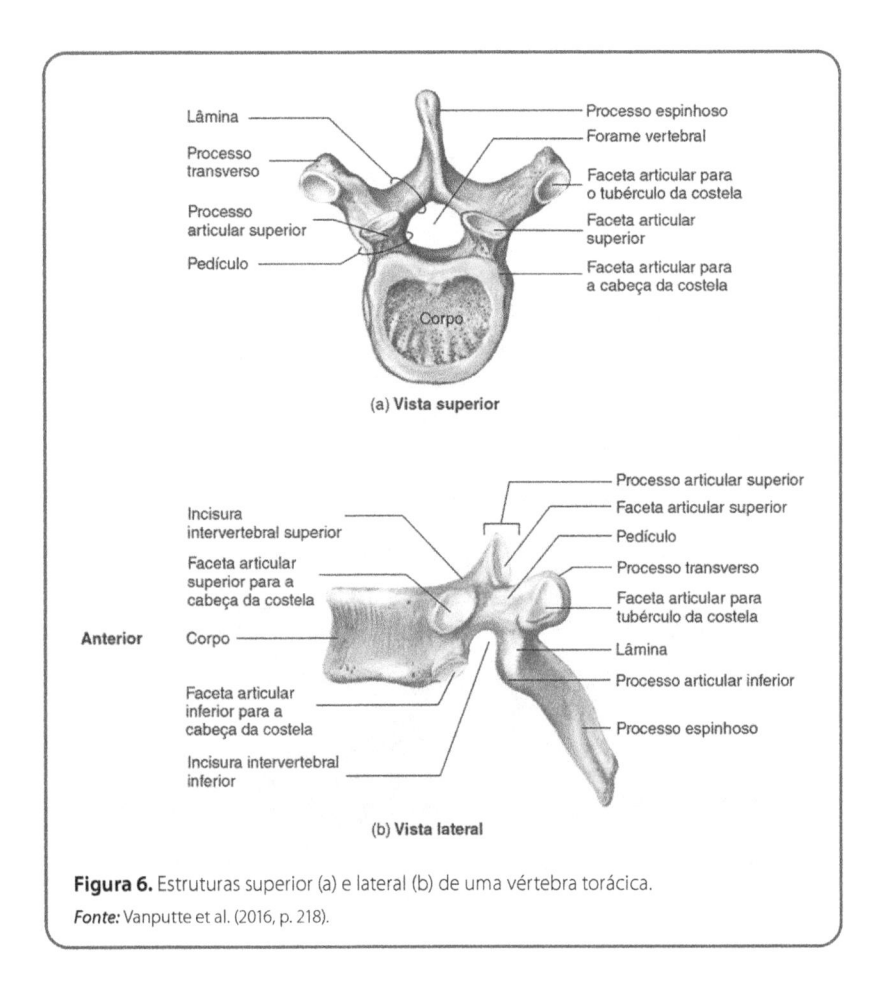

Figura 6. Estruturas superior (a) e lateral (b) de uma vértebra torácica.
Fonte: Vanputte et al. (2016, p. 218).

As vértebras lombares (Figura 7) têm corpos grandes e grossos, processos espinhosos e transversos retangulares e pesados. As facetas articulares superiores estão voltadas medialmente e as facetas articulares inferiores, lateralmente. As vértebras lombares suportam grande quantidade de peso, dessa forma, a ruptura dos discos intervertebrais é mais comum do que em outras regiões da coluna (VANPUTTE et al., 2016).

Exemplo

O golpe de chicote é uma hiperextensão traumática das vértebras cervicais, que está frequentemente associada aos acidentes automobilísticos. Uma lesão comum resultante desse trauma é a fratura dos processos espinhosos das vértebras cervicais ou uma hérnia de disco (VANPUTTE et al., 2016).

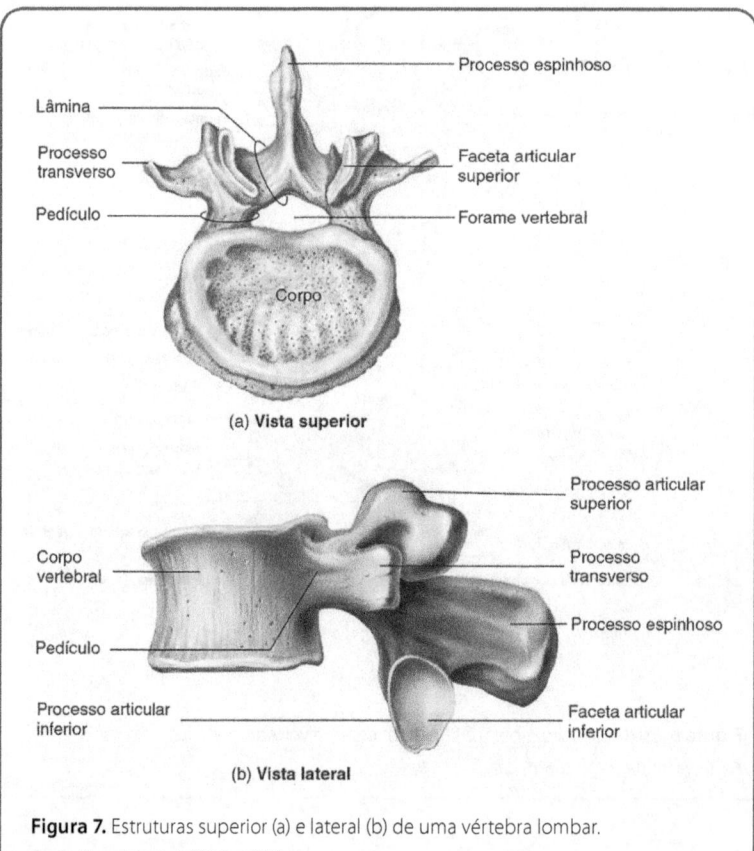

Figura 7. Estruturas superior (a) e lateral (b) de uma vértebra lombar.
Fonte: Vanputte et al. (2016, p. 219).

As cinco vértebras sacrais são fundidas em um único osso chamado de sacro (Figura 8). O sacro é formado da seguinte forma: as partes laterais são formadas pela fusão dos processos transversos; as superfícies superiores das partes laterais são áreas em forma de asa chamadas de asas; os processos espinhosos das primeiras quatro vértebras sacrais se fundem parcialmente para formar a crista sacral mediana ao longo da superfície dorsal do sacro. Além disso, os forames intervertebrais são divididos em forame anterior e forame posterior, chamados de forame sacral, que são laterais à linha média. A borda anterior da primeira vértebra sacral se curva para formar o promontório sacral (VANPUTTE et al., 2016).

O cóccix (Figura 8) é a porção mais inferior da coluna vertebral e normalmente consiste em três a cinco vértebras semifundidas, que formam um triângulo, com o ápice direcionado inferiormente. Apresentando a característica de serem menores do que outras vértebras, as vértebras coccígeas também não apresentam forame vertebral. A fratura do cóccix está frequentemente associada ao momento em que uma pessoa cai sentada em uma superfície sólida (VANPUTTE et al., 2016).

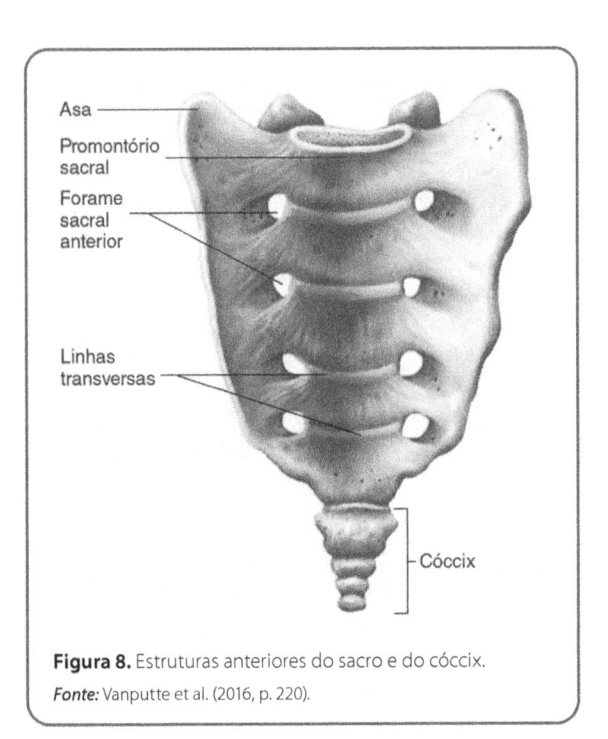

Figura 8. Estruturas anteriores do sacro e do cóccix.
Fonte: Vanputte et al. (2016, p. 220).

Exercícios

1. A coluna vertebral é composta por uma série de ossos chamados de vértebras. As vértebras nas diferentes regiões da coluna vertebral variam em tamanho, forma e detalhe. Nesse sentido, assinale a alternativa correta sobre as características estruturais das vértebras cervicais:
   a) As vértebras cervicais apresentam um forame transverso e dois forames vertebrais.
   b) Os processos espinhosos das vértebras C1 até C7 são frequentemente divididos em duas partes, ou bífidos.
   c) A vértebra C1 (atlas) é caracterizada por não possuir corpo e processo espinhoso.
   d) A vértebra C2 (áxis) é caracterizada por não possuir corpo e processo espinhoso.
   e) A vértebra C1 (atlas) apresenta um processo na forma de dente para articular-se com a vértebra C2 (áxis).

2. Em uma vista lateral da coluna vertebral, podemos observar as quatro curvaturas normais que são responsáveis por sua forma sinuosa. Assinale a alternativa que caracteriza corretamente essas curvaturas:
   a) As curvaturas cervical e lombar são côncavas posteriormente, e as curvaturas torácica e sacral são convexas posteriormente.
   b) As curvaturas cervical e lombar são convexas posteriormente, e as curvaturas torácica e sacral são côncavas posteriormente.
   c) As curvaturas cervical e torácica são convexas posteriormente, e as curvaturas lombar e sacral são côncavas posteriormente.
   d) As curvaturas cervical e torácica são côncavas posteriormente, e as curvaturas lombar e sacral são convexas posteriormente.
   e) As curvaturas cervical e sacral são côncavas posteriormente, e as curvaturas torácica e lombar são convexas posteriormente.

3. As características desta vértebra são suas facetas articulares, local para a articulação com as costelas, seu processo espinhoso longo e delgado, e seu forame vertebral circular. Assinale a alternativa que corresponde ao tipo de vértebra descrito na frase anterior:
   a) Sacral.
   b) Lombar.
   c) Cervical.
   d) Torácica.
   e) Coccígena.

4. Na coluna vertebral, existe uma vértebra que é frequentemente utilizada como um ponto de referência na anatomia palpatória, uma vez que apresenta um processo espinhoso único e grande, sendo chamada de vértebra proeminente. Assinale a alternativa que corresponde à vértebra descrita na frase anterior:
   a) C1 (atlas).
   b) C2 (áxis).
   c) C5.
   d) C7.
   e) T1.

5. As características desta vértebra são seu corpo grande e grosso,

e seus processos espinhoso e transverso retangulares e pesados. Assinale a alternativa que corresponde ao tipo de vértebra descrito na frase anterior:

a) Sacral.
b) Lombar.
c) Cervical.
d) Torácica.
e) Coccígena.

Referências

MARIEB, E. N.; HOEHN, K. *Anatomia e fisiologia*. 3. ed. Porto Alegre: Artmed, 2009.

TORTORA, G. J.; DERRICKSON, B. *Corpo humano*: fundamentos de anatomia e fisiologia. 10.ed. Porto Alegre: Artmed, 2017.

VANPUTTE, C. et al. *Anatomia e fisiologia de Seeley*. 10. ed. Porto Alegre: AMGH, 2016.

Leituras recomendadas

MARTINI, F. H.; TIMMONS, M. J.; TALLITSCH, R. B. *Anatomia humana*. 6. ed. Porto Alegre: Artmed, 2009. (Coleção Martini).

TANK, P. W.; GEST, T. R. *Atlas de anatomia humana*. Porto Alegre: Artmed, 2008.

Sistema esquelético: esqueleto apendicular – membro inferior

Objetivos de aprendizagem

Ao final deste texto, você deve apresentar os seguintes aprendizados:

- Identificar os ossos que compõem o membro inferior;
- Reconhecer as características ósseas superficiais de cada osso;
- Descrever anatomicamente os ossos dos pés.

Introdução

Neste capítulo, você vai estudar os ossos do membro inferior, responsáveis pela locomoção, pelo equilíbrio e pela sustentação do corpo. Ao todo, são 62 ossos que se conectam ao restante do esqueleto pela cintura pélvica. Esse grupo de ossos é composto por ossos do quadril, ossos da coxa, ossos da perna e ossos do pé. É possível, também, dividi-los por região: glútea, coxa ou região femural, joelho, perna, tornozelo ou região talocrural e pé.

Ossos que compõem o membro inferior

Os membros inferiores são formados por 62 ossos que se conectam ao restante do esqueleto pela cintura pélvica; podemos dividi-los em ossos do quadril, da coxa, da perna e do pé e, também, em região glútea, coxa ou região femural, joelho, perna, tornozelo ou região talocrural e pé.

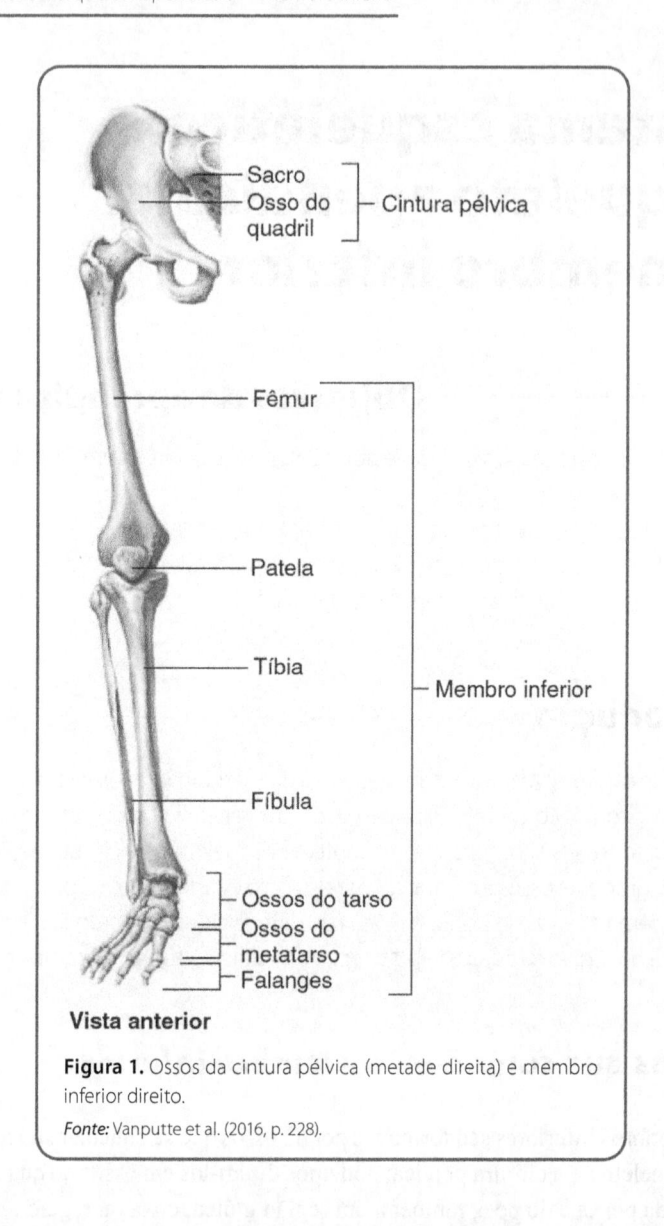

```
                    ┌─ Sacro
                    ├─ Osso do  ─┐─ Cintura pélvica
                    │  quadril   │
                                 │
                    ─ Fêmur      │
                                 │
                                 │
                    ─ Patela     │
                                 ├─ Membro inferior
                    ─ Tíbia      │
                                 │
                    ─ Fíbula     │
                                 │
                    ─ Ossos do tarso
                    ─ Ossos do
                      metatarso
                    ─ Falanges
```

Vista anterior

Figura 1. Ossos da cintura pélvica (metade direita) e membro inferior direito.
Fonte: Vanputte et al. (2016, p. 228).

A anatomia funcional do membro inferior se diferenciado membro superior, principalmente, porque o membro inferior transfere o peso do corpo para o solo. A seguir, os principais ossos e seus respectivos acidentes ósseos.

O íleo é formado por:

- espinha ilíaca posterossuperior;
- espinha ilíaca posteroinferior;
- espinha ilíaca anterossuperior;
- espinha ilíaca anteroinferior;
- crista ilíaca;
- face glútea ou externa;
- linha glútea anterior;
- linha glútea inferior;
- linha glútea posterior;
- fossa ilíaca;
- face auricular.

O ísquio é formado por:

- túber isquiático;
- incisura isquiática menor;
- espinha isquiática;
- incisura isquiática maior;
- corpo e ramo do ísquio.

O púbis é formado por:

- tubérculo púbico;
- ramo inferior do púbis;
- ramo superior do púbis;
- face sinfisial.

O fêmur é formado por dois colos (proximal e distal) e corpo (Figura 2).

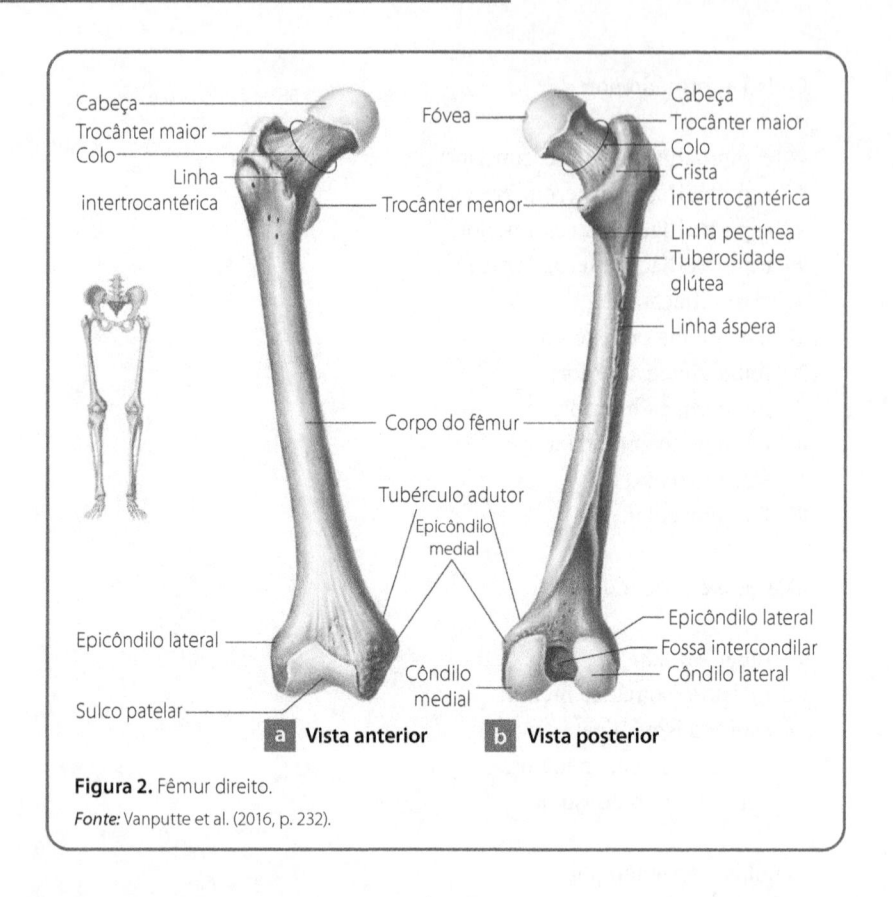

Figura 2. Fêmur direito.
Fonte: Vanputte et al. (2016, p. 232).

A patela é formada por:

- base da patela;
- ápice da patela;
- face articular lateral;
- face articular medial.

A Figura 3 apresenta a estrutura da tíbia e da fíbula.

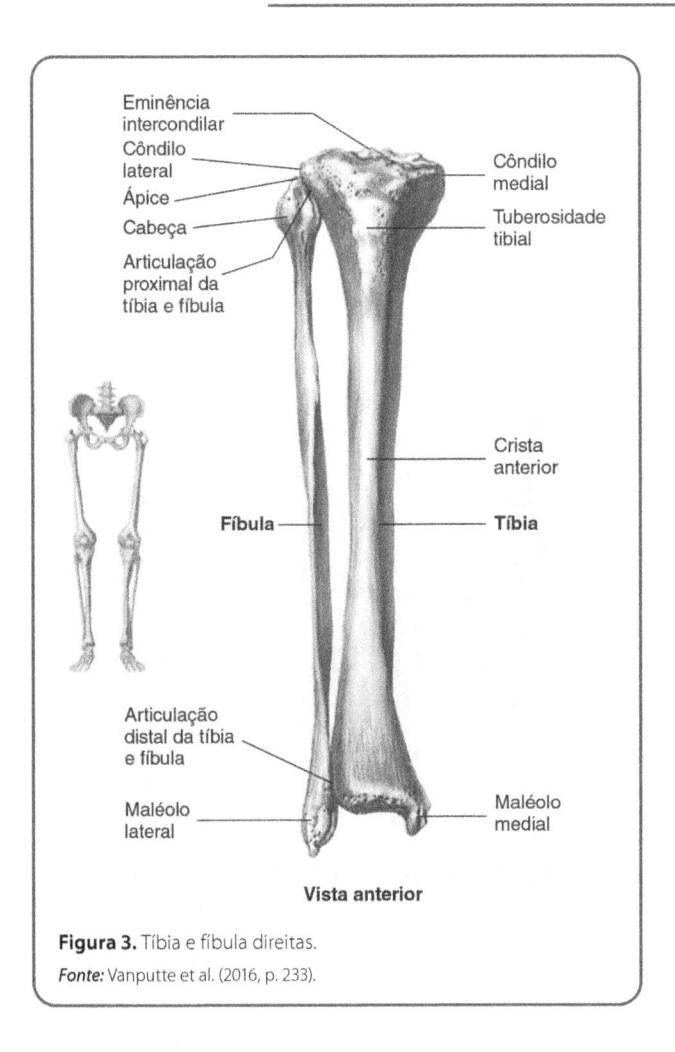

Figura 3. Tíbia e fíbula direitas.
Fonte: Vanputte et al. (2016, p. 233).

Os ossos do pé são formados por:

- tarso, que se divide em sete ossos tarsais;
- metatarso, que se divide em cinco ossos metatarsais;
- falanges, que se dividem em quatorze falanges.

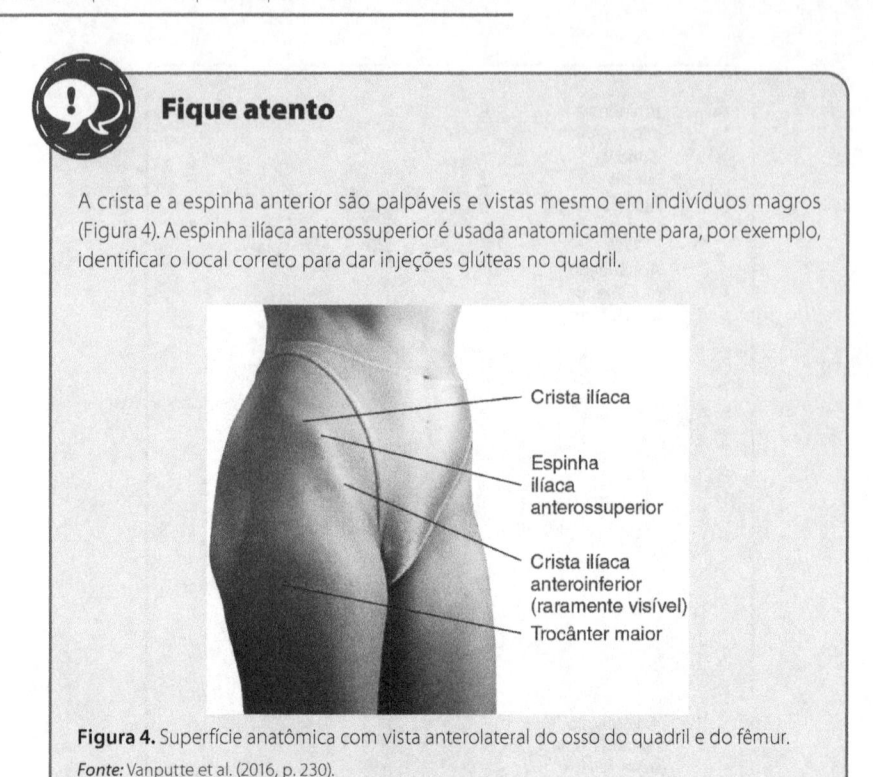

> **Fique atento**
>
> A crista e a espinha anterior são palpáveis e vistas mesmo em indivíduos magros (Figura 4). A espinha ilíaca anterossuperior é usada anatomicamente para, por exemplo, identificar o local correto para dar injeções glúteas no quadril.
>
> Crista ilíaca
> Espinha ilíaca anterossuperior
> Crista ilíaca anteroinferior (raramente visível)
> Trocânter maior
>
> **Figura 4.** Superfície anatômica com vista anterolateral do osso do quadril e do fêmur.
> *Fonte:* Vanputte et al. (2016, p. 230).

Características ósseas superficiais de cada osso

Os ossos da pelve (cíngulo do membro inferior) são formados pela fusão de três ossos primários: íleo, ísquio e púbis. Inclui o cóccix e a cintura pélvica. Os ossos começam a fundir-se entre os 15 e 17 anos, e entre os 20 e 25 anos se completam. O íleo representa a porção maior do osso do quadril e participa da formação da porção superior do acetábulo; sua porção medial é espessa para sustentar o peso. A porção superior do íleo se chama crista ilíaca; a crista termina, anteriormente, como a espinha ilíaca anterossuperior e, posteriormente, como a espinha ilíaca posterossuperior. O corpo do íleo se une ao púbis e ao ísqueo, formando o acetábulo (Figura 5).

Figura 5. Pelve.
Fonte: Vanputte et al. (2016, p. 228).

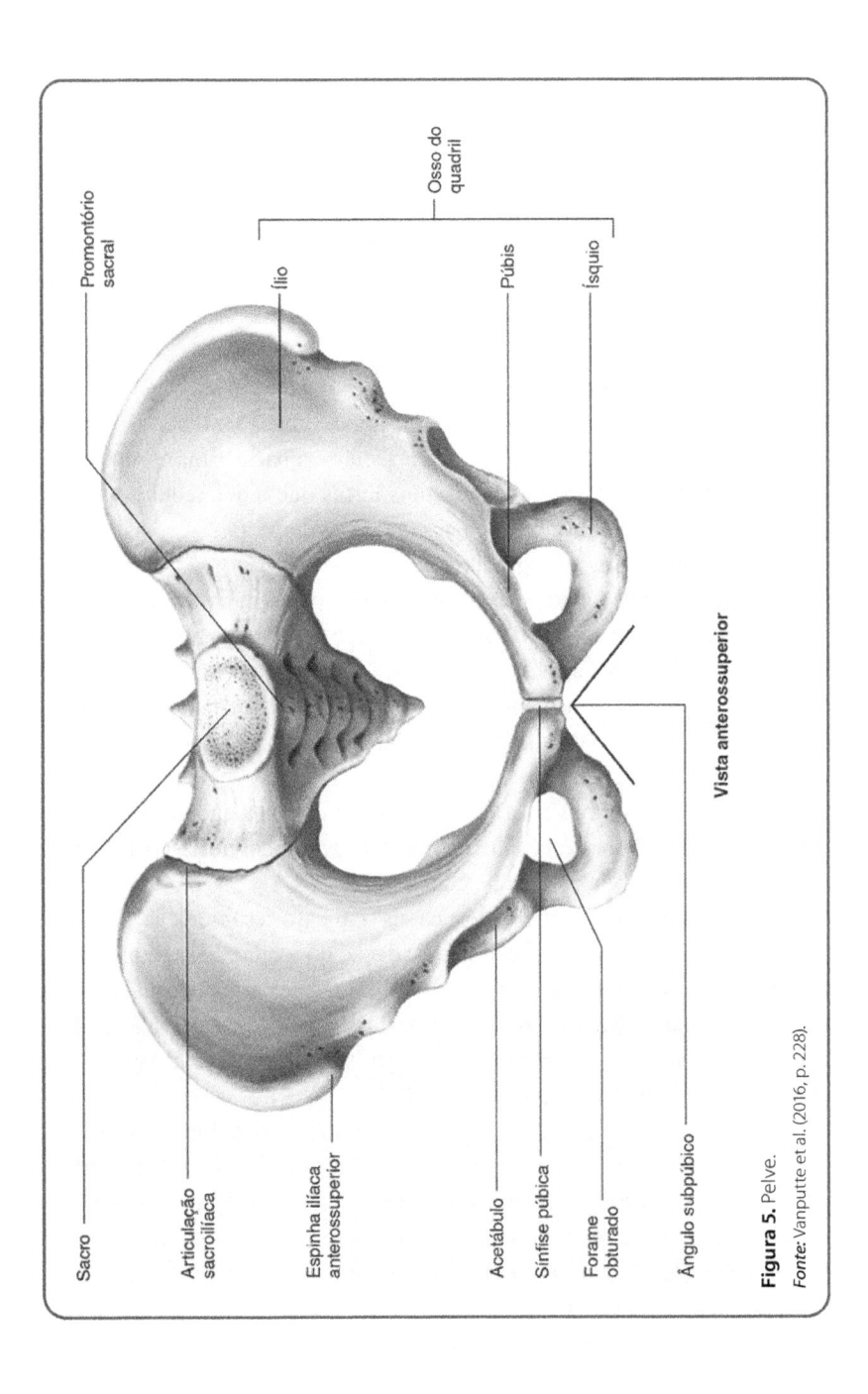

O ísquio é a porção mais inferior e com maior resistência, dirige-se para baixo do acetábulo e se expande em uma grande tuberosidade, curvando-se ventralmente e formando com o púbis uma grande abertura, o forame obturado.

O púbis se estende do acetábulo medialmente e se articula na linha mediana com o osso do lado oposto, formando a parte anterior da pelve, dando apoio aos órgãos reprodutores externos.

O acetábulo é a cavidade caliciforme onde se encaixa a cabeça do fêmur na face lateral do osso do quadril, formando a articulação do quadril (Figura 6).

Retomando o quadril, temos como estruturas o íleo (virilha), o ísquio (quadril) e o púbis (pelo genital).

Cada osso do quadril recebe metade do peso da parte superior do corpo em posição ereta e todo peso periodicamente, durante a marcha. As porções espessas do osso transferem peso para o fêmur; as partes finas propiciam a superfície larga para fixação de músculos fortes que movimentam o fêmur. O cíngulo dos membros inferiores circunda e protege as vísceras pélvicas, particularmente os órgãos reprodutores.

O fêmur é o mais longo e pesado osso do corpo humano e corresponde a aproximadamente um quarto da altura da pessoa. É formado por corpo e duas extremidades, proximal e distal. A proximal é constituída por uma cabeça, colo e dois trocanteres (maior e menor). O corpo do fêmur é ligeiramente curvo em sua posição anterior. Os côndilos medial e lateral formam a extremidade distal, quase em sua totalidade. A patela é um osso sesamoide largo que se articula com o fêmur para formar a articulação do joelho. Ao longo da evolução, o fêmur desenvolveu uma curvatura e rotou para acomodar nossa postura ereta e permitir a marcha e a corrida bípedes.

Na região do joelho, observa-se a patela, um osso sesamoide largo que se articula com o fêmur para formar a articulação do joelho. Essa região inclui proeminências (côndilos) da parte distal do fêmur e da parte proximal da tíbia, a cabeça da fíbula e a patela. A parte posterior do joelho possui uma cavidade definida, com gordura, que permite a passagem de estruturas neuromusculares; essa cavidade é chamada de fossa poplítea.

Os ossos da perna, parte do membro inferior entre o joelho e o tornozelo, são constituídos pela tíbia e pela fíbula. A tíbia se articula com os côndilos do fêmur proximalmente e com o tálus distalmente; é o segundo maior osso do corpo humano. A extremidade proximal é formada por côndilos medial e lateral. O corpo da tíbia apresenta um formato triangular, com três faces e margens: medial, lateral/interóssea e posterior. A extremidade distal é menor que a proximal, alargando-se medialmente.

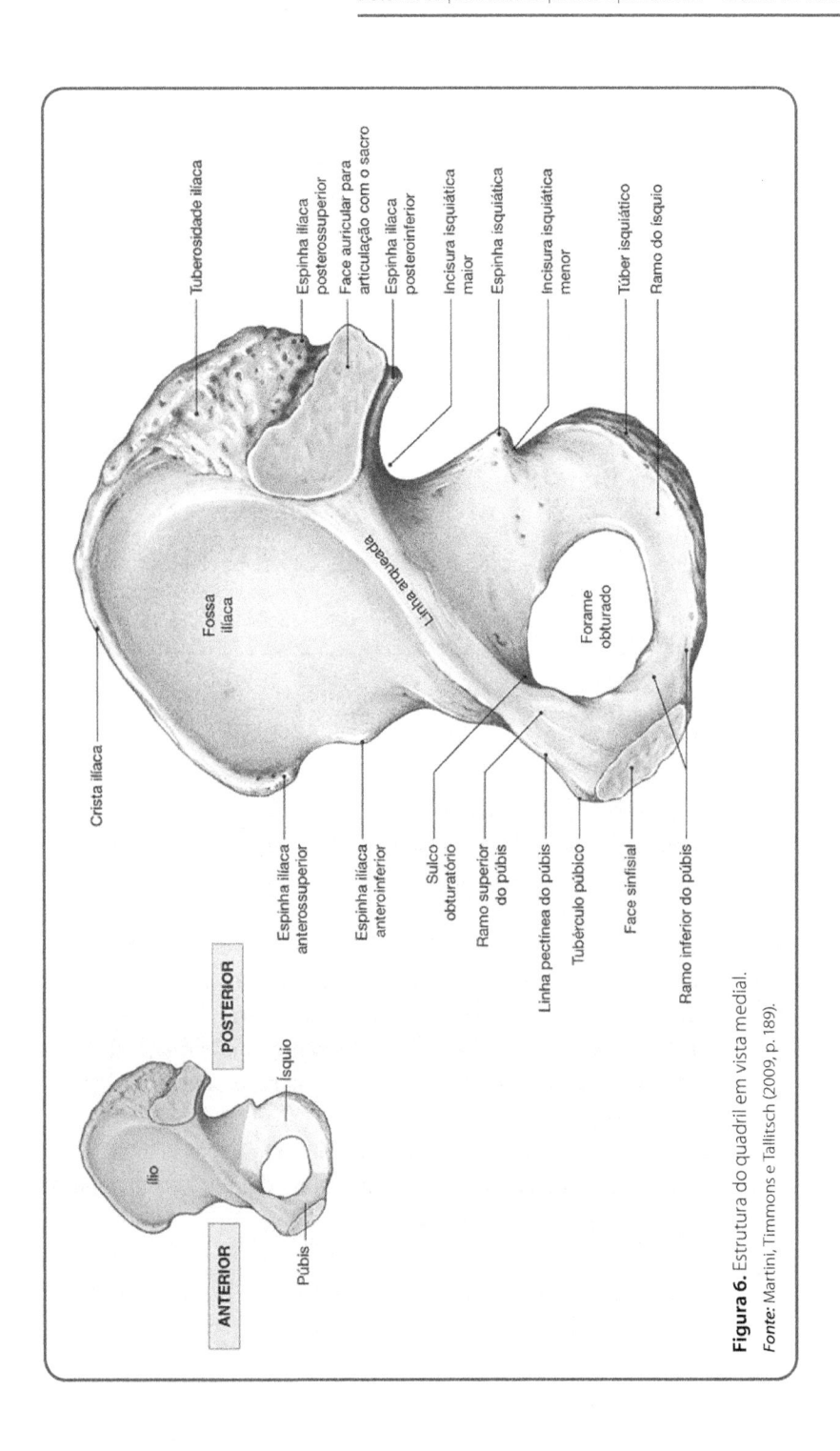

Figura 6. Estrutura do quadril em vista medial.
Fonte: Martini, Timmons e Tallitsch (2009, p. 189).

A fíbula tem como principal função fixar os músculos, mas também é importante para estabilizar a articulação do tornozelo. O maléolo lateral, junto ao maléolo medial da tíbia, forma um encaixe retangular que constitui o componente proximal da articulação do tornozelo;eles podem ser sentidos e vistos como protuberâncias proeminentes dos dois lados do tornozelo. A porção mais fina e fraca da fíbula é imediatamente proximal ao maléolo lateral. A fíbula não se articula com o fêmur, mas possui uma pequena cabeça proximal que se articula com a tíbia. Por meio da evolução, a tíbia e a fíbula sofrem pronação permanente, a fim de acomodar o bipedalismo.

Saiba mais

Uma ocorrência que sempre deve ser considerada em luxações e/ou fraturas da porção distal do fêmur é a hemorragia da artéria poplítea, que tem seu trajeto diretamente sobre a superfície do osso, comprometendo a irrigação sanguínea da perna.

Os ossos dos pés

Os ossos do pé são constituídos por vinte e seis ossos, entre eles sete tarsais, cinco metatarsais e catorze falanges. O tarso, que corresponde à parte posterior do pé, é constituído por sete ossos: tálus, calcâneo, cuboide, navicular e três cuneiformes. O tálus é o único osso do pé que se articula com os ossos da perna. O calcâneo é o maior e mais forte osso dentre os do pé. O navicular é um pequeno osso achatado em forma de barco situado entre a cabeça do tálus e os cuneiformes. O cuboide é o osso mais lateral na porção distal do tarso. Os três cuneiformes são o medial, o intermédio e o lateral. Cada cuneiforme se articula com o navicular posteriormente e com a base de seu metatarsal anteriormente.

O metatarso, que corresponde à parte anterior do pé, consiste de cinco ossos metatarsais numerados a partir da face medial do pé. Cada metatarsal tem uma base proximal, um corpo e uma base distal.

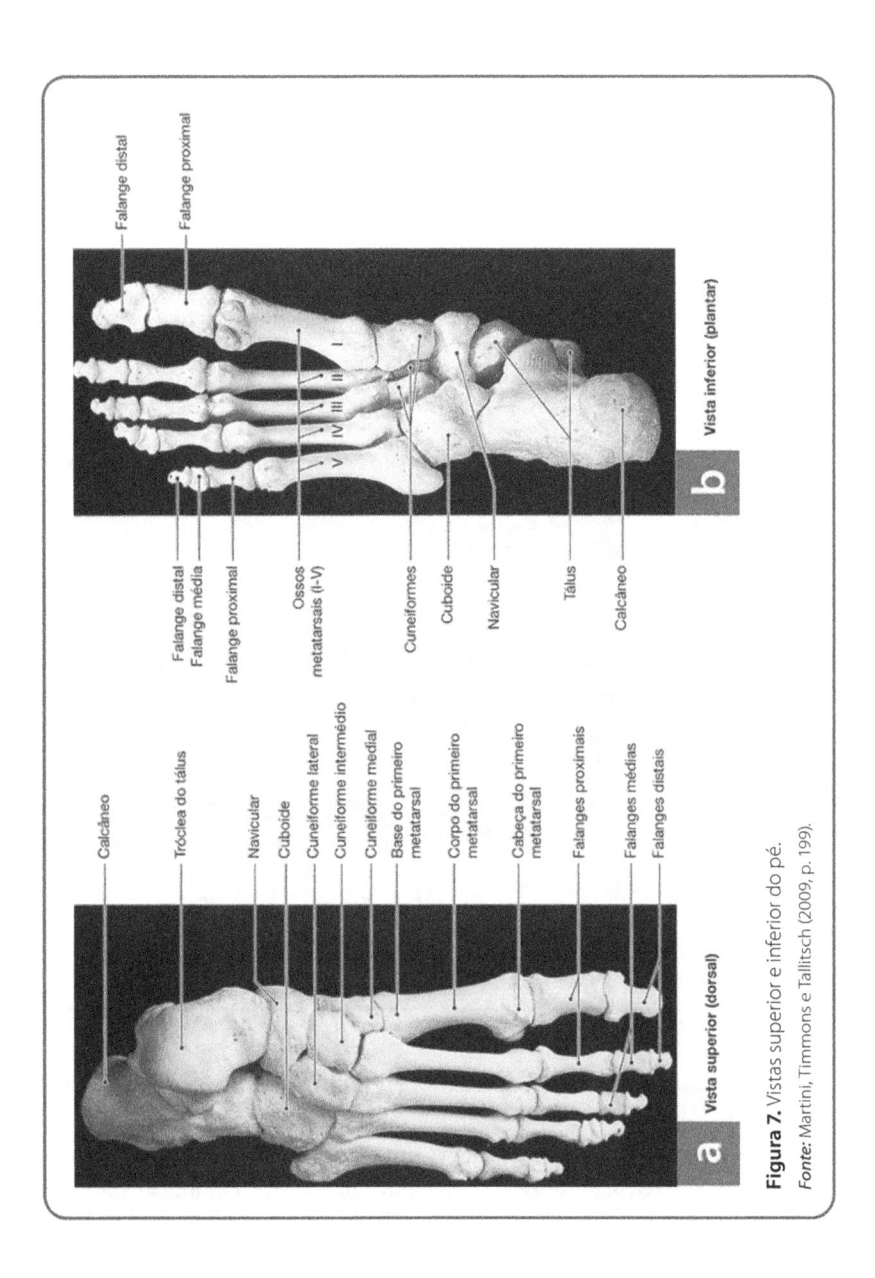

Figura 7. Vistas superior e inferior do pé.
Fonte: Martini, Timmons e Tallitsch (2009, p. 199).

As falanges totalizam catorze ossos; o hálux (primeiro dedo) tem uma falange proximal e outra distal, os demais dedos possuem três falanges cada: proximal, média e distal. Cada falange tem uma base proximal, um corpo e uma cabeça distal. As falanges do hálux são curtas, largas e fortes, já a média e a distal do quinto dedo, em idosos, podem estar fusionadas.

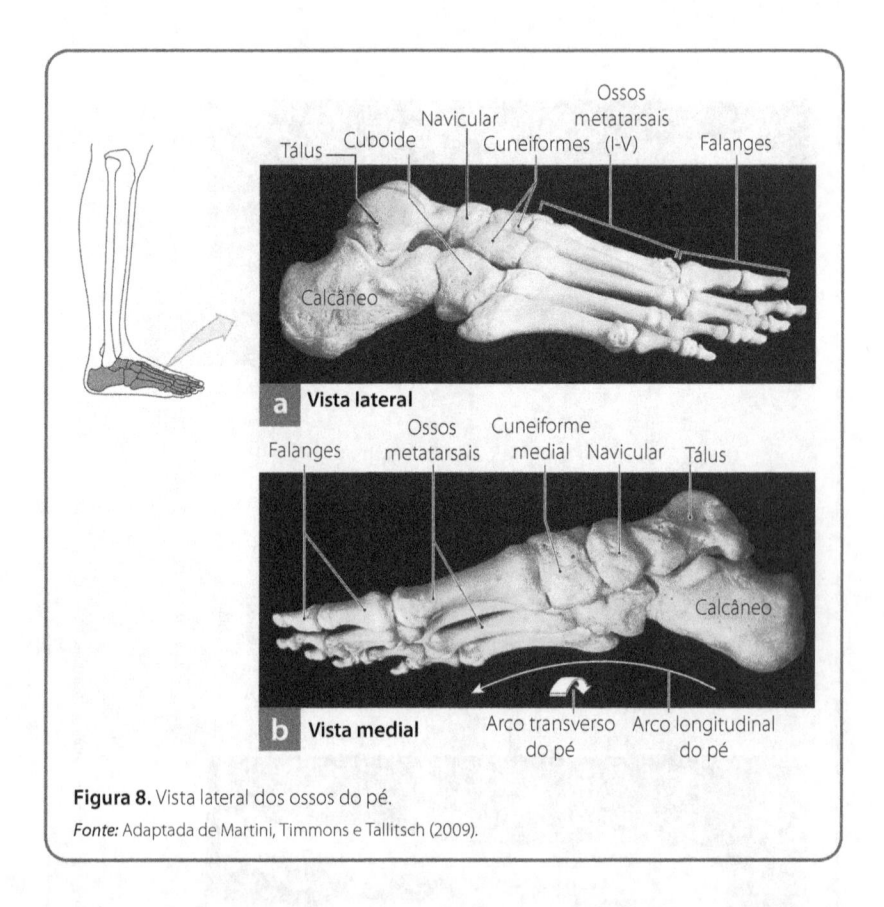

Figura 8. Vista lateral dos ossos do pé.
Fonte: Adaptada de Martini, Timmons e Tallitsch (2009).

Os ossos do pé constituem uma unidade funcional, possibilitando uma distribuição do peso, mantendo também o equilíbrio na posição de pé, ajustando as variações do terreno e absorvendo o impacto. Transferem o peso do calcanhar para a parte anterior do pé, como necessário na marcha e corrida.

Link

O vídeo a seguir apresenta as características da fratura por estresse.

https://goo.gl/jUFRuv

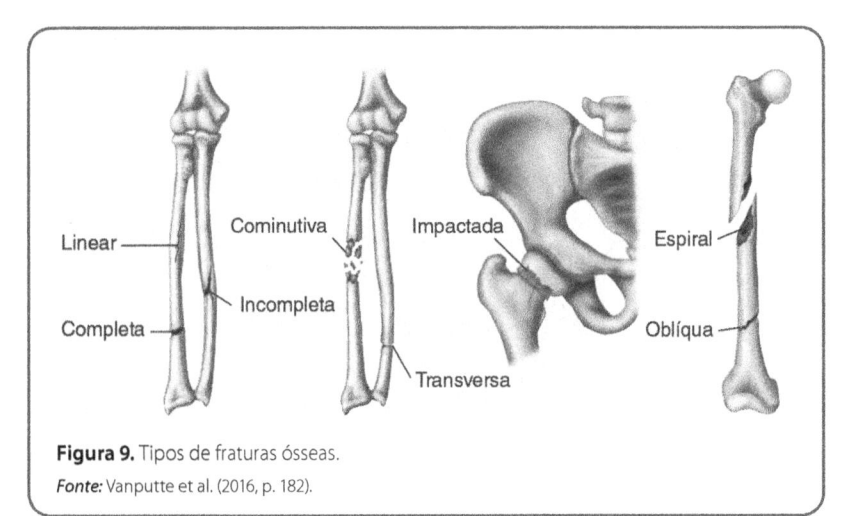

Figura 9. Tipos de fraturas ósseas.
Fonte: Vanputte et al. (2016, p. 182).

Exemplo

Existe uma diferença entre a pelve masculina e a feminina. As mulheres tendem a possuir menos massa muscular do que os homens, sendo que a pelve da mulher adulta é, via de regra, mais uniforme e mais leve e tem protuberâncias menores para inserção de músculos ou ligamentos. A procriação também é um motivo para a existência desta diferença (Figura 10).
Além dessas, existem outras diferenças entre a pelve masculina e a feminina:
- Abertura inferior da pelve maior; deve-se a uma maior distância entre as espinhas isquiáticas;
- Menor curvatura no sacro e no cóccix; no homem, arqueia-se para a abertura inferior da pelve;

- Abertura superior da pelve mais larga e mais circular;
- Parte inferior da pelve relativamente larga;
- Asas do ílio com mais projeção lateral e menos projeção superior em relação à base do sacro;
- Ângulo subpúbico maior, sendo o ângulo entre os ossos púbicos superior a 100°.

Essas adaptações ocorrem pela sustentação do peso do feto em desenvolvimento e do útero, para facilitar a passagem do bebê através da abertura inferior da pelve no momento do parto. Um hormônio produzido durante a gestação "relaxa" a sínfise púbica, possibilitando um movimento relativo entre os ossos do quadril que pode acarretar em um aumento das aberturas superior e inferior da pelve, facilitando o parto.

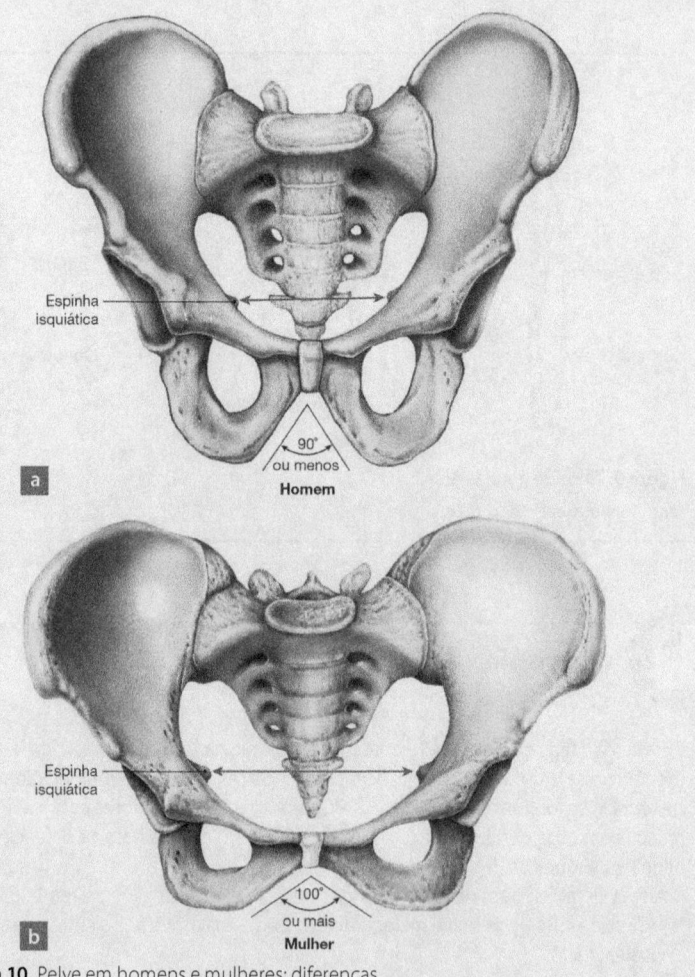

Figura 10. Pelve em homens e mulheres: diferenças.
Fonte: Martini, Timmons e Tallitsch (2009, p.193)

Exercícios

1. O acetábulo é formado por quais estruturas?
   a) Corpo do ílio, púbis e ísquio.
   b) Fêmur, patela e tíbia.
   c) Calcâneo, tálus e cuboide.
   d) Fêmur, ílio e ísquio.
   e) Fíbula, tíbia e tálus.

2. Qual o segmento ósseo que usamos como ponto de referência para injeções intramusculares em membros inferiores, juntamente com a espinha ilíaca anterossuperior e o tubérculo da crista ilíaca?
   a) Púbis.
   b) Ísquio.
   c) Quadril.
   d) Crista ilíaca.
   e) Acetábulo.

3. Dentre as características evolutivas que permitiram ao homem o bipedalismo está:
   a) A diferença do fêmur entre homens e mulheres.
   b) 14 ossos de falange.
   c) A tíbia e a fíbula se unem para permitir mobilidade.
   d) O ísquio é responsável por receber metade do peso da parte superior do corpo.
   e) O fêmur desenvolveu uma curvatura e girou para acomodar nossa postura ereta e permitir a marcha e corrida bípede.

4. Dentre os fatores que predispõem o agravamento das fraturas em casos de quedas de idosos está:
   a) Hipertensão.
   b) Osteoporose.
   c) Arritmia.
   d) Diabetes.
   e) Dislipidemia.

5. Dentre as assertivas a seguir, qual está correta?
   a) Os dedos dos pés são compostos por três falanges cada.
   b) O cíngulo dos membros inferiores transfere o peso para o fêmur.
   c) Os ossos do pé formam uma unidade funcional capaz de se ajustar às variações do terreno, absorvendo o impacto.
   d) O quadril masculino observado de vista superior apresenta um formato oval.
   e) A fratura da região distal do fêmur pode ser complicada pela separação dos côndilos ou por hemorragia da grande artéria femural.

Referências

MARTINI, F. H.; TIMMONS, M. J.; TALLITSCH, R. B. *Anatomia humana*. 6. ed. Porto Alegre: Artmed, 2009. (Coleção Martini).

ULIANA, C. S. Dr. Christiano Saliba Uliana - Fratura por Stress. *YouTube*, 2016. Disponível em: <https://www.youtube.com/watch?v=JGz4AQ-jyOU>. Acesso em: 17 out. 2017.

VANPUTTE, C. L. et al. *Anatomia e fisiologia de Seeley*. 10. ed. Porto Alegre: AMGH, 2016.

Leituras recomendadas

GOSS, C. M. *Gray anatomia*. Rio de Janeiro: Guanabara Koogan, 1988.

MOORE, K. L; DALLEY, A. F. *Anatomia orientada para clínica*.5. ed. Rio de Janeiro: Guanabara Koogan, 2007.

PUTZ, R.; PABST, R. *Atlas de Anatomia Sobotta*. Rio de Janeiro: Guanabara Koogan, 2000.

TORTORA, G. J.; DERRICKSON, B. *Corpo humano*: fundamentos de anatomia e fisiologia. 10. ed. Porto Alegre: Artmed, 2017.

Sistema esquelético: esqueleto apendicular – membro superior

Objetivos de aprendizagem

Ao final deste texto, você deve apresentar os seguintes aprendizados:

- Identificar os ossos que compõem o cíngulo do membro superior.
- Identificar os ossos que compõem o membro superior.
- Denominar e descrever as características ósseas superficiais dos ossos que compõem o cíngulo do membro superior e o membro superior.

Introdução

Imagine um atleta olímpico realizando um arremesso de peso, girando o corpo e lançando o peso o mais longe possível. Esse exemplo demonstra a alta mobilidade dos membros superiores. Essa mobilidade é possível porque o cíngulo do membro superior prende os membros superiores ao esqueleto axial e fornece pontos de fixação para muitos músculos que movem os membros superiores. Dessa forma, os membros superiores são capazes de realizar uma grande variedade de movimentos, incluindo arremessar, levantar, agarrar, empurrar e tocar.

Neste capítulo, você vai identificar os ossos que compõem o membro superior e o seu cíngulo, inclusive denominar e descrever as suas características ósseas superficiais ou os chamados acidentes ósseos.

Cíngulo do membro superior

O cíngulo do membro superior ou a cintura escapular é responsável pela fixação dos ossos do membro superior ao esqueleto axial, o qual é composto pelo crânio, pelos ossos do crânio, da coluna vertebral e da caixa torácica (Figura 1). Cada cíngulo do membro superior, direito e esquerdo, consiste em dois ossos: a clavícula e a escápula. O componente anterior, a clavícula, articula-se com o esterno, o componente posterior, a escápula, articula-se com a clavícula e o úmero. No entanto, é importante ressaltar que o cíngulo do membro superior não se articula com a coluna vertebral, o que está relacionado com uma maior liberdade de movimentos (TORTORA; DERRICKSON, 2017).

A alta mobilidade dos membros superiores proporcionada pelos cíngulos dos membros superiores está relacionada com os seguintes fatores: a clavícula é o único osso do cíngulo que apresenta ligação com o esqueleto axial, o que permite que a escápula possa se movimentar com liberdade em relação ao tórax, permitindo também a movimentação do úmero (osso do braço); a cavidade articular do ombro, conhecida como cavidade glenoidal da escápula, não representa uma barreira para a movimentação do úmero (MARIEB; HOEHN, 2009).

Figura 1. Vista anterior (a) e posterior (b) do cíngulo do membro superior direito.
Fonte: Tortora e Derrickson (2017, p. 146).

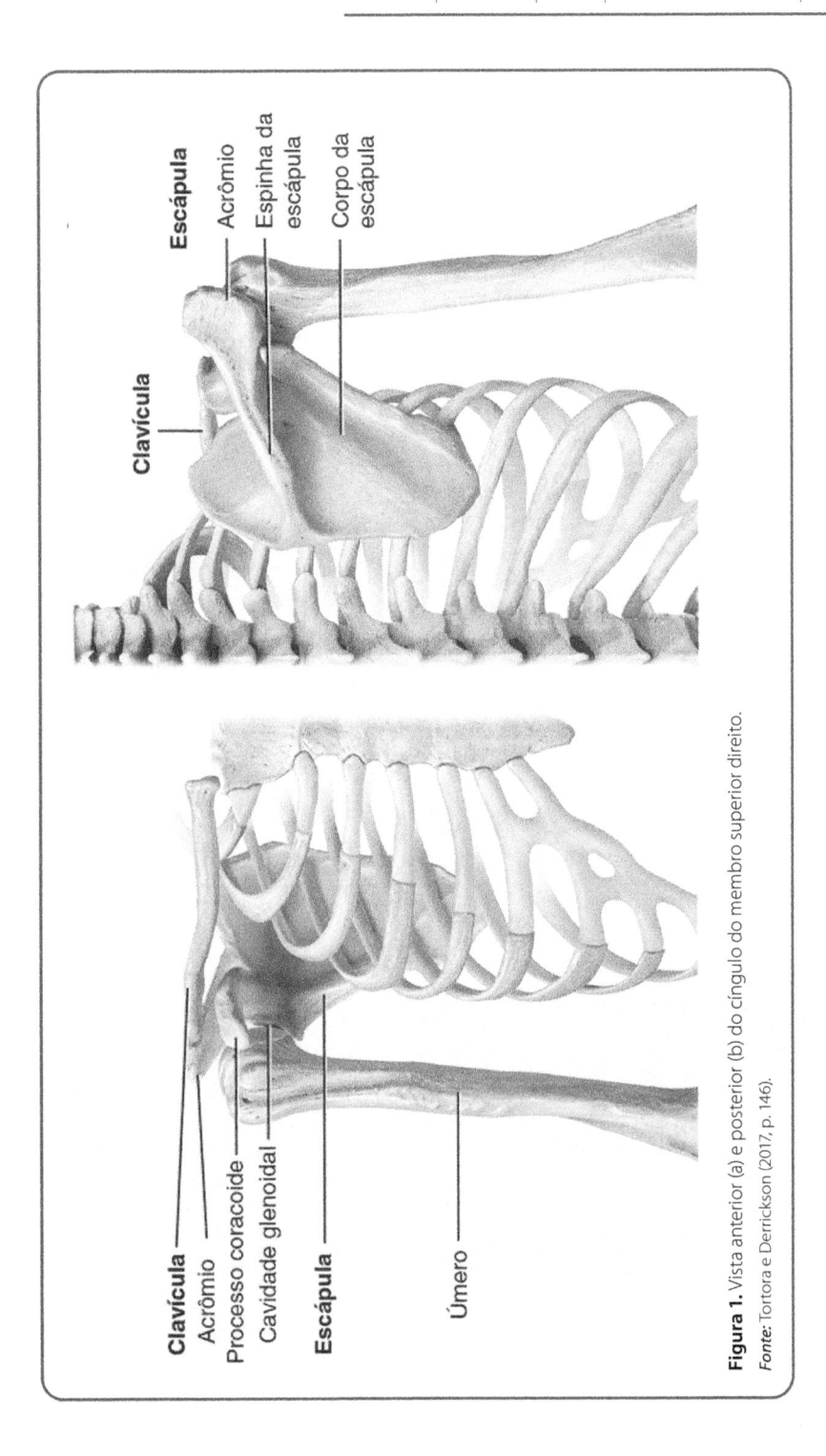

Clavícula

A clavícula é um osso longo e fino, em forma de S, que se fixa ao esterno na extremidade medial e à escápula na extremidade lateral (Figura 2). A clavícula é um osso fraturado com frequência, e isso ocorre em função dos seguintes fatores: sua forma; manutenção de cada uma de suas extremidades por ligamentos fortes e inflexíveis; e sua proteção reduzida, representada exclusivamente pela pele (TORTORA; DERRICKSON, 2017).

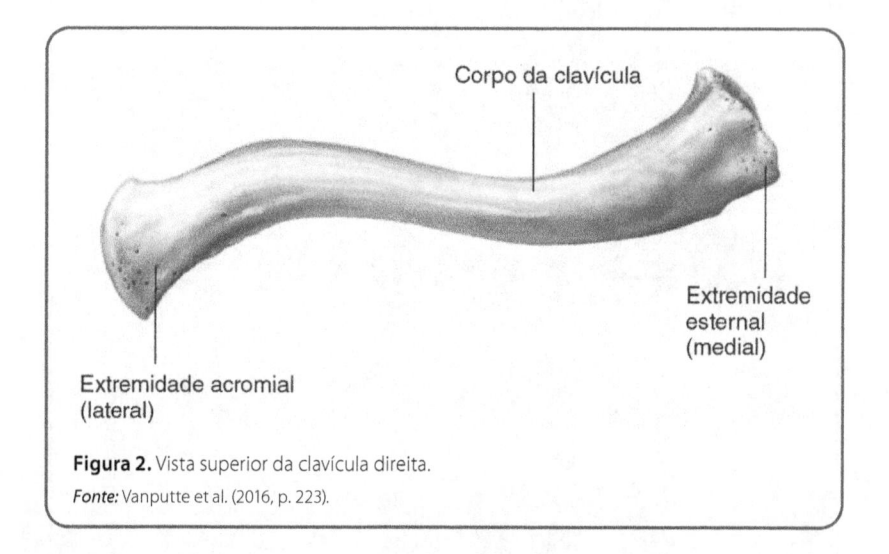

Figura 2. Vista superior da clavícula direita.
Fonte: Vanputte et al. (2016, p. 223).

Saiba mais

Nos acidentes automobilísticos, comumente observa-se a compressão da clavícula relacionada à utilização do cinto de segurança de três pontos. Além disso, essa compressão está frequentemente associada às lesões no plexo braquial (a rede de nervos que entram no membro superior), que se situa entre a clavícula e a segunda costela. O tratamento de uma fratura de clavícula é baseado na utilização de uma tipoia normal para evitar a movimentação do braço (TORTORA; DERRICKSON, 2017).

A extremidade medial (esternal) da clavícula, em formato de cone, articula-se com o manúbrio do esterno e a extremidade lateral (acromial), achatada, articula-se com a escápula. Os dois terços da região medial da clavícula são convexos na sua porção anterior e o seu terço lateral é côncavo na sua porção anterior. A superfície superior é lisa e a superfície inferior apresenta acidentes ósseos associados à localização de ligamentos e músculos que estão fixados na clavícula (MARIEB; HOEHN, 2009).

Escápula

A escápula é um osso triangular plano grande, situado na porção posterior do tórax (Figura 3). As escápulas estão situadas sobre a superfície dorsal da caixa torácica, entre a segunda e a sétima costelas. Cada escápula apresenta três margens: a margem superior, que é mais curta e aguda; a margem medial ou vertebral, que é paralela à coluna vertebral; e a margem lateral ou axilar, que é mais espessa e está localizada nas proximidades da axila, terminando superiormente em uma pequena fossa, a cavidade glenoidal, que se articula com o úmero e forma a articulação do ombro (TORTORA; DERRICKSON, 2017).

O processo acromial da escápula, o qual pode facilmente ser sentido na ponta do ombro, apresenta as funções básicas descritas a seguir: formar uma capa protetora para a articulação do ombro, formar um local de ligação para a clavícula e fornecer pontos de ligação para os músculos do ombro. Em uma vista posterior, podemos observar a localização do espinho escapular, que se estende na superfície posterior a partir do processo acromial e divide a escápula em uma fossa supraespinhosa superior e uma fossa infraespinhosa inferior. Na superfície anterior da escápula podemos observar a fossa subescapular. O processo coracoide representa um local de ligação para os músculos do ombro e do braço (VANPUTTE et al., 2016).

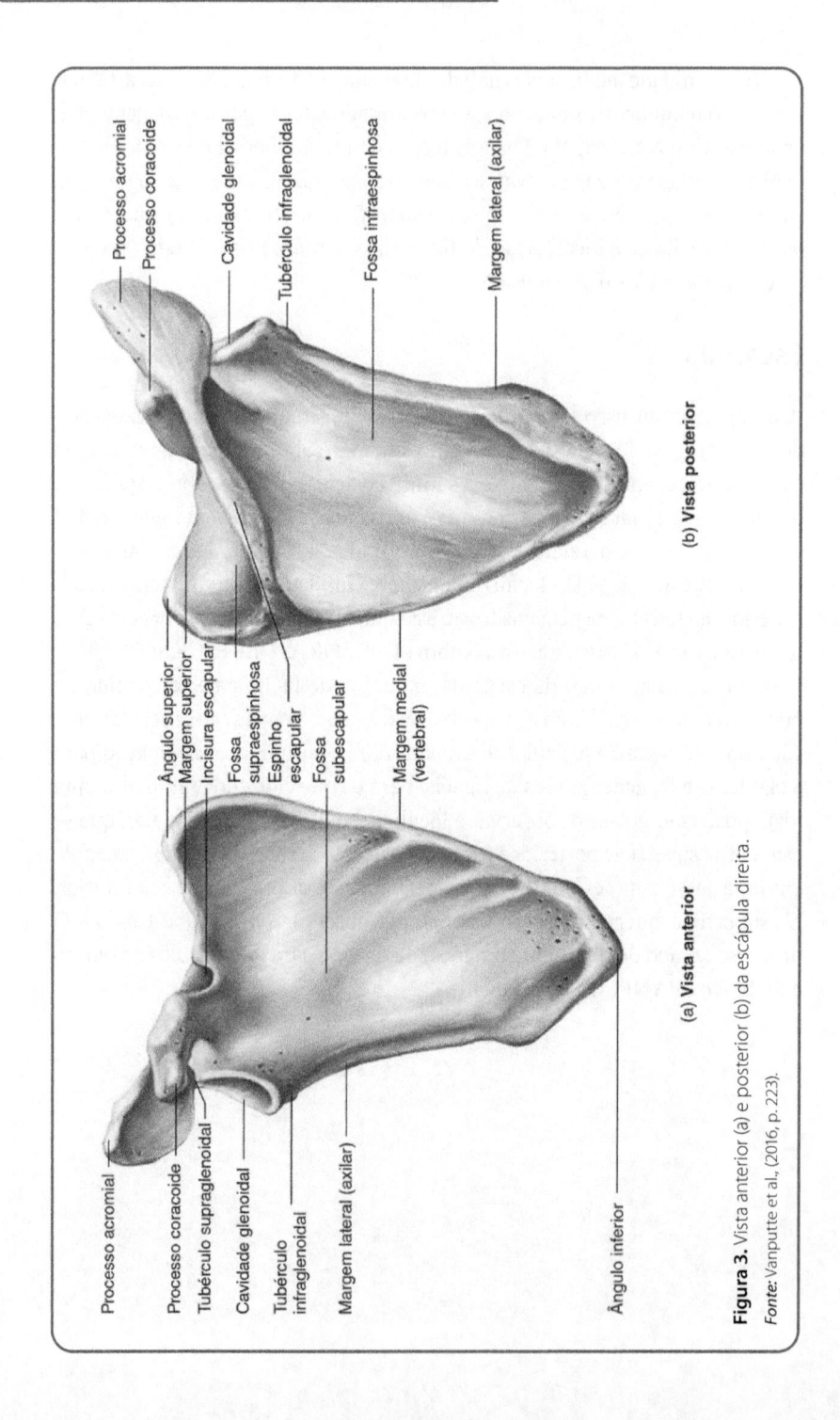

Figura 3. Vista anterior (a) e posterior (b) da escápula direita.
Fonte: Vanputte et al, (2016, p. 223).

Membro superior

Cada membro superior é formado por trinta ossos separados. Esses ossos estão relacionados com regiões específicas, que são o braço, o antebraço e a mão. Do ponto de vista anatômico, o braço é apenas a porção do membro superior que está localizada entre o ombro e o cotovelo (MARIEB; HOEHN, 2009).

Braço

O úmero, ou osso do braço, é o maior e mais longo osso do membro superior (Figura 4). Articula-se com a escápula no ombro e com o rádio e a ulna no cotovelo. A extremidade próxima do cíngulo do membro superior, que é composta pela cabeça, se articula com a cavidade glenoidal da escápula. O colo anatômico é um sulco localizado no antigo local da lâmina epifisial e nas proximidades da cabeça do úmero. O colo cirúrgico está localizado abaixo do colo anatômico e recebe essa denominação porque nesse local, frequentemente, ocorrem fraturas. Localizada no corpo do úmero está uma área rugosa, chamada tuberosidade deltoidea, na qual ocorre a fixação do músculo deltoide. Na extremidade distal do úmero, localiza-se o capítulo, uma protuberância arredondada que se articula com a cabeça do rádio, de forma que a fossa radial é uma depressão que recebe a cabeça do rádio quando o antebraço é flexionado. Apresentando um formato de carretel, a tróclea do úmero representa o local de articulação com a ulna. A fossa coronoide é uma depressão que recebe parte da ulna, quando ocorre a flexão do antebraço. Na vista posterior, podemos observar a fossa do olécrano, que é uma depressão que recebe o olécrano da ulna, quando o antebraço está estendido. Próximos ao capítulo e à tróclea estão os epicôndilos mediais e laterais, que são os locais de ligação para músculos do antebraço (VANPUTTE et al., 2016).

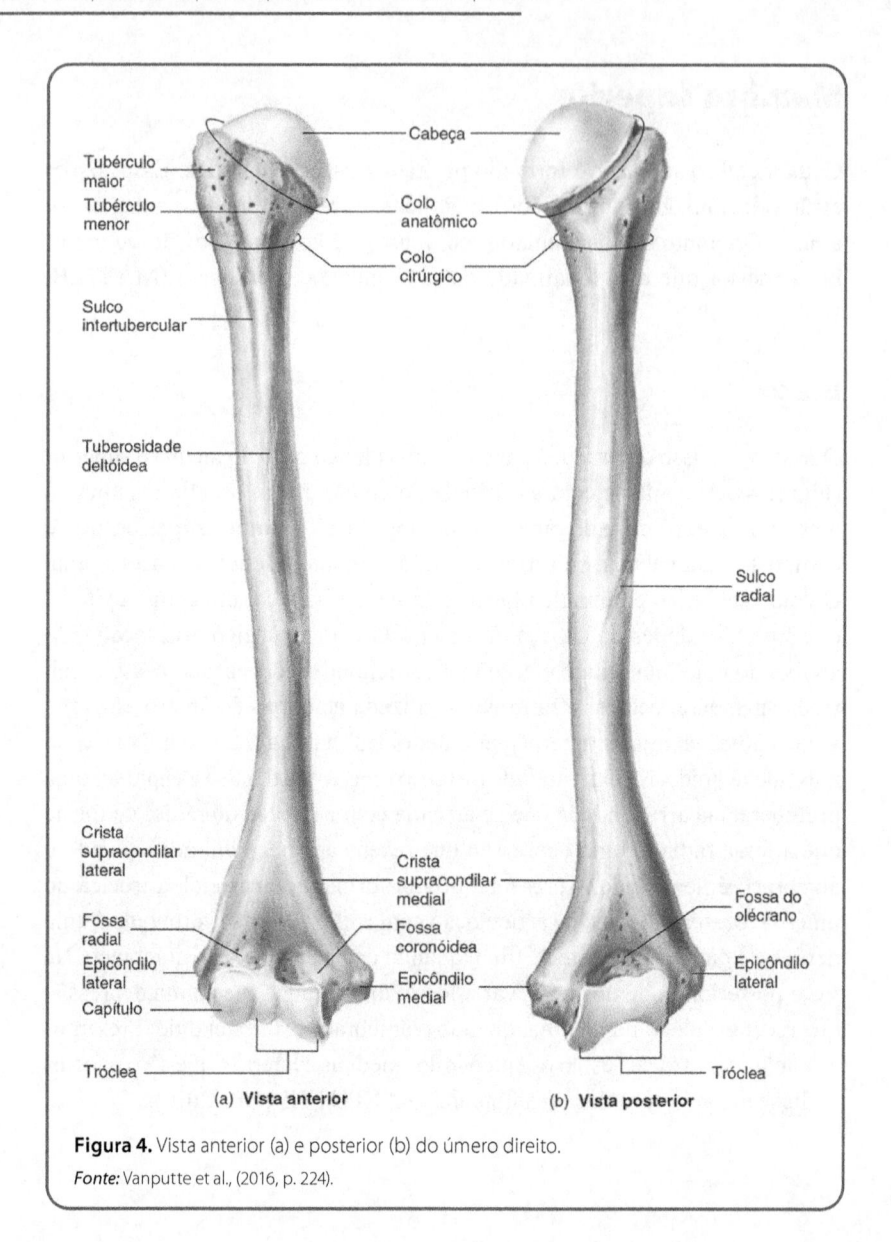

Figura 4. Vista anterior (a) e posterior (b) do úmero direito.
Fonte: Vanputte et al., (2016, p. 224).

Antebraço

O antebraço é composto por dois ossos, a ulna, que está localizada medialmente, e o rádio, que está localizado lateralmente (Figura 5). Na face medial, ou seja, no lado do dedo mínimo, a ulna está localizada e apresenta como característica ser mais longa que o rádio. Na extremidade proximal da ulna, podemos observar uma proeminência localizada no cotovelo, a qual chama-se olécrano. O processo coronoide e o olécrano recebem a tróclea umeral. Esta também se encaixa na incisura troclear, uma área curva entre o olécrano e o processo coronoide. A incisura radial da ulna é uma depressão para a cabeça do rádio. Na extremidade distal da ulna podemos observar o processo estiloide. Na face lateral, ou seja, no lado do polegar, está localizado o rádio. A extremidade proximal do rádio apresenta uma cabeça em formato de disco que se articula com o capítulo do úmero e a incisura radial da ulna. Abaixo dessa estrutura, a tuberosidade do rádio representa um ponto de fixação para o músculo bíceps braquial. A extremidade distal do rádio se articula com os três ossos carpais do carpo. Além disso, na terminação distal, está localizado o processo estiloide do rádio. A fratura da extremidade distal do rádio é a fratura mais comum em idosos, geralmente ocorrendo durante uma queda (TORTORA; DERRICKSON, 2017).

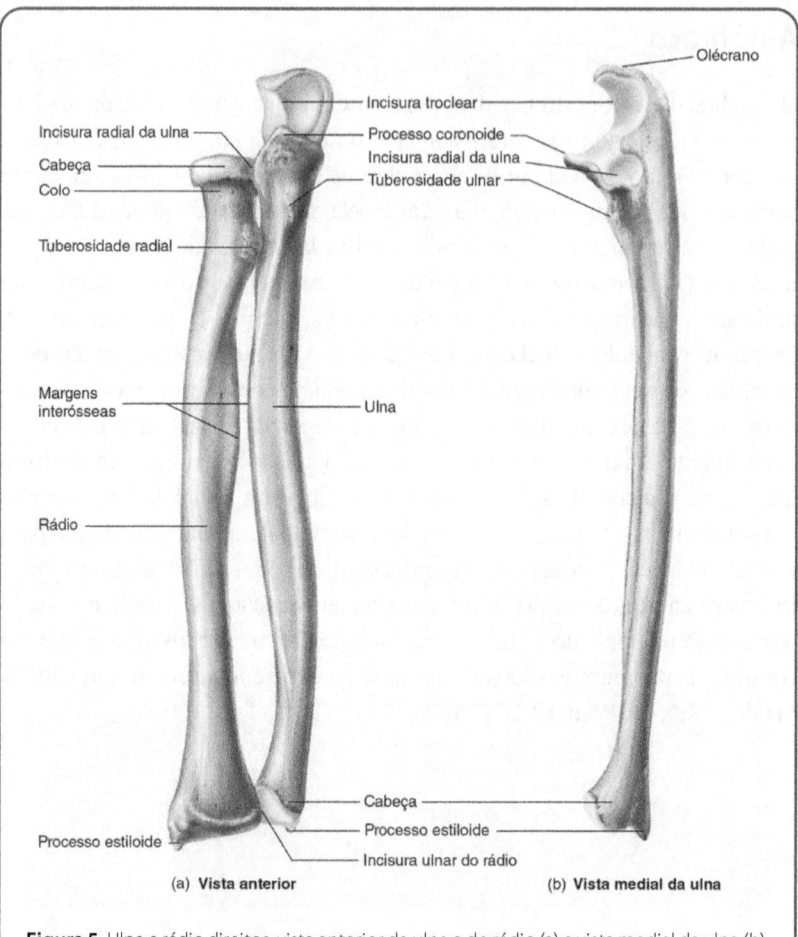

Figura 5. Ulna e rádio direitos: vista anterior da ulna e do rádio (a) e vista medial da ulna (b).
Fonte: Vanputte et al. (2016, p. 225).

> **Exemplo**
>
> A fratura de Colles ocorre na epífise distal do rádio. É uma fratura comum quando a pessoa tenta proteger-se durante uma queda com a mão espalmada no solo (MARIEB; HOEHN, 2009).

Mão

O esqueleto da mão (Figura 6) é composto pelos ossos do carpo (punho), pelos ossos do metacarpo (palma) e pelas falanges (dedos). Portanto, o punho ou o carpo corresponde à parte proximal da estrutura chamada de "mão". O carpo é constituído por um grupo de oito ossos curtos, que estão firmemente fixados uns aos outros por meio dos ligamentos. Os ossos carpais estão arranjados em duas fileiras irregulares de quatro ossos cada uma. Na fileira proximal, do osso lateral para o osso medial, encontram-se o escafoide, o semilunar, o piramidal e o pisiforme. Apenas o escafoide e o semilunar articulam-se diretamente com o rádio para formar a articulação do punho. Nos ossos carpais da fileira distal, do osso lateral para o medial, estão localizados o trapézio, o trapezoide, o capitato e o hamato (MARIEB; HOEHN, 2009).

> **Fique atento**
>
> Para lembrar dos ossos carpais na ordem citada, basta memorizar a seguinte frase: "**E**va **S**ai **P**ara **P**assear **T**odas **T**ardes **C**om **H**elena". A primeira letra de cada palavra da frase corresponde à primeira letra do termo que você precisa lembrar!

No metacarpo que corresponde à região da palma da mão, os cinco ossos metacarpais se irradiam a partir do punho e são numerados de 1 a 5, a partir do dedo mínimo. As bases dos metacarpais articulam-se com o carpo proximalmente e umas com as outras medialmente e lateralmente. As cabeças dos ossos metacarpais articulam-se com as falanges proximais dos dedos. As falanges que compõem os dedos do membro superior são numeradas de 1 a 5, começando pelo polegar. Cada mão contém 14 ossos longos chamados de falanges. Com exceção do polegar, os dedos têm três falanges: proximal, média e distal. O polegar não tem a falange média (MARIEB; HOEHN, 2009).

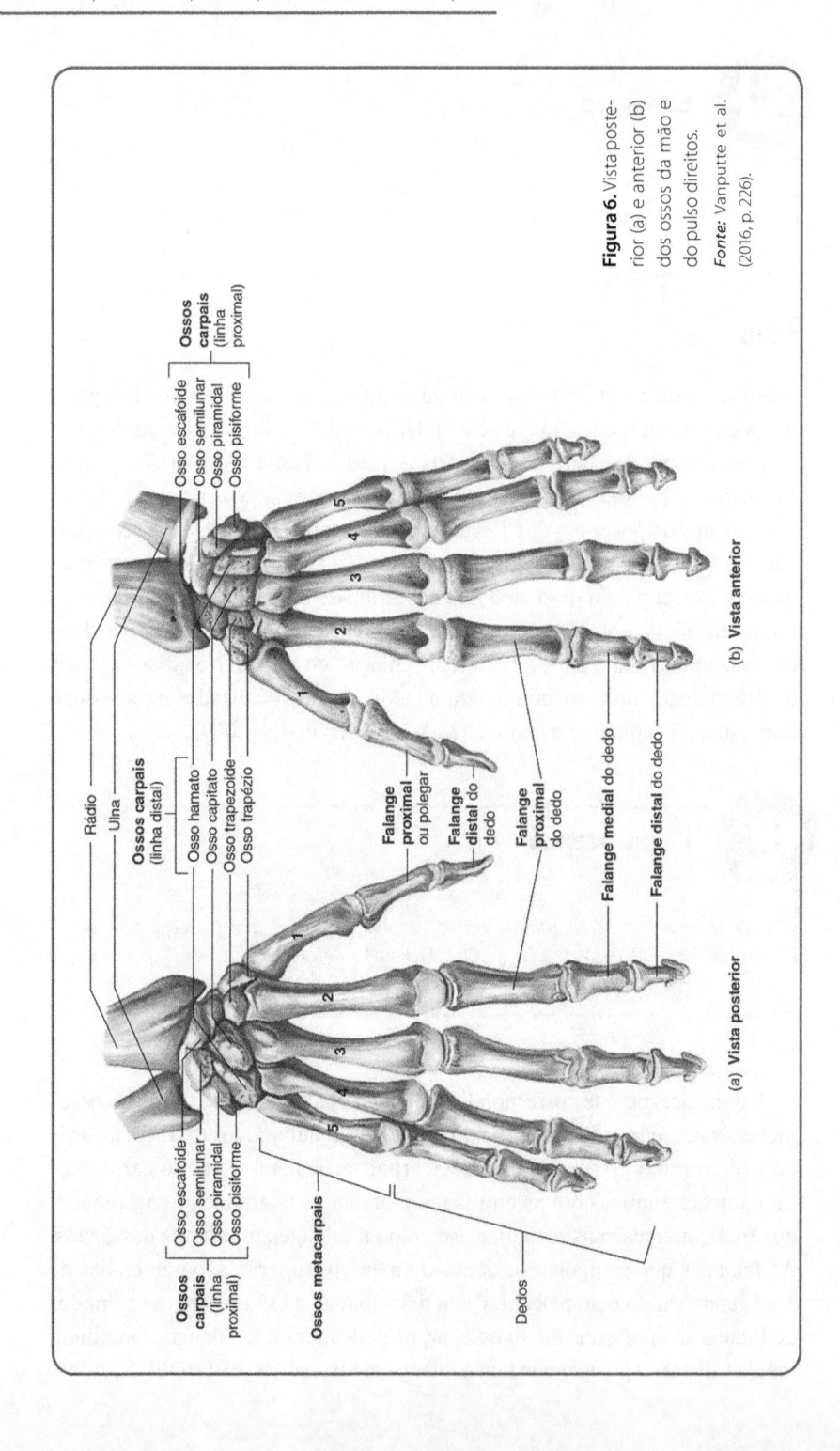

Figura 6. Vista posterior (a) e anterior (b) dos ossos da mão e do pulso direitos.
Fonte: Vanputte et al. (2016, p. 226).

Saiba mais

Na superfície anterior do punho, existe uma estrutura chamada túnel do carpo, a qual é formada por um ligamento que se alonga no punho desde o tubérculo do trapézio ao gancho do hamato. Edema ou deposição de tecido conectivo pode ocorrer no túnel do carpo em decorrência de um trauma ou algum outro problema.

Dessa forma, essas alterações podem aplicar pressão contra o nervo mediano e os vasos sanguíneos que passam pelo túnel, causando a síndrome do túnel do carpo, a qual é caracterizada por formigamento, queimação e dormência na mão. Síndrome do túnel do carpo ocorre mais frequentemente em pessoas as quais o trabalho envolve extensão do punho e flexão dos dedos (VANPUTTE et al., 2016).

Acidentes ósseos do membro superior

A superfície externa dos ossos raramente é lisa e sem características especiais. Ao invés disso, são observadas projeções, depressões e aberturas que servem como locais de ligação para músculos, ligamentos e tendões, como superfícies articulares ou como condutos para vasos sanguíneos e nervos. Os acidentes ósseos são nomeados de diferentes formas. As projeções (protuberâncias) a partir da superfície óssea incluem cabeças, trocânteres e espinhas. No geral, as projeções ósseas indicam o estresse causado pela tração exercida pelos músculos fixados nos ossos, ou são superfícies modificadas em que os ossos se encontram e formam articulações. As depressões e as aberturas incluem fossas, seios, forames e sulcos, que geralmente servem para a passagem de nervos e vasos sanguíneos (MARIEB; HOEHN, 2009).

Fique atento

Os principais acidentes ósseos relacionados aos ossos dos membros superiores e aos ossos do seu cíngulo foram descritos nas seções anteriores e estão elencados de forma resumida a seguir:
- Clavícula (Figura 2): Extremidade acromial; extremidade esternal.
- Escápula (Figura 3): Cavidade glenoidal; espinha da escápula; acrômio; processo coracoide; fossas infraespinhal, supraespinhal e subescapular.

- Úmero (Figura 4): Cabeça do úmero; tubérculos maior e menor; sulco intertubercular; tuberosidade para o músculo deltoide; tróclea; capítulo; fossas coronoidea e do olécrano; sulco do nervo radial; epicôndilos.
- Rádio (Figura 5): Processo coronoide; olécrano; incisura radial; incisura troclear; processo estiloide; cabeça da ulna.
- Ulna (Figura 5): Tuberosidade do rádio; processo estiloide; cabeça do rádio; incisura ulnar.

Exercícios

1. O cíngulo do membro superior é importante para conectar o esqueleto axial ao esqueleto apendicular. Nesse contexto, assinale abaixo a alternativa que corresponde aos ossos que formam o cíngulo do membro superior:
a) Clavícula e escápula.
b) Escápula e esterno.
c) Úmero e escápula.
d) Clavícula e úmero.
e) Ossos coxais.

2. O braço é a região do membro superior entre o ombro e o cotovelo, sendo o úmero o osso encontrado nessa região. Com relação aos acidentes ósseos do úmero, o processo distal medial do úmero, no qual a ulna se une, é o(a):
a) Epicôndilo.
b) Tuberosidade deltóidea.
c) Maléolo.
d) Capítulo.
e) Tróclea.

3. Ao sofrermos uma queda, temos como reflexo nos proteger e acabamos caindo com a mão espalmada. Dentro desse contexto, a fratura mais comum ocorre no osso que está localizado no carpo e no assoalho da "tabaqueira anatômica". Assinale abaixo a opção correspondente ao osso citado no texto:
a) Escafoide.
b) Semilunar.
c) Piramidal.
d) Pisiforme.
e) Capitato.

4. Os ossos do membro superior são divididos em quatro regiões: ombro, braço, antebraço e mão. Assinale abaixo a opção que descreve o osso que forma o braço e o osso lateral do antebraço, respectivamente:
a) O úmero e a ulna.
b) O rádio e a ulna.
c) O úmero e o rádio.
d) A ulna e o úmero.
e) O carpo e o rádio.

5. O sistema esquelético adulto consiste em aproximadamente 206 ossos, sendo dividido em esqueleto axial e apendicular. Sobre o esqueleto apendicular, pode-se afirmar que:
a) É formado pelos ossos do crânio, da coluna vertebral e da caixa torácica.
b) É formado pelos ossos do crânio, dos membros superiores e da caixa torácica.

c) É formado pelos ossos da caixa torácica e dos membros inferiores.
d) É formado pelos ossos dos membros inferiores, dos membros superiores, do cíngulo do membro superior e do cíngulo do membro inferior.
e) É formado pelos ossos da caixa torácica, do cíngulo do membro superior e do cíngulo do membro inerior.

Referências

MARIEB, E. N.; HOEHN, K. *Anatomia e fisiologia*. 3. ed. Porto Alegre: ArtMed, 2009.

TORTORA, G. J.; DERRICKSON, B. *Corpo humano*: fundamentos de anatomia e fisiologia. 10. ed. Porto Alegre: ArtMed, 2017.

VANPUTTE, C. L. et al. *Anatomia e fisiologia de Seeley*. 10. ed. Porto Alegre: AMGH, 2016.

Leituras recomendadas

MARTINI, F. H.; TIMMONS, M. J.; TALLITSCH, R. B. *Anatomia humana*. 6. ed. Porto Alegre: ArtMed, 2009.

TANK, P. W.; GEST, T. R. *Atlas de anatomia humana*. Porto Alegre: ArtMed, 2008.

TOY, E. C. et al. *Casos clínicos em anatomia (Lange)*. 3. ed. Porto Alegre: AMGH, 2016.

Sistema articular: funções e classificação

Objetivos de aprendizagem

Ao final deste texto, você deve apresentar os seguintes aprendizados:

- Identificar as funções das articulações.
- Classificar as articulações de acordo com os arranjos estruturais que as compõem.
- Descrever a biomecânica dos ligamentos.

Introdução

As articulações do sistema esquelético contribuem para a manutenção da homeostasia, mantendo os ossos unidos, de forma a permitir movimento e flexibilidade. Neste capítulo serão abordadas as funções e as classificação das articulações e a biomecânica dos ligamentos.

Funções das articulações

Quando os músculos contraem, eles puxam os ossos para movimentá-los, entretanto, isso não seria possível sem a ocorrência das articulações entre os ossos. Uma vez que os ossos são estruturas rígidas, eles não podem ser curvados sem que apresentem algum tipo de lesão. Neste contexto, são necessários tecidos conectivos flexíveis, que formam as articulações, as quais mantêm os ossos unidos e, na maioria dos casos, permitem algum grau de movimento. As articulações estão localizadas no encontro entre dois ou mais ossos, podendo estar em contato direto ou separadas por tecido fibroso, cartilagem ou líquido. Apesar de serem consideradas as regiões mais frágeis do esqueleto, elas resistem a forças de compressão ou de tração que ameaçam o seu perfeito alinhamento.

De forma geral, nossas articulações apresentam duas funções fundamentais: fornecem mobilidade ao esqueleto e mantêm os ossos unidos, muitas vezes desempenhando um papel protetor nesses processos. A função e a amplitude do movimento de cada articulação estão diretamente relacionadas com a sua estrutura anatômica, a qual representa uma combinação precisa de força e flexibilidade. Algumas articulações não permitem nenhum movimento e são, assim, muito fortes, mas inflexíveis. Em contrapartida, outras articulações permitem movimentos livres e são, portanto, flexíveis, mas não tão fortes. De forma geral, o movimento articular está relacionado à forma com que os ossos se articulam, à flexibilidade dos ligamentos que mantêm os ossos unidos e à tensão dos músculos e tendões associados (TORTORA; DERRICKSON, 2017).

As articulações são denominadas de acordo com os ossos ou porções de ossos que se unem na articulação. Por exemplo, a articulação temporomandibular está entre o osso temporal e a mandíbula. Algumas articulações são simplesmente nomeadas com o equivalente grego ou latim do nome comum, como junção cubital (cúbito, cotovelo ou antebraço) para a articulação do cotovelo (VANPUTTE; REGAN; RUSSO, 2016).

Classificação das articulações

A classificação estrutural das articulações é realizada com base nos seguintes critérios: a presença ou a ausência de um espaço entre os ossos que se articulam (chamado cavidade articular ou cavidade sinovial) e o tipo de tecido conectivo que mantém os ossos juntos. Quanto à estrutura, as articulações são classificadas conforme um dos seguintes tipos:

- Articulações fibrosas: não existe cavidade articular e os ossos são unidos por tecido conectivo denso não modelado, rico em fibras colágenas.
- Articulações cartilagíneas: não existe cavidade articular e os ossos são unidos por cartilagem.
- Articulações sinoviais: os ossos que formam a articulação têm uma cavidade articular. Eles são unidos pelo tecido conectivo denso não modelado de uma cápsula articular e, frequentemente, por ligamentos acessórios (TORTORA; DERRICKSON, 2017).

Articulações fibrosas

As articulações fibrosas permitem pouco ou nenhum movimento. os três tipos de articulações fibrosas são as suturas, as sindesmoses e as membranas interósseas.

- Suturas: é uma articulação fibrosa que apresenta como composição uma fina camada de tecido conectivo denso não modelado. As suturas unem os ossos do crânio (exemplo: sutura coronal entre os ossos frontal e parietais) (Figura 1). Suas margens irregulares estão relacionadas com o aumento da força e a redução da chance de fraturas. Uma sutura é classificada como uma anfiartrose (levemente móvel) em lactentes e crianças e como uma sinartrose (imóvel) em indivíduos mais velhos.

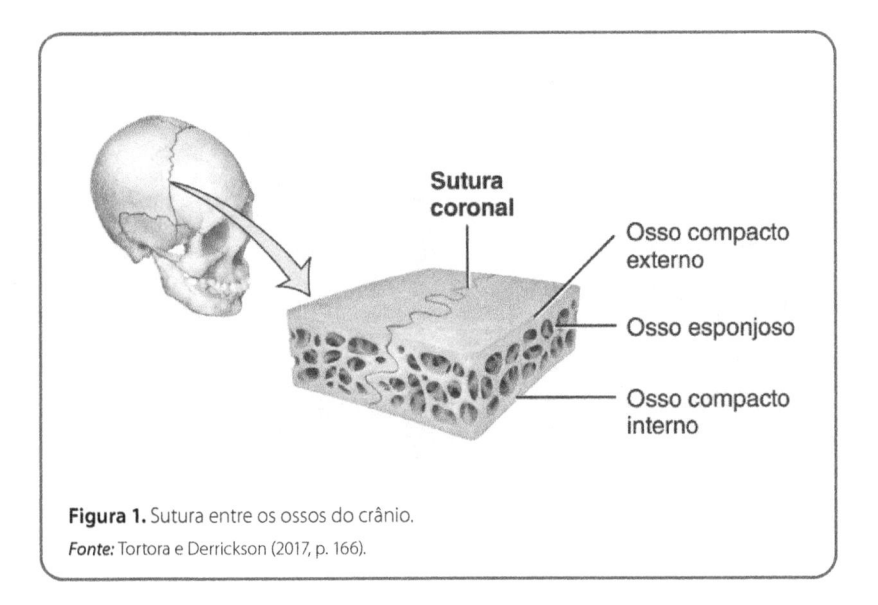

Figura 1. Sutura entre os ossos do crânio.
Fonte: Tortora e Derrickson (2017, p. 166).

- Sindesmose: as características que diferenciam uma sindesmose de uma sutura tratam-se de uma maior distância entre as superfícies articulares e mais tecido conectivo denso não modelado. O tecido conectivo denso não modelado é tipicamente disposto como um feixe (ligamento), e a articulação permite movimento limitado (exemplo: articulação distal entre a tíbia e a fíbula). Ela permite leve movimento (anfiartrose). Outro exemplo de uma sindesmose é chamado de gonfose, em que um pino em forma de cone se encaixa dentro de um soquete (exemplo: as articulações entre os dentes e seus alvéolos dentais nas maxilas e na mandíbula). Uma gonfose não permite movimento (sinartrose) (Figura 2).

- Membrana interóssea: nessa articulação, uma lâmina substancial de tecido conectivo denso não modelado liga ossos longos vizinhos e permite um movimento livre (anfiartrose). Os exemplos desse tipo de articulação ocorrem entre o rádio e a ulna no antebraço e entre a tíbia e a fíbula na perna (Figura 2).

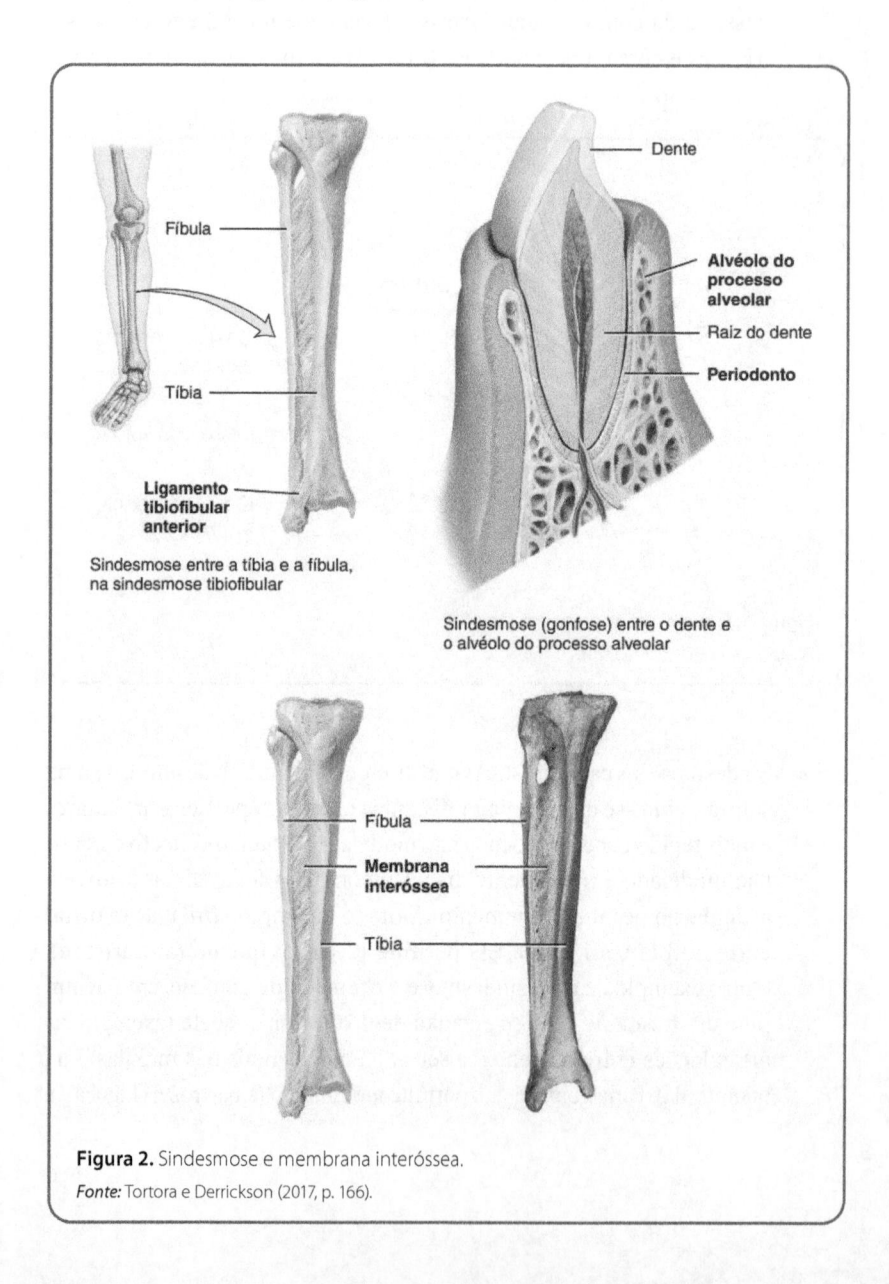

Figura 2. Sindesmose e membrana interóssea.
Fonte: Tortora e Derrickson (2017, p. 166).

> **Fique atento**
>
> A classificação funcional das articulações está baseada no seu grau de movimento. Dessa forma, as articulações podem ser classificadas como sinartroses (imóveis), anfiartroses (levemente móveis) ou diartroses (livremente móveis) (MARTINI; TIMMONS; TALLITSCH, 2009).

Articulações cartilagíneas

Nas articulações cartilagíneas, os ossos são unidos por cartilagem. Semelhante às articulações fibrosas, as cartilagíneas também não apresentam cavidade articular. Os dois tipos de articulações cartilagíneas são as sincondroses e as sínfises.

- Sincondrose: uma placa de cartilagem hialina une os ossos em uma sincondrose. Praticamente todas as sincondroses são sinartróticas (exemplos: placas epifisárias e articulação entre a primeira cartilagem costal e o manúbrio do esterno) (Figura 3).
- Sínfises: nesse tipo de articulação, as superfícies articulares dos ossos são cobertas com cartilagem articular, que, por sua vez, se funde a um disco interposto, ou placa, de fibrocartilagem. Já que a fibrocartilagem é compressível e elástica, ela absorve os choques e permite um grau limitado de movimento na articulação. Sínfises são articulações anfiartróticas desenvolvidas para ter força com flexibilidade (exemplos: articulações intervertebrais e sínfise púbica da pelve) (Figura 3).

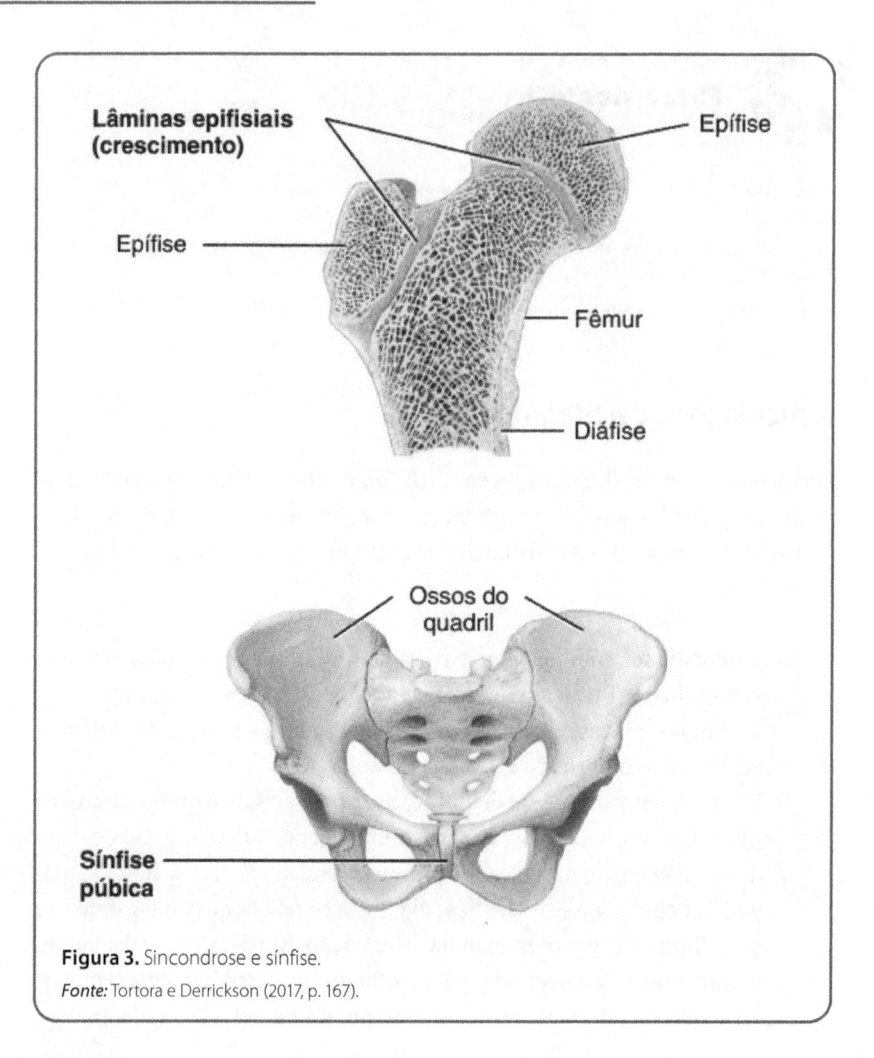

Figura 3. Sincondrose e sínfise.
Fonte: Tortora e Derrickson (2017, p. 167).

Saiba mais

No período gestacional, hormônios como o estrogênio e a progesterona atuam no tecido conectivo das articulações, particularmente da sínfise púbica, tornando-as mais flexíveis e permitindo que se afrouxem. Essa flexibilidade permite a abertura da pelve no momento do parto (VANPUTTE; REGAN; RUSSO, 2016).

Articulações sinoviais

As articulações sinoviais têm determinadas características que as distinguem de outras articulações, como a presença das seguintes estruturas:

- Cavidade articular (sinovial): é o espaço entre os ossos que permite que uma articulação se mova livremente. Por essa razão, todas as articulações sinoviais são classificadas como diartroses (Figura 4).
- Cartilagem articular: é a cartilagem hialina que recobre os ossos em uma articulação sinovial. Dessa forma, reduzindo o atrito entre os ossos na articulação durante o movimento e ajudando a absorver choques (Figura 4).

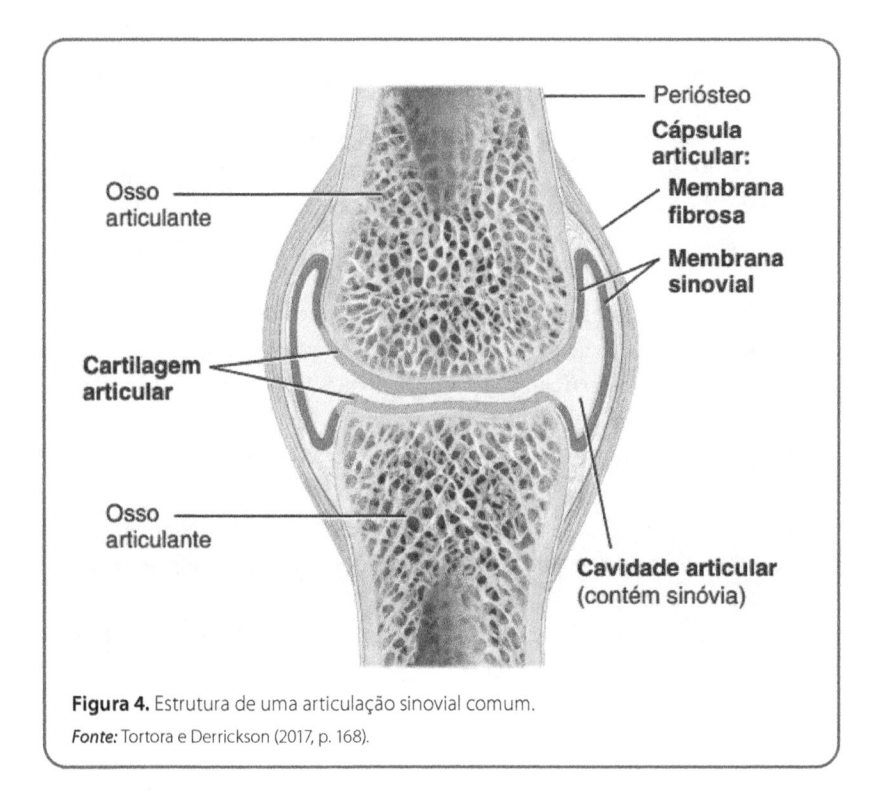

Figura 4. Estrutura de uma articulação sinovial comum.
Fonte: Tortora e Derrickson (2017, p. 168).

- Cápsula articular: é uma estrutura que se assemelha a um manguito, que envolve a articulação sinovial e a cavidade articular, unindo, dessa forma, os ossos articulantes. Essa estrutura é composta por uma camada externa fibrosa de tecido conectivo denso não modelado, com fibras colágenas, que se fixam ao periósteo dos ossos articulantes. As fibras de algumas membranas fibrosas estão dispostas em feixes paralelos, chamados ligamentos, que constituem um dos principais fatores mecânicos que mantêm os ossos unidos em uma articulação sinovial. A camada interna da cápsula articular, a membrana sinovial, é composta por tecido conectivo areolar com fibras elásticas. A membrana sinovial secreta o líquido sinovial, que forma uma película fina sobre as superfícies internas da cápsula articular. Outras funções desse líquido incluem a redução do atrito pela lubrificação da articulação, o fornecimento de nutrientes e a remoção dos resíduos metabólicos dos condrócitos. Por sua função lubrificante, a diminuição progressiva da produção do líquido sinovial com o aumento da idade contribui significativamente para o aumento do desgaste articular (Figura 4).
- Ligamentos acessórios e discos articulares: as articulações sinoviais também podem apresentar ligamentos acessórios, que se situam fora e dentro da cápsula articular (exemplos: ligamentos cruzados anterior e posterior da articulação do joelho). Além disso, podem apresentar discos articulares ou meniscos entre as faces articulares dos ossos e estão fixados à cápsula fibrosa. Essas estruturas ajudam a manter a estabilidade da articulação e a direcionar o fluxo de líquido sinovial para as áreas de maior atrito.
- Bolsas sinoviais: essas estruturas em forma de saco estão estrategicamente situadas para reduzir o atrito em algumas articulações sinoviais, como as articulações do ombro e do joelho. As bolsas sinoviais estão localizadas entre a pele e o osso, em locais nos quais a pele entra em atrito com o osso. Além disso, as bolsas são também encontradas entre tendões e ossos, entre músculos e ossos e entre ligamentos e ossos (TORTORA; DERRICKSON, 2017).

> **Exemplo**
>
> A bursite é caracterizada como uma inflamação crônica ou aguda de uma bolsa sinovial, por exemplo, no ombro ou no joelho. O esforço excessivo repetido de uma articulação, com frequência, resulta em bursite, com inflamação local e acúmulo de líquido. Os sintomas incluem dor, inchaço, sensibilidade e movimento limitado (TORTORA; DERRICKSON, 2017).

Estabilidade das articulações sinoviais

Como as articulações são constantemente estiradas e comprimidas, elas devem ser estabilizadas para evitar o deslocamento. A estabilidade de uma articulação sinovial depende principalmente e basicamente dos seguintes fatores:

- O formato das superfícies articulares determina a possibilidade de execução dos movimentos em uma articulação, entretanto, apresentam um pequeno papel na estabilidade articular. Quando os encaixes articulares são rasos, isso prejudica a estabilidade articular. No entanto, quando as superfícies articulares são grandes e se encaixam confortavelmente, ou quando o encaixe é profundo, a estabilidade aumenta de forma considerável (exemplo: articulação do quadril).
- A cápsula e os ligamentos das articulações sinoviais unem os ossos e impedem movimentos indesejáveis e excessivos. De forma geral, quanto mais ligamentos uma articulação tem, mais forte ela é. Entretanto, quando outros fatores de estabilização são inadequados, é imposta tensão excessiva aos ligamentos e eles estiram. No entanto, um ligamento pode estirar apenas cerca de 6% do seu comprimento sem risco de ruptura. Assim, quando os ligamentos são os principais estabilizadores da articulação, ela não pode ser considerada muito estável.
- Os tendões são os principais fatores de estabilização para as articulações. Estes são constantemente estirados pelo tônus muscular (MARIEB; HOEHN, 2009).

Os tendões e os ligamentos consistem em aproximadamente 70% de água, 25% de colágeno e 5% de substância de base e elastina. Os ligamentos, porém, têm mais elastina do que os tendões. Nos tendões, as fibras de colágeno estão unidas em paralelo, o que produz uma estrutura rígida e com enorme resistência à tração, mas com pouca resistência à compressão ou ao cisalhamento. As fibras de colágeno dos ligamentos não são tão alinhadas como as dos tendões, o que faz com que possam suportar cargas que não são axiais. Além disso, essa diferença na organização dos feixes das fibras de colágeno e o componente de elastina ligeiramente maior nos ligamentos os torna menos rígidos e um pouco mais fracos que os tendões (MCGINNIS, 2015).

Fique atento

Os movimentos nas articulações sinoviais são agrupados em quatro categorias principais:

1. Deslizamento: é um movimento simples, no qual faces relativamente planas do osso se movem para frente e para trás e de um lado para o outro, reciprocamente.
2. Movimentos angulares: há aumento ou diminuição no ângulo entre os ossos articulantes. Os principais movimentos angulares são flexão, extensão, hiperextensão, abdução, adução e circundução, que são descritos com relação ao corpo na posição anatômica.
3. Rotação: um osso gira em torno do seu próprio eixo longitudinal. Nos membros, a rotação é definida em relação à linha mediana.
4. Movimentos especiais: ocorrem somente em determinadas articulações e incluem elevação, depressão, protração, retração, inversão, eversão, dorsiflexão, flexão plantar, supinação e pronação (TORTORA; DERRICKSON, 2017).

Exercícios

1. Escolha a alternativa que descreve os meniscos.
   a) Apresentam as mesmas características dos tendões dos músculos.
   b) São pequenas bolsas preenchidas por líquido sinovial.
   c) São ligamentos intrínsecos.
   d) São discos articulares fibrocartilaginosos que podem subdividir uma cavidade articular.
   e) Estão situados próximos às articulações, ligeiramente cobertos pela membrana sinovial.

2. "São articulações do tipo anfiartroses, isto é, que apresentam movimentos limitados. Os ossos podem articular-se entre si por fibras de colágeno ou por cartilagem." Essas são características de:
a) sinostoses e artroses.
b) sinostoses.
c) sincondroses.
d) sínfise e sindesmose.
e) suturas e gonfoses.

3. Qual articulação fibrosa é encontrada somente entre os ossos do crânio?
a) Gonfose.
b) Artrose.
c) Sincondrose.
d) Sinartrose.
e) Fontanela.

4. "Permitem movimento angular de flexão e extensão no plano sagital, como a abertura e o fechamento de uma porta." Essa é a descrição pertencente às articulações classificadas como:
a) gínglimos.
b) planas.
c) elipsóideas.
d) selares.
e) trocóideas.

5. Com relação à capacidade de movimento das articulações, todas as afirmativas são verdadeiras, exceto:
a) grande estabilidade diminui a mobilidade.
b) o movimento pode ser orientado ou restringido em certas direções pela forma das faces articuladas.
c) o movimento pode ser modificado pela presença de ligamentos acessórios e de fibras de colágeno da cápsula articular.
d) a força da articulação é determinada pela força dos músculos que nela se inserem.
e) o movimento pode ser limitado por contraturas musculares.

Referências

MARIEB, E. N.; HOEHN, K. *Anatomia e fisiologia*. 3. ed. Porto Alegre: Artmed, 2009.

MARTINI, F. H.; TIMMONS, M. J.; TALLITSCH, R. B. *Anatomia humana*. 6. ed. Porto Alegre: Artmed, 2009. (Coleção Martini). E-book.

MCGINNIS, P. M. *Biomecânica do esporte e do exercício*. 3. ed. Porto Alegre: Artmed, 2015.

TORTORA, G. J.; DERRICKSON, B. *Corpo humano*: fundamentos de anatomia e fisiologia. 10. ed. Porto Alegre: Artmed, 2017.

VANPUTTE, C.; REGAN J.; RUSSO, A. *Anatomia e fisiologia de Seeley*. 10. ed. Porto Alegre: AMGH, 2016.

Leituras recomendadas

TANK, P. W.; GEST, T. R. *Atlas de anatomia humana*. Porto Alegre: Artmed, 2009.

TOY, E. C. et al. *Casos clínicos em anatomia*. 3. ed. Porto Alegre: AMGH, 2016. (Lange).

Sistema articular: articulações sinoviais e movimentos articulares

Objetivos de aprendizagem

Ao final deste texto, você deve apresentar os seguintes aprendizados:

- Distinguir as superfícies ósseas que compõem as articulações.
- Identificar os movimentos executados pelas articulações.
- Reconhecer os nomes das articulações sinoviais.

Introdução

A estrutura das articulações está diretamente relacionada com o seu grau de movimento. Sendo que as articulações sinoviais, que apresentam como característica a presença do fluído sinovial, permitem uma movimentação considerável entre os ossos articulados. Dessa forma, essas articulações são anatomicamente mais complexas do que as fibrosas e as cartilaginosas. Apesar disso, damos pouca atenção às articulações móveis até que doenças ou danos dificultem o movimento.

Neste capítulo, distinguiremos as superfícies ósseas e os movimentos executados pelas articulações sinoviais. Além disso, relacionaremos a anatomias das articulações com as disfunções articulares mais frequentes.

Tipos de articulações sinoviais

Embora todas as articulações sinoviais apresentem características estruturais em comum, elas não têm o mesmo plano estrutural. As articulações sinoviais são classificadas de acordo com o formato das superfícies ósseas que as compõem, as quais, por sua vez, estão relacionadas com os tipos de movimentos permitidos. Os seis tipos de articulações sinoviais são as planas, as gínglimos, as trocoides, as esferoides, as elipsoides e as selares (Figura 1).

1. Articulação plana ou deslizante (superfície articular plana ou rasa): é uma articulação composta por duas superfícies de ossos chatos de tamanho aproximadamente igual, entre os quais ocorre um leve movimento deslizante. Essas articulações são consideradas monoaxiais, porque alguma rotação também é possível, embora limitada por ligamentos e ossos adjacentes (exemplo: processos articulares entre as vértebras).
2. Articulação gínglimo (superfície articular em formato de dobradiça): é uma articulação uniaxial na qual um cilindro convexo de um osso é aplicado à concavidade correspondente de outro. Os gínglimos permitem somente flexão e extensão, eles são monoaxiais, ou seja, permitem movimento em torno de um único eixo (exemplo: as articulações do joelho, do cotovelo e interfalângicas).
3. Articulação trocoide (superfície articular em formato de pivô): nessas articulações, a face arredondada ou pontiaguda de um osso se articula com um anel formado parcialmente por outro osso e parcialmente por um ligamento. Uma articulação trocoide ou pivotante é monoaxial, porque permite rotação somente em torno do seu próprio eixo longitudinal (exemplos: a articulação atlanto-axial e as articulações radioulnares).
4. Articulação elipsoide (superfície articular em formato de côndilo): nesse tipo de articulação, a projeção oval convexa de um osso se encaixa na depressão oval côncava de outro osso. Uma articulação elipsoide é biaxial, porque o movimento que permite é em torno de dois eixos, mais a circundução é limitada (exemplo: as articulações radiocarpal e metacarpofalângica).
5. Articulação selar (superfície articular em formato de sela): a face articular de um osso tem o formato de uma sela e a face articular do outro osso se encaixa na sela, como um cavaleiro sentado sobre um cavalo Os movimentos em uma articulação selar são os mesmos daqueles de uma articulação elipsoide (exemplo: a articulação carpometacarpal).
6. Articulação esferoide (superfícies articulares em forma de bola e de soquete): nessa articulação, a face esférica de um osso se encaixa na depressão caliciforme de outro osso. As articulações esferoideas são triaxias, ou seja, permitem movimentos em torno de três eixos (exemplo: as articulações do ombro e do quadril) (TORTORA; DERRICKSON, 2017).

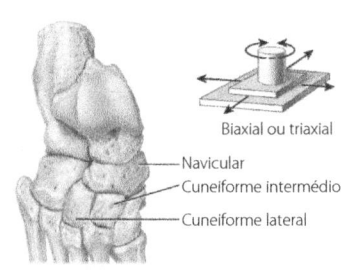

(a) **Articulação plana** entre o navicular e os cuneiformes intermédio e lateral do tarso, no pé.

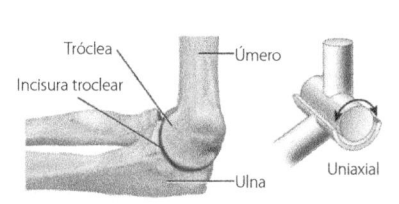

(b) **Gínglimo** o entre a tróclea do úmero e a incisura troclear da ulna, no cotovelo.

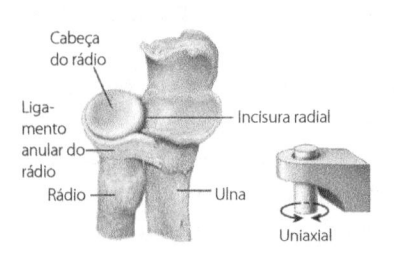

(c) **Articulação trocóidea** entre a cabeça do rádio e a incisura radial da ulna.

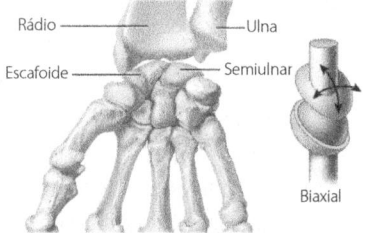

(d) **Articulação elipsóidea** entre o rádio e o escafoide e o semilunar do carpo (pulso).

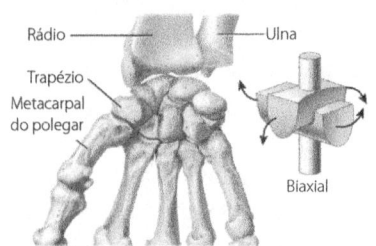

(e) **Articulação selar** entre o trapézio do carpo (pulso) e o osso metacarpal do polegar.

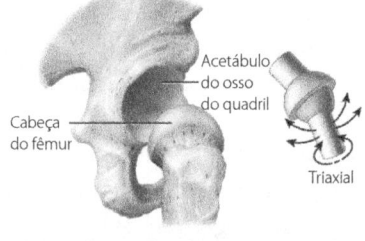

(f) **Articulação esferóidea** entre a cabeça do fêmur e o acetábulo do osso do quadril.

Figura 1. Tipos de articulações sinoviais.
Fonte: Tortora e Derrickson (2017, p. 174-175).

> **Exemplo**
>
> A ruptura dos discos (meniscos) articulares no joelho, comumente chamada de cartilagem rompida, ocorre com frequência entre os atletas. Essa cartilagem danificada começa a se deteriorar e pode precipitar a artrite, a menos que seja removida cirurgicamente. O reparo cirúrgico da cartilagem rompida é necessário por causa da natureza avascular da cartilagem (TORTORA; DERRICKSON, 2017).

Tipos de movimentos nas articulações sinoviais

Os movimentos corporais ocorrem quando os músculos contraem sobre as articulações e suas inserções movem-se em direção à origem.

Os movimentos podem ser descritos em termos de direção relativos a linhas, ou eixos, ao redor dos quais partes do corpo se movem, e em relação aos planos do espaço ao longo dos quais os movimentos ocorrem, isto é, ao longo dos planos transversal, frontal ou sagital.

A amplitude de mobilidade permitida pelas articulações sinoviais varia de movimentos não axiais (apenas movimentos de deslizamento, já que não há um eixo ao redor do qual o movimento possa ocorrer), movimentos uniaxiais (movimentos em um plano), movimentos biaxiais (movimentos em dois planos) e movimentos multiaxiais (movimentos nos três planos do espaço).

Existem quatro tipos gerais de movimentos:

1. Movimentos de deslizamento: nesse tipo de movimento, uma superfície óssea plana, ou quase plana, desliza sobre a outra sem angulação ou rotação significantes (exemplo: articulações intercárpicas e intertársicas) (Figura 2).

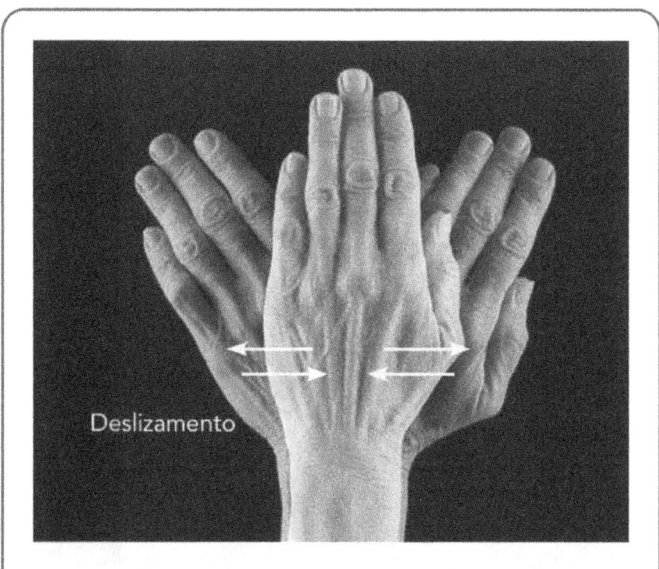

Figura 2. Movimentos permitidos pelas articulações sinoviais: movimentos de deslizamento.
Fonte: Marieb e Hoehn (2009, p. 230).

2. Movimentos angulares: esses movimentos aumentam ou diminuem o ângulo entre dois ossos. Esses movimentos podem ocorrer em qualquer plano do corpo e incluem flexão, extensão, hiperextensão, abdução, adução e circundução (Figura 3).
   - Flexão é um movimento de dobrar, geralmente ao longo do plano sagital, que diminui o ângulo da articulação e aproxima os ossos que se articulam (exemplos: dobrar a cabeça em direção ao tórax e dobrar o tronco ou o joelho a partir de uma posição reta para uma posição angulada).
   - Extensão é o contrário de flexão e ocorre nas mesmas articulações. Envolve movimento ao longo do plano sagital que aumenta o ângulo entre os ossos que se articulam, como endireitar o pescoço, o tronco, o cotovelo ou o joelho flexionados.
   - Os movimentos para cima e para baixo do pé na articulação do tornozelo recebem nomes específicos. Levantar o pé, fazendo com que sua superfície superior aproxime-se da perna, é o movimento chamado de flexão dorsal (correspondente à extensão do punho), enquanto abaixar o pé é a flexão plantar (correspondente à flexão do punho).

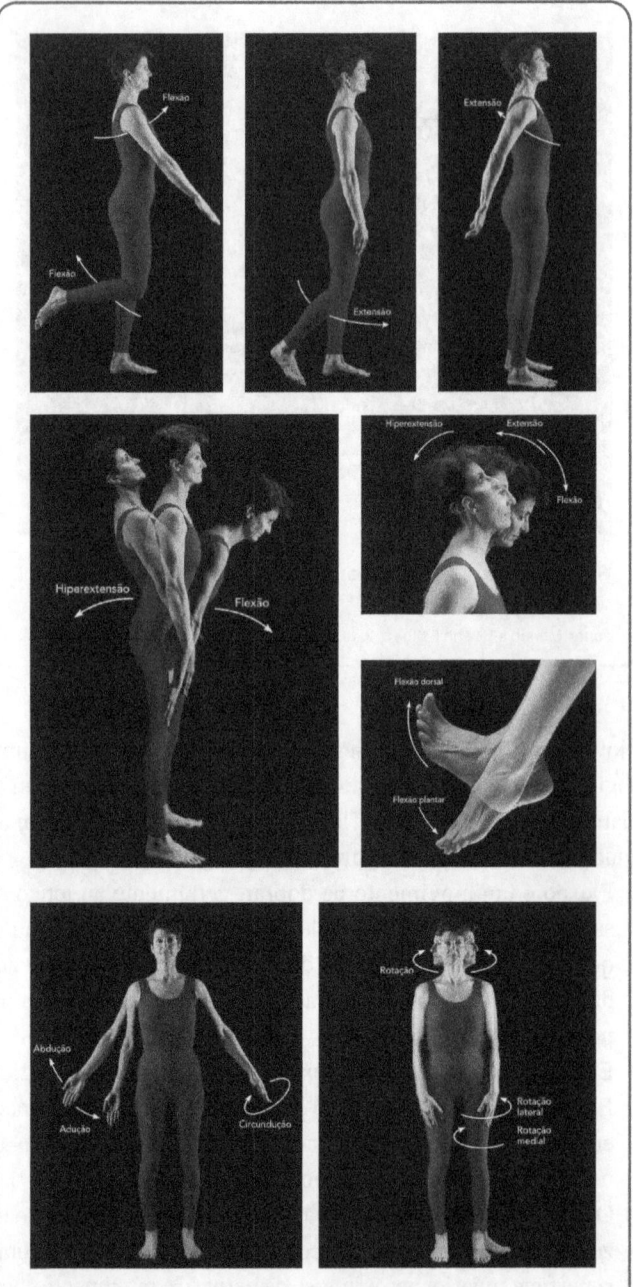

Figura 3. Movimentos permitidos pelas articulações sinoviais: movimentos angulares e rotacionais.
Fonte: Marieb e Hoehn (2009, p. 230-232).

- Abdução é o movimento de um membro para longe da linha média ou do plano mediano do corpo, ao longo do plano frontal (exemplo: levantar o braço lateralmente). Quando esse termo é usado para descrever o movimento dos dedos da mão ou do pé, significa afastá-los. Nesse caso, a "linha média" é o dedo mais longo, ou seja, o terceiro dedo da mão ou o segundo do pé.
- Adução é o movimento oposto à abdução, assim, é o movimento do membro para perto da linha média do corpo ou, no caso dos dedos, em direção à linha média da mão ou do pé.
- Circundução é mover um membro de forma que este descreva um cone no espaço. A extremidade distal do membro move-se em um círculo, enquanto o ápice do cone é mais ou menos estacionário.

3. Rotação: esse tipo de movimento é caracterizado como o giro de um osso ao redor do seu próprio eixo longitudinal (exemplo: movimento entre as duas primeiras vértebras cervicais e nas articulações do quadril e do ombro) (Figura 3).
4. Movimentos especiais: certos movimentos não se enquadram nas categorias descritas anteriormente e ocorrem em poucas articulações (Figura 4).
    - Rodar o membro superior lateralmente, de forma com que a palma da mão posicione-se anteriormente ou superiormente, é o movimento de supinação. Na pronação, o membro superior roda medialmente e a palma da mão posiciona-se posteriormente ou inferiormente.
    - Na inversão, a planta do pé gira medialmente. Na eversão, a planta do pé gira lateralmente.
    - Movimentos não angulares anteriores e posteriores ao plano transverso são chamados de protração e retração, respectivamente (exemplo: a mandíbula é protraída quando você projeta seu queixo para frente e retraída quando você move-o para trás, para sua posição original).
    - Elevação significa levantar uma parte do corpo superiormente (exemplo: as escápulas são elevadas quando você encolhe seus ombros). Mover inferiormente a parte elevada é uma depressão (exemplo: durante a mastigação, a mandíbula é alternadamente elevada e deprimida).
    - A articulação selar entre o primeiro metacarpal e o carpo permite o movimento chamado de oposição do polegar. Esse movimento é a ação realizada quando você toca com o polegar a ponta dos demais dedos da mesma mão (MARIEB; HOEHN, 2009).

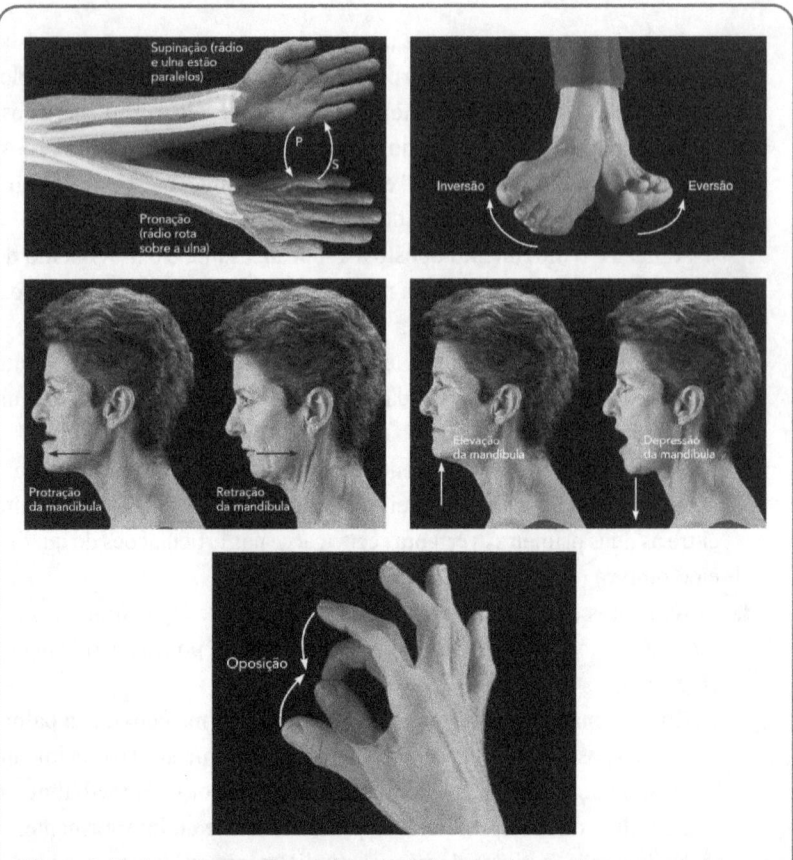

Figura 4. Movimentos permitidos pelas articulações sinoviais: movimentos especiais.
Fonte: Marieb e Hoehn (2009, p. 233).

Exemplo

Quando ocorre uma luxação (deslocamento) de uma articulação sinovial, as faces articulares são forçadas para fora da posição normal. Esse deslocamento pode danificar as cartilagens articulares, romper ligamentos ou distorcer a cápsula articular. Embora não ocorram receptores para a dor no interior de uma articulação, os nervos que suprem a cápsula articular, os ligamentos e os tendões apresentam fibras sensitivas e as luxações são muito dolorosas (MARTINI; TIMMONS; TALLITSCH, 2009).

Disfunções articulares

As articulações são importantes, pois auxiliam o esqueleto na proteção dos órgãos e na realização dos movimentos. Entretanto, poucas pessoas dão a atenção adequada as suas articulações, a menos que alguma coisa esteja errada com elas. As disfunções articulares podem ser causadas por vários fatores, mas a maioria dos problemas articulares resulta de lesões e condições degenerativas ou inflamatórias (MARIEB; HOEHN, 2009).

Envelhecimento

O envelhecimento das articulações está relacionado com a redução da produção de líquido sinovial. Além disso, a cartilagem articular se torna mais fina com a idade e os ligamentos diminuem e perdem flexibilidade. É comum com o avanço da idade a degeneração nos joelhos, nos cotovelos, nos quadris, nos ombros e na coluna vertebral. Os efeitos do envelhecimento sobre as articulações podem ser minimizados pela realização de alongamentos e exercícios aeróbios (TORTORA; DERRICKSON, 2017).

Lesões articulares comuns

A lesão do manguito rotador é uma distensão ou ruptura nos músculos do manguito rotador. É uma lesão comum entre arremessadores de beisebol, jogadores de voleibol, tenistas, nadadores e violinistas, em razão dos movimentos do ombro, que envolvem circundução vigorosa. Ela também ocorre como resultado de desgaste por uso, envelhecimento, trauma, má postura, levantamento incorreto de pesos e movimentos repetitivos ocupacionais.

Um deslocamento do ombro é uma lesão da articulação acromioclavicular, a articulação formada pelo acrômio da escápula e a extremidade acromial da clavícula. Ela acontece mais frequentemente por trauma violento, como pode acontecer em uma queda, quando o ombro se choca com o solo.

> **Fique atento**
>
> É importante você conhecer as condições médicas descritas abaixo:
> - Artralgia: dor em uma articulação.
> - Bursectomia: remoção de uma bolsa sinovial.
> - Condrite: inflamação da cartilagem.
> - Deslocamento ou luxação: deslocamento de um osso de uma articulação, com ruptura de ligamentos, tendões e cápsulas articulares. Um deslocamento parcial ou incompleto é chamado de subluxação.
> - Sinovite: inflamação de uma membrana sinovial em uma articulação (TORTORA; DERRICKSON, 2017).

Uma luxação da cabeça do rádio é a luxação mais comum do membro superior da criança. Nessa lesão, a cabeça do rádio desliza ou rompe o ligamento que forma um colar ao redor da cabeça do rádio na articulação radioulnar proximal. O deslocamento é mais provável de ocorrer quando um forte puxão é aplicado ao antebraço, enquanto ele está estendido e supinado, por exemplo, durante o giro de uma criança com os braços esticados.

A articulação do joelho é a articulação mais vulnerável ao dano, porque ela é uma articulação móvel, de suporte de peso, e sua estabilidade depende quase inteiramente de seus ligamentos e músculos associados. Além disso, não existe correspondência dos ossos articulantes. Um tipo comum de lesão do joelho, no futebol, é a ruptura dos ligamentos colaterais tibiais, frequentemente associada à laceração do ligamento cruzado anterior e do menisco medial. Um joelho luxado refere-se ao deslocamento da tíbia em relação ao fêmur. O tipo mais comum é a luxação anterior, resultante da hiperextensão do joelho (TORTORA; DERRICKSON, 2017).

> **Saiba mais**
>
> Uma entorse é uma inclinação ou torção forçada de uma articulação, que estira ou rompe seus ligamentos, mas não desloca os ossos. Ela ocorre quando os ligamentos são estressados além de sua capacidade normal. As entorses podem também danificar os vasos sanguíneos, os músculos tendões ou os nervos circundantes. A articulação do tornozelo é a mais frequentemente acometida por esse tipo de lesão (TORTORA; DERRICKSON, 2017).

Reumatismo e artrite

O reumatismo é caracterizado como qualquer distúrbio doloroso que afete ossos, ligamentos, tendões e músculos e que não seja provocado por uma infecção ou lesão.

A artrite é uma forma de reumatismo que afeta as articulações, sendo que a artrite reumatoide é uma doença autoimune na qual o sistema imunológico ataca os tecidos do próprio corpo, que, nesse caso, são as cartilagens e os revestimentos articulares.

A osteoartrite é uma doença articular degenerativa na qual a cartilagem epifisial é gradualmente perdida. Ela ocorre como resultado de uma combinação de envelhecimento, irritação das articulações, fraqueza muscular, desgaste e abrasão. Comumente conhecida como artrite degenerativa, a osteoartrite é o tipo mais comum de artrite e tem como tratamento a injeção de ácido hialurônico nas articulações, com a finalidade de aumentar a lubrificação no local (TORTORA; DERRICKSON, 2017).

Na prática

Veja em realidade aumentada como a artrite, que é uma forma de reumatismo, afeta as articulações.

Aponte para o QR code ou acesse o *link* **https://goo.gl/pk3S6s** para ver o recurso.

Exercícios

1. É um tipo de movimento no plano anteroposterior que reduz o ângulo entre os elementos articulados:
a) retração.
b) protração.
c) flexão.
d) abdução.
e) hiperextensão.

2. Sobre o movimento de rotação, é correto afirmar que:

a) é um movimento de inclinação para frente.
b) é um movimento de torção do pé.
c) pode ser realizado pela articulação do ombro.
d) é o movimento que distancia o segmento do corpo do plano mediano.
e) é realizado pela articulação interfalângica.

3. A articulação radiocarpal é uma articulação elipsóidea que permite quais movimentos?
   a) Flexão, extensão, adução, abdução e circundação.
   b) Somente flexão e extensão.
   c) Somente adução e abdução.
   d) Retrações.
   e) Somente circundação e extensão.

4. As articulações do tipo trocóideas executam movimentos de rotação, pronação e supinação. Indique uma articulação que faz rotação e que é do tipo trocóidea.
   a) Glenoumeral.
   b) Esternoclavicular.
   c) Coxofemoral.
   d) Sacroilíaca.
   e) Radioulnar.

5. A articulação sinovial plana executa movimentos leves de deslizamento. Indique uma articulação que tem essa característica.
   a) Sínfise púbica.
   b) Metatarsofalângicas.
   c) Atlanto-axial.
   d) Tibiofibular proximal.
   e) Joelho.

Referências

MARIEB, E. N.; HOEHN, K. *Anatomia e fisiologia*. 3. ed. Porto Alegre: Artmed, 2009.

MARTINI, F. H.; TIMMONS, M. J.; TALLITSCH, R. B. *Anatomia humana*. 6. ed. Porto Alegre: Artmed, 2009. (Coleção Martini).

TORTORA, G. J.; DERRICKSON, B. *Corpo humano*: fundamentos de anatomia e fisiologia. 10. ed. Porto Alegre: Artmed, 2017.

Leituras recomendadas

TANK, P. W.; GEST, T. R. *Atlas de anatomia humana*. Porto Alegre: Artmed, 2009.

TOY, E. C. et al. *Casos clínicos em anatomia*. 3. ed. Porto Alegre: AMGH, 2016. (Lange).

VANPUTTE, C.; REGAN, J.; RUSSO, A. *Anatomia e fisiologia de Seeley*. 10. ed. Porto Alegre: AMGH, 2016.

Sistema articular: articulações axiais e apendiculares

Objetivos de aprendizagem

Ao final deste texto, você deve apresentar os seguintes aprendizados:

- Identificar as principais articulações axiais e apendiculares do corpo.
- Caracterizar as articulações de acordo com suas estruturas e seus tipos de movimento.
- Reconhecer a anatomia dos meniscos como elementos da articulação do joelho.

Introdução

As articulações contribuem significativamente para a homeostasia do corpo humano, uma vez que, além de manterem os ossos unidos, permitem o movimento e a flexibilidade. Embora as articulações sinoviais sejam as mais comuns no nosso corpo, existem vários tipos de articulações, as quais são classificadas conforme a quantidade de movimento permitido, o tipo e o tamanho dos ossos, as formas de contato entre as superfícies articulares e os planos e os eixos de movimento. De forma geral, podemos classificar as articulações, quanto à sua localização, em articulações do esqueleto axial (p. ex., a articulação temporomandibular, as articulações intervertebrais e a sínfise púbica), em articulações do esqueleto apendicular, sendo estas últimas divididas nas articulações do cíngulo escapular e do membro superior (p. ex., a articulação esternoclavicular, a articulação glenoumeral e a juntura do cotovelo), e em articulações do cíngulo pélvico e membro inferior (p. ex., a articulação coxofemoral, a articulação do joelho e as articulações entre a tíbia e a fíbula).

Nesse contexto, em razão da impossibilidade de descrever todas as articulações do corpo humano em um único capítulo, serão descritos a seguir apenas algumas, com base na sua representatividade, importância funcional ou significância clínica.

Neste capítulo, vamos identificar e caracterizar as principais articulações axiais e apendiculares do corpo. Além disso, vamos reconhecer a anatomia dos meniscos como elementos funcionais da estabilidade e do movimento, principalmente na articulação do joelho.

Articulações do esqueleto axial

Articulação temporomandibular (ATM)

Nessa articulação multiaxial, o processo condilar da mandíbula articula-se com a fossa mandibular do osso temporal (Figura 1). Um disco articular de fibrocartilagem está localizado entre os ossos que formam a ATM, dividindo a articulação em cavidades articulares superior e inferior (VANPUTTE; REGAN; RUSSO, 2016). Como resultado, a articulação temporomandibular trata-se, na verdade, de duas articulações sinoviais, uma entre a fossa mandibular do temporal e o disco articular, e a segunda entre o disco articular e o processo condilar da mandíbula. Além disso, a articulação está envolvida por uma cápsula fibrosa que é reforçada por ligamentos laterais e acessórios.

A articulação temporomandibular é, principalmente, um gínglimo, mas a cápsula articular frouxa e as faces articulares relativamente planas também permitem pequenos movimentos de deslizamento e rotação. Esses movimentos secundários são importantes para o posicionamento do alimento para a trituração pelos dentes (MARTINI; TIMMONS; TALLITSCH, 2009).

Figura 1. Articulação temporomandibular. *Fonte*: Vanputte, Regan e Russo (2016, p. 251).

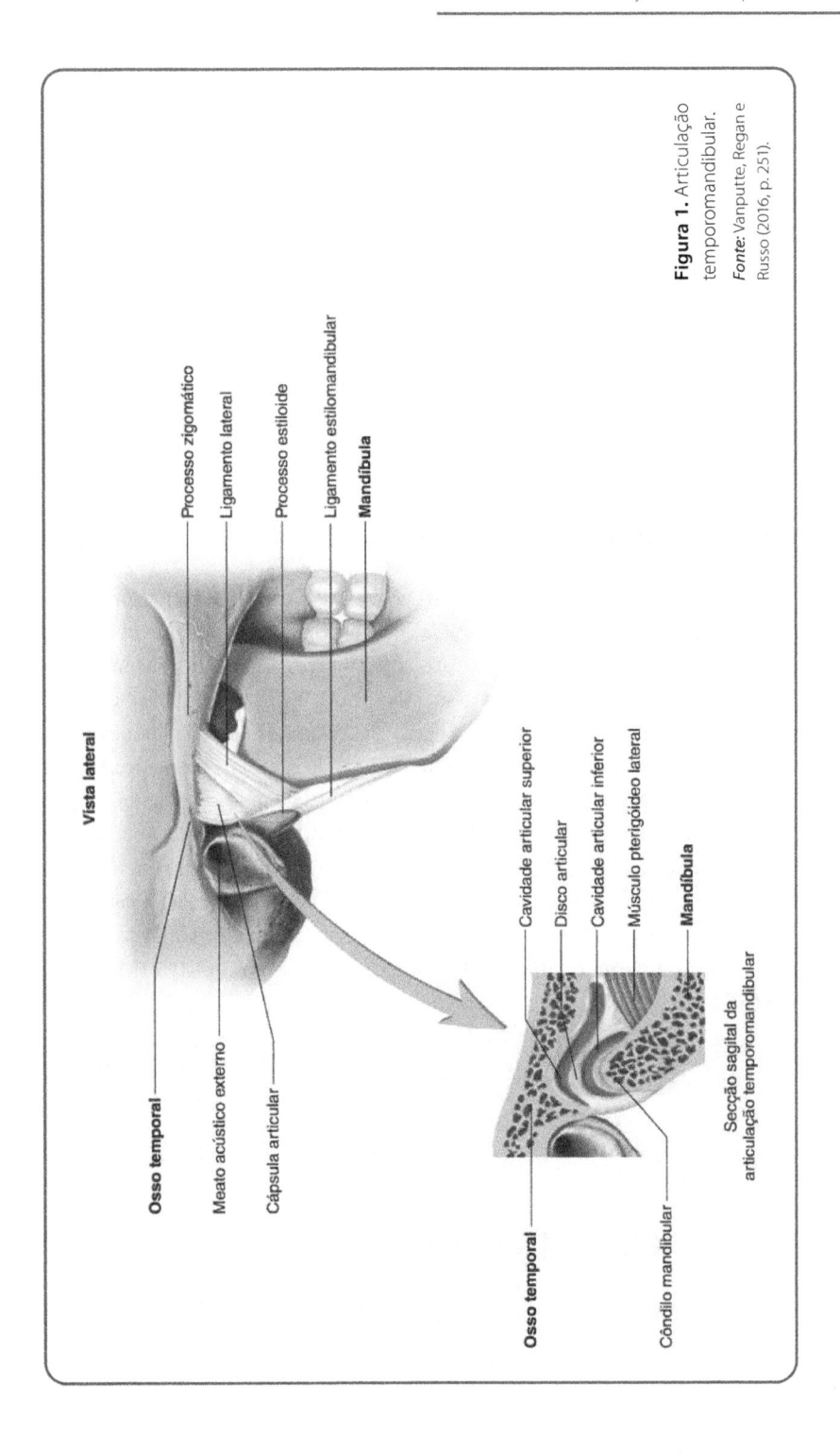

> **Exemplo**
>
> Os distúrbios da ATM estão relacionados como as causas mais comuns de dor orofacial crônica. Os sintomas relacionados incluem dor nos músculos da mandíbula, na articulação, na face, na cabeça e no pescoço. Além disso, podem ocorrer redução na amplitude dos movimentos ou travamento da mandíbula e estalos dolorosos ou rangidos quando se movimenta a mandíbula. O tratamento inclui evitar os movimentos da mandíbula que agravem o problema, como mascar chicletes ou mastigar comidas duras, e reduzir estresse e ansiedade. A fisioterapia pode ajudar a relaxar os músculos e restaurar sua função. Analgésicos e anti-inflamatórios são, algumas vezes, prescritos e aparelhos bucais podem ajudar, sobretudo à noite (VANPUTTE; REGAN; RUSSO, 2016).

Articulações intervertebrais

As articulações que ocorrem entre os processos articulares superiores e inferiores das vértebras são classificadas como planas, uma vez que ocorre um pequeno deslizamento entre os corpos vertebrais adjacentes. Além disso, permitem pequenos movimentos associados, como a flexão anterior (inclinação para frente), a extensão (inclinação para trás), a flexão lateral (inclinação para o lado) e a rotação da coluna vertebral. Do áxis ao sacro, os corpos vertebrais são separados e acolchoados com coxins de cartilagem fibrosa denominados discos intervertebrais (Figura 2). Os discos intervertebrais não são encontrados no sacro e no cóccix, em que as vértebras se fundiram, nem são encontrados entre a primeira e a segunda vértebras cervicais. Basicamente, os discos intervertebrais apresentam como funções separar cada uma das vértebras e transmitir a carga de uma vértebra para outra (MARTINI; TIMMONS; TALLITSCH, 2009).

Figura 2. Articulações intervertebrais.

Fonte: Adaptada de Martini, Timmons e Tallitsch (2009).

(a) Vista anterior

(b) Vistas lateral e em corte

- Processo articular superior
- Face articular superior
- Forame intervertebral
- Ligamento amarelo
- Ligamento longitudinal posterior
- Ligamento interespinal
- Ligamento supraespinal
- Ligamento longitudinal anterior
- Placa terminal
- Anel fibroso
- Núcleo pulposo
- Disco intervertebral
- Medula espinal
- Nervo espinal

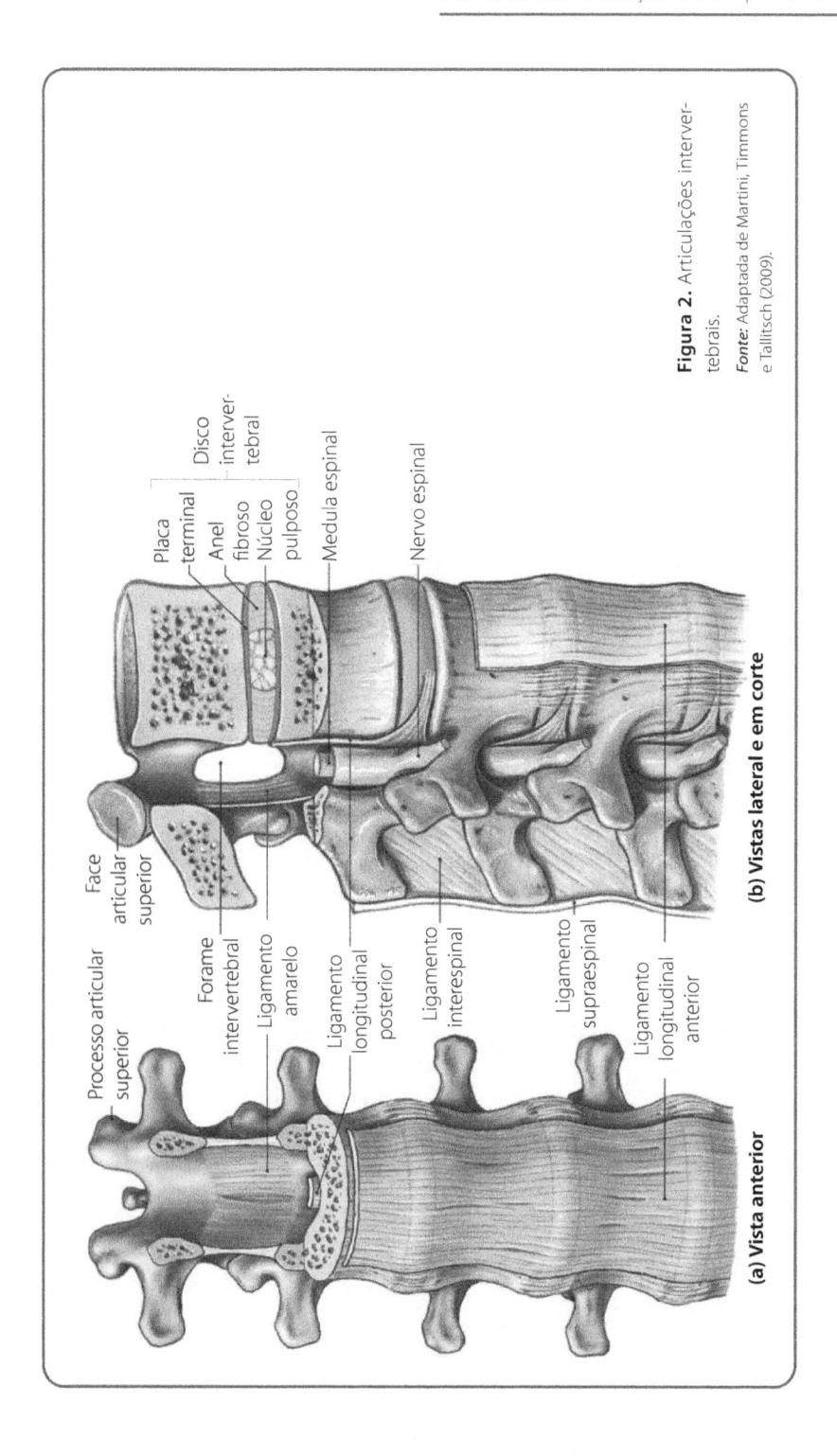

> **Exemplo**
>
> Na hérnia de disco, o núcleo pulposo do disco intervertebral pode extravasar por meio do anel fibroso e entrar no canal vertebral, causando a compressão das raízes sensoriais e ocasionando a chamada dor ciática (MARTINI; TIMMONS; TALLITSCH, 2009).

Articulações do cíngulo escapular e do membro superior

Articulação esternoclavicular

É uma articulação que ocorre entre a extremidade esternal da clavícula e o manúbrio do esterno (Figura 3). Sendo considerada um componente funcional da articulação do ombro, essa articulação serve como um ponto de ancoragem entre a escápula e o esqueleto axial. Assim como ocorre na ATM, o disco articular divide a cavidade articular em duas cavidades distintas. A articulação esternoclavicular é basicamente uma articulação plana, mas as fibras capsulares permitem uma ligeira rotação e circundução da clavícula (MARTINI; TIMMONS; TALLITSCH, 2009).

Figura 3. Articulação esternoclavicular.
Fonte: Martini, Timmons e Tallitsch (2009, p. 217).

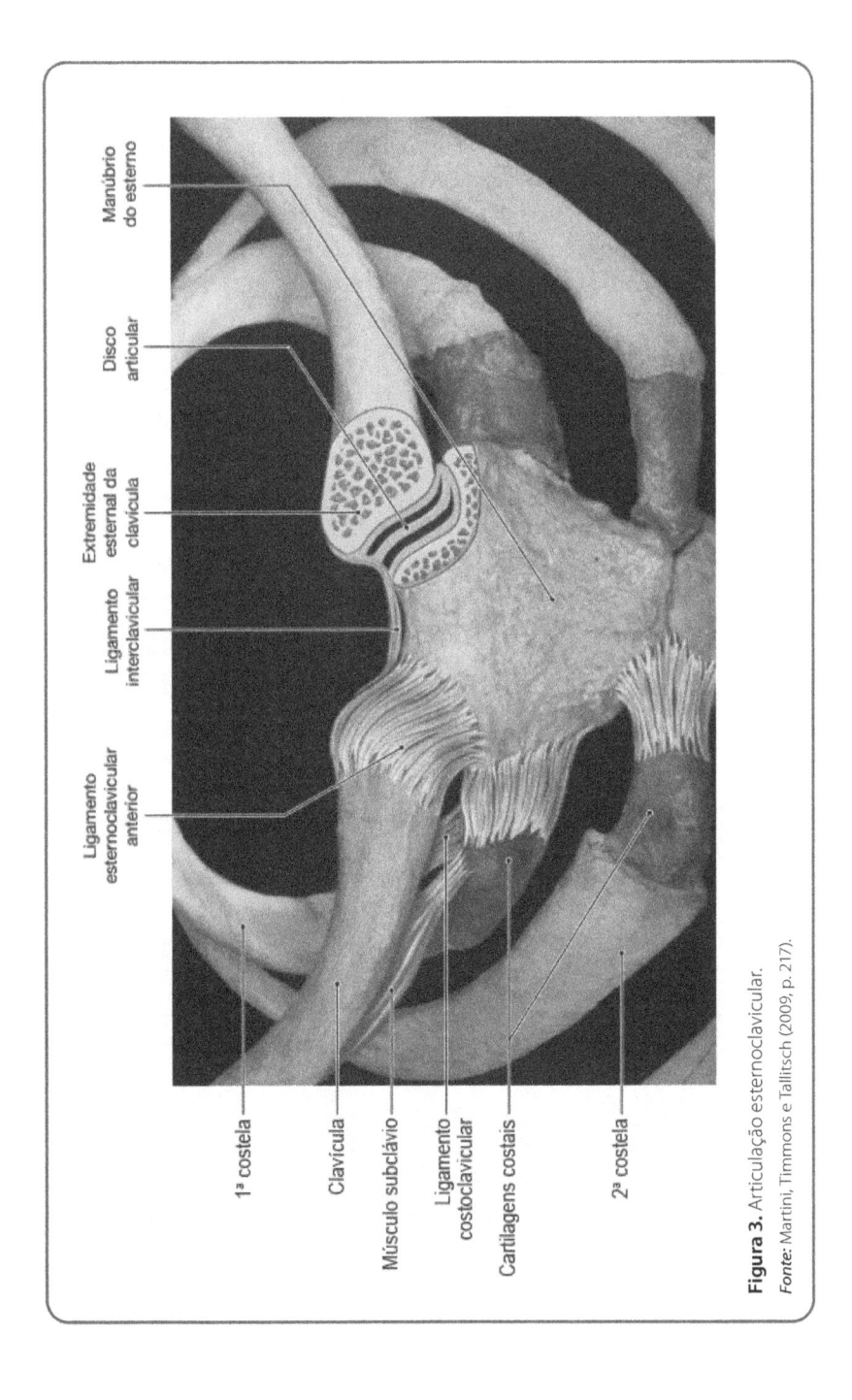

Articulação do ombro ou glenoumeral

É uma articulação frouxa e rasa que está relacionada com a maior amplitude de movimento encontrada em uma articulação do corpo. Essa articulação é classificada como esferoide, sendo formada pela articulação da cabeça do úmero com a cavidade glenoidal da escápula (Figura 4). Os movimentos de flexão, extensão, abdução, adução, rotação e circundução podem ocorrer na articulação do ombro. A cápsula articular dessa articulação estende-se do colo da escápula até o colo anatômico do úmero, o que contribui para a extensa amplitude de movimento dessa articulação. Essa articulação ainda apresenta duas bolsas sinoviais, a subescapular e a subacromial. Além disso, os ossos do cíngulo do membro superior proporcionam certa estabilidade, porque o acrômio e o processo coracoide projetam-se lateralmente acima da cabeça do úmero. Entretanto, as estruturas responsáveis pela maior estabilidade são os ligamentos (glenoumeral, umeral transverso, coracoumeral e coracoacromial), os músculos esqueléticos (manguito rotador) e os tendões associados (VANPUTTE; REGAN; RUSSO, 2016).

Saiba mais

Como em outras articulações, as bolsas sinoviais no ombro reduzem o atrito em que passam grandes músculos e tendões por meio da cápsula articular. As bolsas subacromial e subcoracóidea impedem o contato entre o acrômio, o processo coracoide e a cápsula articular. As bolsas subdeltóidea e subtendínea do músculo subescapular situam-se entre grandes músculos e a cápsula articular. A inflamação dessas bolsas pode restringir o movimento e produzir os sintomas dolorosos da bursite (MARTINI; TIMMONS; TALLITSCH, 2009).

Acrômio (superfície articular)

Bolsa subacromial

Cavidade articular

Bainha tendínea no tendão da cabeça longa do bíceps braquial

Tendão do bíceps braquial (cabeça longa)

Úmero

Músculo bíceps braquial (cabeça longa)

Cartilagem articular sobre a cabeça do úmero

Cartilagem articular sobre a cavidade glenoidal

Escápula (superfície cortada)

Lábio glenoidal

Cápsula articular

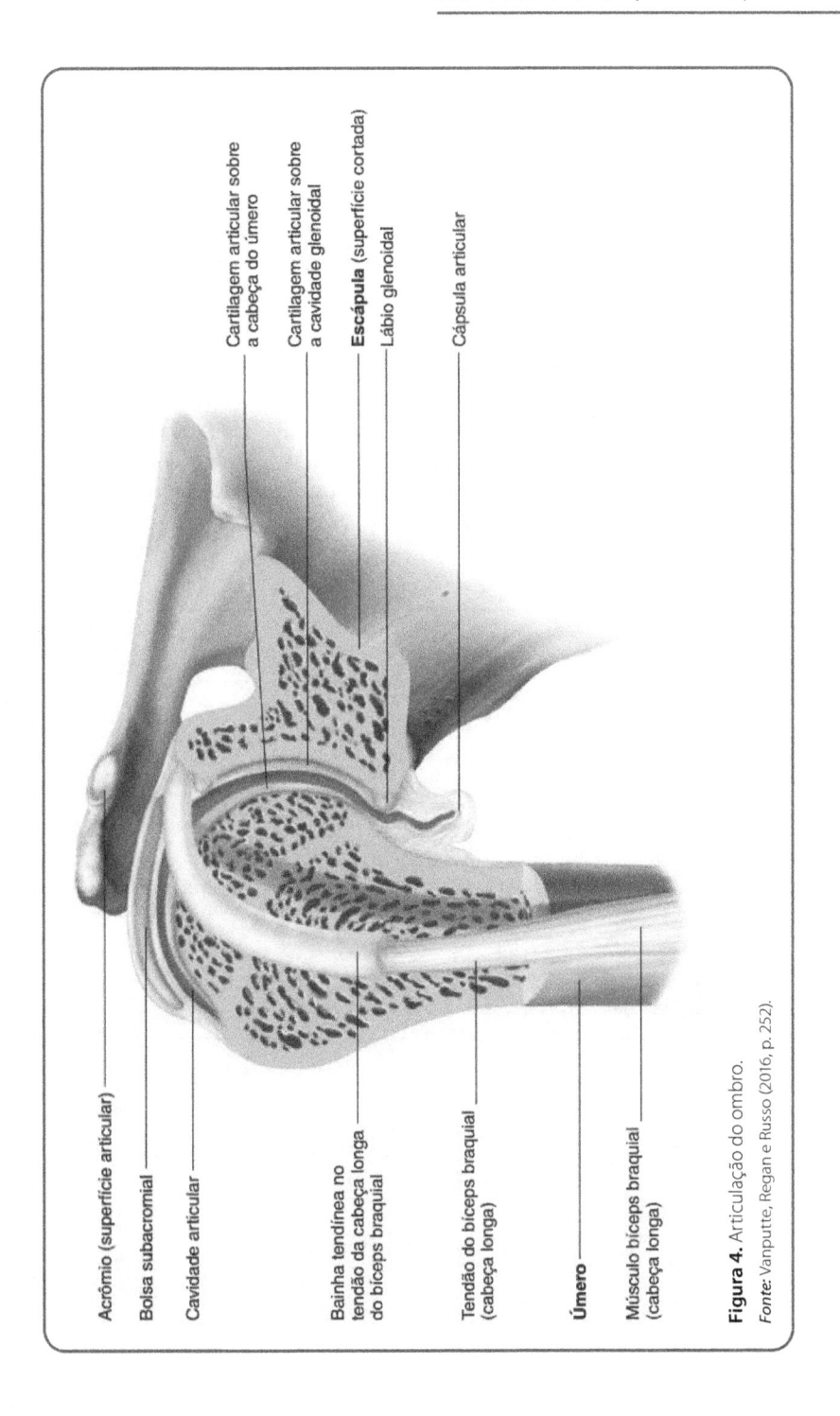

Figura 4. Articulação do ombro.
Fonte: Vanputte, Regan e Russo (2016, p. 252).

Articulação do cotovelo

É uma articulação classificada como gínglimo, sendo composta pela articulação umeroulnar, entre o úmero e a ulna, e pela articulação umerorradial, entre o úmero e o rádio (Figura 5). Essas articulações possibilitam a flexão e a extensão do cotovelo. Esses movimentos, quando combinados com as articulações radioulnares proximal e distal analisadas a seguir, permitem o posicionamento da mão, possibilitando, então, uma ampla diversidade de atividades, como alimentação, cuidados pessoais ou defesa, simplesmente mudando a posição da mão com relação ao tronco (MARTINI; TIMMONS; TALLITSCH, 2009). A articulação do cotovelo é envolvida por uma cápsula articular e reforçado por ligamentos (colateral ulnar, colateral radial e anular radial). Uma bolsa olecraniana subcutânea cobre as superfícies proximal e posterior do olécrano da ulna (VANPUTTE; REGAN; RUSSO, 2016).

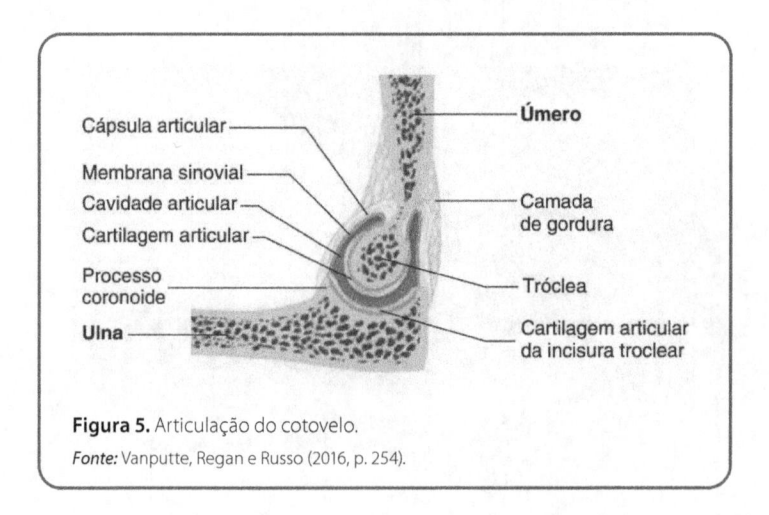

Figura 5. Articulação do cotovelo.
Fonte: Vanputte, Regan e Russo (2016, p. 254).

Articulações do cíngulo pélvico e do membro inferior

Articulação do quadril ou coxofemoral

Nessa articulação, a cabeça do fêmur articula-se com o acetábulo do osso do quadril (Figura 6). Essa articulação é classificada como esferoide, uma vez que a cabeça do fêmur se assemelha a uma esfera completa. O quadril tem grande amplitude de movimento, incluindo flexão, extensão, abdução, adução, rotação e circundução. Uma cápsula articular extremamente forte, reforçada por vários ligamentos, estende-se da borda do acetábulo ao colo do fêmur. Entretanto, o deslocamento do quadril pode ocorrer quando o fêmur é conduzido posteriormente enquanto o quadril é flexionado, como acontece quando uma pessoa sentada em um automóvel se envolve em um acidente. Em geral, a cabeça do fêmur desloca-se posteriormente ao acetábulo, rompendo o lábio do acetábulo (borda de fibrocartilagem), a cápsula fibrosa e os ligamentos. As fraturas do fêmur e do osso do quadril frequentemente acompanham o deslocamento do quadril (VANPUTTE; REGAN; RUSSO, 2016).

Uma cápsula articular extremamente forte, reforçada por vários ligamentos (transverso do acetábulo, iliofemoral, pubofemoral, isquiofemoral e da cabeça do fêmur), estende-se da borda do acetábulo ao colo do fêmur. Além disso, o lábio do acetábulo, os ligamentos do quadril e os músculos ao redor fazem a articulação do quadril ter maior estabilidade, mas menor mobilidade do que a articulação do ombro (VANPUTTE; REGAN; RUSSO, 2016).

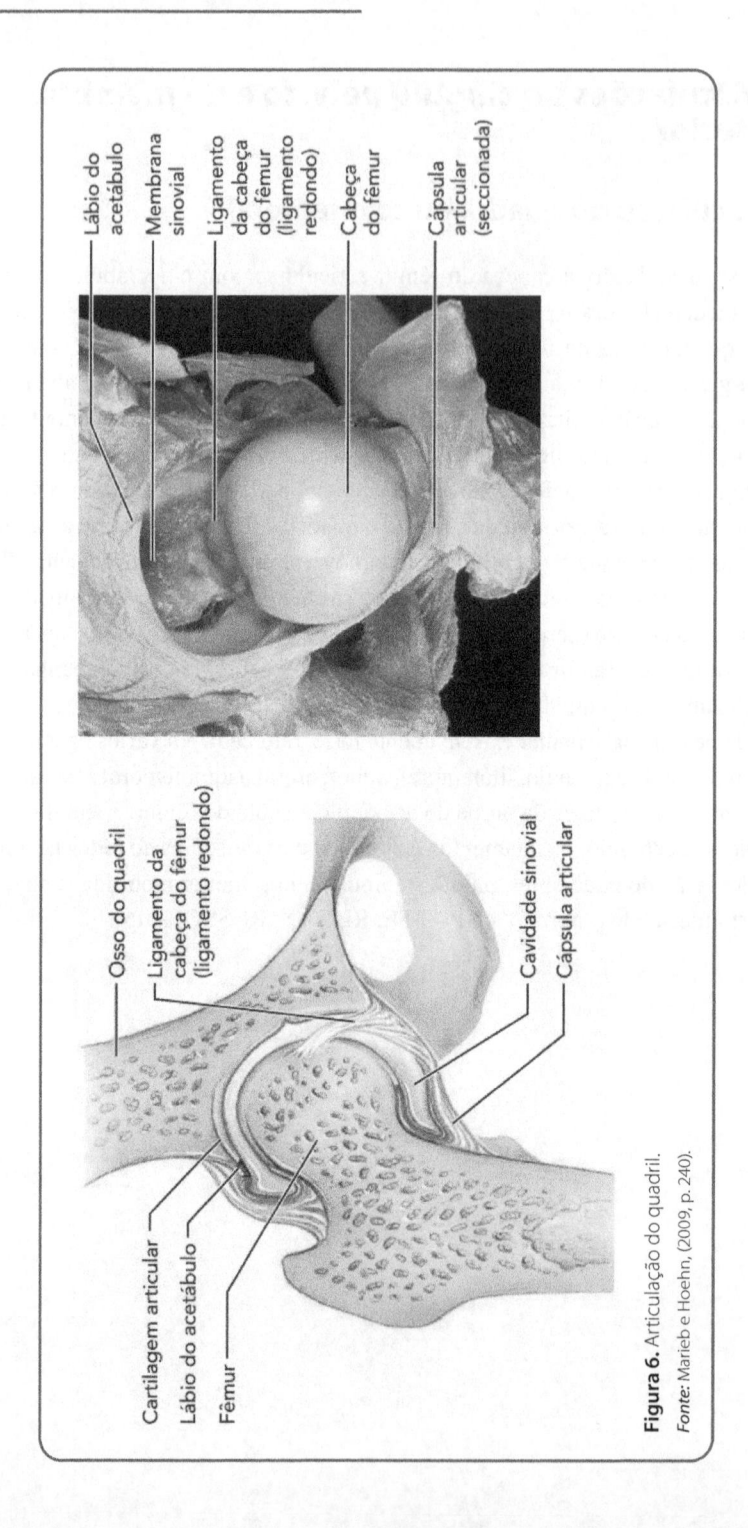

Figura 6. Articulação do quadril.
Fonte: Marieb e Hoehn, (2009, p. 240).

Articulação do joelho

É uma articulação tradicionalmente classificada como uma articulação gínglimo modificada, localizada entre o fêmur e a tíbia (Figura 7). No entanto, ela é uma articulação elipsoide complexa que permite a flexão, a extensão e uma pequena quantidade de rotação da perna. A extremidade distal do fêmur articula-se com a extremidade proximal da tíbia, sendo que as margens da tíbia são constituídas por discos articulares espessos de fibrocartilagem, denominados meniscos. Enquanto isso, a fíbula articula-se somente com a face lateral da tíbia, não com o fêmur. Os principais ligamentos que fornecem estabilidade à articulação do joelho são os ligamentos cruzados (anterior e posterior) e colaterais (medial e lateral). Além disso, as bolsas suprapatelar, subcutânea pré-patelar, infrapatelar profunda, poplítea, gastrocnêmia e subcutânea infrapatelar envolvem o joelho, facilitando a movimentação e amortecendo os impactos (VANPUTTE; REGAN; RUSSO, 2016).

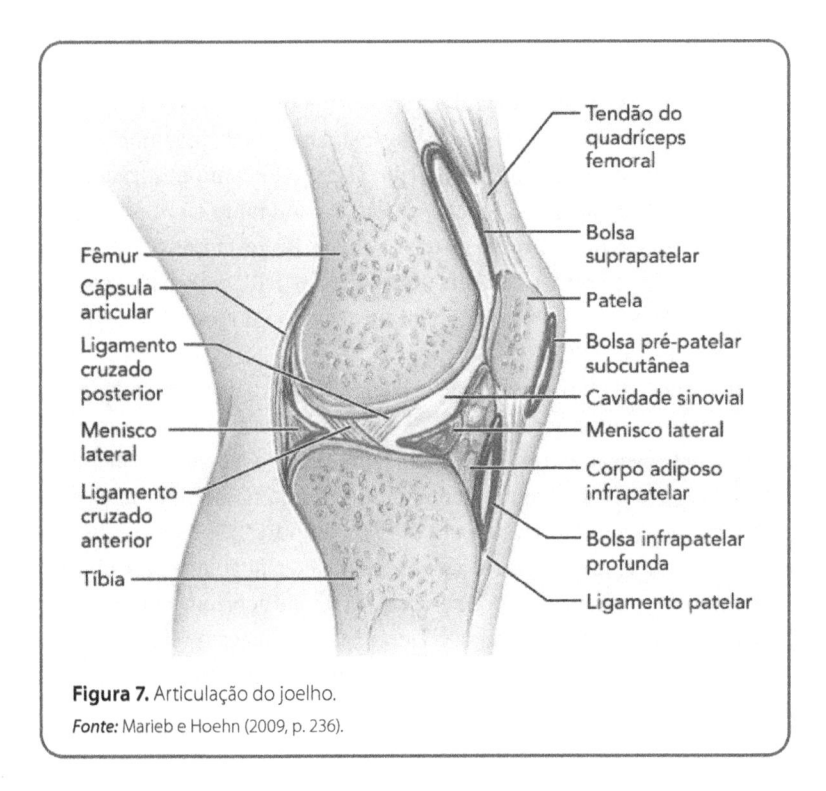

Figura 7. Articulação do joelho.
Fonte: Marieb e Hoehn (2009, p. 236).

Meniscos articulares são discos articulares fibrocartilagíneos que podem subdividir uma cavidade articular, canalizar o fluxo do líquido sinovial, permitir variações de forma das faces articulares ou restringir movimentos na articulação. Além disso, melhoram o encaixe entre as extremidades ósseas que se articulam, tornando a articulação mais estável e também minimizam o desgaste sobre as superfícies articulares. Os discos articulares existem no joelho, na mandíbula e em algumas outras articulações. Quando acontece o rompimento de uma dessas estruturas, pode-se ser realizada uma cirurgia artroscópica, a qual possibilita ao cirurgião ver o interior da articulação, reparar um ligamento ou remover fragmentos de cartilagem por meio de uma ou mais pequenas fendas, minimizando, dessa forma, o dano tecidual (MARIEB; HOEHN, 2009).

No joelho, os meniscos entre os côndilos tibiais e femorais ajudam a compensar as formas irregulares dos ossos articulantes e a circular a sinóvia. Além disso, de forma sincrônica, atuam como amortecedores, aumentam a área de superfície da articulação tibiofemoral e proporcionam certa estabilidade em ambos os lados da articulação. Os dois meniscos da articulação do joelho são o menisco medial, na parte medial do joelho, e o menisco lateral, na parte lateral do joelho (Figura 8). Essas estruturas fibrocartilaginosas são cuneiformes no corte transversal, sendo espessas perifericamente, mas finas internamente e firmemente presas aos côndilos da tíbia, servindo como absorvedores de choques. O menisco lateral é o menor dos dois e um tanto circular, enquanto o menisco medial tem o formato de um C. As partes restantes e femorais dos côndilos da tíbia são revestidas com cartilagem articular. Os meniscos estão conectados um ao outro pelo ligamento transverso do joelho (MARTINI; TIMMONS; TALLITSCH, 2009).

Os meniscos, mais o medial que o lateral, com frequência, estão sob estresse durante atividades esportivas. A rotação excessiva do fêmur sobre a tíbia fixa pode causar estresse aos meniscos, sendo a laceração em "alça de balde" a alteração mais frequentemente observada nesse tipo de situação. Essa laceração é caracterizada pela divisão da porção média do menisco, fazendo a porção externa parecer a alça de um balde, quando a porção interna se separa do corpo principal do menisco. Também ocorrem outros tipos de laceração de meniscos, entretanto, o tipo de laceração está relacionado com a superfície, com os calçados e com os exercícios específicos realizados na prática esportiva (BEHNKE, 2015).

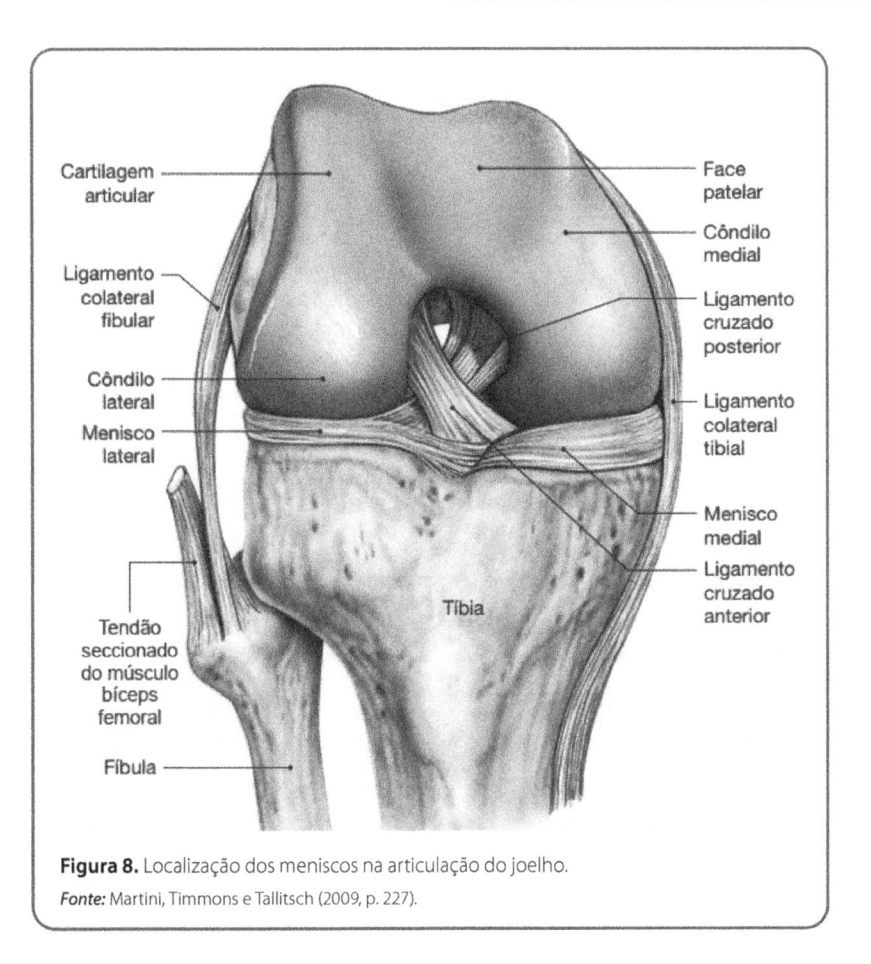

Figura 8. Localização dos meniscos na articulação do joelho.
Fonte: Martini, Timmons e Tallitsch (2009, p. 227).

Exercícios

1. Os ligamentos que limitam o movimento anterior e posterior do fêmur e mantêm o alinhamento dos côndilos femoral e tibial são os:
   a) ligamentos cruzados.
   b) ligamentos colaterais fibulares.
   c) ligamentos da patela.
   d) ligamentos colaterais tibiais.
   e) ligamentos anulares.

2. Qual dos seguintes ligamentos não está associado à articulação do quadril?
   a) Iliofemoral.
   b) Pubofemoral.
   c) Ligamento da cabeça do fêmur.
   d) Ligamento amarelo.
   e) Ligamento transverso do acetábulo.

3. A articulação do ombro é estabilizada principalmente:
   a) por ligamentos e músculos que movem o úmero.
   b) pela escápula.
   c) apenas por ligamentos glenoumerais.
   d) pela clavícula.
   e) pelos ligamentos colaterais radiais e ulnar.

4. As superfícies do rádio e da ulna, revestidas por cartilagens e que fazem parte da articulação do cotovelo, são:
   a) cabeça do rádio, incisura radial, incisura troclear.
   b) platô tibial e cabeça do rádio.
   c) processo estiloide do rádio e da tróclea.
   d) fossa do olécrano e capítulo.
   e) processo coracoide e processo estiloide da ulna.

5. A articulação do quadril é composta por quais superfícies ósseas?
   a) Face auricular e trocanter menor do fêmur.
   b) Face auricular e maléolo medial.
   c) Face sinfisial e trocanter maior.
   d) Acetábulo e cabeça do fêmur.
   e) Tuberosidade do ísquio e face sinfisial.

Referências

BEHNKE, R. S. *Anatomia do movimento*. 3. ed. Porto Alegre: Artmed, 2015.

MARIEB, E. N.; HOEHN, K. *Anatomia e fisiologia*. 3. ed. Porto Alegre: Artmed, 2009.

MARTINI, F. H.; TIMMONS, M. J.; TALLITSCH, R. B. *Anatomia humana*. 6. ed. Porto Alegre: Artmed, 2009. (Coleção Martini).

VANPUTTE, C.; REGAN, J.; RUSSO, A. *Anatomia e fisiologia de Seeley*. 10. ed. Porto Alegre: AMGH, 2016.

Leituras recomendadas

TANK, P. W.; GEST, T. R. *Atlas de anatomia humana*. Porto Alegre: Artmed, 2009.

TOY, E. C. et al. *Casos clínicos em anatomia*. 3. ed. Porto Alegre: AMGH, 2016. (Lange).

Sistema muscular: tecido e organização

Objetivos de aprendizagem

Ao final deste texto, você deve apresentar os seguintes aprendizados:

- Reconhecer os componentes e as características diferenciais do tecido muscular esquelético.
- Identificar os tipos de fibras musculares estriadas esqueléticas (fibras vermelhas e fibras brancas).
- Descrever a composição de uma unidade motora e o controle das fibras musculares.

Introdução

Nossa vida depende do funcionamento adequado do tecido muscular, desde sentar, ficar em pé, falar e andar até o batimento cardíaco e a respiração. Sem os músculos, a vida humana seria impossível, uma vez que muitos de nossos processos fisiológicos e praticamente todas as nossas interações dinâmicas com o ambiente envolvem o tecido muscular. O corpo humano é constituído de três tipos de tecido muscular: liso, cardíaco e esquelético. O tecido muscular liso é não estriado, involuntário e está localizado nas paredes das estruturas ocas internas, como vasos sanguíneos, vias respiratórias, estômago e intestinos. O tecido muscular cardíaco é estriado, involuntário e está localizado no coração, formando a maior parte da parede cardíaca. O tecido muscular esquelético é estriado, voluntário e está fixado aos ossos, movimentando, dessa forma, partes do esqueleto.

Neste capítulo, vamos conhecer os componentes e as características que diferenciam o tecido muscular esquelético, incluindo a identificação dos tipos de fibras musculares estriadas esqueléticas. Além disso, descreveremos a composição da unidade motora, a qual é responsável pela realização dos movimentos.

Tecido muscular esquelético

Os músculos esqueléticos são compostos por centenas ou milhares de células denominadas fibras musculares, em virtude de seu formato alongado, que são envoltas por tecidos conectivos e supridas por vasos sanguíneos e nervos que penetram nos músculos (TORTORA; DERRICKSON, 2017).

O tecido conectivo envolve e protege o tecido muscular, ou seja, no músculo intacto, as fibras musculares individuais são envolvidas e mantidas unidas por várias bainhas de tecido conectivo. Juntas, essas bainhas de tecido conectivo sustentam as células e reforçam o músculo como um todo, impedindo rompimentos durante contrações muito fortes (MARIEB; HOEHN, 2009). Vamos considerar dessa forma essas bainhas da mais externa a até a mais interna:

- Tela subcutânea ou hipoderme: é composta por tecido conectivo frouxo e tecido adiposo. Além de separar o músculo da pele, fornece uma via para os nervos, os vasos sanguíneos e os vasos linfáticos entrarem e saírem dos músculos. O tecido adiposo da tela subcutânea atua como isolante térmico e protege os músculos contra traumas.
- Fáscia: é uma bainha composta por tecido conectivo denso não modelado que reveste a parede do corpo e dos membros e que envolve os músculos e outros órgãos do corpo. Além disso, a fáscia transporta nervos, vasos sanguíneos e vasos linfáticos (TORTORA; DERRICKSON, 2017).
- Epimísio: é uma camada de tecido conectivo denso não modelado que circunda o músculo inteiro (Figura 1). Além disso, pode se misturar com a fáscia profunda, que se localiza entre os músculos adjacentes, ou com a fáscia superficial, situada sob a pele.
- Perimísio: no músculo esquelético, as fibras musculares envolvidas por endomísio são agrupadas em fascículos, circundados por uma camada de tecido conectivo fibroso denominado perimísio (Figura 1).
- Endomísio: é uma fina bainha de tecido conectivo formado por fibras reticulares que envolvem individualmente cada fibra muscular (Figura 1) (MARIEB; HOEHN, 2009).

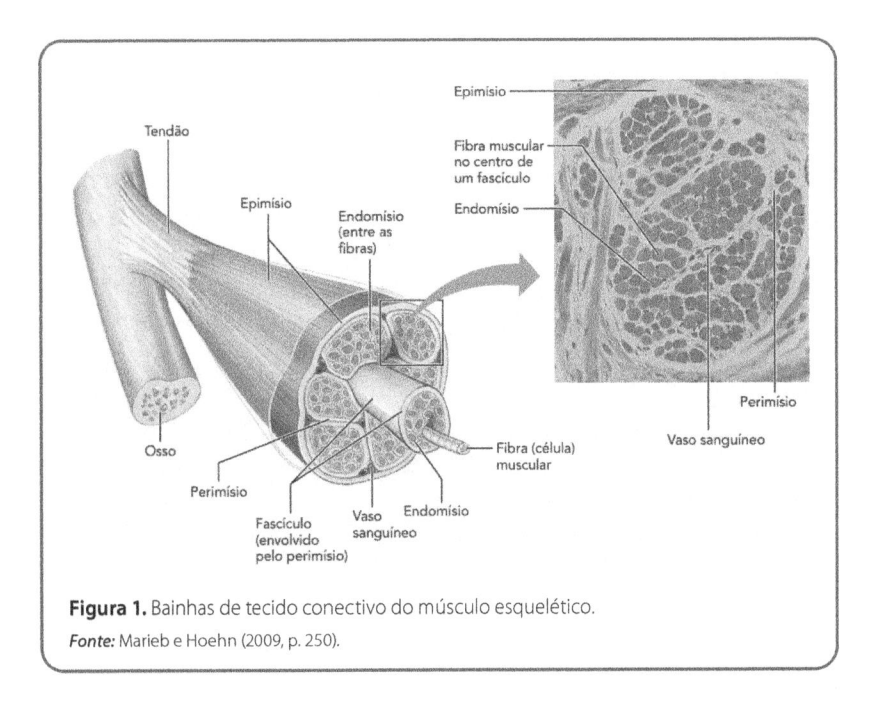

Figura 1. Bainhas de tecido conectivo do músculo esquelético.
Fonte: Marieb e Hoehn (2009, p. 250).

As fibras do tecido conectivo do endomísio e do perimísio são entrelaçadas e aquelas do perimísio misturam-se ao epimísio. Em cada uma das extremidades do músculo, as fibras do epimísio, do perimísio e do endomísio geralmente convergem para formar um tendão fibroso que fixa o músculo a osso, pele ou outro músculo. Os tendões frequentemente se assemelham a espessos cordões ou cabos (p. ex., tendão do músculo quadríceps femoral). Entretanto, também podem gerar estruturas de fixação em forma de lâmina, as quais são denominadas aponeuroses (p. ex., aponeurose do músculo oblíquo externo do abdome) (MARTINI; TIMMONS; TALLITSCH, 2009).

Com relação à inervação e ao suprimento sanguíneo, geralmente uma artéria e uma ou duas veias acompanham cada nervo que penetra no músculo esquelético. Uma vez dentro do endomísio, os capilares estão amplamente distribuídos, de forma que cada fibra muscular está em contato próximo com os vasos sanguíneos. Além disso, cada fibra muscular esquelética também faz contato com a porção terminal de um neurônio. Considerando que a contração muscular requer uma boa quantidade de nutrientes e oxigênio para a síntese de trifosfato de adenosina (ATP), além do estímulo nervoso, a relação íntima com capilares e neurônios proporciona um ambiente favorável para esse evento fisiológico (TORTORA; DERRICKSON, 2017).

Anatomia da fibra muscular esquelética

O músculo esquelético é composto por milhares de células circulares alongadas, chamadas de fibras musculares, dispostas paralelas umas às outras. De forma geral, as fibras musculares esqueléticas são muito longas. Uma fibra de um músculo do membro inferior pode ter um diâmetro de 100 micrômetros e um comprimento igual ao comprimento total do músculo (30 a 40 centímetros). A seguir, algumas estruturas importantes relacionadas às fibras musculares (Figura 2):

- Sarcolema: é a membrana plasmática das fibras musculares. Núcleos múltiplos se situam na periferia da fibra abaixo do sarcolema.
- Sarcoplasma: é o citoplasma da fibra muscular, que contém muitas mitocôndrias que produzem grande quantidade de ATP durante a contração muscular.
- Túbulos transversos ou túbulos T: formam uma tubulação que parte da superfície em direção ao centro de cada fibra muscular.
- Retículo sarcoplasmático: uma rede de túbulos envolvidos por membrana e preenchidos por líquido, que armazena íons cálcio requeridos para a contração muscular e estende-se por todo o sarcoplasma.
- Miofibrilas: estão presentes ao longo de todo o comprimento da fibra muscular e são compostas por dois tipos de filamentos proteicos, chamados de filamentos finos (proteína actina) e filamentos grossos (proteína miosina). Os filamentos se sobrepõem formando padrões específicos e formam compartimentos, chamados sarcômeros, as unidades funcionais básicas das fibras musculares estriadas. Os sarcômeros estão separados um do outro por zonas de material proteico denso, chamadas de linhas Z. Dentro de cada sarcômero, uma área escura, chamada banda A, se estende por todo o comprimento dos filamentos espessos. No centro de cada banda A, está uma banda H estreita, que contém somente os filamentos espessos. Uma área de coloração mais clara em cada lado da banda A, chamada banda I, contém o resto dos filamentos finos, mas sem filamentos espessos. Cada banda I se estende para dentro de dois sarcômeros, dividida ao meio por uma linha Z. A alternância de bandas A, mais escuras, e bandas I, mais claras, dá à fibra muscular sua aparência estriada (TORTORA; DERRICKSON, 2017).

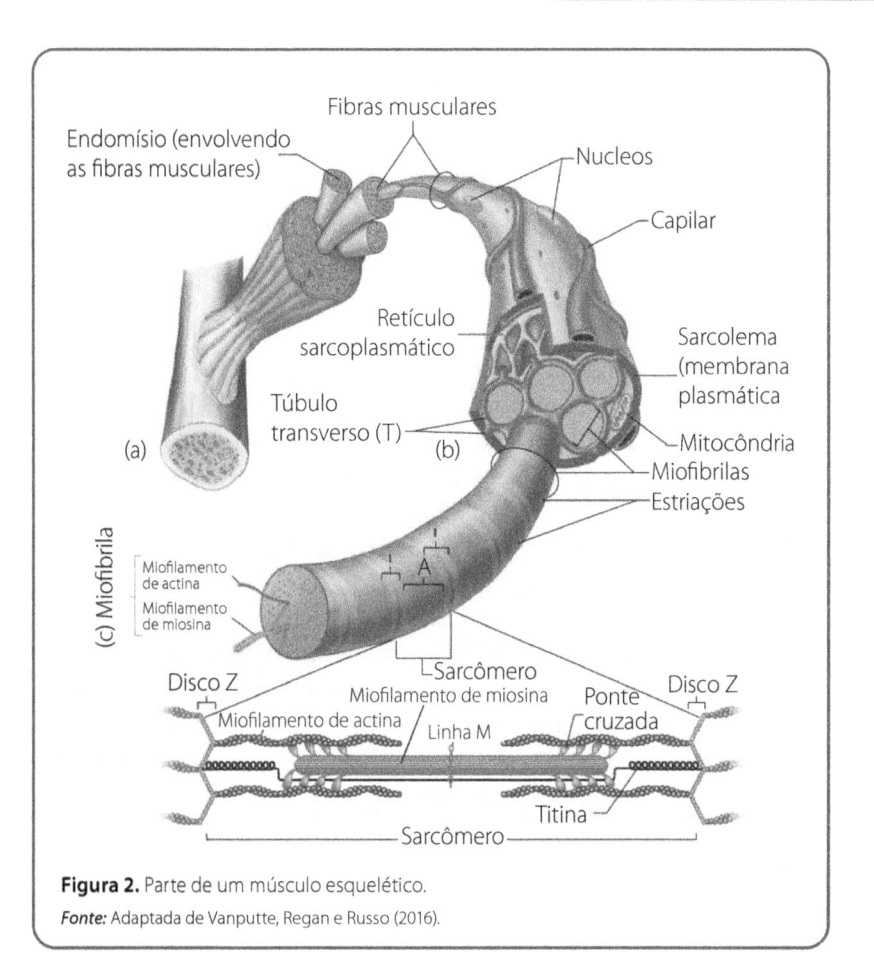

Figura 2. Parte de um músculo esquelético.
Fonte: Adaptada de Vanputte, Regan e Russo (2016).

Exemplo

Atrofia muscular ocorre quando as fibras musculares individuais diminuem de tamanho, em função da perda progressiva de miofibrilas. Isso ocorre, por exemplo, em indivíduos acamados e pessoas engessadas, porque o número de impulsos nervosos para o músculo inativo é consideravelmente reduzido. O oposto, a hipertrofia muscular, que é o aumento no diâmetro da fibra muscular, em virtude da produção de mais miofibrilas, mitocôndrias, retículo sarcoplasmático e outras estruturas citoplasmáticas, ocorre como resultado da atividade muscular repetitiva muito intensa, como o treinamento de resistência (TORTORA; DERRICKSON, 2017).

Tipos de fibras musculares

As fibras musculares esqueléticas podem ser classificadas em dois tipos, as vermelhas ou de contração lenta, e as brancas ou de contração rápida. Essa classificação é plausível, uma vez que nem todos os músculos esqueléticos têm capacidades funcionais idênticas. Inclusive eles diferem em diversos aspectos, os quais estão descritos a seguir:

- Fibras musculares de contração lenta (vermelhas): nessas fibras, a contração e a fadiga muscular ocorrem de forma mais lenta. Além disso, apresentam um suprimento sanguíneo bem desenvolvido e abundante presença de mitocôndrias. De forma geral, essas fibras são chamadas de oxidativas em razão de sua capacidade aumentada de realizar a respiração aeróbia, considerando que a respiração aeróbia requer oxigênio para quebrar a glicose e produzir ATP, dióxido de carbono e água. Além disso, apresentam grandes quantidades de mioglobina, um pigmento escuro similar à hemoglobina das hemácias, que se liga ao oxigênio e atua como reservatório de deste na fibra muscular quando o sangue não fornece uma quantidade adequada. Assim, a mioglobina aumenta a capacidade de as fibras musculares realizarem a respiração aeróbia (VANPUTTE; REGAN; RUSSO, 2016).

Saiba mais

Os filamentos espessos são compostos pela proteína miosina, que tem a forma de dois tacos de golfe entrelaçados. O principal componente dos filamentos finos são as moléculas da proteína actina, que se unem para formar um filamento torcido em forma de hélice. Cada molécula de actina contém um sítio de ligação de miosina, no qual a cabeça da miosina se fixa. No entanto, no músculo relaxado, a miosina está impedida de se ligar à actina, porque filamentos de tropomiosina recobrem os sítios de ligação. Os filamentos de tropomiosina, por sua vez, são mantidos no lugar pelas moléculas de troponina. Quando você estudar a fisiologia da contração muscular, você aprenderá que, quando íons cálcio (Ca^{2+}) se ligam à troponina, esta sofre uma alteração na forma, que movimenta a tropomiosina para longe dos sítios de ligação da miosina na actina. Dessa forma, permite a interação entre a actina e a miosina e, consequentemente, a contração muscular (TORTORA; DERRICKSON, 2017).

- Fibras musculares de contração rápida (brancas): essas fibras respondem rapidamente à estimulação nervosa e conseguem quebrar o ATP mais rapidamente do que as fibras musculares de contração lenta. Além disso, têm um suprimento sanguíneo menor, pouca mioglobina e mitocôndrias menores e em menor quantidade. No entanto, as fibras de contração rápida têm grandes depósitos de glicogênio e são adaptadas para exercer a respiração anaeróbia, que é a quebra da glicose para produzir ATP e ácido láctico sem a presença do oxigênio.

Apesar da existência de uma classificação das fibras musculares esqueléticas, nos seres humanos não existe uma separação clara entre os dois tipos de fibras musculares esqueléticas. O que ocorre é que a maioria dos músculos tem os dois tipos de fibras, embora a quantidade de cada uma varie para cada músculo. Como exemplos, os grandes músculos posturais contêm mais fibras de contração lenta, enquanto os músculos dos membros superiores contêm mais fibras de contração rápida. Essa distribuição das fibras de contração rápida e contração lenta em um dado músculo é bastante constante para cada indivíduo e, aparentemente, é estabelecida durante o desenvolvimento precoce (VANPUTTE; REGAN; RUSSO, 2016).

Composição da unidade motora

Uma unidade motora é composta por um único neurônio motor juntamente com todas as fibras musculares estriadas esqueléticas que são estimuladas pelo sinal elétrico (potencial de ação muscular), que é transmitido por esse neurônio (Figura 3) (TORTORA; DERRICKSON, 2017). Quando um neurônio motor é estimulado, ele promove a contração de todas as fibras musculares nessa unidade motora ao mesmo tempo. Um músculo estriado esquelético típico contém milhares de fibras musculares.

Apesar de alguns neurônios motores controlarem uma única fibra muscular, a maioria deles controla centenas de fibras. Além disso, o tamanho da unidade motora é um indicativo de quão delicado pode ser o controle do movimento. Como exemplo, nos músculos extrínsecos do bulbo do olho, em que um controle preciso é extremamente importante, um neurônio motor controla duas ou três fibras musculares. No entanto, em músculos que exigem uma precisão bem menor de movimento, como os músculos do membro inferior, encontram-se mais de 2.000 fibras musculares controladas por um único neurônio motor. Por fim, de forma geral, um músculo esquelético se contrai quando suas unidades motoras são estimuladas. No entanto, a intensidade da contração produzida depende da frequência do estímulo e do número de unidades motoras envolvidas (MARTINI; TIMMONS; TALLITSCH, 2009).

Ao entrar no músculo esquelético, o axônio do neurônio ramifica-se nos chamados terminais axônicos, os quais se aproximam do sarcolema de uma fibra muscular, mas não o tocam. Essas extremidades dilatam-se e formam os botões terminais sinápticos, que contêm vesículas sinápticas de neurotransmissores. A região do sarcolema, próxima do terminal axônico, é chamada placa motora terminal. O espaço entre o botão terminal sináptico e a placa motora terminal é a fenda sináptica. A sinapse formada entre os botões terminais sinápticos e a placa motora terminal é conhecida como junção neuromuscular (Figura 3) (TORTORA; DERRICKSON, 2017).

Exemplo

O funcionamento da junção neuromuscular pode ser afetado por diversas toxinas e fármacos. Como exemplo, a toxina botulínica, produzida pela bactéria *Clostridium botulinum*, bloqueia a liberação de neurotransmissores na fenda sináptica da junção neuromuscular, impedindo a ocorrência da contração muscular. Pensando nisso, essa toxina foi a primeira a ser utilizada como um medicamento (Botox®). Injeções de Botox® nos músculos afetados ajudam pacientes com estrabismo (olhos cruzados), blefaroespasmo (fechamento incontrolável) e dores lombares crônicas decorrentes de espasmos musculares. Além disso, é utilizada na medicina estética para promover o relaxamento dos músculos que provocam as rugas faciais (TORTORA; DERRICKSON, 2017).

Sistema muscular: tecido e organização | **167**

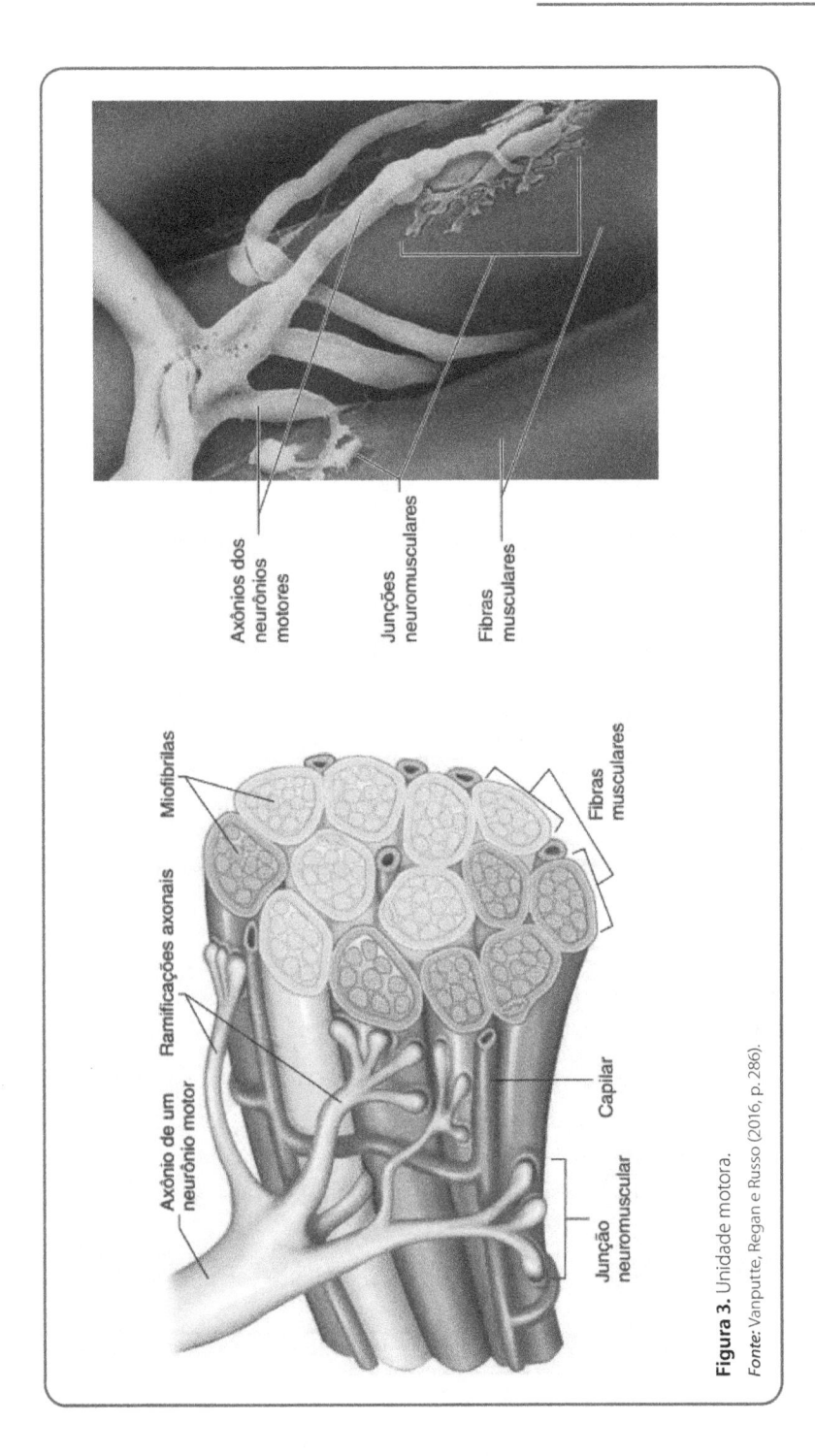

Figura 3. Unidade motora.
Fonte: Vanputte, Regan e Russo (2016, p. 286).

Exercícios

1. Em um músculo peniforme, as fibras são:
   a) dispostas em uma área ampla.
   b) dispostas concentricamente.
   c) oblíquas ao tendão.
   d) paralelas ao tendão.
   e) circulares.

2. As interações entre filamentos de actina e miosina no sarcômero são responsáveis pela:
   a) fadiga muscular.
   b) condução de informação neural para a fibra muscular.
   c) contração muscular.
   d) aparência estriada do músculo esquelético.
   e) forma convergente do músculo.

3. O feixe de fibras colágenas na extremidade de um músculo esquelético que fixa o músculo ao osso é chamado de:
   a) fascículo.
   b) tendão.
   c) ligamento.
   d) epimísio.
   e) endomísio.

4. Todas as fibras musculares controladas por um único neurônio motor constituem:
   a) um fascículo.
   b) uma miofibrila.
   c) o endomísio.
   d) uma unidade motora.
   e) o sarcômero.

5. A capacidade de recuperação de lesões em indivíduos mais velhos diminui porque:
   a) o número de células musculares satélites diminui com a idade.
   b) as células musculares satélites ficam menores.
   c) a quantidade de tecido fibroso do músculo diminui.
   d) o tônus muscular não existe mais.
   e) todas as alternativas estão incorretas.

Referências

MARIEB, E. N.; HOEHN, K. *Anatomia e fisiologia*. 3. ed. Porto Alegre: Artmed, 2009.

MARTINI, F. H.; TIMMONS, M. J.; TALLITSCH, R. B. *Anatomia humana*. 6. ed. Porto Alegre: Artmed, 2009. (Coleção Martini).

TORTORA, G. J.; DERRICKSON, B. *Corpo humano*: fundamentos de anatomia e fisiologia. 10. ed. Porto Alegre: Artmed, 2017.

VANPUTTE, C.; REGAN, J.; RUSSO, A. *Anatomia e fisiologia de Seeley*. 10. ed. Porto Alegre: AMGH, 2016.

Leituras recomendadas

TANK, P. W.; GEST, T. R. *Atlas de anatomia humana*. Porto Alegre: Artmed, 2009.

TOY, E. C. et al. *Casos clínicos em anatomia*. 3. ed. Porto Alegre: AMGH, 2016. (Lange).

Sistema muscular: musculatura axial

Objetivos de aprendizagem

Ao final deste texto, você deve apresentar os seguintes aprendizados:

- Identificar os principais músculos axiais do corpo.
- Localizar as origens e as inserções dos músculos axiais.
- Identificar a inervação dos músculos axiais.

Introdução

O sistema muscular esquelético é classificado em duas divisões: axial e apendicular. A musculatura axial fica localizada no esqueleto axial e tem como principal função posicionar a cabeça e a coluna vertebral, além de contribuir para os movimentos respiratórios, por meio dos movimentos torácicos.

Os músculos axiais não agem na estabilização ou na movimentação dos ossos que ligam o esqueleto apendicular ao esqueleto axial nem dos próprios membros superiores e inferiores. A maior parte dos músculos esqueléticos do corpo, em torno de 60%, são músculos axiais.

Neste capítulo, você vai entender a definição de musculatura axial e os músculos que compreendem esse sistema.

Musculatura axial

A musculatura axial envolve-se nos movimentos da cabeça e da coluna vertebral e os músculos axiais subdividem-se em quatro grupos de acordo com a sua localização ou função. Seus quatro grupos, às vezes, não apresentam limites anatômicos claramente distintos. Por exemplo, uma função como a extensão da coluna vertebral envolve músculos ao longo de todo o seu comprimento (Figura 1).

Os quatro grupos são:

- **Músculos da cabeça e do pescoço que não estão associados com a coluna vertebral:** aqui estão os músculos que movimentam a face, a língua e a laringe. São responsáveis pela comunicação verbal e não verbal (rir, falar, franzir as sobrancelhas, sorrir e assobiar). Eles executam movimentos associados à alimentação (como sugar, mastigar e engolir), bem como contrações dos músculos dos olhos (que nos ajudam a procurar alguma coisa a mais para comer).
- **Músculos da coluna vertebral:** aqui inclui numerosos músculos flexores e extensores do esqueleto axial.
- **Músculos oblíquos e retos:** são os que formam as paredes musculares das cavidades torácica, abdominal e pélvica, abrangendo a primeira vértebra torácica até a pelve. Na região torácica, esses músculos são divididos em seções pelas costelas, porém, na superfície abdominal, formam largas faixas musculares. Aqui, também estão incluídos os músculos retos e oblíquos no pescoço. Ainda que não constituam uma parede muscular completa, estão inclusos neste grupo por compartilharem uma origem comum de desenvolvimento. O músculo diafragma também está incluído neste grupo, pois seu desenvolvimento está relacionado ao de outros músculos da parede do tórax.
- **Músculos do períneo e do diafragma da pelve:** estes estendem-se entre o sacro e o cíngulo do membro inferior, ocluindo a abertura pélvica.

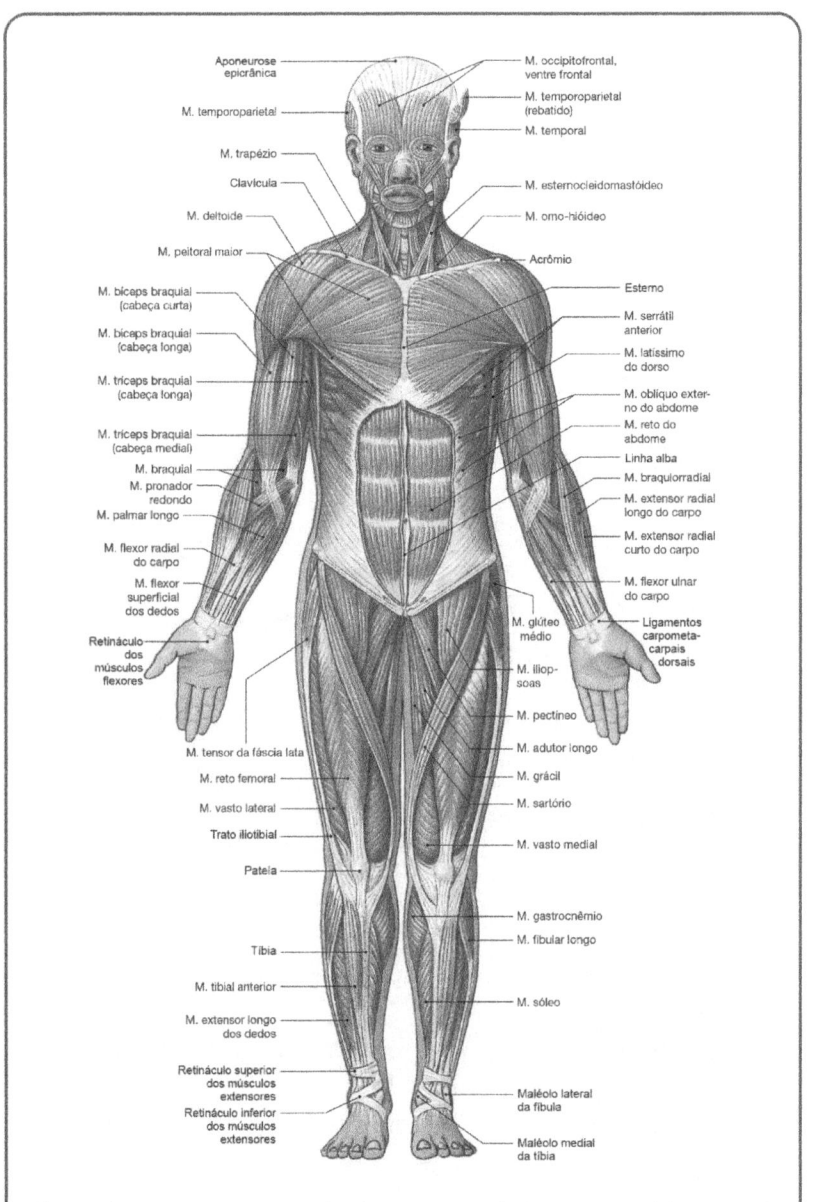

Figura 1 (continua). Os principais músculos axiais e apendiculares: visão geral dos principais músculos axiais e apendiculares do corpo humano. Esses são os músculos superficiais, que tendem a ser relativamente grandes. Os músculos superficiais recobrem músculos mais profundos e menores que não podem ser vistos, a menos que os músculos sobrepostos sejam removidos ou afastados, propiciando o acesso.

Fonte: Martini, Timmons e Tallitsch (2009).

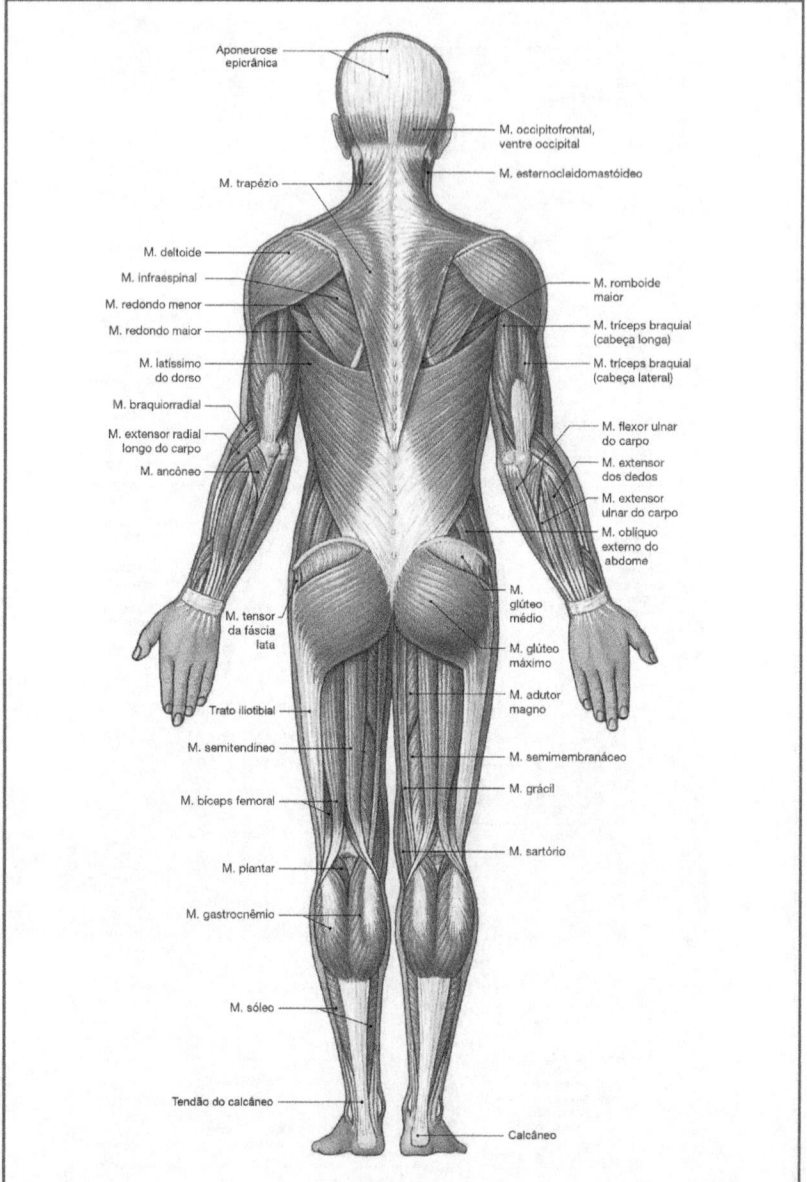

Figura 1 (continuação). Os principais músculos axiais e apendiculares: visão geral dos principais músculos axiais e apendiculares do corpo humano. Esses são os músculos superficiais, que tendem a ser relativamente grandes. Os músculos superficiais recobrem músculos mais profundos e menores que não podem ser vistos, a menos que os músculos sobrepostos sejam removidos ou afastados, propiciando o acesso.
Fonte: Martini, Timmons e Tallitsch (2009).

Músculos da cabeça e do pescoço

Os músculos da cabeça e do pescoço podem ser subdivididos em vários grupos. São eles (Figura 2):

- músculos da face (expressão facial);
- músculos extrínsecos do bulbo do olho;
- músculos da mastigação;
- músculos da língua;
- músculos da faringe originados no crânio ou no osso hioide.

Outros músculos envolvidos com a visão e a audição originam-se no crânio. Os músculos anteriores do pescoço estão principalmente relacionados à modificação de posição da laringe, do osso hioide e do soalho da boca.

Músculos da face (expressão facial)

Os músculos da face (expressão facial) apresentam inserção na superfície do crânio (Figura 3 e Quadro 1). Em suas inserções terminais, as fibras de colágeno do epimísio são entrelaçadas com as da tela subcutânea e a derme da pele. Ao se contraírem, a pele se movimenta e são inervados pelo sétimo nervo craniano, o nervo facial.

Os músculos de maior grupo da face estão associados à boca e o músculo orbicular da boca constringe a abertura, enquanto os demais músculos movem os lábios ou os ângulos da boca. As funções relacionadas à alimentação são realizadas pelo músculo bucinador, que apresenta duas vitais relações à alimentação e é de suma importância para os músicos. No processo de mastigar, ele coopera com os músculos da mastigação movimentando o alimento do vestíbulo da boca para a superfície de contato dos dentes. Em bebês, o músculo bucinador é responsável por produzir a sucção, necessária para a amamentação.

Menores grupos musculares controlam os movimentos de sobrancelhas e pálpebras, couro cabeludo, nariz e orelha externa. O epicrânio, também chamado de couro cabeludo, contém o músculo temporo-parietal e o músculo occipitofrontal, que apresenta dois ventres: o ventre frontal e o ventre occipital, que são separados por uma lâmina colágena, a aponeurose epicrânica. O músculo platisma recobre a superfície anterior do pescoço, estendendo-se da base do pescoço ao periósteo da mandíbula e à fáscia nos ângulos da boca.

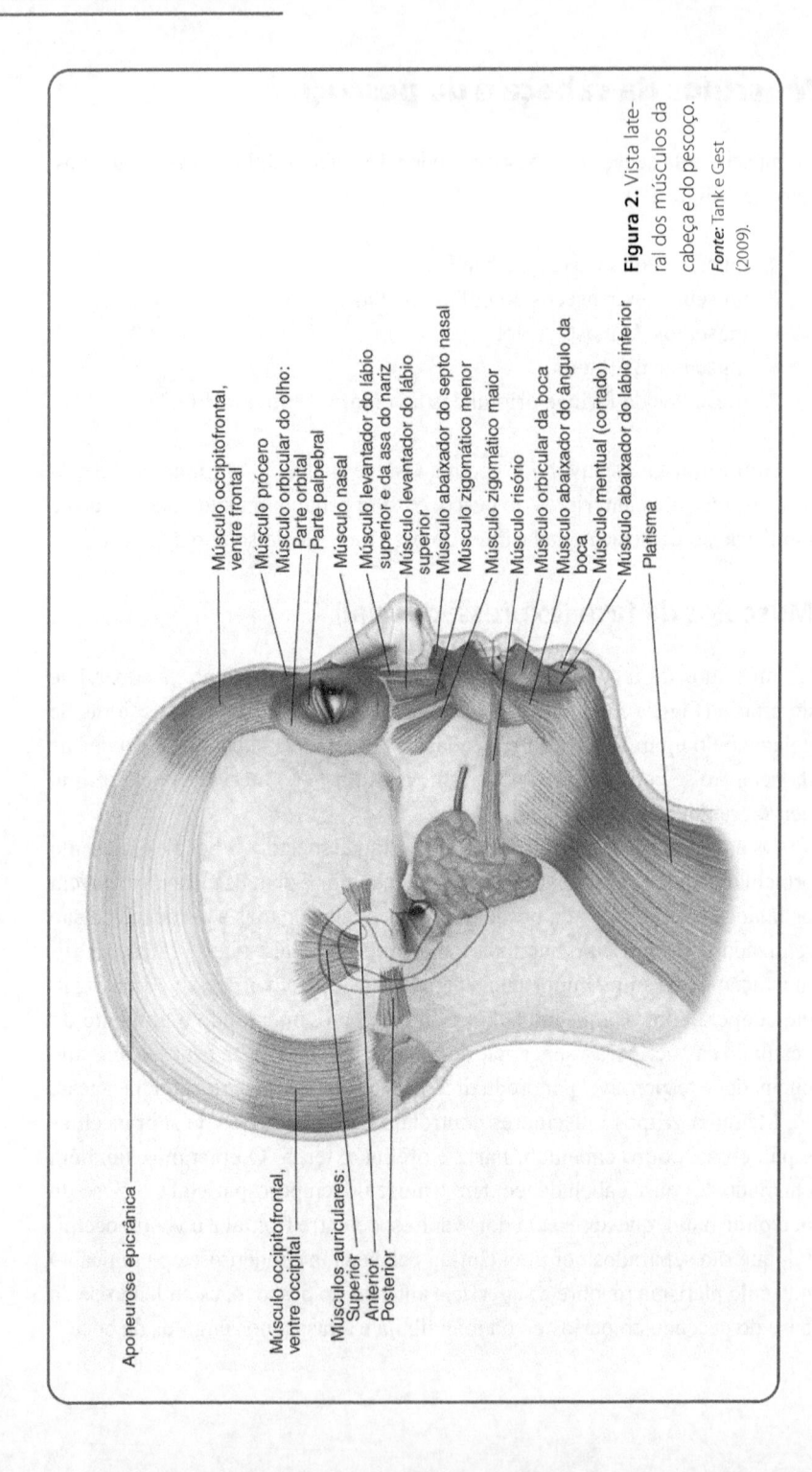

Figura 2. Vista lateral dos músculos da cabeça e do pescoço. *Fonte:* Tank e Gest (2009).

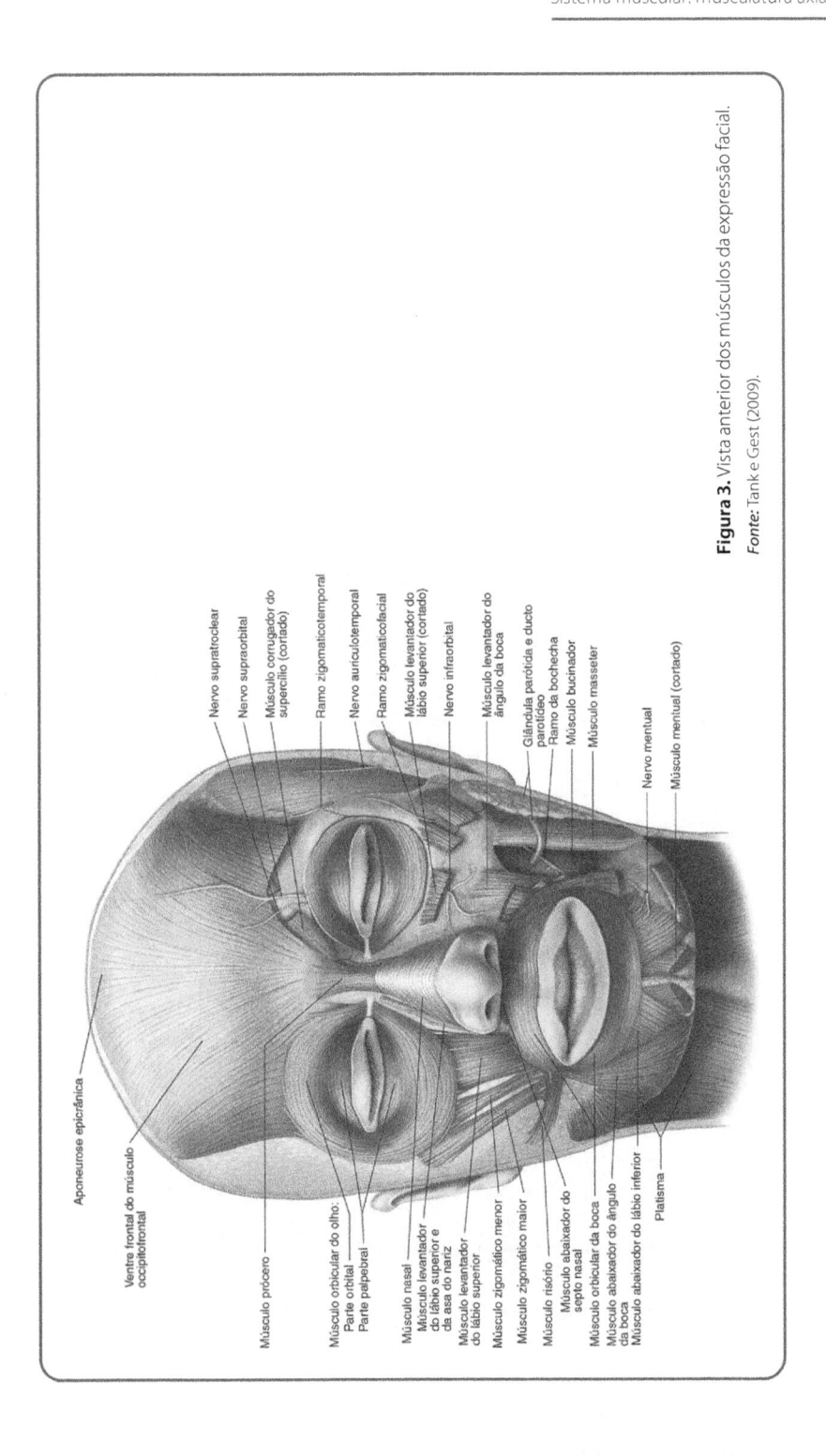

Figura 3. Vista anterior dos músculos da expressão facial.
Fonte: Tank e Gest (2009).

Quadro 1. Resumo detalhado das características dos músculos da face, abrangendo região, inserção de origem e terminal, ação e inervação.

Região/ Músculo	Inserção de origem (ponto fixo)	Inserção terminal (ponto móvel)	Ação	Inervação
Boca Bucinador	Processo alveolar da maxila e parte alveolar da mandíbula opostamente aos dentes molares	Mistura-se às fibras do Músculo orbicular da boca	Comprime as bochechas	Nervo facial (VII)
Abaixador do lábio inferior	Mandíbula entre a linha mediana e o forame mentual	Pele do lábio inferior	Abaixa o lábio inferior	Idem ao anterior
Levantador do lábio superior	Margem inferior da órbita, superior ao forame infraorbital	Músculo orbicular da boca	Levanta o lábio superior	Idem ao anterior
Mentual	Fossa incisiva da mandíbula	Pele do mento	Levanta e protrai o lábio inferior	Idem ao anterior
Orbicular da boca	Maxila, e mandíbula	Lábios	Comprime, franze os lábios	Idem ao anterior
Risório	Fáscia circundando a glândula parótida	Ângulo da boca	Traciona o ângulo da boca para o lado	Idem ao anterior
Levantador do ângulo da boca	Maxila, inferior ao forame infraorbital	Pele no ângulo da boca	Levanta o ângulo da boca	Idem ao anterior
Abaixador do ângulo da boca	Superfície anterolateral do corpo da mandíbula	Pele no ângulo da boca	Abaixa o ângulo da boca	Idem ao anterior
Zigomático maior		Ângulo da boca	Retrai e levanta o ângulo da boca	Idem ao anterior
Zigomático menor		Lábio superior	Retrai e levanta o lábio inferior	Idem ao anterior

(Continua)

(Continuação)

Quadro 1. Resumo detalhado das características dos músculos da face, abrangendo região, inserção de origem e terminal, ação e inervação.

Região/ Músculo	Inserção de origem (ponto fixo)	Inserção terminal (ponto móvel)	Ação	Inervação
	Osso zigomático próximo à sutura temporozigomática Osso zigomático, posteriormente à sutura zigomaticomaxilar			
Olho Corrugador do supercílio Levantador da pálpebra superior Orbicular do olho	Margem orbital do osso frontal próximo à sutura frontonasal Região inferior da asa menor do esfenoide súpero-anteriormente ao canal óptico Margem medial da órbita	Supercilio (sobrancelha) Pálpebra superior Pele ao redor das pálpebras	Traciona a fronte no sentido ínfero-anterior; franze a pele da fronte Levanta a pálpebra superior Fecha o olho	Idem ao anterior Nervo oculomotor (III)[a] Nervo facial (VII)
Nariz Prócero Nasal	Cartilagens nasais laterais e aponeuroses que recobrem a parte inferior dos ossos nasais Maxila e cartilagem alar do nariz	Aponeuroses no dorso do nariz e pele da fronte Dorso do nariz	Movimenta o nariz, muda a posição e a forma das narinas Comprime o dorso do nariz, abaixa o ápice do nariz, alarga as narinas	Idem ao anterior Idem ao anterior

(Continua)

(Continuação)

Quadro 1. Resumo detalhado das características dos músculos da face, abrangendo região, inserção de origem e terminal, ação e inervação.

Região/ Músculo	Inserção de origem (ponto fixo)	Inserção terminal (ponto móvel)	Ação	Inervação
Couro cabeludo (epicrânico)[b] **Occipitofrontal** Ventre frontal Ventre occipital Temporoparietal	Aponeurose epicrânica Linha nucal superior e região adjacente do processo mastoide do osso temporal Fáscia ao redor da orelha externa	Pele do supercílio e dorso do nariz Aponeurose epicrânica Aponeurose epicrânica	Levanta as sobrancelhas e franze a testa Traciona e retrai o couro cabeludo Traciona o couro cabeludo e movimenta a cartilagem da orelha	Idem ao anterior Idem ao anterior Idem ao anterior
Pescoço Platisma	Fáscia do tórax, região superior, entre a cartilagem da segunda costela e o acrômio da escápula	Mandíbula e pele da bochecha	Traciona a pele do pescoço e abaixa a mandíbula	Idem ao anterior

[a] Este músculo se origina em associação com os músculos extrínsecos do bulbo do olho, e assim sua Inervação é bastante específica.
[b] Inclui a aponeurose epicrânica e os músculos temporoparietais e occipitofrontais.

Fonte: Adaptado de Martini, Timmons e Tallitsch (2009, p. 266).

Músculos extrínsecos do bulbo do olho

Os músculos extrínsecos do bulbo do olho apresentam-se em seis músculos, algumas vezes chamados de oculomotores (Figura 4 e Quadro 2). São originados na superfície da órbita e controlam a posição do olho. Esses músculos são:

- músculo reto inferior do bulbo do olho;
- músculo reto medial do bulbo do olho;
- músculo reto superior do bulbo do olho;
- músculo reto lateral do bulbo do olho;
- músculo oblíquo inferior do bulbo do olho;
- músculo oblíquo superior do bulbo do olho.

Os músculos retos (inferior, medial, superior e lateral) movimentam o olho na direção indicada por seus nomes. Os músculos reto superior e reto inferior também produzem um discreto movimento medial do olho. Já os músculos oblíquos superior e inferior produzem um discreto movimento lateral. Assim, para movimentar o olho na direção superior, é necessária a contração do músculo reto superior e do músculo oblíquo inferior; enquanto que para movimentar o olho na direção inferior, há contração do músculo reto inferior e do músculo oblíquo superior.

Os músculos extrínsecos do bulbo do olho são inervados pelos nervos cranianos oculomotor (III), troclear (IV) e abducente (VI). Os músculos intrínsecos do olho, que são músculos lisos localizados no interior do bulbo do olho, controlam o diâmetro da pupila e a forma da lente (cristalino).

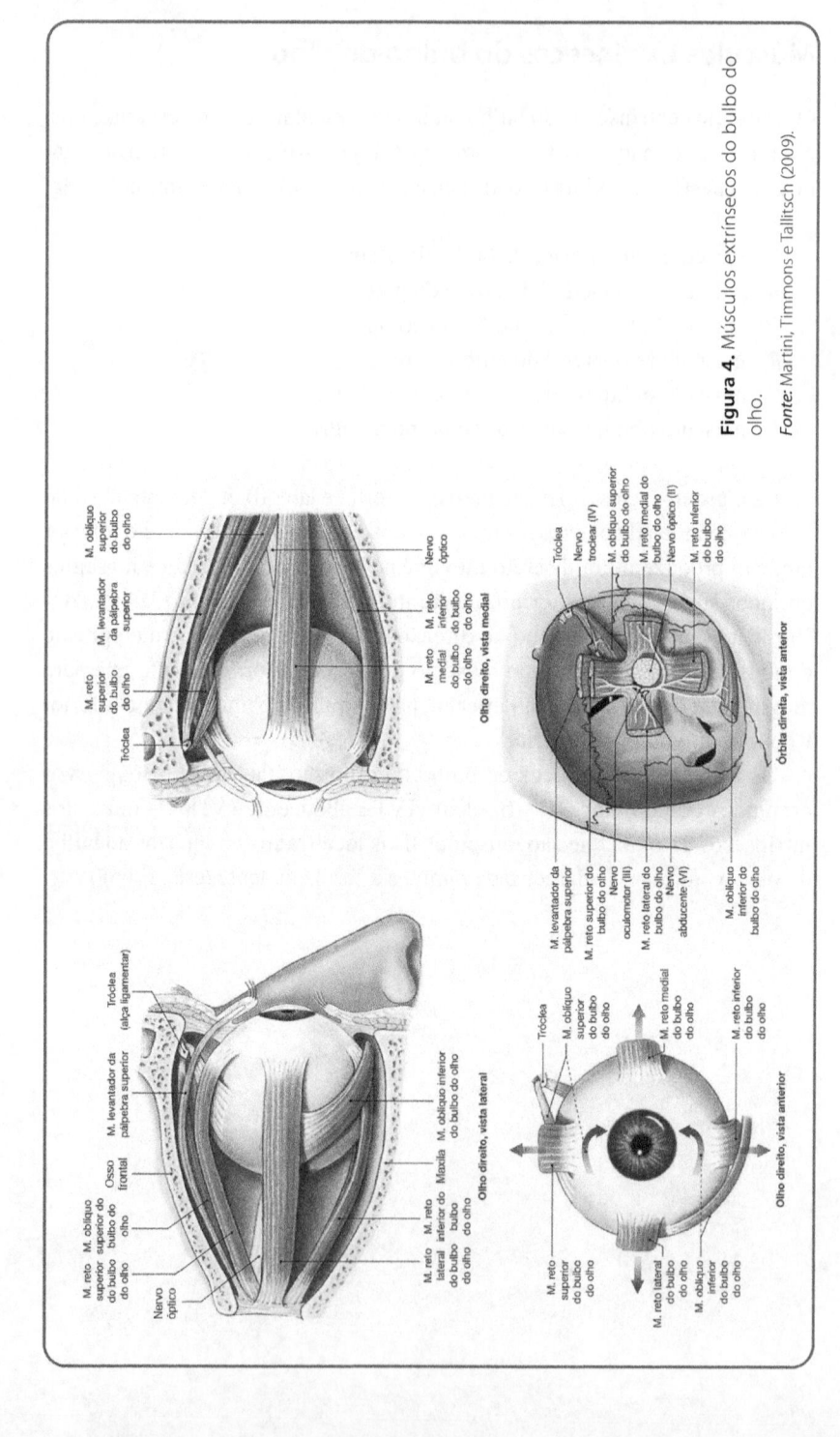

Figura 4. Músculos extrínsecos do bulbo do olho.
Fonte: Martini, Timmons e Tallitsch (2009).

Na prática

Veja em realidade aumentada como funcionam os músculos dos olhos.

Aponte para o QR code ou acesse o *link*
https://goo.gl/pk3S6s para ver o recurso.

Quadro 2. Resumo detalhado das características dos músculos extrínsecos do bulbo do olho, abrangendo região, inserção de origem e terminal, ação e inervação.

Músculo	Inserção de origem (ponto fixo)	Inserção terminal (ponto móvel)	Ação	Inervação
Reto inferior do bulbo do olho	Esfenoide ao redor do canal ótico	Superfície ínfero-medial do bulbo do olho	Movimento inferior	Nervo oculomotor (III)
Reto medial do bulbo do olho	Idem ao anterior	Superfície medial do bulbo do olho	Movimento medial	Idem ao anterior
Reto superior do bulbo do olho	Idem ao anterior	Superfície superior do bulbo do olho	Movimento superior	Idem ao anterior
Reto lateral do bulbo do olho	Idem ao anterior	Superfície lateral do bulbo do olho	Movimento lateral	Nervo abducente (VI)

(Continua)

(Continuação)

Quadro 2. Resumo detalhado das características dos músculos extrínsecos do bulbo do olho, abrangendo região, inserção de origem e terminal, ação e inervação.

Músculo	Inserção de origem (ponto fixo)	Inserção terminal (ponto móvel)	Ação	Inervação
Oblíquo inferior do bulbo do olho	Maxila e porção anterior da órbita	Superfície ínfero-lateral do bulbo do olho	Movimento superolateral	Nervo oculomotor (III)
Oblíquo superior do bulbo do olho	Esfenoide ao redor do canal óptico	Superfície superolateral do bulbo do olho	Movimento ínfero-lateral	Nervo troclear (IV)

Fonte: Adaptado de Martini, Timmons e Tallitsch (2009, p. 267).

Músculos da mastigação

Para a realização dos movimentos mastigatórios, seus músculos movimentam a mandíbula na articulação temporomandibular (ATM) (Figura 5 e Quadro 3). O grande músculo masseter eleva a mandíbula e é o mais potente e importante músculo da mastigação. Já o músculo temporal contribui para a elevação da mandíbula, enquanto os músculos pterigóideos, medial e lateral, podem ser utilizados em várias combinações para levantar, protrair ou movimentar lateralmente a mandíbula, movimento também chamado de excursão lateral. Todos esses movimentos são de suma importância para extrair a máxima eficiência dos dentes durante a mastigação ou trituração de alimentos de várias consistências. Para a realização de todos esses movimentos, os músculos da mastigação são inervados pelo quinto nervo craniano: o nervo trigêmeo.

Figura 5. Músculos da mastigação.
Fonte: VanPutte, Regan e Russo (2016).

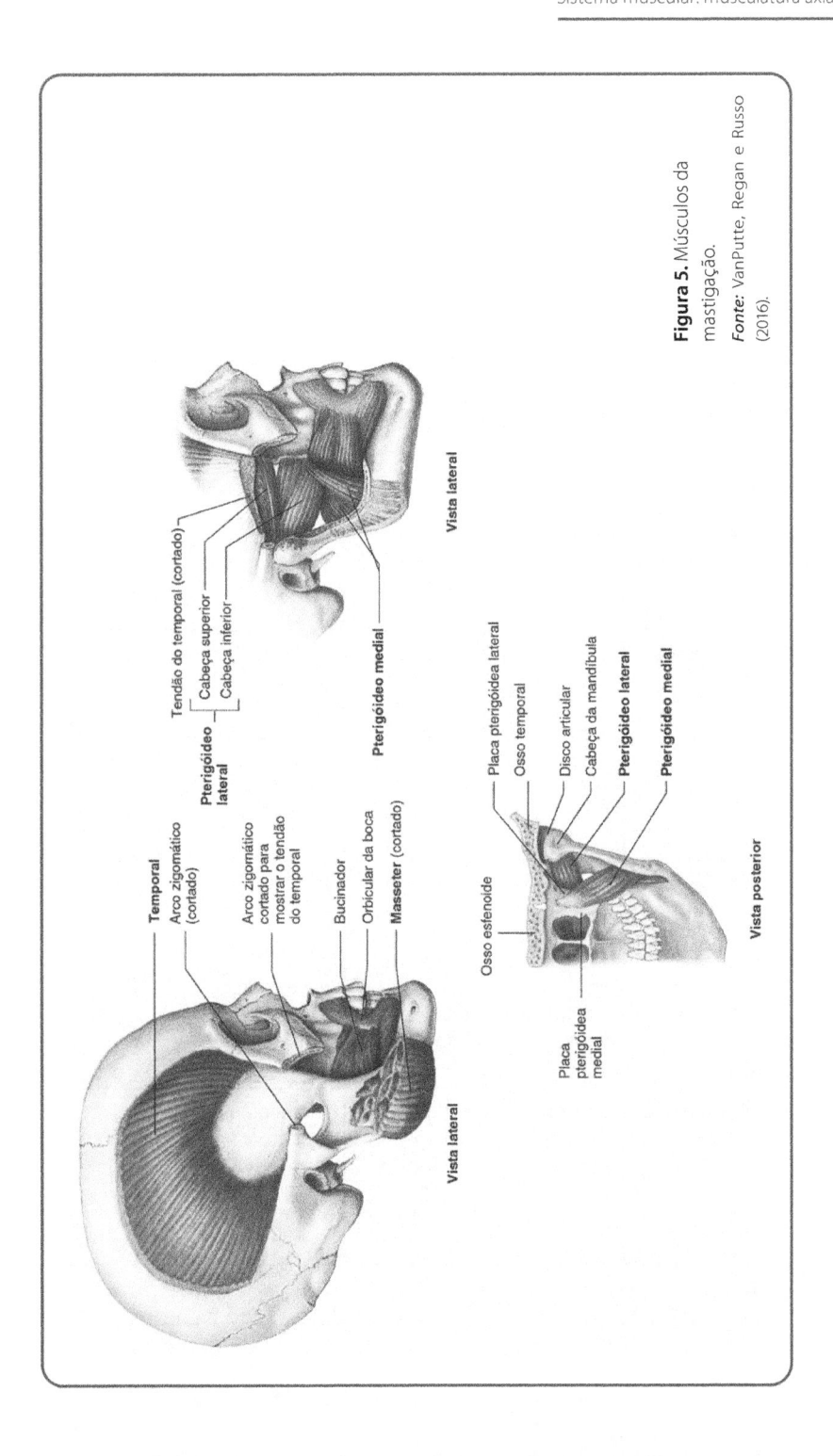

Quadro 3. Resumo detalhado das características dos músculos da mastigação, abrangendo região, inserção de origem e terminal, ação e inervação.

Músculo	Inserção de origem (ponto fixo)	Inserção terminal (ponto móvel)	Ação	Inervação
Masseter	Arco zigomático	Superfície lateral do ângulo da mandíbula (tuberosidade massetérica)	Levanta a mandíbula e fecha a boca	Nervo trigêmeo (V), via nervo mandibular
Temporal	Ao longo das linhas temporais do crânio	Processo coronoide da mandíbula	Idem ao anterior	Idem ao anterior
Pterigoideo medial	Lâmina lateral do processo pterigoide e porções adjacentes do palato ósseo e maxila	Superfície medial do ângulo da mandíbula (tuberosidade pterigoidea)	Levanta a mandíbula e fecha a boca, ou movimenta lateralmente a mandíbula	Idem ao anterior
Pterigoideo medial	Lâmina lateral do processo pterigoide e porções adjacentes do palato ósseo e maxila	Superfície medial do ângulo da mandíbula (tuberosidade pterigoidea)	Levanta a mandíbula e fecha a boca, ou movimenta lateralmente a mandíbula	Idem ao anterior
Pterigoideo lateral	Lâmina lateral do processo pterigoide e asa maior do esfenoide	Parte anterior do colo da mandíbula (fóvea pterigoidea)	Abre a boca, protrai ou movimenta lateralmente a mandíbula	Idem ao anterior

Fonte: Martini, Timmons e Tallitsch (2009, p. 268).

Músculos da língua

Os músculos da língua recebem uma terminologia que apresenta o sufixo "glossus", que significa "língua". Uma vez incorporada a estrutura referida aos prefixos dos nomes, como "genio", "hio", "palato" e "estilo", você não terá dificuldades em entender este grupo muscular. O músculo genioglosso origina-se no mento, o músculo hioglosso, no osso hioide, o músculo palatoglosso, no palato, e o músculo estiloglosso, no processo estiloide.

Os músculos extrínsecos da língua apresentam ação combinada para movimentar a língua nos delicados e complexos padrões necessários à fala (Figura 6 e Quadro 4). Eles também movimentam o bolo alimentar na boca durante a preparação para a deglutição. Os músculos intrínsecos da língua, localizados totalmente no interior da desta, auxiliam essas ações. A maioria desses músculos é inervada pelo XII nervo craniano, o nervo hipoglosso, cujo nome indica sua função e sua localização.

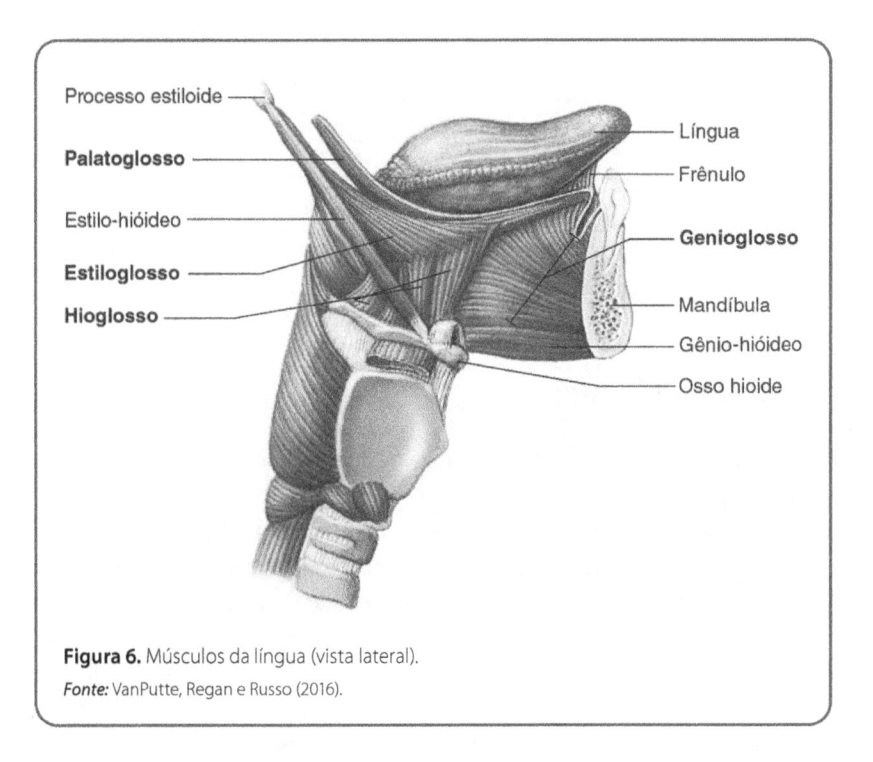

Figura 6. Músculos da língua (vista lateral).
Fonte: VanPutte, Regan e Russo (2016).

Quadro 4. Resumo detalhado das características dos músculos da língua, abrangendo região, inserção de origem e terminal, ação e inervação.

Músculo	Inserção de origem (ponto fixo)	Inserção terminal (ponto móvel)	Ação	Inervação
Genioglosso	Superfície medial da mandíbula ao redor do mento	Corpo da língua, osso hioide	Abaixa e protrai a língua	Nervo hipoglosso (NC XII)
Hioglosso	Corpo e corno maior do osso hioide	Face lateral da língua	Abaixa e retrai a língua	Idem ao anterior
Palatoglosso	Região anterior do palato mole	Idem ao anterior	Eleva a língua e abaixa o palato mole	Ramo do plexo faríngeo (NC X)
Estiloglosso	Processo estiloide do osso temporal	Face lateral até o ápice da língua e sua base	Retrai a língua e eleva suas margens	Nervo hipoglosso (NC XII)

Fonte: Adaptado de Martini, Timmons e Tallitsch (2009, p. 269).

Músculos da faringe

Este grupo pareado de músculos é importante para a deglutição (Figura 7 e Quadro 5). Seu início se dá com os músculos constritores da faringe, que iniciam a movimentação do bolo alimentar em direção ao esôfago. Os músculos palatofaríngeo, salpingofaríngeo e estilofaríngeo elevam a faringe e a laringe e são classificados como levantadores da faringe. Os músculos palatinos, o tensor do véu palatino e o levantador do véu palatino elevam o palato mole e porções adjacentes da parede faríngea. Os músculos levantadores do véu palatino também abrem o óstio faríngeo da tuba auditiva. Como resultado, deglutir repetidamente auxilia no equilíbrio das pressões interna e externa na orelha durante viagens aéreas ou ao mergulhar. Os músculos da faringe são supridos pelos nervos cranianos glossofaríngeo (IX) e vago (X).

Figura 7. Músculos da faringe (vistas lateral e em secção sagital).
Fonte: Martini, Timmons e Tallitsch (2009).

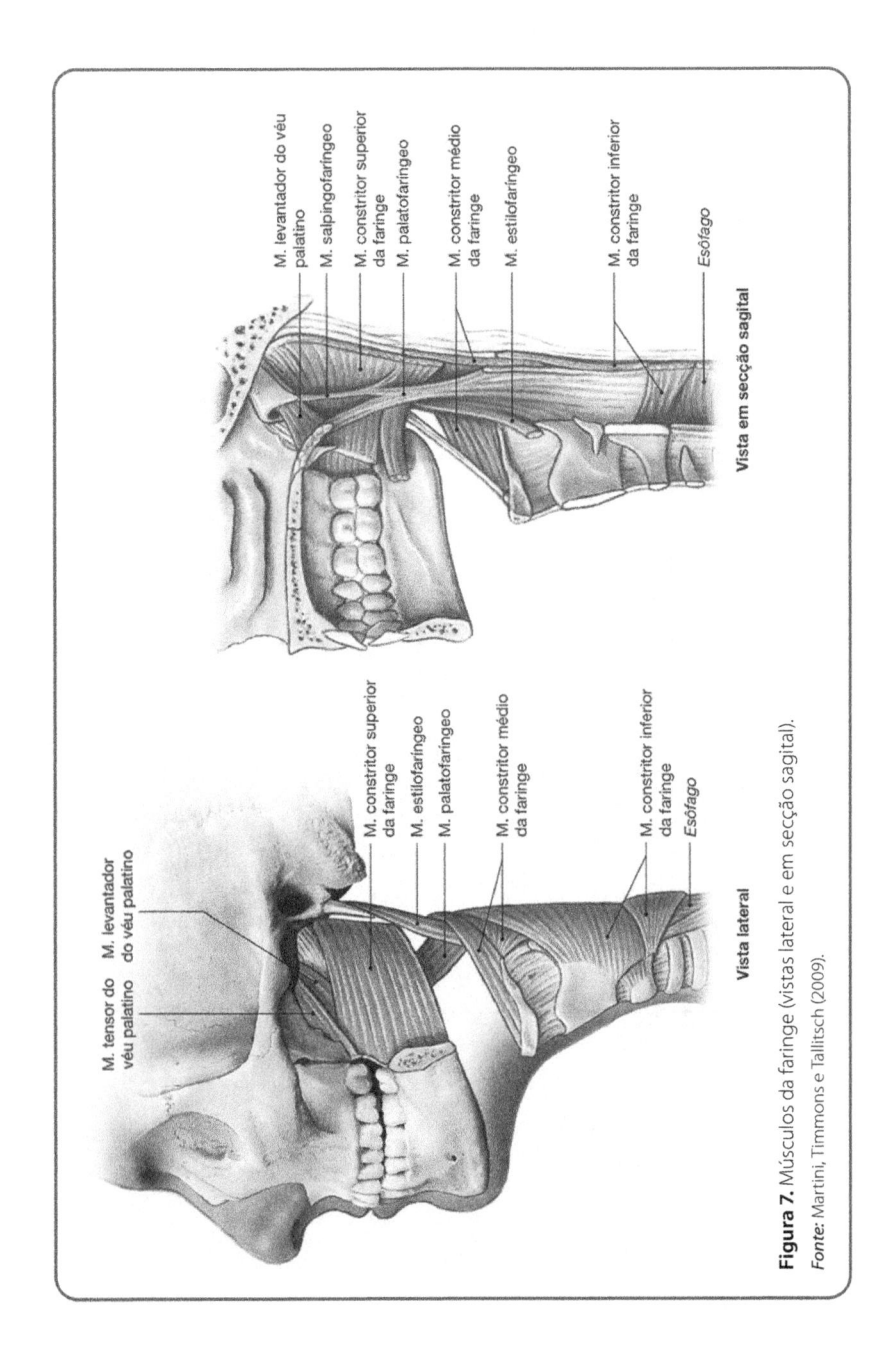

Quadro 5. Resumo detalhado das características dos músculos da faringe, abrangendo região, inserção de origem e terminal, ação e inervação.

Músculo	Inserção de origem (ponto fixo)	Inserção terminal (ponto móvel)	Ação	Inervação
Constritores da faringe Constritor superior da faringe Constritor médio da faringe Constritor inferior da faringe	Processo pterigoide do esfenoide, superfícies mediais da mandíbula e laterais da língua Cornos do osso hioide Cartilagens cricoidea e tireóidea da laringe	Rafe mediana fixa ao osso occipital Rafe mediana Rafe mediana	Constringem a faringe para empurrar o bolo alimentar para o esôfago	Ramos do plexo faríngeo (X) Nervo vago (X) Nervo vago (X) Nervo vago (X)
Levantadores da faringe[1] Palatofaríngeo Salpingofaríngeo Estilofaríngeo	Palatos mole e duro Cartilagem na porção inferior da extremidade da tuba auditiva Processo estiloide do osso temporal	Cartilagem tireóidea Cartilagem tireóidea Cartilagem tireóidea	Elevam a faringe e a laringe	Ramos do plexo faríngeo (IX e X) Nervo vago (X) Nervo vago (X) Nervo glossofaríngeo (IX)

(Continua)

(Continuação)

Quadro 5. Resumo detalhado das características dos músculos da faringe, abrangendo região, inserção de origem e terminal, ação e inervação.

Músculo	Inserção de origem (ponto fixo)	Inserção terminal (ponto móvel)	Ação	Inervação
Músculos palatinos Levantador do véu palatino Tensor do véu palatino	Parte petrosa do osso temporal, tecidos ao redor da tuba auditiva Espinha do esfenoide, processo pterigoide e tecidos ao redor da tuba auditiva1Ação auxiliada pelos músculos tíreo--hióideo, gênio-hióideo, estilo--hióideo e hioglosso.	Palato mole Palato mole	Elevam o palato mole Idem ao anterior	Ramos do plexo faríngeo (X) Nervo trigêmeo (V)

¹ Ação auxiliada pelos músculos tíreo-hióideo, gênio-hióideo, estilo-hióideo e hioglosso.

Fonte: Adaptado de Martini, Timmons e Tallitsch (2009, p. 270).

Músculos anteriores do pescoço

Estes músculos controlam a posição da laringe, abaixam a mandíbula, tensionam o soalho da boca e oferecem uma base de sustentação estável para os músculos da língua e da faringe (Figura 8 e Quadro 6). Os músculos anteriores do pescoço que posicionam da laringe são denominados músculos extrínsecos da laringe. Já aqueles que interferem no formato e na posição das pregas vocais são chamados de músculos intrínsecos da laringe.

Figura 8. Músculos anteriores do pescoço.
Fonte: Martini, Timmons e Tallitsch (2009).

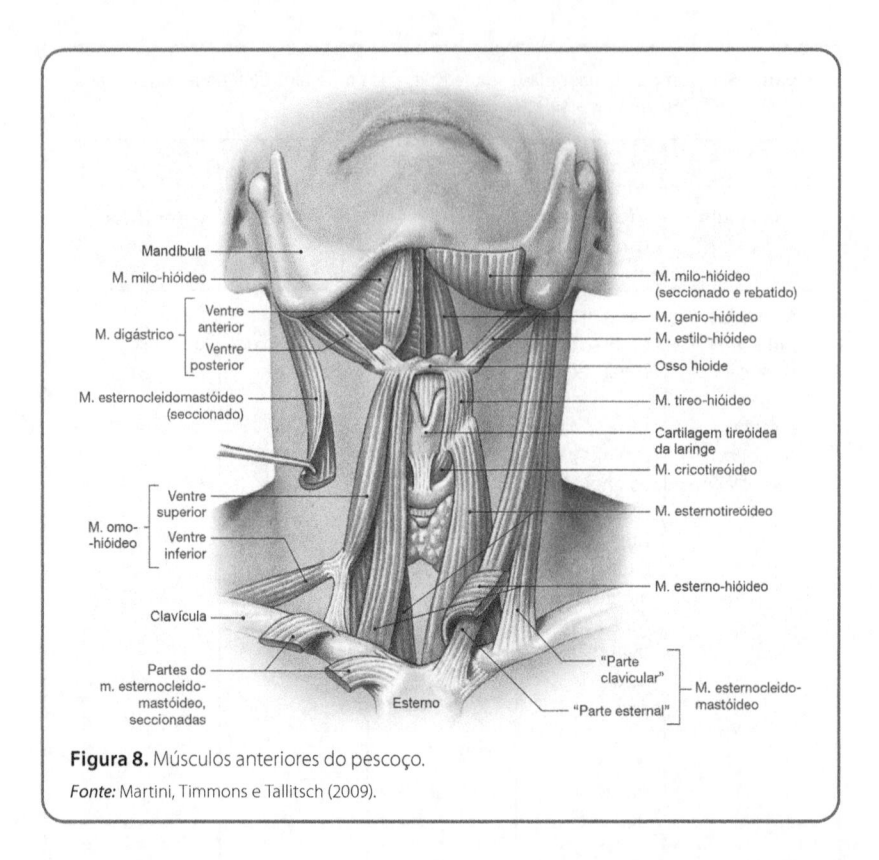

Quadro 6. Resumo detalhado das características dos músculos anteriores do pescoço, abrangendo região, inserção de origem e terminal, ação e inervação.

Músculo	Inserção de origem (ponto fixo)	Inserção terminal (ponto móvel)	Ação	Inervação
Digástrico		Osso hioide	Abaixa a mandíbula abrindo a boca e/ou eleva a laringe	

(Continua)

(Continuação)

Quadro 6. Resumo detalhado das características dos músculos anteriores do pescoço, abrangendo região, inserção de origem e terminal, ação e inervação.

Músculo	Inserção de origem (ponto fixo)	Inserção terminal (ponto móvel)	Ação	Inervação
Ventre anterior Ventre posterior	Da superfície póstero--inferior da mandíbula próximo ao mento Da região mastoidea do osso temporal		Abaixa a mandíbula abrindo a boca e/ou eleva a laringe	Nervo trigêmeo (V), via nervo mandibular Nervo facial (VII)
Gênio--hióideo	Superfície medial da mandíbula no nível do mento	Osso hioide	Idem ao anterior e retrai o osso hioide	Nervo cervical C1 via nervo hipoglosso (XII)
Milo-hióideo	Linha milo--hióidea da mandíbula	Rafe mediana de tecido conectivo que faz trajeto em direção ao osso hioide	Eleva o soalho da boca, levanta o osso hioide e/ou abaixa a mandíbula	Nervo trigêmeo (V), via nervo mandibular
Omo--hióideo[1]	Margem superior da escápula próximo à incisura da escápula	Osso hioide	Abaixa o osso hioide e a laringe	Nervos espinais cervicais C2-C3
Esterno--hióideo	Clavícula e manúbrio do esterno	Osso hioide	Idem ao anterior	Nervos espinais cervicais C1-C3
Esternotireóideo	Superfície posterior do manúbrio e primeira cartilagem costal	Cartilagem tireóidea da laringe	Idem ao anterior	Nervos espinais cervicais C1-C3

(Continua)

(Continuação)

Quadro 6. Resumo detalhado das características dos músculos anteriores do pescoço, abrangendo região, inserção de origem e terminal, ação e inervação.

Músculo	Inserção de origem (ponto fixo)	Inserção terminal (ponto móvel)	Ação	Inervação
Estilo-hióideo	Processo estiloide do osso temporal	Osso hioide	Eleva a laringe	Nervo facial (VII)
Tireo-hióideo	Cartilagem tireóidea da laringe	Osso hioide	Eleva a laringe, abaixa o osso hioide	Nervos espinais cervicais C1-C2 via nervo hipoglosso (XII)
Esternocleidomastoideo			Juntos, fletem a cabeça; isoladamente, um lado flete a cabeça em direção ao ombro e roda a face para o lado contralateral	Nervo acessório (XI) e nervos espinais cervicais (C2-C3) do plexo cervical
"Parte clavicular" "Parte esternal"	Extremidade esternal da clavícula Manúbrio do esterno	Processo mastoide do osso temporal e porção lateral da linha nucal		

[1] Ventres superior e inferior unidos em um tendão central ancorado à clavícula e à primeira costela.

Fonte: Adaptado de Martini, Timmons e Tallitsch (2009, p. 272).

Além disso, os músculos do pescoço ainda podem ser classificados como supra-hióideos e infra-hióideos, dependendo da sua localização em relação ao osso hioide.

O músculo digástrico apresenta dois ventres, como o próprio nome indica. Um dos ventres vai do mento até o osso hioide, e o outro continua do osso hioide até a região mastóidea do osso temporal. Esse músculo abre a boca por meio do abaixamento da mandíbula. O ventre anterior situa-se inferiormente ao largo e plano músculo milo-hióideo, que oferece sustentação muscular ao soalho da boca. Os músculos genio-hióideos, que estão localizados superiormente ao músculo milo-hióideo, oferecem sustentação adicional. O músculo estilo-hióideo forma uma conexão muscular entre o osso hioide e o processo estiloide do osso temporal.

O músculo esternocleidomastóideo estende-se da clavícula e do esterno ao processo mastoide do osso temporal. Ele apresenta duas inserções de origem, uma parte esternal e uma parte clavicular. O músculo omo-hióideo fixa-se à escápula, à clavícula, à primeira costela e ao osso hioide. Esses músculos longos são supridos por mais de um nervo, e regiões específicas podem ser constituídas para contrair-se independentemente.

Os outros músculos deste grupo são os músculos em forma de fita, que fazem trajeto entre o esterno e a laringe (esternotireóideos) ou o osso hioide (esterno-hióideos) e entre a laringe e o osso hioide (tireo-hióideos).

Músculos da coluna vertebral

Esses músculos estão dispostos em três camadas distintas: superficial, média e profunda. Os músculos das camadas superficial e média são chamados de músculos extrínsecos do dorso. Eles são inervados pelos ramos anteriores dos nervos espinhais associados e se estendem desde o esqueleto axial até o membro superior ou a caixa torácica.

Os músculos da camada superficial (trapézio, latíssimo do dorso, levantador da escápula e romboide) deverão ser estudados no sistema apendicular, pois eles posicionam o cíngulo do membro superior e os membros superiores.

A camada média dos músculos extrínsecos do dorso consiste nos músculos serráteis posteriores, cuja principal função é auxiliar na movimentação das costelas durante a respiração.

Os músculos mais profundos do dorso são os músculos intrínsecos (ou verdadeiros) do dorso. Os músculos intrínsecos do dorso são inervados pelos ramos posteriores dos nervos espinais. Esses músculos interconectam e estabilizam as vértebras. Esses músculos são dispostos em camadas superficial, média e profunda. Essas três camadas musculares são encontradas lateralmente na coluna vertebral, no espaço entre os processos espinhosos e os processos transversos das vértebras. Embora essa massa de músculos se estenda do sacro ao crânio de modo geral, é importante você lembrar que cada grupo muscular é composto por numerosos músculos individuais de comprimentos variados.

Camada superficial dos músculos intrínsecos do dorso

A camada superficial dos músculos intrínsecos do dorso é composta pelos músculos esplênios, sendo eles o músculo esplênio da cabeça e o músculo esplênio do pescoço. O músculo esplênio da cabeça tem inserção de origem no ligamento nucal e nos processos espinhosos das quatro vértebras torácicas superiores e inserção terminal no crânio. O músculo esplênio do pescoço tem inserção de origem no ligamento nucal e nos processos espinhosos das vértebras cervicais superiores e inserção terminal no crânio. Ambos executam a extensão ou a flexão lateral da cabeça e do pescoço.

Camada média dos músculos intrínsecos do dorso

A camada média é formada por músculos extensores da coluna vertebral ou eretores da espinha. Esses músculos originam- se na coluna vertebral e os seus nomes individuais fornecem informação útil sobre suas inserções. Exemplificando:

- Nomes de músculos que incluem o termo da cabeça indicam inserção no crânio.
- Nomes de músculos que incluem o termo do pescoço indicam inserção em vértebras cervicais superiores.
- Nomes de músculos que incluem o termo do tórax indicam inserção em vertebras cervicais inferiores e torácicas superiores.

Os músculos eretores da espinha (direito e esquerdo) são subdivididos em grupos espinal, longuíssimo e iliocostal. Essas divisões são baseadas na proximidade à coluna vertebral, sendo o grupo espinal o mais próximo e o grupoiliocostal o mais distante. Nas regiões lombares inferior e sacral, fica difícil distinguir os limites entre os músculos longuíssimo e iliocostal. Quando contraídos em conjunto, os músculos eretores da espinha fazem a extensão da coluna vertebral. Quando os músculos se contraem em apenas um lado, há uma flexão lateral da coluna vertebral.

Camada profunda dos músculos intrínsecos do dorso

Profundamente ao músculo espinal, os músculos da camada mais profunda interconectam e estabilizam as vértebras. Esses músculos, algumas vezes chamados de músculos transverso-espinais, incluem o grupo semiespinal e os músculos multífidos, rotadores, interespinais e intertransversários. Todos esses músculos são relativamente curtos e trabalham em diversas combinações para produzir ligeira extensão ou rotação da coluna vertebral. Eles também são importantes para fazer delicados ajustes nas posições das vértebras individuais e para estabilizar vértebras adjacentes.

Caso sejam lesados, podem iniciar um ciclo de dor, por meio de um processo de estimulação do músculo, causado pela contração deste, gerando dor. Isso pode levar à pressão de nervos espinais adjacentes, causando perdas sensitivas e limitando também a movimentação. Muitos dos exercícios de aquecimento e alongamento, recomendados antes de atividades físicas, têm a intenção de preparar esses pequenos músculos para sua função de sustentação.

Músculos flexores da coluna vertebral

Os músculos da coluna vertebral incluem muitos extensores e poucos flexores (Figuras 9 e 10 e Quadro 7). A coluna vertebral não precisa de um grande número de músculos flexores, porque muitos dos grandes músculos do tronco, quando se contraem, flexionam a coluna vertebral e a maior parte do peso do corpo concentra-se na região anterior à coluna vertebral. Assim, a gravidade tende a flexionar a coluna. Entretanto, alguns flexores da coluna vertebral estão associados à superfície anterior da coluna vertebral.

Figura 9. Músculos da coluna vertebral.
Fonte: Martini, Timmons e Tallitsch (2009).

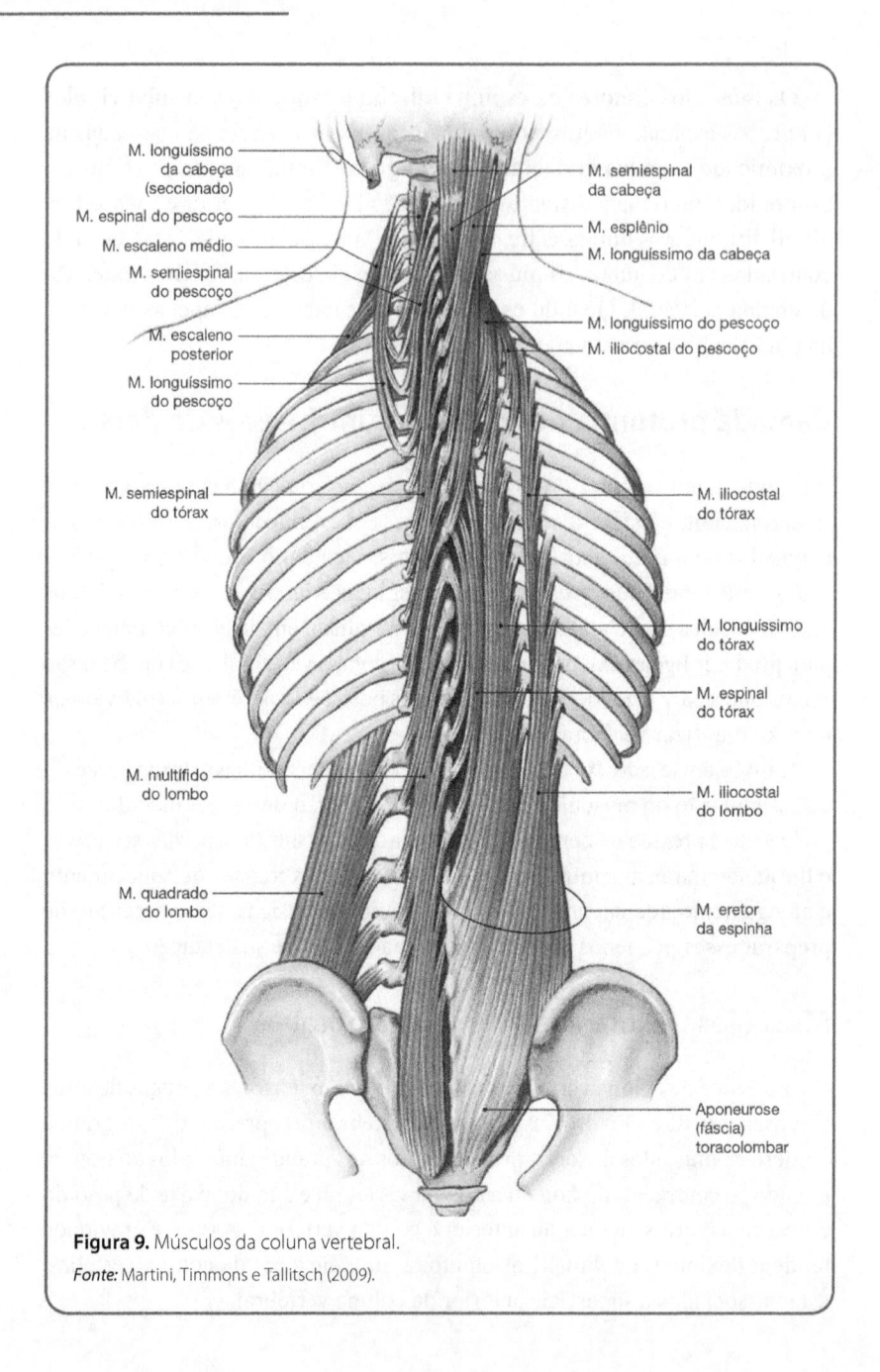

No pescoço, o músculo longo da cabeça e o músculo longo do pescoço rodam e fletem o pescoço, com sua contração unilateral ou bilateral. Na região lombar, o grande músculo quadrado do lombo flexiona a coluna vertebral e abaixa as costelas.

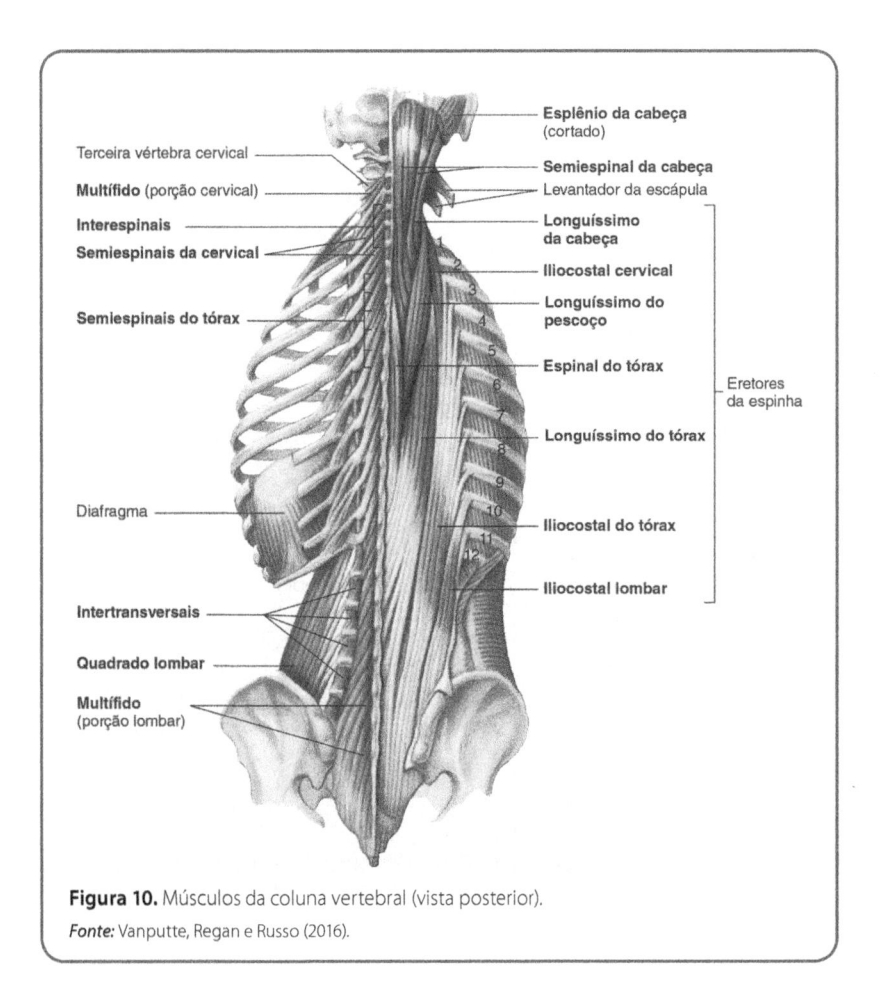

Figura 10. Músculos da coluna vertebral (vista posterior).
Fonte: Vanputte, Regan e Russo (2016).

Quadro 7. Resumo detalhado das características dos músculos da coluna vertebral, abrangendo região, inserção de origem e terminal, ação e inervação.

Grupo/ Músculo	Inserção de origem (ponto fixo)	Inserção terminal (ponto móvel)	Ação	Inervação
Camada superficial Esplênio (esplênio da cabeça, esplênio do pescoço) Eretor da espinha **Grupo espinal** Espinal do pescoço Espinal do tórax **Grupo longuíssimo** Longuíssimo da cabeça Longuíssimo do pescoço Longuíssimo do tórax **Grupo iliocostal** Iliocostal do pescoço Iliocostal do tórax Iliocostal do lombo	Processos espinhosos e ligamentos de conexão das vértebras cervicais inferiores e torácicas superiores Porção inferior do ligamento nucal e processo espinhoso de C VII Processos espinhosos das vértebras torácicas inferiores e lombares superiores Processos transversos das vértebras cervicais inferiores e torácicas superiores Processos transversos das vértebras torácicas superiores Larga aponeurose e processos transversos	Processo mastoide, osso occipital e vértebras cervicais superiores Processo espinhoso do áxis Processos espinhosos das vértebras torácicas superiores Processo mastoide do osso temporal Processos transversos das vértebras cervicais superiores e médias Processos transversos das vértebras torácicas superiores e lombares, e margens inferiores das 10 costelas inferiores Processos transversos das vértebras cervicais	Os dois lados atuam em conjunto para estender a cabeça e o pescoço; isoladamente, roda e flete lateralmente a cabeça para o lado ipsilateral Estende o pescoço Estende a coluna vertebral Os dois lados atuam em conjunto para estender a cabeça e o pescoço; isoladamente, roda e flete lateralmente a cabeça para o lado ipsilateral Idem ao anterior Estende a coluna vertebral; isoladamente, produz	Nervos espinais cervicais Idem ao anterior Nervos espinais torácicos e lombares Nervos espinais cervicais e torácicos Idem ao anterior Nervos espinais torácicos e lombares Nervos espinais cervicais e torácicos superiores Nervos espinais torácicos Nervos espinais torácicos inferiores e lombares

(Continua)

(Continuação)

Quadro 7. Resumo detalhado das características dos músculos da coluna vertebral, abrangendo região, inserção de origem e terminal, ação e inervação.

Grupo/ Músculo	Inserção de origem (ponto fixo)	Inserção terminal (ponto móvel)	Ação	Inervação
	das vértebras torácicas inferiores e lombares superiores; une-se ao músculo iliocostal	médias e inferiores Costelas superiores e processos transversos da última vértebra cervical	flexão lateral para o lado ipsilateral Estende ou flete lateralmente o pescoço, eleva as costelas	
	Larga aponeurose e processos transversos das vértebras torácicas inferiores e lombares superiores; une-se ao músculo iliocostal	Margens inferiores das costelas VI- XII próximas de seus ângulos	Estabiliza as vértebras torácicas em extensão Estende a coluna vertebral e abaixa as costelas	
	Margens superiores das costelas próximas aos ângulos			
	Margens superiores das costelas VI-XII medialmente aos ângulos			
	Crista ilíaca, crista sacral e processos espinhosos lombares			

(Continua)

(Continuação)

Quadro 7. Resumo detalhado das características dos músculos da coluna vertebral, abrangendo região, inserção de origem e terminal, ação e inervação.

Grupo/ Músculo	Inserção de origem (ponto fixo)	Inserção terminal (ponto móvel)	Ação	Inervação
Músculos profundos (transverso- -espinais) Semiespinais	Processos das vértebras cervicais inferiores e torácicas superiores	Osso occipital entre as linhas nucais	Em conjunto, estendem a cabeça e o pescoço; isoladamente, estende e	Nervos espinais cervicais Idem ao anterior
Semiespinal da cabeça Semiespinal do pescoço Semiespinal do tóxax Multífidos Rotadores (do pescoço, do tórax e do lombo) Interespinais Intertransversários	Processos transversos de T I-T V ou T VI Processos transversos de T VI-T X Sacro e processo transverso de cada vértebra Processos transversos das vértebras em cada região (cervical, torácica e lombar) Processos espinhosos de cada vértebra Processos transversos de cada vértebra	Processos espinhosos de C II- C V Processos espinhosos de C V-T IV Processos espinhosos da terceira ou quarta vértebra acima do ponto fixo Processo espinhoso da vértebra adjacente acima do ponto fixo Processos espinhosos da vértebra acima do ponto fixo Processo transverso da vértebra acima do ponto fixo	flete lateralmente o pescoço e roda a cabeça para o lado oposto Estende a coluna oposto Idem ao anterior Idem ao anterior Idem ao anterior Vertebral e roda para o lado Estende a coluna vertebral Flete lateralmente a coluna vertebral	Nervos espinais torácicos Nervos espinais cervicais torácicos e lombares Idem ao anterior Idem ao anterior Idem ao anterior

(Continua)

(Continuação)

Quadro 7. Resumo detalhado das características dos músculos da coluna vertebral, abrangendo região, inserção de origem e terminal, ação e inervação.

Grupo/ Músculo	Inserção de origem (ponto fixo)	Inserção terminal (ponto móvel)	Ação	Inervação
Flexores da coluna Longo da cabeça Longo do pescoço Quadrado do lombo	Processos transversos das vértebras cervicais Superfícies anteriores das vértebras cervicais e torácicas superiores Crista ilíaca e ligamento iliolombar	Base do osso occipital Processos transversos das vértebras cervicais superiores Última costela e processos transversos das vértebras lombares	Em conjunto, fletem a cabeça e o pescoço; isoladamente, roda a cabeça para o lado ipsilateral Flete e/ou roda o pescoço; limita a hiperextensão Em conjunto, abaixam as costelas; isoladamente, produz flexão lateral da coluna vertebral; fixa as costelas flutuantes (XI e XII) durante a expiração forçada	Nervos espinais cervicais Idem ao anterior Nervos espinais torácicos e lombares

Fonte: Adaptado de Martini, Timmons e Tallitsch (2009, p. 275).

Músculos oblíquos e retos

Os músculos oblíquos e retos localizam-se entre a coluna vertebral e a linha mediana anterior (Figura 11 e Quadro 8). Os oblíquos podem comprimir estruturas subjacentes ou rodar a coluna vertebral, atuando isolada ou conjuntamente. Já os retos são importantes flexores da coluna vertebral, atuando em oposição ao músculo eretor da espinha.

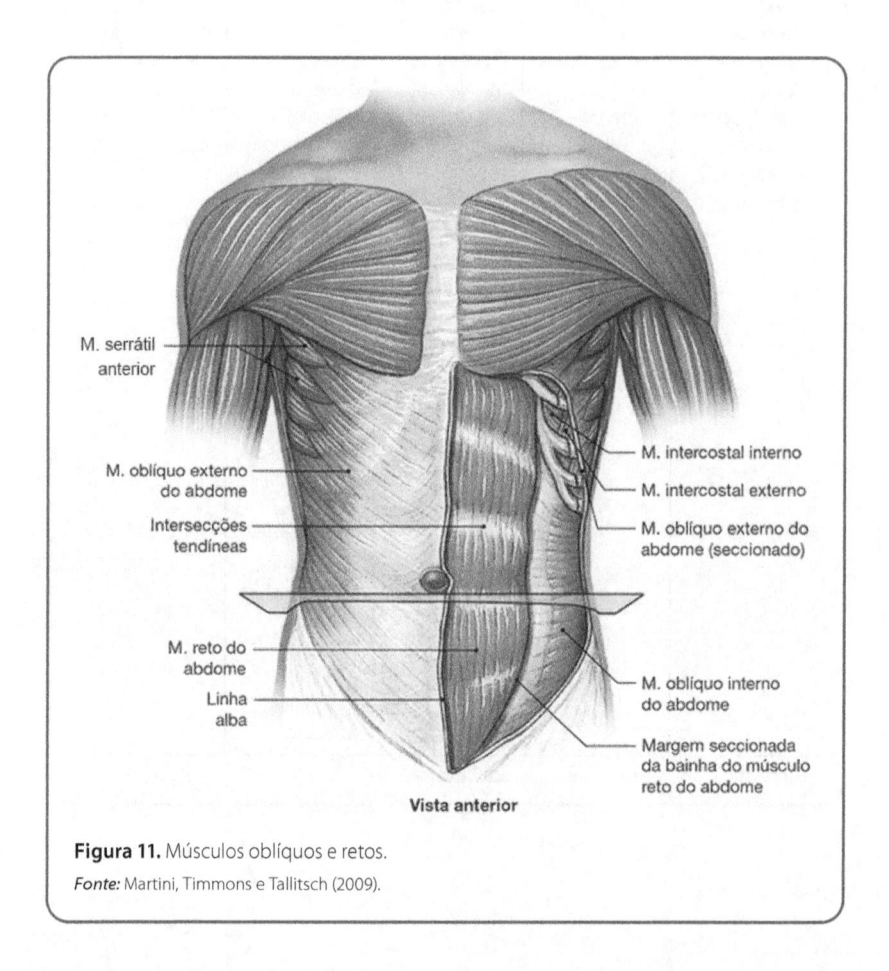

Figura 11. Músculos oblíquos e retos.
Fonte: Martini, Timmons e Tallitsch (2009).

Quadro 8. Resumo detalhado das características dos músculos oblíquos, retos e diafragmáticos, abrangendo região, inserção de origem e terminal, ação e inervação.

Grupo/ Músculo	Inserção de origem (ponto fixo)	Inserção terminal (ponto móvel)	Ação	Inervação
Grupo oblíquo Região cervical Escalenos (anterior, médio e posterior) Região torácica Intercostais externos Intercostais internos Transverso do tórax Serrátil posterior Superior Inferior Região abdominal Oblíquo externo do abdome Oblíquo interno do abdome Transverso do abdome	Processos transversos das vértebras C II-C VII Margem inferior de cada costela Margem superior de cada costela Face posterior do esterno Processos espinhosos de C VII-T III e ligamento nucal Aponeurose a partir dos processos espinhosos de T X-L III Face externa e margem inferior das costelas V-XII Aponeurose (fáscia) toracolombar e crista ilíaca Cartilagens costais das costelas II-VI, crista ilíaca e aponeurose (fáscia) toracolombar	Face superior das duas primeiras costelas Margem superior da costela mais inferior Margem inferior da costela mais superior Cartilagens costais Margens superiores das costelas II-V, próximo aos ângulos Margens inferiores das costelas VIII-XII Aponeurose do músculo oblíquo externo do abdome estendendo-se à linha alba e crista ilíaca Face inferior das costelas IX-XII, cartilagens costais VIII-X, linha alba e osso púbis	Eleva as costelas e/ ou flexão do pescoço; unilateralmente, flete o pescoço e roda a cabeça e o pescoço para o lado oposto Eleva as costelas Abaixa as costelas Idem ao anterior Eleva as costelas, expande a cavidade torácica Traciona as costelas inferiormente; também traciona no sentido de expansão da cavidade torácica, opondo-se ao diafragma Comprime o abdome; abaixa as costelas; flete, flete	Nervos espinais cervicais Nervos intercostais (ramos anteriores de nervos espinais torácicos) Idem ao anterior Idem ao anterior Nervos torácicos (T1-T4) Nervos torácicos (T9-T12) Nervos intercostais T5-T12, nervos iliohipogástrico e ilioinguinal Idem ao anterior Idem ao anterior

(Continua)

(Continuação)

Quadro 8. Resumo detalhado das características dos músculos oblíquos, retos e diafragmáticos, abrangendo região, inserção de origem e terminal, ação e inervação.

Grupo/ Músculo	Inserção de origem (ponto fixo)	Inserção terminal (ponto móvel)	Ação	Inervação
		Linha alba e osso púbico	lateralmente ou roda a coluna vertebral contralateralmente Idem ao anterior, mas roda a coluna vertebral ipsilateralmente Comprime o abdome	
Grupo reto Região cervical Região torácica Diafragma Região abdominal Reto do abdome	Inclui os Músculos **gênio-hióideo**, **omo--hióideo**, **esterno--hióideo**, **esterno-tireóideo** e **tíreo--hióideo** Processo xifoide, costelas VII--XII e cartilagens costais associadas, e faces anteriores das vértebras lombares Face superior do púbis ao redor da sínfise púbica	Centro tendíneo do diafragma Face inferior das cartilagens costais (V-VII) e processo xifoide do esterno	A contração expande a cavidade torácica, comprime a cavidade abdominopélvica Abaixa as costelas, flete a coluna vertebral e comprime o abdome	Nervos frênicos (C3-C5) Nervos intercostais (T7-T12)

Fonte: Adaptado de Martini, Timmons e Tallitsch (2009, p. 276).

Os músculos oblíquos e retos do tronco e o diafragma, que separa as cavidades abdominopélvica e torácica, apresentam a mesma origem embrionária. Os músculos oblíquos e retos podem ser divididos em grupos cervical, torácico e abdominal.

O grupo oblíquo inclui os músculos escalenos da região cervical e os músculos intercostais e transversos da região torácica. No pescoço, os músculos escalenos anterior, médio e posterior elevam as duas primeiras costelas e contribuem para a flexão do pescoço e da cabeça. No tórax, os músculos oblíquos, localizados entre as costelas, são chamados de músculos intercostais. Os músculos intercostais externos são superficiais aos músculos intercostais internos.

Os dois grupos de músculos intercostais são importantes para os movimentos respiratórios das costelas. O pequeno músculo transverso do tórax cruza a superfície interna da caixa torácica e é recoberto pela túnica serosa (pleura) que limita a cavidade pleural.

No abdome, o mesmo padrão básico de musculatura se estende de forma contínua pela parede abdominopélvica. A disposição cruzada da direção das fibras musculares nesses músculos fortalece a parede do abdome. Esses músculos são: oblíquos externo e interno do abdome, transverso do abdome e reto do abdome. Uma excelente forma de você compreender a relação entre esses músculos é observá-los em secção transversal. O músculo reto do abdome insere-se no processo xifoide do esterno e estende-se até a proximidade da sínfise púbica. Esse músculo é limitado medial e longitudinalmente por uma partição mediana de colágeno, a linha alba. As intersecções tendíneas transversais são bandas de tecido fibroso que dividem esse músculo em quatro segmentos repetidos.

Diafragma

O diafragma, ou músculo diafragmático, especifica a divisória muscular que separa as cavidades abdominopélvica e torácica (Figura 12). O diafragma é o principal músculo da respiração, pois sua contração aumenta o volume da cavidade torácica e promove a inspiração, enquanto o seu relaxamento diminui o volume para facilitar a expiração.

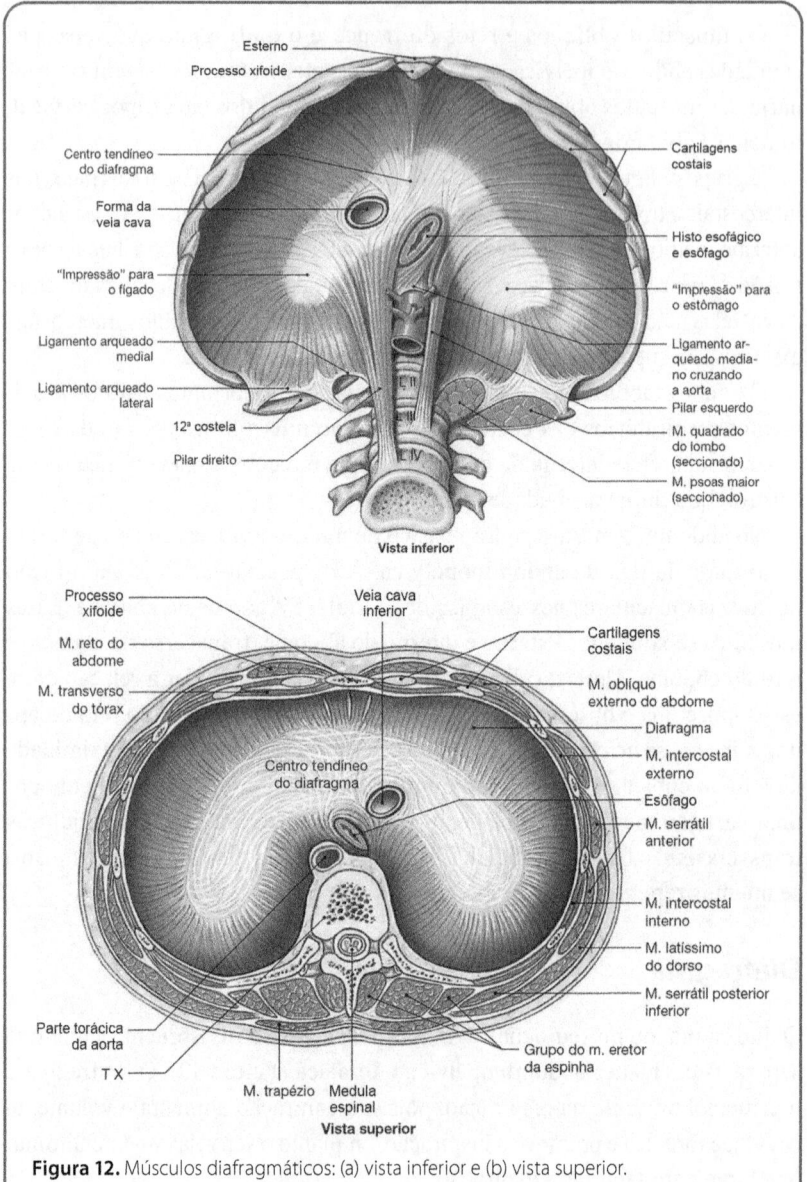

Figura 12. Músculos diafragmáticos: (a) vista inferior e (b) vista superior.
Fonte: Martini, Timmons e Tallitsch (2009).

Músculos do períneo e do diafragma da pelve

Os músculos do períneo e do diafragma da pelve se estendem do sacro e do cóccix até o ísquio e o púbis (Figura 13 e Quadro 9). Eles sustentam os órgãos na cavidade pélvica, fletem as articulações do sacro e do cóccix e controlam o movimento de materiais através da uretra e do canal anal.

Os limites do períneo, determinados pelo soalho pélvico e estruturas associadas, são estabelecidos pelas margens inferiores da pelve. Uma linha imaginária passando entre os túberes isquiáticos direito e esquerdo dividirá o períneo em dois trígonos: um anterior, ou trígono urogenital, e um posterior, ou trígono anal. Os músculos superficiais do trígono anterior são os músculos relacionados aos órgãos genitais externos. Eles se sobrepõem aos músculos mais profundos que fortalecem o soalho pélvico e circundam a uretra. Esses músculos profundos constituem o "diafragma urogenital", uma camada muscular que se estende entre os ossos púbis.

Uma lâmina muscular ainda mais extensa, o diafragma da pelve, forma a base muscular do trígono anal. Essa camada estende-se súpero-anteriormente ao diafragma urogenital, até à sínfise púbica. Em conjunto com o diafragma da pelve, eles não ocluem completamente a abertura inferior da pelve, porque a uretra, a vagina e o canal anal o atravessam para se abrir ao meio externo. Os esfíncteres musculares circundam a abertura dessas estruturas anatômicas e permitem o controle voluntário da micção e da defecação. Músculos, nervos e vasos sanguíneos também passam através da abertura da pelve ao longo dos seus trajetos a partir dos membros inferiores.

(a) **Masculino, vista inferior**

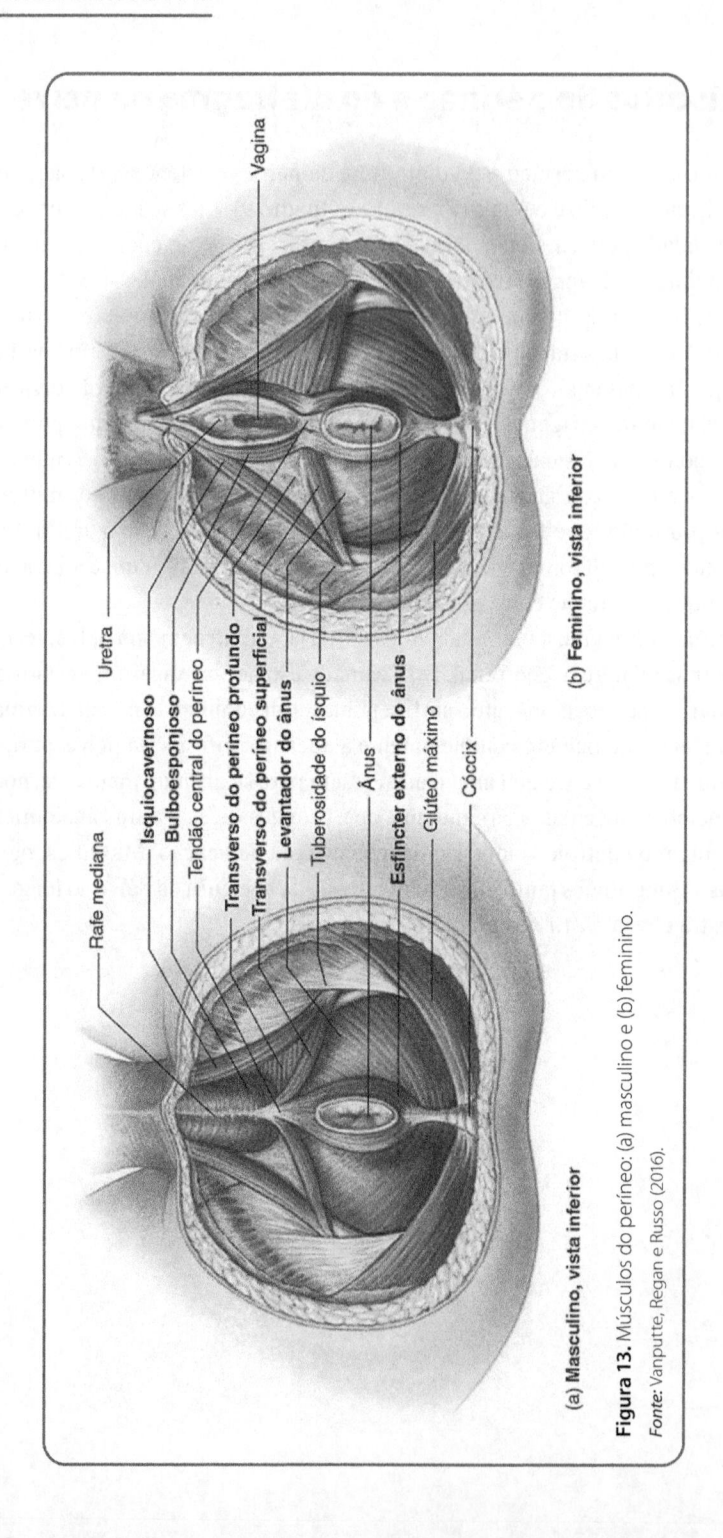

(b) **Feminino, vista inferior**

Rafe mediana
Uretra
Isquiocavernoso
Bulboesponjoso
Tendão central do períneo
Transverso do períneo profundo
Transverso do períneo superficial
Levantador do ânus
Tuberosidade do ísquio
Ânus
Esfíncter externo do ânus
Glúteo máximo
Cóccix
Vagina

Figura 13. Músculos do períneo: (a) masculino e (b) feminino.
Fonte: Vanputte, Regan e Russo (2016).

Quadro 9. Resumo detalhado das características dos músculos do períneo/músculos do diafragma da pelve, abrangendo região, inserção de origem e terminal, ação e inervação.

Grupo/ Músculo	Inserção de origem (ponto fixo)	Inserção terminal (ponto móvel)	Ação	Inervação
Trígono urogenital Músculos superficiais Bulboesponjoso Homem Mulher Isquiocavernoso Transverso superficial do períneo Músculos profundos Transverso profundo do períneo Esfincter externo da uretra Homem Mulher	Corpo do períneo (centro do períneo) e rafe mediana Corpo do períneo (centro do períneo) Ramo e túber isquiático Ramo do ísquio Ramo do ísquio Ramos do ísquio e do púbis Ramos do ísquio e do púbis	Corpo esponjoso, membrana do períneo e corpo cavernoso Bulbo do vestíbulo, membrana do períneo, corpo do clitóris, corpo cavernoso Corpo cavernoso do pênis ou clitóris; também para o ramo isquiopúbico (somente em mulheres) Corpo do períneo Rafe mediana do "diafragma urogenital" Para a rafe mediana na base do pênis; fibras internas circundam a uretra Para a rafe mediana; fibras internas circundam a uretra	Comprime a raiz do pênis, fixa o bulbo do pênis, atua na ejaculação e micção Comprime e fixa o bulbo do clitóris, estreita o óstio vaginal Comprime e fixa o ramo do pênis ou clitóris, ajudando a manter a ereção Estabiliza o corpo do períneo Idem ao anterior Fecha a uretra; comprime a próstata e as glândulas bulbouretrais Fecha a uretra; comprime a vagina e as glândulas vestibulares maiores	Nervo pudendo e nervos perineais (S2-S4) Idem ao anterior Idem ao anterior Idem ao anterior Idem ao anterior Idem ao anterior Idem ao anterior

(Continua)

(Continuação)

Quadro 9. Resumo detalhado das características dos músculos do períneo/músculos do diafragma da pelve, abrangendo região, inserção de origem e terminal, ação e inervação.

Grupo/ Músculo	Inserção de origem (ponto fixo)	Inserção terminal (ponto móvel)	Ação	Inervação
Músculos do diafragma da pelve				
Trígono anal Isquiococcígeo (coccígeo)	Espinha isquiática	Margens laterais inferiores do sacro e cóccix	Flete a articulação do cóccix; eleva e sustenta o soalho da pelve	Nervos sacrais inferiores (S4-S5)
Levantador do ânus Iliococcígeo	Espinha isquiática, púbis Superfícies internas do púbis	Cóccix e rafe mediana Idem ao anterior	Tensiona o soalho da pelve, sustenta os órgãos pélvicos, flete a articulação do cóccix, eleva e retrai o ânus	Nervo pudendo (S2-S4) Idem ao anterior
Pubococcígeo Esfíncter externo do ânus	Via tendão a partir do cóccix	Circunda o canal anal	Idem ao anterior Fecha o ânus	Nervo pudendo e nervos anais (retais) inferiores (S2-S4)

Fonte: Adaptado de Martini, Timmons e Tallitsch (2009, p. 281).

Link

Conheça melhor a anatomia do corpo humano acessando os *links* a seguir (SISTEMA, 2001).

https://goo.gl/mJGppT
https://goo.gl/SrZonP

Exercícios

1. Os músculos axiais da coluna vertebral controlam a posição da:
   a) cabeça, pescoço e cíngulo do membro superior.
   b) cabeça, pescoço e coluna vertebral.
   c) coluna vertebral.
   d) coluna vertebral e cíngulos dos membros superior e inferior.
   e) coluna vertebral e cabeça.

2. A musculatura axial está envolvida nos movimentos da cabeça e da coluna vertebral, e os músculos axiais subdividem-se em quatro grupos de acordo com a sua localização ou função. Esses quatro grupos são:
   a) Músculos da cabeça e pescoço que não estão associados com a coluna vertebral;
   Músculos da coluna vertebral;
   Músculos oblíquos e retos;
   Músculos do períneo e do diafragma da pelve.
   b) Músculos da cabeça e pescoço que estão associados com a coluna vertebral;
   Músculos da coluna vertebral;
   Músculos oblíquos, retos e respiratórios;
   Músculos do períneo.
   c) Músculos da cabeça e pescoço que estão associados com a coluna vertebral;
   Músculos da coluna vertebral;
   Músculos oblíquos, retos e respiratórios;
   Músculos do períneo e do diafragma da pelve.
   d) Músculos da cabeça e pescoço que estão associados com a coluna vertebral;
   Músculos da coluna vertebral;
   Músculos oblíquos e retos;
   Músculos do períneo e do diafragma da pelve.
   e) Todos os músculos da cabeça e pescoço;
   Músculos da coluna vertebral;
   Músculos oblíquos e retos;
   Músculos do períneo e do diafragma da pelve.

3. Ao realizar uma cirurgia abdominal, um cirurgião faz uma incisão no músculo que se localiza limitado medial e longitudinalmente por uma partição mediana de colágeno, a linha alba. De qual músculo se trata?
   a) Músculo diagástrico.
   b) Músculo escaleno.
   c) Músculo oblíquo esterno do abdômen.
   d) Músculos intercostais esternos.
   e) Reto abdominal.

4. Os músculos do períneo e _____ se estendem do sacro e do cóccix até o _____. Eles sustentam os órgãos na cavidade pélvica, fletem as _____ e do cóccix e controlam o movimento de materiais através da _____.
   Marque a alternativa que melhor completa as lacunas:
   a) do diafragma abdominal, ísquio e o púbis, articulações do sacro, uretra e do canal anal.
   b) do diafragma da pelve, sacro, articulações do sacro, uretra e do canal anal.
   c) do diafragma da pelve, ísquio e o púbis, articulações do sacro, uretra e do canal anal.

d) do diafragma da pelve, ísquio e o púbis, articulações do púbis, uretra e do canal anal.
   e) do diafragma da pelve, ísquio e o púbis, articulações do sacro, meato uretral e do sigmoide.
5. Os músculos da coluna vertebral estão dispostos em três camadas distintas: superficial, média e profunda. Os músculos das camadas superficial e média são chamados de _____.
Eles são inervados pelos _____ dos nervos espinhais associados e se estendem desde o esqueleto axial até o _____ ou a caixa torácica. Marque a alternativa que melhor completa as lacunas:

a) músculos intrínsecos do dorso, ramos anteriores, membro superior.
b) músculos extrínsecos do dorso, ramos posteriores, membro superior.
c) músculos intrínsecos do dorso, ramos anteriores, membro inferior.
d) músculos extrínsecos do dorso, ramos anteriores, membro superior.
e) músculos intrínsecos do dorso, ramos mediais, membro superior.

Referências

MARTINI, F. H.; TIMMONS, M. J.; TALLITSCH, R. B. *Anatomia humana*. 6. ed. Porto Alegre: Artmed, 2009. (Coleção Martini).

TANK, P. W.; GEST, T. R. *Atlas de anatomia humana*. Porto Alegre: Artmed, 2009. 448 p.

VANPUTTE, C. L. *et al. Anatomia e fisiologia de Seeley*. 10. ed. Porto Alegre: AMGH, 2016.

Leitura recomendada

TORTORA, G. J.; DERRICKSON, B. *Corpo humano*: fundamentos de anatomia e fisiologia. 10. ed. Porto Alegre: Artmed, 2017.

Sistema muscular: musculatura apendicular

Objetivos de aprendizagem

Ao final deste texto, você deve apresentar os seguintes aprendizados:

- Identificar os principais músculos apendiculares do corpo.
- Localizar as origens e inserções dos músculos apendiculares.
- Identificar a inervação dos músculos apendiculares.

Introdução

Os músculos do corpo são agrupados em axiais e apendiculares. A musculatura axial está envolvida na estabilização e nos movimentos da cabeça e da coluna vertebral e corresponde a aproximadamente 60% dos músculos do corpo. Já os músculos apendiculares são responsáveis pela estabilização dos cíngulos dos membros superior e inferior e pela movimentação dos membros superiores e dos membros inferiores, correspondendo a 40% dos músculos esqueléticos do corpo.

Neste capítulo, você irá estudar os músculos apendiculares do corpo. Porém, antes de você iniciar este estudo é preciso saber algumas noções básicas sobre a ação muscular e sobre a nomenclatura dos músculos.

Principais músculos apendiculares do corpo

A maioria dos músculos esqueléticos propicia movimentos dos ossos do corpo por meio das articulações. Existem inúmeros movimentos provocados pelos músculos, como flexão, extensão, hiperextensão, abdução, hiperabdução, adução, hiperadução, protração, retração, supinação, pronação, circundação, rotação, elevação, depressão, eversão, excursão, inversão, flexão plantar e dorsiflexão. A ação que o músculo produzirá em cada articulação é dependente da composição estrutural da articulação e da localização das inserções do músculo em relação ao eixo do movimento articular. A amplitude do movimento de uma articulação depende do seu tipo de eixo monoaxial, biaxial ou triaxial.

Se você sabe os movimentos permitidos pela anatomia de uma articulação, você pode deduzir as ações de um músculo sobre ela! Então, veja como o conhecimento se integra: se você sabe a inserção de origem e a inserção terminal de um músculo, você pode deduzir sua ação! Se você sabe a inserção de origem e ação de um músculo, você pode prever sua provável inserção terminal!

Sobre a nomenclatura: lembre-se que a nomenclatura dos músculos estriados esqueléticos se baseia em alguns critérios, e isso pode ajudar você a identificar e lembrar o nome de alguns deles. Alguns desses critérios envolvem:

a) Regiões específicas do corpo. Exemplos: músculo braquial e braquirradial.
b) Direção relativa aos eixos do corpo. Exemplos: reto femoral e intrínsecos do pé.
c) Identificação do tipo de inserção. Exemplos: bíceps (inserção através de duas cabeças) e tríceps (inserção através de três cabeças).
d) Ações. Exemplos: extensor curto dos dedos e adutor magno.
e) Forma. Exemplos: trapézio e redondo maior.

Os **músculos apendiculares** estão organizados ou agrupados da seguinte forma:

- músculos do cíngulo do membro superior e músculos dos membros superiores;
- músculos do cíngulo do membro inferior e músculos dos membros inferiores.

Músculos que estabilizam o cíngulo do membro superior

Os movimentos do cíngulo do membro superior podem ser descritos como movimentos da escápula. Os músculos que posicionam este cíngulo agem conjuntamente aos músculos que movimentam o braço. Ocorre uma dependência entre estes dois segmentos, fazendo com que a amplitude total dos movimentos do braço exija movimentos simultâneos do cíngulo do membro superior. Os músculos que estão envolvidos na estabilização deste cíngulo são: trapézio, romboide, serrátil anterior, levantador da escápula, subclávio e peitoral menor (Quadro 1).

Quadro 1. Músculos que posicionam o cíngulo do membro superior.

Músculo	Inserção de origem (ponto fixo)	Inserção terminal (ponto móvel)	Ação	Inervação
Levantador da escápula	Processos transversos das primeiras quatro vértebras cervicais	Margem medial da escápula próximo ao seu ângulo superior	Eleva a escápula	Nervos cervicais C3-C4 e nervo dorsal da escápula (C5)
Peitoral menor	Superfície anterior e margem superior das costelas III-V e fáscia que recobre os correspondentes Músculos intercostais externos	Processo coracoide da escápula	Abaixa e protrai o ombro; roda a escápula de modo que a cavidade glenoidal se direciona inferiormente (rotação "para baixo"); eleva as costelas se a escápula estiver fixa	Nervos peitoral medial (C8, T1)
Romboide maior	Processos espinhosos das vértebras torácicas superiores	Margem medial da escápula desde a sua espinha até o ângulo inferior	Aduz e executa a rotação "para baixo" da escápula	Nervo dorsal da escápula (C5)
Romboide menor	Processos espinhosos das vértebras C VII-T I	Margem medial da escápula	Idem ao anterior	Idem ao anterior

(Continua)

(Continuação)

Quadro 1. Músculos que posicionam o cíngulo do membro superior.

Músculo	Inserção de origem (ponto fixo)	Inserção terminal (ponto móvel)	Ação	Inervação
Serrátil anterior	Margem superior e superfície anterior das costelas I-VIII ou I-IX	Região anterior da margem medial da escápula	Protrai o ombro; roda a escápula de modo que a cavidade glenoidal se direciona superiormente (rotação "para cima")	Nervo torácico longo (C5-C7)
Subclávio	Primeira costela	Clavícula (superfície inferior)	Abaixa e protrai o ombro	Nervo subclávio (C5-C6)
Trapézio	Osso occipital, ligamento neural e processos espinhosos das vértebras torácicas	Clavícula e escápula (acrômio e espinha da escápula)	Depende da região em atividade e da situação de outros Músculos em ação; pode elevar, retrair, abaixar ou rodar a escápula em direção superior e/ou a clavícula; pode também estender o pescoço	Nervo acessório (NC XI)

Fonte: Adaptado Martini, Timmons e Tallitsch (2009, p. 287).

Músculos que movimentam o braço

Os músculos envolvidos na movimentação do braço são os músculos deltoide, supraespinal, infraespinal, subescapular, redondo maior, redondo menor, coracobraquial, peitoral maior e latíssimo do dorso (Quadro 2).

Quadro 2. Músculos que movimentam o braço.

Músculo	Inserção de origem (ponto fixo)	Inserção terminal (ponto móvel)	Ação	Inervação
Coracobraquial	Processo coracoide	Margem medial da diáfise do úmero	Adução e flexão no ombro	Nervo musculocutâneo (C5-C7)
Deltoide	Clavícula e escápula (acrômio e espinha da escápula adjacente)	Tuberosidade para o Músculo deltoide (úmero)	Todo o Músculo: abdução do ombro; parte anterior: flexão e rotação do úmero; parte posterior: extensão e rotação lateral do úmero	Nervo axilar (C5-C6)
Supra-espinal	Fossa supra-espinal da escápula	Tubérculo maior do úmero	Abdução no ombro	Nervo supra-escapular (C5)
Infra-espinal	Fossa infra-espinal da escápula	Tubérculo maior do úmero	Rotação lateral no ombro	Nervo supra-escapular (C5-C6)
Subescapular	Fossa subescapular	Tubérculo menor do úmero	Rotação medial no ombro	Nervo subescapular (C5-C6)

(Continua)

(Continuação)

Quadro 2. Músculos que movimentam o braço.

Músculo	Inserção de origem (ponto fixo)	Inserção terminal (ponto móvel)	Ação	Inervação
Redondo maior	Ângulo inferior da escápula	Lábio medial do sulco intertubercular do úmero	Extensão e rotação medial no ombro	Nervo subescapular, porção inferior (C5-C6)
Redondo menor	Margem lateral da escápula	Tubérculo maior do úmero	Rotação lateral e adução no ombro	Nervo axilar
Tríceps braquial (cabeça longa)	**Ver** Quadro 3		Extensão no cotovelo	
Bíceps braquial	**Ver** Quadro 3		Flexão no cotovelo	
Latíssimo do dorso	Processos espinhosos das vértebras torácicas inferiores e todas as lombares, costelas VIII-XII e aponeurose toracolombar	Soalho do sulco intertubercular do úmero	Extensão, adução e rotação medial no ombro	Nervo toracodorsal (C6-C8)
Peitoral maior	Cartilagens costais II-VI, corpo do esterno e parte ínfero-medial da clavícula	Crista do tubérculo maior e lábio lateral do sulco intertubercular do úmero	Flexão, adução e rotação medial no ombro	Nervos peitorais (C5-T1)

Fonte: Adaptado de Martini, Timmons e Tallitsch (2009, p. 290).

Músculos que movimentam o antebraço e a mão

A maioria desses músculos se origina na epífise distal do úmero, isto é, na porção distal deste osso, e termina nos ossos do antebraço ou nos ossos do carpo. Os músculos são tríceps braquial, bíceps braquial, braquial, braquirradial, ancôneo, flexor ulnar do carpo, flexor radial do carpo, palmar longo, extensor radial do carpo (longo e curto), extensor ulnar do carpo, pronador redondo, supinador e pronador quadrado (Figura 1 e Quadro 3).

Sistema muscular: musculatura apendicular

Úmero

Deltoide (seccionado)

Bíceps braquial:
Cabeça longa
Cabeça curta

Braquial

Rádio

1
2
3 — Costelas
4 — Redondo maior
5 — Tríceps braquial:
6 — Cabeça longa
   — Cabeça curta
7 — Cabeça medial
8
9

Escápula
Úmero

Tendões do bíceps braquial

Ulna

(a) Vista anterior

(b) Vista posterior

Ulna
Rádio

Figura 1. Vista anterior (a) e vista posterior (b) da região do braço, mostrando músculos como bíceps braquial e tríceps braquial, que movimentam o antebraço. *Fonte*: Tortora e Derrickson (2012).

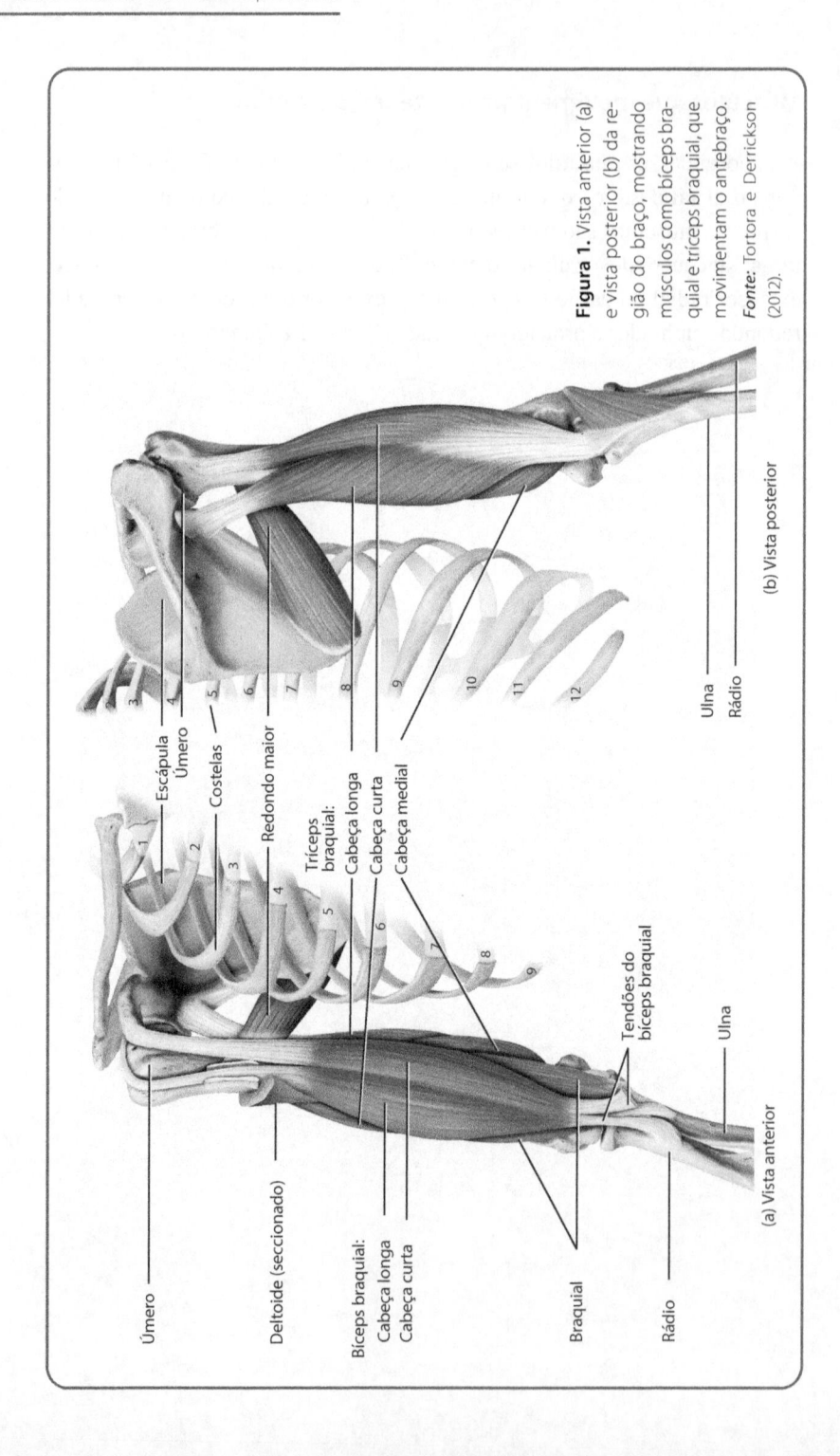

Quadro 3. Músculos que movimentam o antebraço e a mão.

Músculo	Inserção de origem (ponto fixo)	Inserção terminal (ponto móvel)	Ação	Inervação
Ação no cotovelo flexores Bíceps braquial Braquial Braquiorradial **Extensores** Ancôneo Tríceps braquial Cabeça lateral Cabeça longa Cabeça medial	Cabeça curta no processo coracoide; cabeça longa no tubérculo supraglenoidal (ambos na escápula) Superfície distal anterior do úmero Superfície póstero-lateral do úmero Margem superolateral do úmero Tubérculo infraglenoidal do úmero Superfície posterior do úmero, inferiormente ao sulco radial	Tuberosidade do rádio Tuberosidade da ulna Região lateral do processo estiloide do rádio Margem lateral do olécrano e diáfise da ulna Olécrano da ulna Idem ao anterior Idem ao anterior	Flexão no cotovelo e no ombro; supinação Flexão no cotovelo Idem ao anterior Extensão no cotovelo Extensão no cotovelo Idem ao anterior, além da extensão e adução no ombro Extensão no cotovelo	Nervo musculocutâneo (C5-C6) Idem ao anterior e nervo radial (C7-C8) Nervo radial (C6-C8) Nervo radial (C6-C8) Nervo radial (C6-C8) Idem ao anterior Idem ao anterior
Pronadores/ supinadores Pronador quadrado Pronador redondo Supinador	Superfície distal, anterolateral da ulna Epicôndilo medial do úmero e processo coronoide da ulna	Superfície anterolateral da parte distal do rádio Região intermediária da superfície lateral do rádio	Pronação do antebraço e da mão por rotação medial do rádio nas articulações radiulnares	Nervo mediano (C8-T1) Nervo mediano (C6-C7) Nervo radial profundo (C6-C8)
	Epicôndilo lateral do	Superfície anterolateral	Idem ao anterior, além	

(Continua)

(Continuação)

Quadro 3. Músculos que movimentam o antebraço e a mão.

Músculo	Inserção de origem (ponto fixo)	Inserção terminal (ponto móvel)	Ação	Inervação
	úmero e crista próxima à incisura radial da ulna	do rádio, distalmente à tuberosidade do rádio	de flexão no cotovelo Supinação do antebraço e da mão por rotação lateral do rádio nas articulações radiulnares	
Ação no punho flexores Flexor radial do carpo Flexor ulnar do carpo Palmar longo **Extensores** Extensor radial longo do carpo Extensor radial curto do carpo Extensor ulnar do carpo	Epicôndilo medial do úmero Epicôndilo medial do úmero; superfície medial adjacente do olécrano e parte anteromedial da ulna Epicôndilo medial do úmero Crista supraepicondilar lateral do úmero Epicôndilo lateral do úmero Epicôndilo lateral do úmero; superfície dorsal adjacente da ulna	Bases do segundo e terceiro ossos metacarpais Pisiforme, hamato e base do quinto osso metacarpal Aponeurose palmar e retináculo dos Músculos flexores Base do segundo osso metacarpal Base do terceiro osso metacarpal Base do quinto osso metacarpal	Flexão e abdução no punho Flexão e adução no punho Flexão no punho Extensão e abdução no punho Idem ao anterior Extensão e adução no punho	Nervo mediano (C6-C7) Nervo ulnar (C8-T1) Nervo mediano (C6-C7) Nervo mediano (C6-C7) Idem ao anterior Nervo radial profundo (C6-C8)

Fonte: Adaptado de Martini, Timmons e Tallitsch (2009, p. 293).

Músculos que movimentam a mão e os dedos

Alguns músculos do antebraço, como o flexor radial do carpo, o palmar longo, o extensor radial do carpo (longo e curto) e o extensor ulnar do carpo são considerados músculos extrínsecos das mãos e conferem força e controle dos movimentos manuais. Já os músculos considerados intrínsecos propiciam os movimentos de controle fino das mãos e têm inserção de origem nos ossos carpais e metacarpais. Os músculos intrínsecos são: lumbricais, abdutor do dedo mínimo, abdutor curto do polegar, adutor do polegar, interósseos palmares e oponente do polegar (Figura 2 e Quadros 4 e 5).

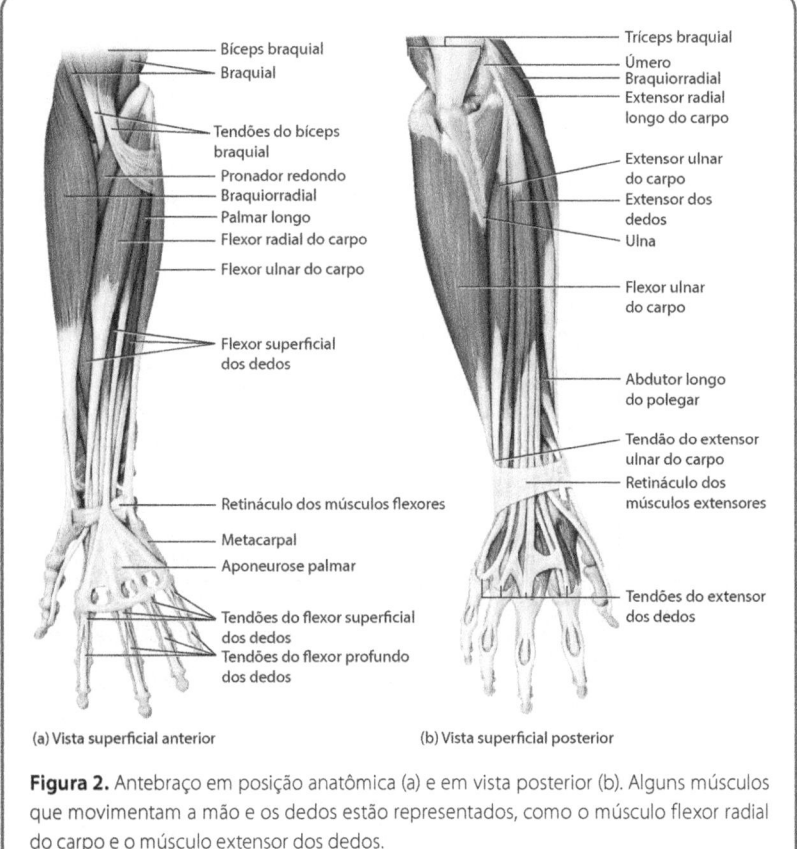

Figura 2. Antebraço em posição anatômica (a) e em vista posterior (b). Alguns músculos que movimentam a mão e os dedos estão representados, como o músculo flexor radial do carpo e o músculo extensor dos dedos.
Fonte: Tortora e Derrickson (2012).

Quadro 4. Músculos que movimentam as mãos e os dedos.

Músculo	Inserção de origem (ponto fixo)	Inserção terminal (ponto móvel)	Ação	Inervação
Abdutor longo do polegar	Superfície posterior proximal da ulna e do rádio	Margem lateral do primeiro osso metacarpal	Abdução nas articulações do polegar e no punho	Nervo radial profundo (C6-C7)
Extensor dos dedos	Epicôndilo lateral do úmero	Superfícies posteriores das falanges dos dedos II-V	Extensão nas articulações dos dedos e no punho	Nervo radial profundo (C6-C8)
Extensor curto do polegar	Corpo do rádio distalmente à origem do m. abdutor longo do polegar e membrana interóssea	Base da falange proximal do polegar	Extensão nas articulações do polegar, abdução no punho	Nervo radial profundo (C6-C7)
Extensor longo do polegar	Superfícies posterior e lateral da ulna e membrana interóssea	Base da falange distal do polegar	Idem ao anterior	Nervo radial profundo (C6-C8)
Extensor do indicador	Superfície posterior da ulna e membrana interóssea	Superfície posterior da falange proximal do dedo indicador (II), com tendão do extensor dos dedos	Extensão e adução nas articulações do indicador	Idem ao anterior

(Continua)

(Continuação)

Quadro 4. Músculos que movimentam as mãos e os dedos.

Músculo	Inserção de origem (ponto fixo)	Inserção terminal (ponto móvel)	Ação	Inervação
Extensor do dedo mínimo	Via tendão extensor ao epicôndilo lateral do úmero e a partir dos septos intermusculares	Superfície posterior da falange proximal do dedo mínimo	Extensão nas articulações do dedo mínimo; extensão no punho	Idem ao anterior
Flexor superficial dos dedos	Epicôndilo medial do úmero; superfície anterior adjacente da ulna e rádio	Para as bases das falanges médias dos dedos 2-5	Flexão nas articulações interfalângicas proximais e no punho	Nervo mediano (C7-T1)
Flexor profundo dos dedos	Superfície médio-posterior da ulna, superfícies mediais do processo coronoide e membrana interóssea	Base das falanges distais dos dedos II-V	Flexão nas articulações interfalângicas distais e, em menor grau, nas articulações interfalângicas proximais e punho	Ramo interósseo anterior do nervo mediano e nervo ulnar (C7-T1)
Flexor longo do polegar	Região anterior do corpo do rádio, membrana interóssea	Base da falange distal do polegar	Flexão nas articulações do polegar	Nervo mediano (C8-T1)

Fonte: Adaptado de Martini, Timmons e Tallitsch (2009, p. 299).

Quadro 5. Músculos intrínsecos da mão.

Músculo	Inserção de origem (ponto fixo)	Inserção terminal (ponto móvel)	Ação	Inervação
Adutor do polegar	Ossos carpais e metacarpais	Falange proximal do polegar	Adução do polegar	Nervo ulnar, ramo profundo (C8-T1)
Oponente do polegar	Trapézio e retináculo dos Músculos flexores	Primeiro osso metacarpal	Oposição do polegar	Nervo mediano (C6-C7)
Palmar curto	Aponeurose palmar	Pele da margem medial da mão	Movimentação da pele na margem medial em direção à linha média da palma	Nervo ulnar, ramo superficial (C8)
Abdutor do dedo mínimo	Pisiforme	Falange proximal do dedo mínimo	Abdução do dedo mínimo e flexão na sua articulação metacarpofalângica	Nervo ulnar, ramo profundo (C8-T1)
Abdutor curto do polegar	Ligamento carpal transverso, escafoide e trapézio	Superfície lateral radial da base da falange proximal do polegar	Abdução do polegar	Nervo mediano (C6-C7)
Flexor curto do polegar[1]	Retináculo dos Músculos flexores, trapézio, capitato, e superfície ulnar do primeiro osso metacarpal	Superfícies laterais radial e ulnar da falange proximal do polegar	Flexão e adução do polegar	Ramos do nervo mediano e ulnar

(Continua)

(Continuação)

Quadro 5. Músculos intrínsecos da mão.

Músculo	Inserção de origem (ponto fixo)	Inserção terminal (ponto móvel)	Ação	Inervação
Flexor curto do dedo mínimo	Hamato	Falange proximal do dedo mínimo	Flexão na quinta articulação metacarpofalângica	Nervo ulnar, ramo profundo (C8-T1)
Oponente do dedo mínimo	Idem ao anterior	Quinto osso metarcarpal	Flexão na articulação metacarpofalângica; faz a oposiçãodos dedos com o polegar	Idem ao anterior
Lumbricais (4)	Nos quatro tendões do flexor profundo dos dedos	Tendões do extensor digital dos dedos II-V	Flexão nas articulações metacarpofalângicas; extensão nas articulações interfalângicas proximal e distal	No1 e no2 pelo nervo mediano, no3 e no4 pelo nervo ulnar, ramo profundo
Interósseos dorsais (4)	Cada um origina-se das superfícies opostas dos dois ossos metacarpais (I e II, II e III, III e IV, IV e V)	Bases das falanges proximais dos dedos II-IV	Abdução nas articulações metacarpofalângicas dos dedos II-IV, flexão nas articulações metacarpofalângicas; extensão nas articulações interfalângicas	Nervo ulnar, ramo profundo (C8-T1)

(Continua)

(Continuação)

Quadro 5. Músculos intrínsecos da mão.

Músculo	Inserção de origem (ponto fixo)	Inserção terminal (ponto móvel)	Ação	Inervação
Interósseos palmares (4)	Laterais dos ossos metacarpais II, IV e V	Bases das falanges proximais dos dedos II, IV e V	Adução nas articulações metacarpofalângicas dos dedos II, IV e V, flexão nas articulações metacarpofalângicas; extensão nas articulações interfalângicas	Idem ao anterior

[1] A parte do m. flexor curto do polegar que se origina no primeiro osso metacarpal é algumas vezes denominada primeiro Músculo interósseo palmar, que se insere na superfície ulnar da falange proximal e é inervada pelo nervo ulnar.

Fonte: Adaptado de Martini, Timmons e Tallitsch (2009, p. 299).

Músculos do cíngulo do membro inferior

Músculos que movimentam a coxa

Os músculos que movimentam a coxa têm inserção de origem na pelve e são agrupados em grupo glúteo, grupo rotador lateral, grupo adutor e grupo iliopsoas. Fazem parte desses grupos os seguintes músculos: tensor da fáscia lata, glúteo médio, glúteo mínimo, piriforme, obturador externo, obturador interno, adutor magno, adutor curto, adutor longo, pectíneo, grácil, psoas e ilíaco (Quadro 6).

Quadro 6. Músculos que movimentam a coxa.

Músculo	Inserção de origem (ponto fixo)	Inserção terminal (ponto móvel)	Ação	Inervação
Grupo glúteo Glúteo máximo Glúteo médio Glúteo mínimo Tensor da fáscia lata	Crista ilíaca, linha glútea posterior e superfície lateral do ílio; sacro, cóccix e aponeurose toracolombar Crista ilíaca anterior, superfície lateral do ílio entre as linhas glúteas posterior e anterior Superfície lateral do ílio entre as linhas glúteas inferior e anterior Crista ilíaca e superfície lateral da espinha ilíaca anterossuperior	Trato iliotibial e tuberosidade glútea do fêmur Trocanter maior do fêmur Idem ao anterior Trato iliotibial	Extensão e rotação lateral no quadril; auxilia a estabilização do joelho em posição de extensão; abdução no quadril (apenas as fibras superiores) Abdução e rotação medial no quadril Idem ao anterior Abdução e rotação medial no quadril; extensão e rotação lateral no joelho; tensiona a fáscia lata, que apoia lateralmente o joelho	Nervo glúteo inferior (L5-S2) Nervo glúteo superior (L4-S1) Idem ao anterior Idem ao anterior
Grupo rotador lateral Obturadores (externo e interno)	Margens lateral e medial do forame obturado	Fossa trocantérica do fêmur (externo); superfície	Rotação lateral e abdução do quadril; contribui para	Nervo obturatório (externo: L3-L4) e nervo

(Continua)

(Continuação)

Quadro 6. Músculos que movimentam a coxa.

Músculo	Inserção de origem (ponto fixo)	Inserção terminal (ponto móvel)	Ação	Inervação
Piriforme Gêmeos (superior e inferior) Quadrado femoral	Superfície anteromedial do sacro Espinha isquiática (gêmeo superior) e tuberosidade isquiática (gêmeo inferior) Margem lateral da tuberosidade isquiática	medial do trocanter maior (interno) Trocanter maior do fêmur Superfície medial do trocanter maior via tendão do obturador interno Crista intertrocantérica do fêmur	manter a integridade e estabilidade do quadril Idem ao anterior Idem ao anterior Rotação lateral do quadril	especial do plexo sacral (interno: L5-S2) Ramos dos nervos sacrais (S1-S2) Nervos para o obturador interno e o quadrado femoral Nervos especiais do plexo sacral (L4-S1)
Grupo adutor Adutor curto Adutor longo Adutor magno Pectíneo Grácil	Ramo inferior do púbis Ramo inferior do púbis, anteriormente ao adutor curto Ramo inferior do púbis, posteriormente ao adutor curto e tuberosidade isquiática Ramo superior do púbis Ramo inferior do púbis	Linha áspera do fêmur Idem ao anterior Linha áspera e tubérculo adutor do fêmur Linha pectínea inferior ao trocanter menor do fêmur Superfície medial da tíbia, inferiormente ao côndilo medial	Adução e flexão no quadril Adução, flexão e rotação medial no quadril Todo o Músculo produz adução no quadril; a parte anterior produz flexão e rotação medial; a parte posterior produz extensão	Nervo obturatório (L3-L4) Idem ao anterior Nervos obturatório e isquiático Nervo femoral (L2-L4) Nervo obturatório (L3-L4)

(Continua)

(Continuação)

Quadro 6. Músculos que movimentam a coxa.

Músculo	Inserção de origem (ponto fixo)	Inserção terminal (ponto móvel)	Ação	Inervação
			Flexão e adução no quadril Flexão e rotação medial no joelho; adução e rotação medial no quadril	
Grupo iliopsoas Ilíaco Psoas maior	Fossa ilíaca Superfícies anteriores e processos transversos das vértebras (T XII-L V)	Fêmur, distalmente ao trocanter menor; tendão fusionado com o do psoas maior Trocanter menor juntamente com o ilíaco	Flexão no quadril e/ou articulações intervertebrais lombares Idem ao anterior	Nervo femoral (L2-L3) Ramos do plexo lombar (L2-L3)

Fonte: Adaptado de Martini, Timmons e Tallitsch (2009, p. 304).

Músculos que movimentam a perna

Tais músculos se dividem em extensores e flexores, e a maioria dos flexores possui inserção de origem no cíngulo do membro inferior. Movimentam a perna os seguintes músculos: vasto lateral, vasto medial, vasto intermédio, reto femoral, bíceps femoral, semimembranáceo, semitendinoso, sartório e poplíteo (Figura 3 e Quadro 7).

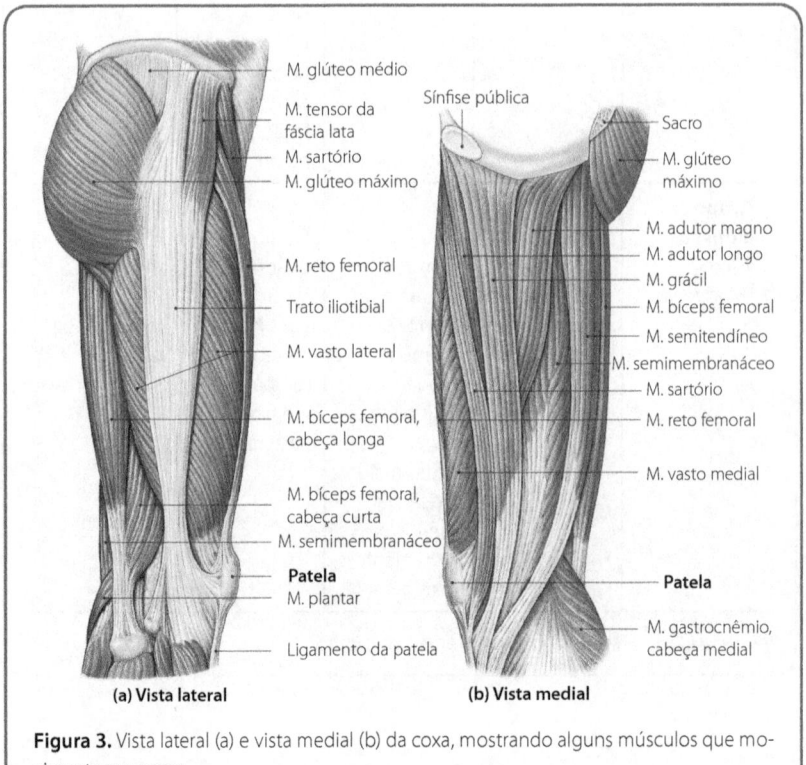

Figura 3. Vista lateral (a) e vista medial (b) da coxa, mostrando alguns músculos que movimentam a perna.
Fonte: Adaptada de Martini, Timmons e Tallitsch (2009).

Quadro 7. Músculos que movimentam a perna.

Músculo	Inserção de origem (ponto fixo)	Inserção terminal (ponto móvel)	Ação	Inervação
Flexores do joelho Bíceps femoral Semimembranáceo Semitendíneo Sartório Poplíteo	Túber isquiático e linha áspera do fêmur Túber isquiático Idem ao anterior Espinha ilíaca anterossuperior Côndilo lateral do fêmur	Cabeça da fíbula, côndilo lateral da tíbia Superfície posterior do côndilo medial da tíbia Superfície proximal medial da tíbia, próxima à Inserção do m. grácil Superfície medial da tíbia, próxima à tuberosidade da tíbia Superfície posterior da parte proximal do corpo da tíbia	Flexão no joelho; extensão e rotação lateral no quadril Flexão no joelho; extensão e rotação medial no quadril Idem ao anterior Flexão no joelho; abdução, flexão e rotação lateral no quadril Rotação medial da tíbia (ou rotação lateral do fêmur) no joelho; flexão no joelho	Nervo isquiático; parte tibial (S1-S3 para cabeça longa) e ramo fibular comum (L5-S2 para cabeça curta) Nervo isquiático (parte tibial L5-S2) Idem ao anterior Nervo femoral (L2-L3) Nervo tibial (L4-S1)
Extensores do joelho Reto femoral Vasto intermédio Vasto lateral Vasto medial	Espinha ilíaca antero-inferior e margem acetabular anterior do ílio Superfície anterolateral do fêmur e	Tuberosidade da tíbia via tendão do m. quadríceps femoral, patela e ligamento da patela	Extensão no joelho; flexão no quadril Extensão no joelho Idem ao anterior Idem ao anterior	Nervo femoral (L2-L4) Idem ao anterior Idem ao anterior Idem ao anterior

(Continua)

(Continuação)

Quadro 7. Músculos que movimentam a perna.

Músculo	Inserção de origem (ponto fixo)	Inserção terminal (ponto móvel)	Ação	Inervação
	linha áspera (metade distal) Antero-inferiormente ao trocanter maior do fêmur e ao longo da linha áspera (metade proximal) Toda a extensão da linha áspera do fêmur	Idem ao anterior Idem ao anterior Idem ao anterior		

Fonte: Adaptado de Martini, Timmons e Tallitsch (2009, p. 308).

Músculos que movimentam o pé e os dedos

Os músculos extrínsecos do pé movimentam principalmente o tornozelo. São os músculos fibulares, o tibial e o tibial anterior.

Os músculos intrínsecos do pé movimentam os dedos e são os seguintes: interósseos dorsais, interósseos plantares, flexor curto dos dedos, adutor do hálux, abdutor do hálux, flexor curto dos dedos, quadrado plantar, lumbricais, flexor curto do dedo mínimo e extensor curto dos dedos (Figuras 4 e 5 e Quadros 8 e 9).

Patela
Fíbula
Tíbia
Tibial anterior
Gastrocnêmio
Fibular longo
Sóleo
Extensor longo dos dedos
Flexor longo dos dedos
Tendão do calcâneo (Aquiles)
Fíbula

(a) Visão superficial anterior

(b) Vista superficial lateral direita

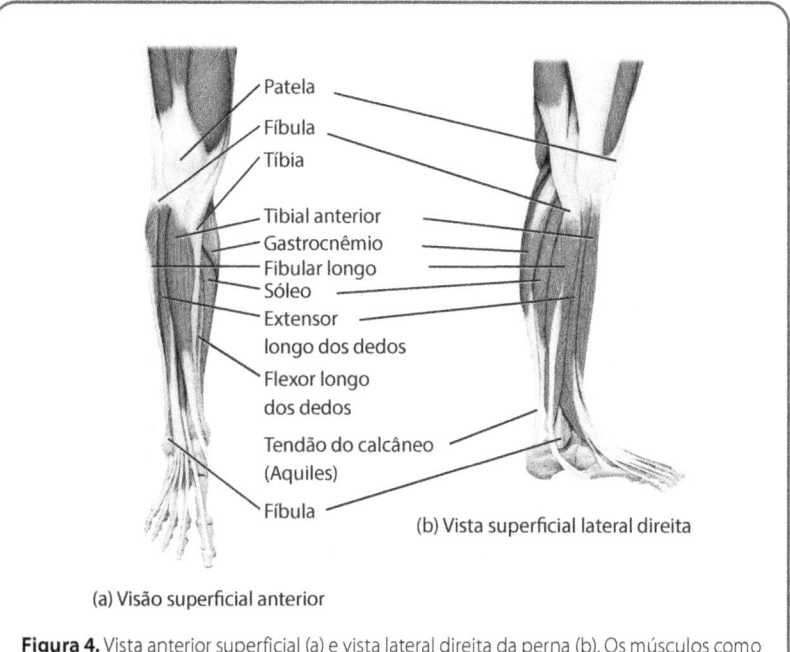

Figura 4. Vista anterior superficial (a) e vista lateral direita da perna (b). Os músculos como o tibial anterior e o flexor longo dos dedos agem nos movimentos do pé e dos dedos.
Fonte: Tortora e Derrickson (2012).

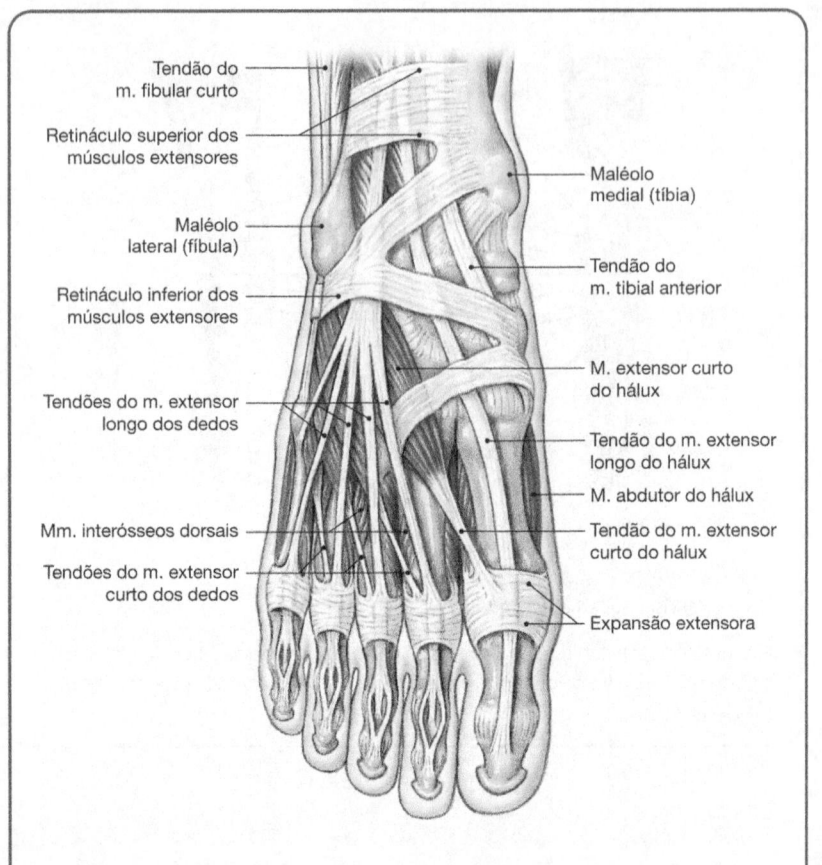

Figura 5. Vista dorsal do pé representando os músculos intrínsecos, como os interósseos dorsais e o adutor do hálux.
Fonte: Martini, Timmons e Tallitsch (2009).

Quadro 8. Músculos que movimentam o pé e os dedos.

Músculo	Inserção de origem (ponto fixo)	Inserção terminal (ponto móvel)	Ação	Inervação
Ação no tornozelo dorsiflexores Tibial anterior	Côndilo lateral e parte proximal do corpo da tíbia	Base do primeiro osso metatarsal e cuneiforme medial	Dorsiflexão no tornozelo; inversão do pé	Nervo fibular profundo (L4-S1)
Flexores plantares Gastrocnêmio Fibular curto Fibular longo Plantar Sóleo Tibial posterior	Côndilos do fêmur Margem médio-lateral da fíbula Cabeça e parte proximal do corpo da fíbula Linha supracondilar lateral Cabeça e parte proximal do corpo da fíbula e parte póstero-medial adjacente do corpo da tíbia Membrana interóssea e parte adjacente do corpo da tíbia e da fíbula	Calcâneo, via tendão do calcâneo Base do quinto osso metatarsal Base do primeiro osso metatarsal e cuneiforme medial Parte posterior do calcâneo Calcâneo, via tendão do calcâneo (com o m. gastrocnêmio) Navicular, todos os três cuneiformes, cuboide, segundo, terceiro e quarto ossos metatarsais	Flexão plantar no tornozelo; flexão no joelho Eversão do pé e flexão plantar no tornozelo Eversão do pé e flexão plantar no tornozelo; apoia os arcos longitudinal e transverso Flexão plantar no tornozelo; flexão no joelho Flexão plantar no tornozelo; Músculo postural ao se posicionar em pé Inversão do pé, flexão plantar no tornozelo	Nervo tibial (S1-S2) Nervo fibular superficial (L4-S1) Idem ao anterior Nervo tibial (L4-S1) Nervo isquiático, ramo tibial (S1-S2) Idem ao anterior

(Continua)

(Continuação)

Quadro 8. Músculos que movimentam o pé e os dedos.

Músculo	Inserção de origem (ponto fixo)	Inserção terminal (ponto móvel)	Ação	Inervação
Ação nos dedos **flexores dos dedos** Flexor longo dos dedos Flexor do hálux	Superfície póstero-medial da tíbia Superfície posterior da fíbula	Superfície inferior das falanges distais dos dedos II-V Superfície inferior da falange distal do hálux	Flexão das articulações dos dedos II-V; flexão plantar no tornozelo Flexão nas articulações do hálux; flexão plantar no tornozelo	Ramo tibial (L5-S1) Idem ao anterior Nervo fibular profundo (L5, S1) Idem ao anterior
Extensores dos dedos Extensor longo dos dedos Extensor longo do hálux	Côndilo lateral da tíbia, superfície anterior da fíbula Superfície anterior da fíbula	Superfície superior das falanges dos dedos II-V Superfície superior da falange distal do hálux	Extensão dos dedos II-V; dorsiflexão no tornozelo Extensão nas articulações do hálux; dorsiflexão no tornozelo	

Fonte: Adaptado de Martini, Timmons e Tallitsch (2009, p. 308).

Quadro 9. Músculos intrínsecos do pé.

Músculo	Inserção de origem (ponto fixo)	Inserção terminal (ponto móvel)	Ação	Inervação
Extensor curto dos dedos	Calcâneo (superfícies lateral e superior)	Superfície dorsal dos dedos I-IV	Extensão nas articulações metatarsofalângicas dos dedos I-IV	Nervo fibular profundo (S1, S2)
Abdutor do hálux	Calcâneo (tuberosidade, na superfície inferior)	Superfície medial da falange proximal do hálux	Abdução nas articulações metatarsofalângicas do hálux	Nervo plantar medial (S2, S3)
Flexor curto dos dedos	Idem ao anterior	Superfícies laterais das falanges médias, dedos II-V	Flexão nas articulações interfalângicas dos dedos II-V	Idem ao anterior
Abdutor do dedo mínimo	Idem ao anterior	Superfície lateral da falange proximal, dedo V	Abdução e flexão na articulação metatarsofalângica do dedo V	Nervo plantar lateral (S2, S3)
Quadrado plantar	Calcâneo (superfícies medial e inferior)	Tendão do m. flexor longo dos dedos	Flexão nas articulações dos dedos II-V	Idem ao anterior
Lumbricais (4)	Tendões do m. flexor longo dos dedos	Inserções terminais do m. extensor longo dos dedos	Flexão nas articulações metatarsofalângicas; extensão nas articulações interfalângicas dos dedos II-V	Nervo plantar medial (S1), nervo plantar lateral (S2-S4)

(Continua)

(Continuação)

Quadro 9. Músculos intrínsecos do pé.

Músculo	Inserção de origem (ponto fixo)	Inserção terminal (ponto móvel)	Ação	Inervação
Flexor curto do hálux	Cuboide e cuneiforme lateral	Falange proximal do hálux	Flexão na articulação metatarsofalângica do hálux	Nervo plantar medial (L4-S5)
Adutor do hálux	Bases dos ossos metatarsais II-IV e ligamentos plantares	Idem ao anterior	Adução e flexão na articulação metatarsofalângica do hálux	Nervo plantar lateral (S1-S2)
Flexor curto do dedo mínimo	Base do osso metatarsal V	Superfície lateral da falange proximal do dedo V	Flexão na articulação metatarsofalângica do dedo V	Idem ao anterior
Interósseos dorsais (4)	Superfícies laterais dos ossos metatarsais	Superfícies medial e lateral do dedo II, superfície lateral dos dedos III e IV	Abdução nas articulações metatarsofalângicas dos dedos III e IV; flexão nas articulações metatarsofalângicas e extensão nas articulações interfalângicas dos dedos II a IV	Idem ao anterior
Interósseos plantares (3)	Bases e superfícies mediais	Superfícies mediais dos dedos III-V	Adução nas articulações metatarso	Idem ao anterior

(Continua)

(Continuação)

Quadro 9. Músculos intrínsecos do pé.

Músculo	Inserção de origem (ponto fixo)	Inserção terminal (ponto móvel)	Ação	Inervação
	dos ossos metatarsais		falângicas dos dedos III--V; flexão nas articulações metatarso-falângicas e extensão nas articulações interfalângicas	

Fonte: Adaptado de Martini, Timmons e Tallitsch (2009, p. 318).

Inserção de origem e inserção terminal

Para que você entenda como um músculo faz a sua ação, é necessário conhecer os conceitos de inserção de origem e de inserção terminal. A maioria dos músculos do corpo se fixa aos ossos, mas existem músculos que têm sua fixação em outros músculos e também na pele. De qualquer forma, considera-se que o músculo se inicia em uma inserção de origem, que é um ponto fixo, e que termina em uma inserção terminal.

A inserção de origem é a região de fixação de um músculo que não sofre movimento durante a ação deste músculo, sendo considerada estacionária. Já a inserção terminal é a região de fixação do músculo que sofrerá o movimento durante a ação muscular. Essas convenções partem do movimento de um indivíduo em posição anatômica.

Quando as inserções não puderem ser determinadas facilmente com base no movimento ou na posição, outros critérios podem ser empregados, como, por exemplo: se um músculo se estende entre uma ampla aponeurose e um tendão estreito, então a aponeurose é considerada inserção de origem, e a região de fixação pelo tendão será a inserção terminal. Assim como quando existem vários tendões em uma extremidade e apenas um tendão na outra extremidade, as múltiplas inserções serão inserções de origem, e o único tendão será inserção terminal.

> **Exemplo**
>
> O músculo bíceps braquial tem inserção de origem em dois pontos da escápula e a inserção terminal na tuberosidade do rádio. Considera-se, neste caso, que a ação principal deste músculo é a flexão do cotovelo, que ocorre com a elevação do antebraço em direção ao braço neste movimento, e não necessariamente o movimento do ombro.

A seguir, você vai conhecer as inserções de origem, as inserções terminais e a inervação de cada músculo mencionado anteriormente.

Inervação dos músculos apendiculares

Toda a atividade muscular esquelética é estimulada pelo sistema nervoso, através de neurônios motores. O músculo esquelético é formado por fibras musculares agrupadas em unidades motoras, compostas por fibras com características semelhantes e inervadas pelo mesmo neurônio motor. A contração muscular é proveniente da ativação de várias unidades motoras, e a intensidade dessa contração depende do número de unidades motoras acionadas e da frequência dos impulsos elétricos enviados para cada uma delas.

Um nervo irá estimular um grupo muscular específico ou mais de um grupo de músculos. Porém, esse nervo nunca irá inervar ao mesmo tempo um grupo de músculos agonistas e antagonistas, pois assim poderia anular o movimento. Por exemplo, para que ocorra um movimento de flexão da articulação, um nervo deverá inervar um grupo de músculos flexores (que neste caso seriam os agonistas), mas não irá inervar o grupo dos músculos extensores (que seriam os antagonistas). Os músculos apendiculares são inervados pelos nervos espinais. Você pode conferir a inervação de cada músculo apendicular nos quadros deste capítulo.

Fique atento

Você pode aprofundar o estudo dos músculos, seus movimentos, seus pontos de fixação e sua inervação por meio da cinesiologia, que é o estudo do movimento dos músculos e suas características neuromorfológicas. Muito interessante também é o conhecimento dos músculos do corpo por meio das técnicas de massoterapia clínica, a qual se apoia nas características morfológicas dos músculos, levando em conta suas inserções e suas ações.

Saiba mais

Há duas excelentes revistas que abordam o estudo dos músculos, a cinesiologia e os esportes: a **Revista Brasileira de Medicina do Esporte** e a **Revista Brasileira de Ciência e Movimento**. São ótimas fontes para você adquirir mais conhecimentos!

Exercícios

1. Qual o músculo que movimenta o braço e tem como inserção de origem o ângulo inferior da escápula e como inserção terminal o lábio medial do sulco intertubercular do úmero?
   a) Redondo maior.
   b) Supraespinal.
   c) Deltoide.
   d) Infraespinal.
   e) Flexor radial do carpo.

2. Em relação à inervação dos músculos intrínsecos da mão, o nervo mediano inerva qual ou quais músculos?
   a) Palmar curto e interósseos palmares.
   b) Abdutor curto do polegar e oponente do polegar.
   c) Adutor do polegar, abdutor curto do polegar.
   d) Adutor do polegar, palmar curto, flexor curto de dedo mínimo e interósseos dorsais.
   e) Oponente do polegar e abdutor curto do polegar.

3. Indique a alternativa que apresenta somente músculos intrínsecos do pé:
   a) Fibular curto e fibular longo.
   b) Tibial anterior e sóleo.
   c) Flexor curto do hálux e quadrado plantar.
   d) Semitendíneo e bíceps femoral.
   e) Poplíteo e vasto lateral.

4. O músculo trapézio pertence ao grupo dos músculos que posicionam o cíngulo do membro superior. Qual alternativa indica sua inserção de origem, sua inserção terminal e sua inervação, respectivamente?

a) Processos transversos das primeiras quatro vértebras cervicais – Margem medial da escápula próximo ao seu ângulo superior – Nervos cervicais C3-C4 e nervo dorsal da escápula (C5)
b) Osso occipital, ligamento neural e processos espinhosos das vértebras torácicas – Clavícula e escápula – Nervo acessório (NC XI)
c) Margem superior e superfície anterior das costelas I-VIII ou I-IX – Região anterior da margem medial da escápula – Nervo torácico longo (C5-C7)
d) Processos espinhosos das vértebras C VII-T I – Margem medial da escápula – Nervo dorsal da escápula (C5)
e) Primeira costela – Clavícula – Nervo subclávio (C5-C6)

5. Indique a alternativa que apresenta um músculo que movimenta a perna e tem sua inserção de origem na espinha ilíaca anteroinferior e margem acetabular anterior do íleo:
a) Tibial posterior.
b) Reto femoral.
c) Gastrocnêmio.
d) Sóleo.
e) Flexor do hálux.

Referências

MARTINI, F. H.; TIMMONS, M. J.; TALLITSCH, R. B. *Anatomia humana*. 6. ed. Porto Alegre: Artmed, 2009.

TORTORA, G. J.; DERRICKSON, B. *Corpo humano*: fundamentos de anatomia e fisiologia. 8. ed. Porto Alegre: Artmed, 2012.

Sistema nervoso: estrutura anatômica e tecido nervoso

Objetivos de aprendizagem

Ao final deste texto, você deve apresentar os seguintes aprendizados:

- Reconhecer a organização e estrutura anatômica básica do sistema nervoso.
- Localizar os principais tipos de células do sistema nervoso.
- Identificar a estrutura e função geral de neurônios e da bainha de mielina.

Introdução

Anatomicamente, o sistema nervoso está dividido em sistema nervoso central (SNC) e sistema nervoso periférico (SNP). O SNC integra, processa e coordena a chegada de estímulos sensitivos e a saída de estímulos motores. O SNP inclui todos os tecidos nervosos fora do SNC e apresenta duas subdivisões: SNP aferente e SNP eferente. O neurônio e a neuróglia são as células do sistema nervoso.

Neste capítulo, você estudará os sistemas nervosos central e periférico.

Divisão anatômica do sistema nervoso

O sistema nervoso é constituído pelo tecido nervoso, o qual é distribuído pelo corpo, interligando-se e formando uma rede de comunicações. Anatomicamente, este sistema é dividido em sistema nervoso central (SNC), formado pelo encéfalo e pela medula espinal, e em sistema nervoso periférico (SNP), formado pelos nervos espinais e cranianos e pelos gânglios nervosos (Figura 1).

O SNC é responsável pela recepção de estímulos sensitivos, sua integração e a saída de estímulos motores. É o centro de funções cognitivas, como a inteligência, o raciocínio, a memória, o aprendizado e as emoções. O encéfalo é a parte do SNC contida no interior da cavidade craniana e a medula espinal é a parte que continua a partir do encéfalo e se localiza no interior da cavidade vertebral. O encéfalo apresenta uma forma irregular, repleta de dobras e saliências. No seu interior, existem cavidades chamadas de ventrículos, preenchidas por um líquido, o líquor, atualmente denominado líquido cerebrospinal (LCS) ou líquido cerebrorraquidiano (LCR). Já a medula espinal tem forma cilíndrica ou tubular e termina em forma de cone, chamado de cone medular.

O SNP é composto por todas as estruturas que estão fora do SNC, transmite as informações sensitivas ao SNC e conduz os comandos motores do SNC para sistemas e tecidos periféricos. Sua subdivisão consiste em divisão aferente, que conduz informações sensitivas ao SNC, e divisão eferente, que conduz estímulos motores para músculos (do tipo liso e esquelético).

Os principais componentes do SNP são os nervos, que são conjuntos de fibras nervosas encontrados em todas as partes do corpo. Os nervos cranianos e os nervos espinais fazem parte deste sistema. Os nervos espinais se conectam ao SNC a partir de orifícios na coluna vertebral e os nervos cranianos o fazem através de orifícios existentes no crânio. Estas duas classes de nervos podem transmitir informações sensitivas, motoras, viscerais ou somáticas. Existem nervos que conduzem tanto informações sensitivas quanto motoras, sendo chamados de nervos mistos.

Os nervos cranianos e os nervos espinais compõem a subdivisão do SNP, que é o sistema nervoso somático (SNS), o sistema nervoso autônomo (SNA) e o sistema nervoso entérico (SNE).

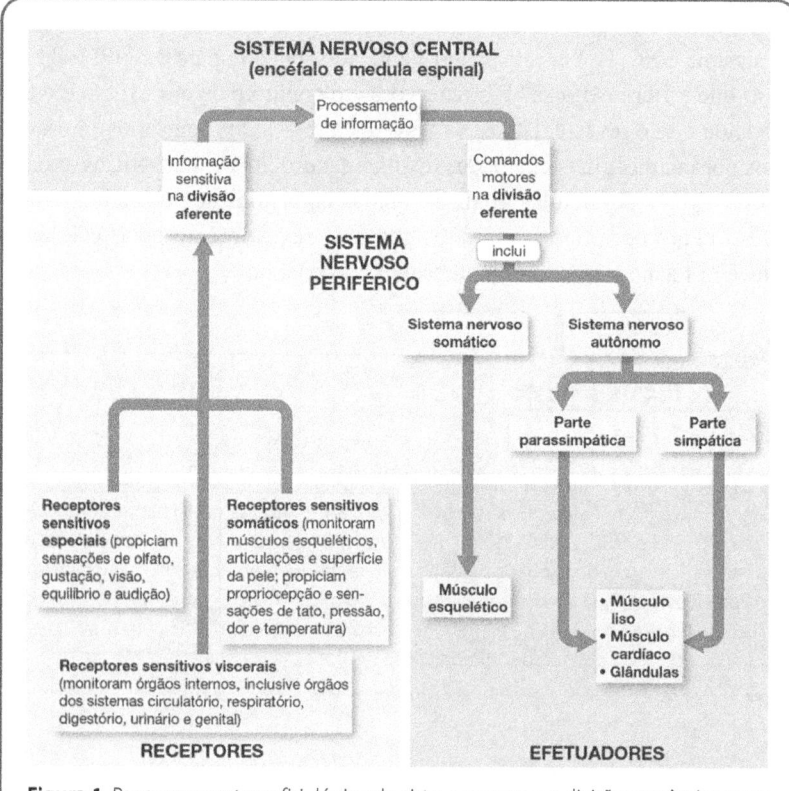

Figura 1. Panorama anatomofisiológico do sistema nervoso: a divisão anatômica entre o sistema nervoso central e o sistema nervoso periférico e os componentes funcionais dentro desta divisão.
Fonte: Martini, Timmons e Tallitsch (2009).

Conceitos organizacionais

É muito importante que você saiba os significados de alguns termos relacionados ao sistema nervoso, muito comuns e bastante difundidos na linguagem anatomoclínica. Por exemplo: qual a diferença entre substância branca e substância cinzenta? Os dois termos sempre vão estar relacionados ao SNC, mas substância cinzenta é um aglomerado de corpos de neurônios pertencentes ao SNC e substância branca são regiões com somente axônios de neurônios no SNC. O termo *cinzenta* se refere à coloração dos somas neuronais e o termo *branca* se refere à coloração vinda das bainhas de mielina que revestem os axônios dos neurônios.

O que é um gânglio? Gânglio é um aglomerado de corpos de neurônios fora do sistema SNC, isto é, este termo é aplicado somente para o SNP!

O que é fibra nervosa? Fibra nervosa é o conjunto de um axônio e o tipo de célula que o reveste. Isto é, no SNC, os axônios dos neurônios são revestidos por células gliais chamadas de oligodendrócitos e, no SNP, os axônios são revestidos por células gliais chamadas de células de Schwann. Tanto o revestimento por oligodendrócitos quanto o revestimento pelas células de Schwann formam a denominada "bainha de mielina".

> **Fique atento**
>
> Os neurônios se comunicam por meio de sinapses. Existem as *sinapses elétricas* e as *sinapses químicas*. As elétricas são evolutivamente mais antigas e ocorrem através de correntes elétricas entre as junções comunicantes dos neurônios, em ambas as direções, isto é, em dois sentidos; estão presentes frequentemente em estágios iniciais da embriogênese. Já a transmissão sináptica química, via de regra, é a que ocorre no sistema nervoso maduro, de forma unidirecional e envolvendo neurotransmissores (neuropeptídeos) que farão a comunicação neuronal.

Tipos de células que compõem o sistema nervoso

O tecido nervoso apresenta dois componentes principais: os neurônios e as células gliais ou neuróglia.

Neurônios

São células altamente excitáveis, isto é, respondem a estímulos químicos ou elétricos, vindos geralmente de outras células, e que, a partir disto, geram impulsos elétricos (ou potencial de ação) que são transmitidos ao longo da membrana plasmática que recobre seus prolongamentos.

Estas células nervosas apresentam morfologia complexa, mas quase todas apresentam três componentes (Figura 2):

- Dendritos: são prolongamentos numerosos especializados em receber estímulos sensoriais do meio externo e do meio interno e de outros neurônios. Os dendritos contêm processos espinhosos chamados de espinhas dendríticas, que recebem os estímulos excitatórios das terminações nervosas de outros neurônios.
- Corpo celular ou soma: é o corpo celular que contém o citoplasma ou axoplasma e suas organelas e também pode receber estímulos.
- Axônio: prolongamento geralmente cilíndrico e único que parte do soma, é especializado em conduzir impulsos nervosos para outras células, como células glandulares, musculares e outras células nervosas (Figuras 2 e 3).

O sistema nervoso está continuamente sofrendo modificações relacionadas a sua morfologia e a suas conexões nervosas: é a chamada plasticidade neural. A partir de determinados estímulos, mudanças na organização, nas conexões neurais e até na estrutura dos neurônios podem ocorrer. Através da plasticidade, por exemplo, novos comportamentos são aprendidos e o desenvolvimento humano se torna um ato contínuo.

Exemplo

Por meio da plasticidade neural, novos comportamentos são aprendidos e o desenvolvimento humano se torna um ato contínuo. Em geral, a aprendizagem global é resultado de alterações locais nos neurônios.

Existem diversas formas de modificações possíveis em um neurônio. Por exemplo: dendritos podem nascer, assim como também podem ser removidos; alguns dendritos podem se esticar ou ser encolhidos, permitindo ou eliminando, respectivamente, a conexão com outras células; novas sinapses podem ser criadas ou sofrer alterações, e sinapses também podem ser removidas.

Os neurônios são envolvidos pela membrana plasmática, cuja excitabilidade dá aos neurônios a propriedade de produzir sinais elétricos que funcionam como unidades de informação.

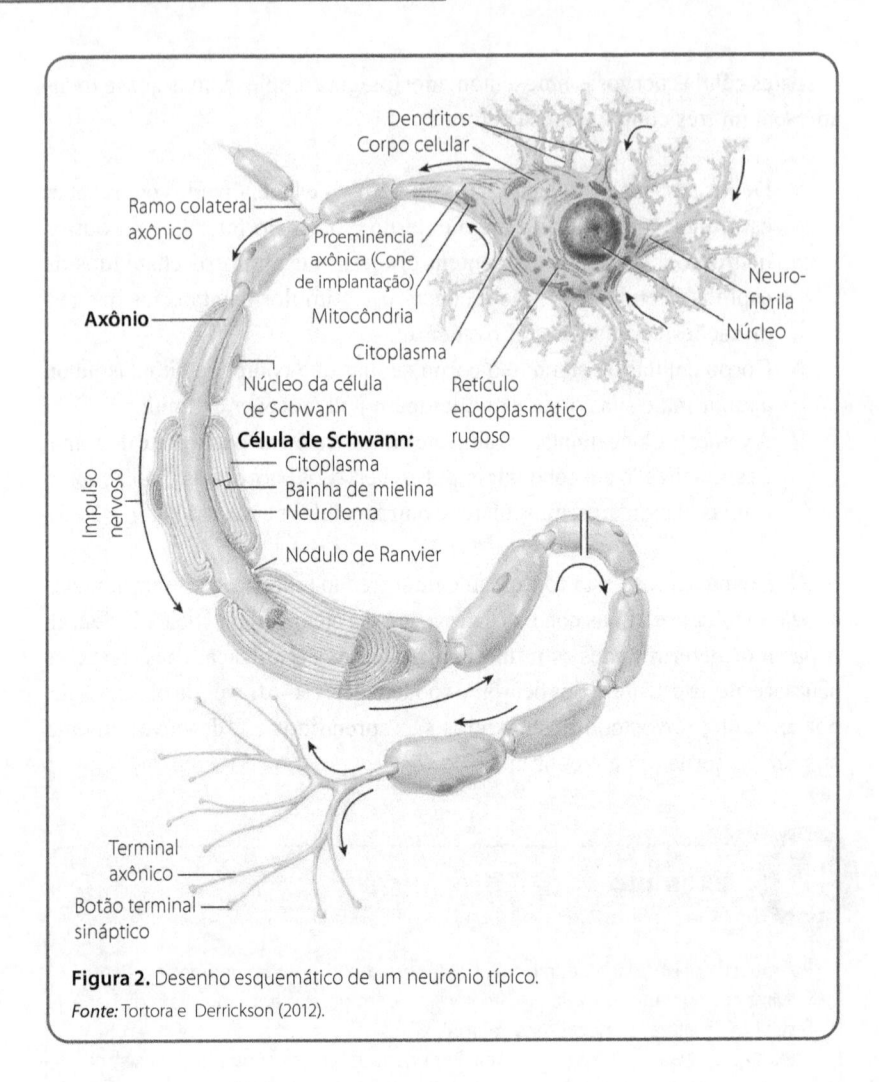

Figura 2. Desenho esquemático de um neurônio típico.
Fonte: Tortora e Derrickson (2012).

1. Sinapses com outro neurônio

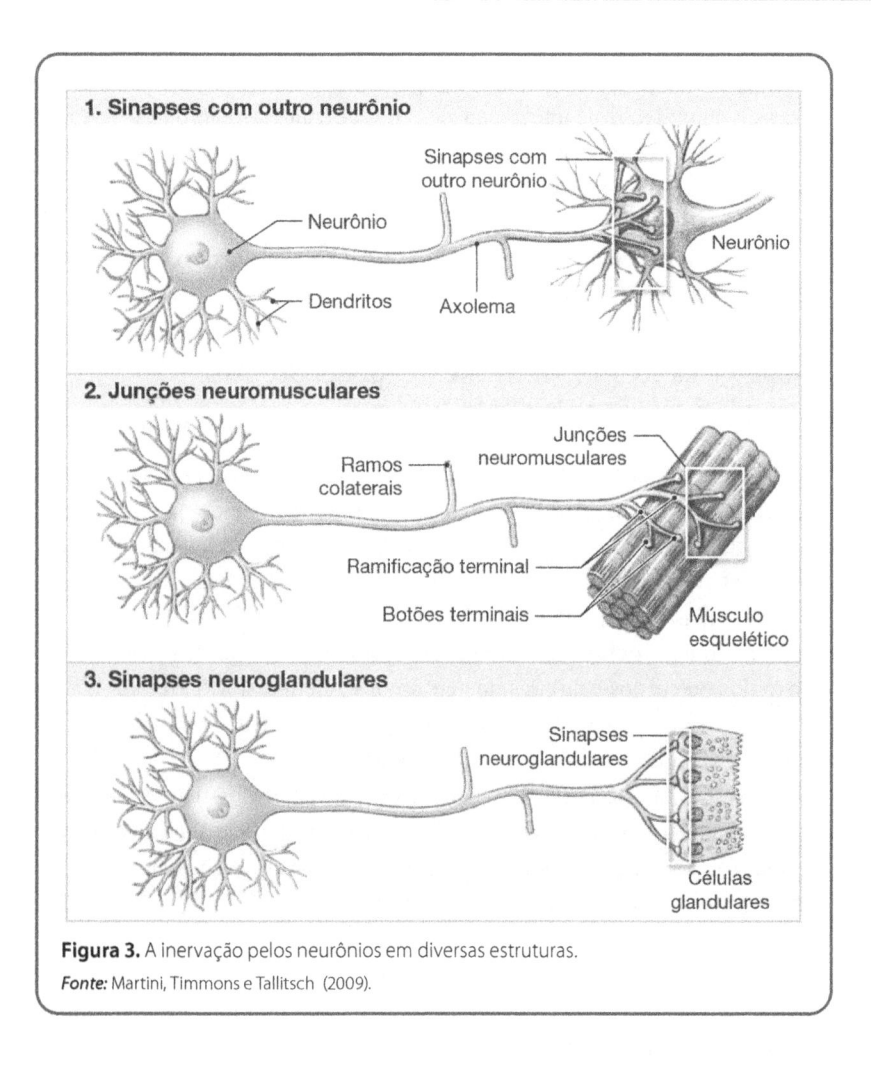

- Neurônio
- Sinapses com outro neurônio
- Dendritos
- Axolema
- Neurônio

2. Junções neuromusculares

- Ramos colaterais
- Junções neuromusculares
- Ramificação terminal
- Botões terminais
- Músculo esquelético

3. Sinapses neuroglandulares

- Sinapses neuroglandulares
- Células glandulares

Figura 3. A inervação pelos neurônios em diversas estruturas.
Fonte: Martini, Timmons e Tallitsch (2009).

Sendo unidades funcionais de informação, os neurônios operam em grandes conjuntos, compondo os circuitos neuronais ou redes neuronais.

Neuróglia

Além dos neurônios, o sistema nervoso é composto pela neuróglia, que é um conjunto de vários tipos de células. As células gliais são responsáveis pela sustentação e pelo trofismo dos neurônios e uma parcela destas células tem função fagocitária.

Descobertas atuais evidenciaram o papel ativo da neuróglia em inúmeros processos cognitivos e de integração nas redes de conexões neuronais, deixando para trás a noção de função meramente de suporte estrutural para os neurônios. As células da glia podem se multiplicar e se regenerar e têm participação essencial nos processos de lesão e degeneração neuronal.

Existem seis tipos de células da neuróglia, sendo que quatro pertencem ao SNC e duas ao SNP (Figura 4).

Células gliais do SNC – astrócitos, oligodendrócitos, micróglia e células ependimárias

Os astrócitos compõem a maioria das células gliais e, como o nome já expressa, apresentam forma de estrela. Contribuem para o controle do espaço entre as células, aumentando a área de superfície entre elas e proporcionando, também, uma resistência mecânica aos neurônios; fazem parte da barreira hematoencefálica, que isola a circulação geral do tecido nervoso.

Os oligodendrócitos possuem prolongamentos que fazem contato com os axônios ou corpos celulares de neurônios e, além disto, "enrolam-se" nos axônios e formam a bainha de mielina, com propriedades isolantes que aumentam a velocidade da transmissão sináptica.

As células da micróglia fazem parte de um sistema de defesa do SNC e fagocitam elementos celulares que não funcionam ou que são indesejáveis, residuais ou com algum poder patológico. Em casos de lesões ou infecções, ocorre um aumento no número destas células.

Células ependimárias revestem os ventrículos encefálicos e o canal central da medula espinal, desta forma, agindo como uma barreira que impede que elementos não desejáveis da circulação comum entrem no SNC. As células ependimárias estão dispostas de forma que somente elementos gasosos e glicose, por exemplo, ultrapassem suas junções.

Células gliais do SNP – células satélites e células de Schwann

- Células satélites: cercam os somas dos neurônios periféricos, regulando a troca de nutrientes e produtos residuais entre o corpo do neurônio e o líquido extra celular.
- Células de Schwann: envolvem os axônios dos neurônios do SNP, compondo o neurilema, que é a cobertura destas células nos axônios periféricos, e formam a bainha de mielina.

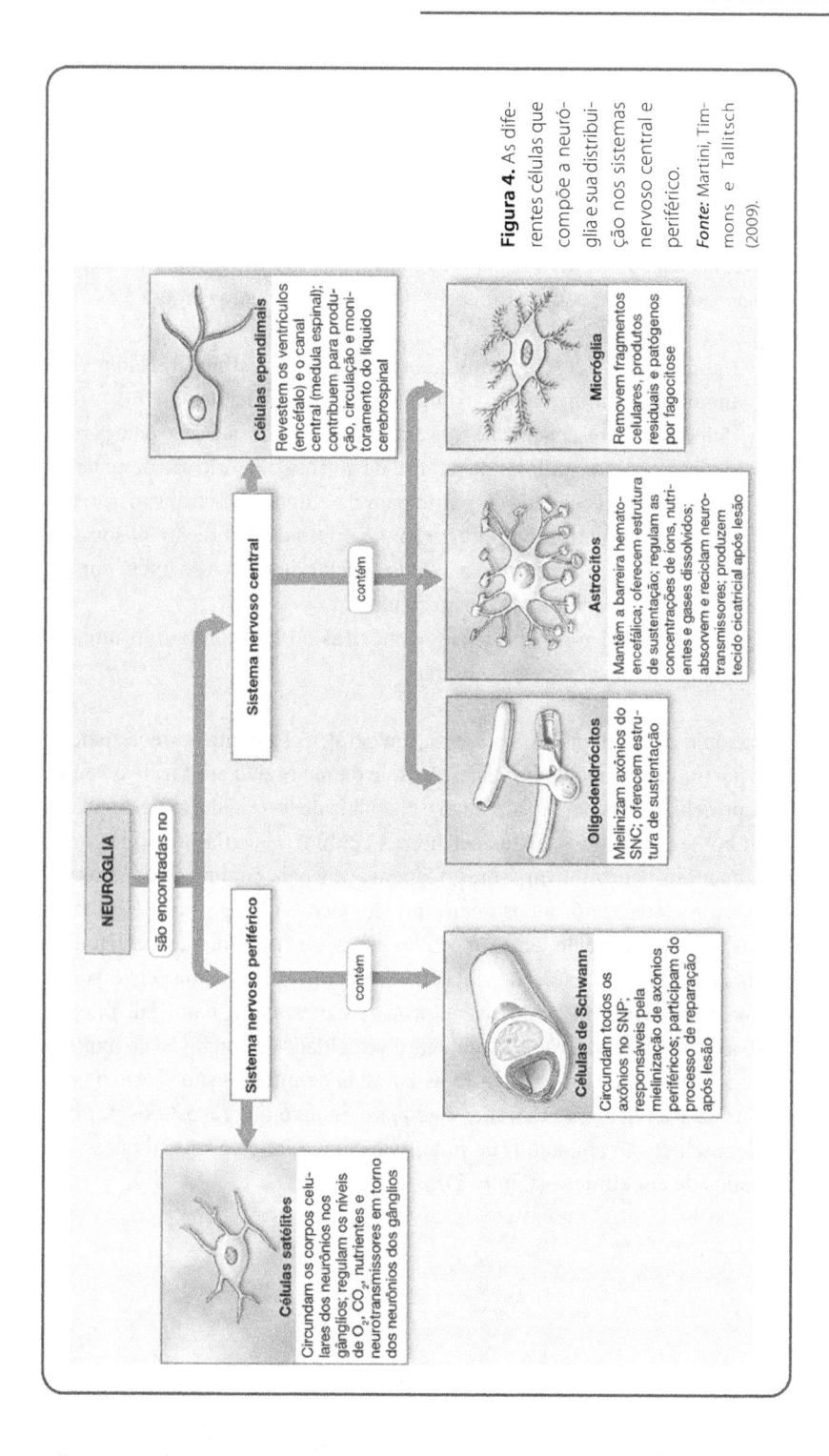

NEURÓGLIA

são encontradas no

Sistema nervoso central

contém

Oligodendrócitos
Mielinizam axônios do SNC; oferecem estrutura de sustentação

Astrócitos
Mantêm a barreira hematoencefálica; oferecem estrutura de sustentação; regulam as concentrações de íons, nutrientes e gases dissolvidos; absorvem e reciclam neurotransmissores; produzem tecido cicatricial após lesão

Micróglia
Removem fragmentos celulares, produtos residuais e patógenos por fagocitose

Células ependimais
Revestem os ventrículos (encéfalo) e o canal central (medula espinal); contribuem para produção, circulação e monitoramento do líquido cerebrospinal

Sistema nervoso periférico

contém

Células de Schwann
Circundam todos os axônios no SNP; responsáveis pela mielinização de axônios periféricos; participam do processo de reparação após lesão

Células satélites
Circundam os corpos celulares dos neurônios nos gânglios; regulam os níveis de O_2, CO_2, nutrientes e neurotransmissores em torno dos neurônios dos gânglios

Figura 4. As diferentes células que compõe a neuróglia e sua distribuição nos sistemas nervoso central e periférico.

Fonte: Martini, Timmons e Tallitsch (2009).

Estrutura e função geral dos neurônios e da bainha de mielina

Os neurônios apresentam muitas formas e cada uma delas serve para determinada função. Sendo assim, existem neurônios morfologicamente diferentes distribuídos em diversas regiões do sistema nervoso central e do sistema nervoso periférico. Os tipos morfológicos são classificados da seguinte maneira (Figura 5):

- Apolares: são neurônios nos quais não se pode distinguir, pelo menos anatomicamente, qual é o axônio e quais são os dendritos.
- Unipolares: apresentam um soma e um axônio, sendo que do axônio partem alguns dendritos. Células da retina e da mucosa olfatório são deste tipo.
- Bipolares: são células que participam das funções de transmissão nos sentidos especiais, como na visão, no olfato e na audição. O soma se localiza entre o dendrito e o axônio. Vários dendritos se unem em um único feixe, partindo do corpo celular.
- Multipolares: possuem vários dendritos e um axônio com uma ou mais ramificações.

O axônio de um neurônio apresenta, em geral, as seguintes características: inicia partindo do cone de implantação, que é uma região em forma de cone, no corpo celular; sua porção terminal é chamada de terminal axônico e possui vários botões sinápticos. Estas estruturas contêm vesículas sinápticas que armazenam os neurotransmissores, responsáveis pela comunicação neural.

Os axônios da maioria dos neurônios são envolvidos por uma bainha de mielina, um revestimento feito por células gliais, que no SNC são os oligodendrócitos e que no SNP são as células de Schwann. Estas células envolvem o axônio do neurônio enrolando-se em torno de si mesmas. A bainha de mielina isola o axônio de um neurônio e aumenta a velocidade de condução do impulso nervoso. Espaços ou lacunas entre as bainhas de mielina são chamados de nódulos de Ranvier. Os neurônios que possuem axônios revestidos por bainha de mielina são chamados de mielínicos e os sem este revestimento são chamados de amielínicos (Figura 2).

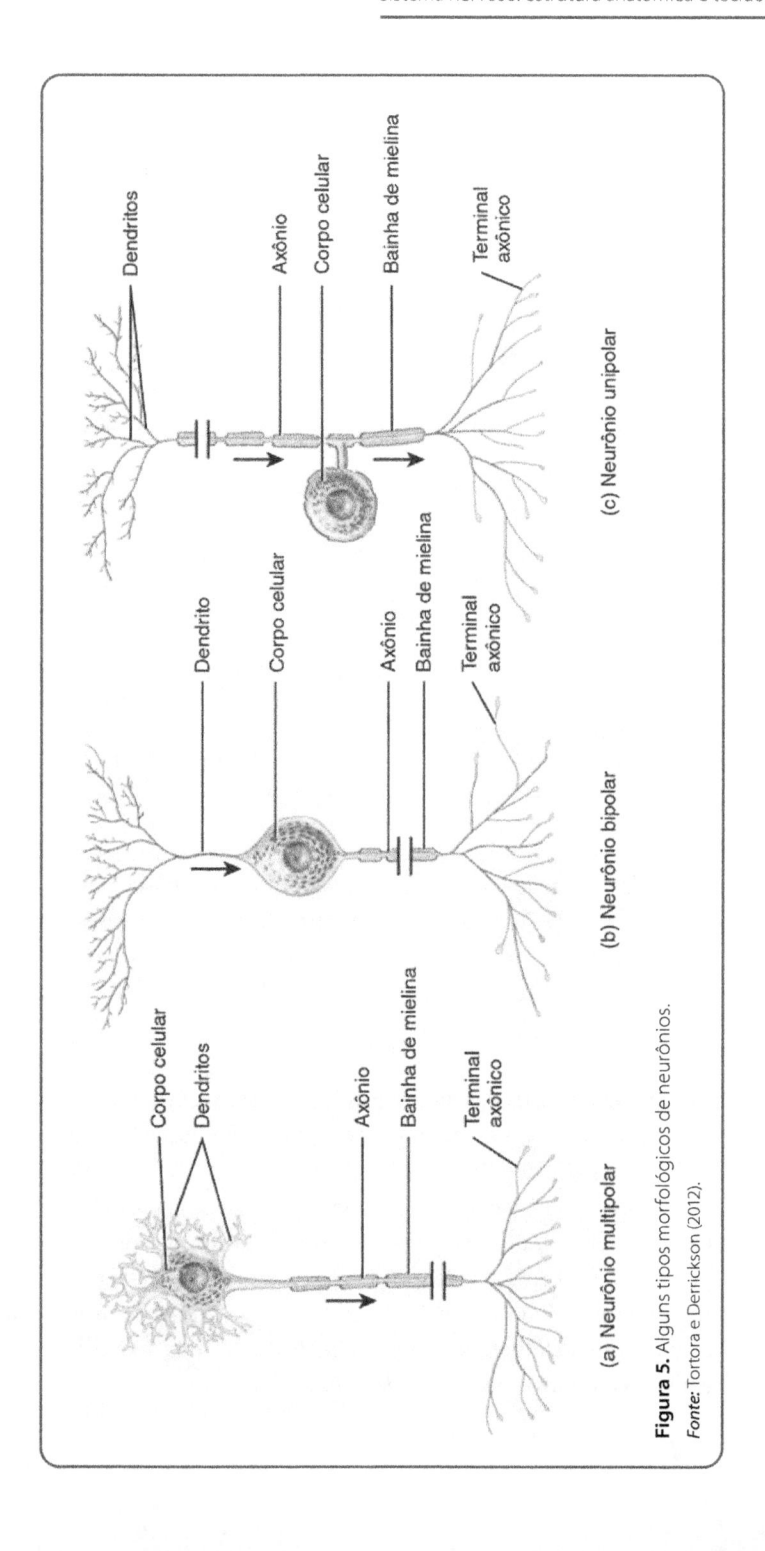

Figura 5. Alguns tipos morfológicos de neurônios.
Fonte: Tortora e Derrickson (2012).

O sistema nervoso está continuamente sofrendo modificações relacionadas a sua morfologia e a suas conexões nervosas: é a chamada plasticidade neural. A partir de determinados estímulos, mudanças na organização, nas conexões neurais e até na estrutura dos neurônios podem ocorrer. O fenômeno da plasticidade faz parte dos processos de aprendizado e memória, pois a cada novo comportamento aprendido desde o nascimento até a fase adulta, várias conexões neurais ocorrem e se fixam no sistema nervoso central, contribuindo para o desenvolvimento normal e evolutivo do ser humano.

Saiba mais

Você já ouviu falar de esclerose múltipla (EM)? Esta é uma doença desmielinizante sem cura de origem inflamatória e degenerativa, na qual a bainha de mielina é destruída e, por isso, dificulta a transmissão sináptica no sistema nervoso central e no sistema nervoso periférico, levando a dificuldades motoras incapacitantes. As possíveis causas são desconhecidas, e o tratamento depende da resposta de cada indivíduo. A abordagem do paciente com EM é multidisciplinar e existem vários centros de referência desta doença no Brasil, como a Associação Brasileira de Esclerose Múltipla – ABEM (São Paulo, SP) e o Centro de Esclerose Múltipla do Hospital Israelita Albert Einstein (São Paulo, SP).

Além da classificação morfológica, os neurônios podem ser classificados funcionalmente. O critério usado para tal é a direção em que o impulso nervoso é transmitido em relação ao SNC: neurônios sensoriais (ou aferentes), neurônios motores (ou eferentes) e interneurônios ou de associação (TORTORA; DERRICKSON, 2012).

- Neurônios sensoriais: de maioria unipolar, estes neurônios transmitem informações sensitivas, por meio de impulsos nervosos, que são potenciais de ação, para o SNC.
- Neurônios motores: conduzem os potenciais de ação partindo do SNC para os efetores, que são músculos (liso e estriado esquelético) e as glândulas do corpo, através de nervos cranianos e espinais.
- Interneurônios ou neurônios de associação: de maioria multipolar e com o corpo celular dentro do SNC, estes neurônios fazem a conexão entre vários outros neurônios de outras áreas.

Link

Mantenha-se informado sobre os estudos em neurociências: você pode acessar o site da Sociedade Brasileira de Neurociências e Comportamento, que é composta por pesquisadores, pós-graduandos e estudantes de todo o país envolvidos com o estudo do sistema nervoso. Internacionalmente esta Sociedade é filiada à *International Brain Research Organization* (IBRO) e à Federação das Associações Latino-americanas e do Caribe de Neurociências (FALAN). No Brasil, a SBNeC é filiada à Federação das Sociedades de Biologia Experimental (FeSBE) e à Sociedade Brasileira para o Progresso da Ciência (SBPC). Acesse o link ou o código a seguir:

https://goo.gl/bPZ2Ny

Exercícios

1. Existem vários tipos de células nervosas com características morfológicas distintas que compõem o sistema nervoso. A imagem mostra um neurônio do tipo:

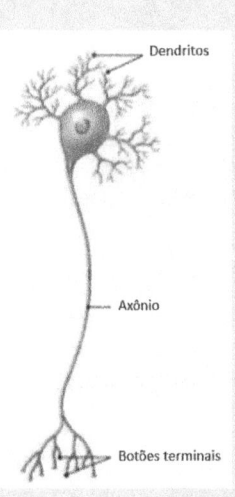

a) Apolar.
b) Multipolar.
c) Unipolar.
d) Bipolar.
e) Não é um neurônio, mas, sim, uma célula de defesa.

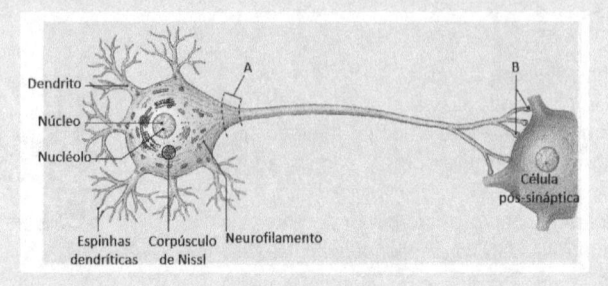

2. A imagem mostra um neurônio. O que está sendo indicado pelas letras A e B?

a) A: cone axônico.
B: botões sinápticos.
b) A: espinha dendrítica.
B: neurofilamento.
c) A: terminação sináptica.
B: axoplasma.
d) A: espinha dendrítica.
B: axoplasma.
e) A: neurofilamento.
B: terminação sináptica.

3. Assinale a alternativa correta sobre esta imagem, que representa a interação entre os neurônios e as células da glia na medula espinal.

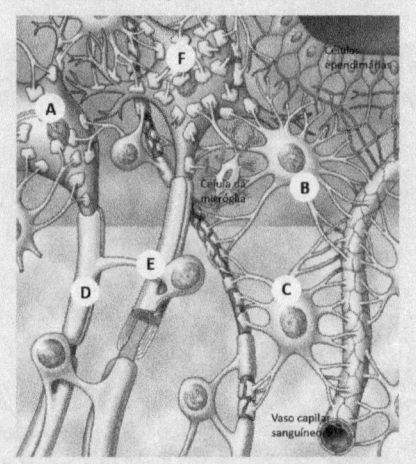

a) As letras A, B, F e G indicam neurônios.
b) A letra C representa um dendrito do neurônio.
c) A letra E representa um neurônio de associação.
d) As células ependimárias são células de revestimento e não são consideradas da neuróglia.
e) Somente as letras A e F indicam neurônios.

4. Sobre os neurônios mielínicos, pode-se afirmar que:
   a) No sistema nervoso central, estão envolvidos por uma bainha de mielina de oligodendrócitos.
   b) No sistema nervoso periférico, estão envolvidos por uma bainha de mielina de astrócitos.
   c) Conduzem impulsos nervosos de forma mais lenta do que os neurônios amielínicos.
   d) Possuem bainha de mielina sem nódulos de Ranvier.
   e) No sistema nervoso central, estão envolvidos por uma bainha de mielina de células de Schwann.

5. As células nervosas podem se organizar ou formar arranjos estruturais no sistema nervoso central e no sistema nervoso periférico, como a substância branca, a substância cinzenta, as fibras nervosas e os gânglios. Quanto aos gânglios, pode-se dizer que:
   a) São feixes de axônios de neurônios no sistema nervoso periférico.
   b) São as células gliais que envolvem os neurônios do sistema nervoso central.
   c) São grupos de corpos celulares de neurônios motores ou sensitivos no sistema nervoso periférico.
   d) São espinhas dendríticas aglomeradas no sistema nervoso central.
   e) São feixes de axônios de neurônios no sistema nervoso central.

Referências

MARTINI, F.; TIMMONS, M. J.; TALLITSCH, R. B. *Anatomia humana*. 6. ed. Porto Alegre: Artmed, 2009.

SOCIEDADE BRASILEIRA DE NEUROCIÊNCIAS E COMPORTAMENTO. São Paulo, 2017. Disponível em: <www.sbnec.org.br>. Acesso em: 10 out. 2017.

TORTORA, G. J.; DERRICKSON, B. *Corpo humano*: fundamentos de anatomia e fisiologia. 8. ed. Porto Alegre: Artmed, 2012.

Leitura recomendada

CASTRO, L. N.; VON ZUBEN, F. J. *Redes neurais artificiais*. Campinas: Unicamp, 2010. Disponível em: <ftp://ftp.dca.fee.unicamp.br/pub/docs/vonzuben/ia006_03/topico5_03.pdf >. Acesso em: 10 out. 2017.

Sistema nervoso central: cérebro, tronco encefálico e cerebelo

Objetivos de aprendizagem

Ao final deste texto, você deve apresentar os seguintes aprendizados:

- Identificar as regiões que compõem o cérebro e suas respectivas funções.
- Descrever a anatomia e as funções do tronco encefálico.
- Reconhecer as funções cerebelares.

Introdução

Neste capítulo, você vai estudar as características anatômicas e funcionais do cérebro e do diencéfalo. O cérebro, maior parte do encéfalo, é dividido em dois hemisférios cerebrais e é responsável pelo processamento consciente do pensamento e de funções intelectuais, pelo armazenamento e pela recuperação da memória e pelos padrões motores complexos. O diencéfalo corresponde ao centro de processamento e retransmissão de informação sensitiva, centro do controle das emoções, funções autonômicas e produção hormonal.

O cérebro e suas funções

Para que você inicie o estudo sobre o cérebro, é necessário que antes conheça alguns aspectos básicos sobre o sistema nervoso, pois o cérebro é uma parte deste sistema.

Os neurônios e as células gliais do sistema nervoso então organizados em duas partes anatômicas separadas, mas interdependentes funcionalmente: o **sistema nervoso periférico** e o **sistema nervoso central**. O sistema nervoso é composto pelo encéfalo e pela medula espinal. O encéfalo compreende o cérebro, o tronco encefálico e o cerebelo. O cérebro abrange o telencéfalo e o diencéfalo. O telencéfalo é composto pelos hemisférios cerebrais direito e esquerdo. O diencéfalo é formado pelo hipotálamo, tálamo, epitálamo e subtálamo.

Telencéfalo

O telencéfalo é composto pelo córtex cerebral (uma camada externa de substância cinzenta), pela substância branca (que são fibras nervosas mielinizadas e amielinizadas) e núcleos profundos de substância cinzenta no interior da substância branca. O telencéfalo é formatado em dois hemisférios, os hemisférios cerebrais (Figura 1), que são separados de forma incompleta pela fissura longitudinal, cujo assoalho é formado por uma faixa de fibras comissurais, chamada de corpo caloso, que é a principal forma de conexão entre os hemisférios. Os hemisférios possuem cavidades, os ventrículos laterais direito e esquerdo.

É no telencéfalo que ocorrem as funções cognitivas do ser humano, como aprendizado, memória, vários tipos de comportamentos e raciocínios, a capacidade de falar, ler, escrever, compreender tons musicais, planejar antecipadamente as ações, enfim, inúmeros processos da vida de relação do ser humano.

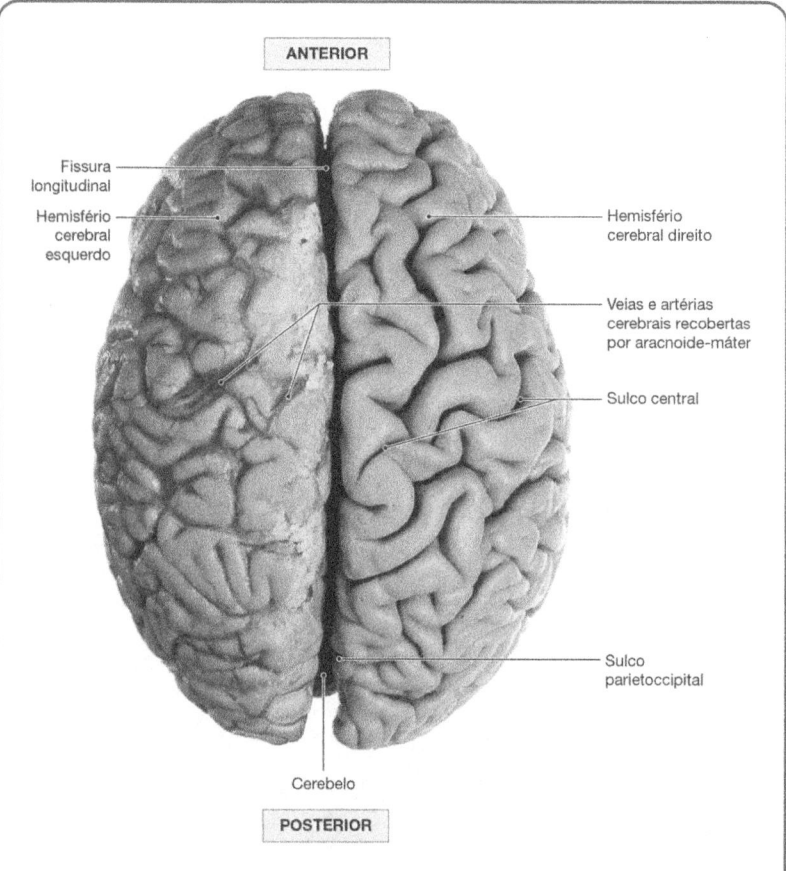

Figura 1. Vista superior do encéfalo mostrando os hemisférios cerebrais e a fissura sagital. O hemisfério esquerdo está coberto pela meninge aracnoide.
Fonte: Martini, Timmons e Tallitsch (2009).

Córtex cerebral

O córtex cerebral é uma camada que se dobra sobre si mesma várias vezes, formando pregas chamadas de giros. Os sulcos profundos entre essas pregas são as fissuras. O sulco central separa o lobo frontal do lobo parietal e é uma importante referência anatômica. Cada giro tem um nome e uma ou várias funções (Figura 2). De grande relevância clínica, existem os giros pré-central e pós-central. Anterior ao sulco central, o giro pré-central possui a área motora primária. Já o giro pós central, posterior ao sulco central, contém a área somatossensitiva primária.

Figura 2. Vista superior do encéfalo e seus lobos, giros e sulcos. Em detalhe, um giro parietal com a organização em córtex cerebral, formado por substância cinzenta e a camada de substância branca.

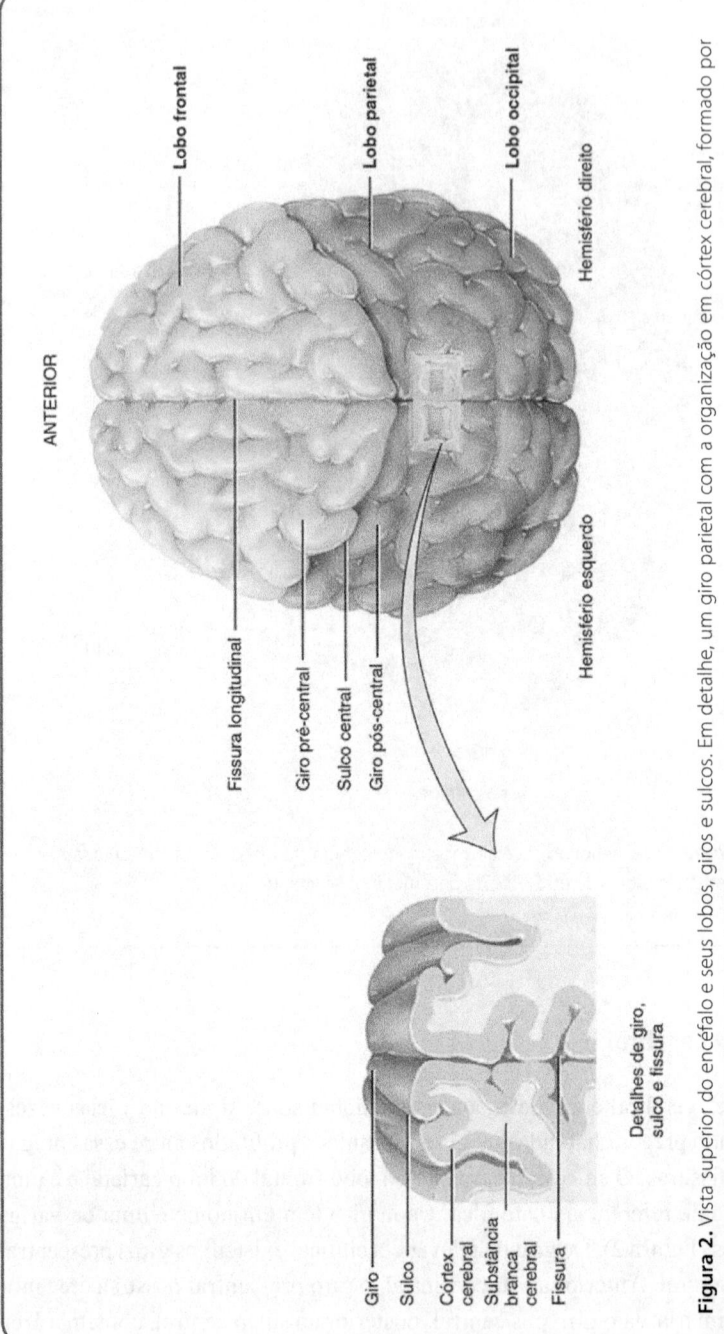

Fonte: Tortora e Derrickson (2012).

Cada hemisfério cerebral possui quatro lobos que são nomeados conforme os ossos que os cobrem: frontal, parietal, temporal e occipital. Além destes, existe o lobo insular, que não pode ser visualizado na superfície do encéfalo, pois está situado profundamente aos lobos parietal, frontal e temporal, no interior do sulco cerebral lateral (Figura 3).

A seguir, você vai conhecer as funções gerais dos lobos cerebrais. Lembre-se que novas descobertas são feitas continuamente sobre o sistema nervoso, e você deve pesquisar sempre, para permanecer atualizado! As funções já descobertas e estudadas de cada lobo são:

- Lobo frontal: localizado na região anterior da cabeça, correspondente à testa. Está relacionado a funções de planejamento do movimento e pensamentos abstratos e criativos, fluência do pensamento e da linguagem. Fazem parte deste lobo o córtex motor, que controla e coordena a motricidade voluntária, e o córtex pré-frontal, que está envolvido na aprendizagem motora e na execução precisa nos movimentos pelo córtex pré-motor.
- Lobo temporal: tem como função o processamento de estímulos auditivos.
- Lobo parietal: dentre outras áreas, contém o córtex somatossensorial, cuja função é receber os estímulos sensoriais externos e internos do corpo.
- Lobo occipital: também conhecido como córtex visual, processa os estímulos visuais, como cor, movimentos, profundidade e distância.
- Lobo insular: não visível na superfície, está relacionado com o controle de diversas emoções, pois "traduz" ao cérebro sons, cheiros, sabores e sentimentos. Recentes estudos mostraram que a ínsula é ativada quando o indivíduo ouve música ou reconhece determinadas expressões, por exemplo.

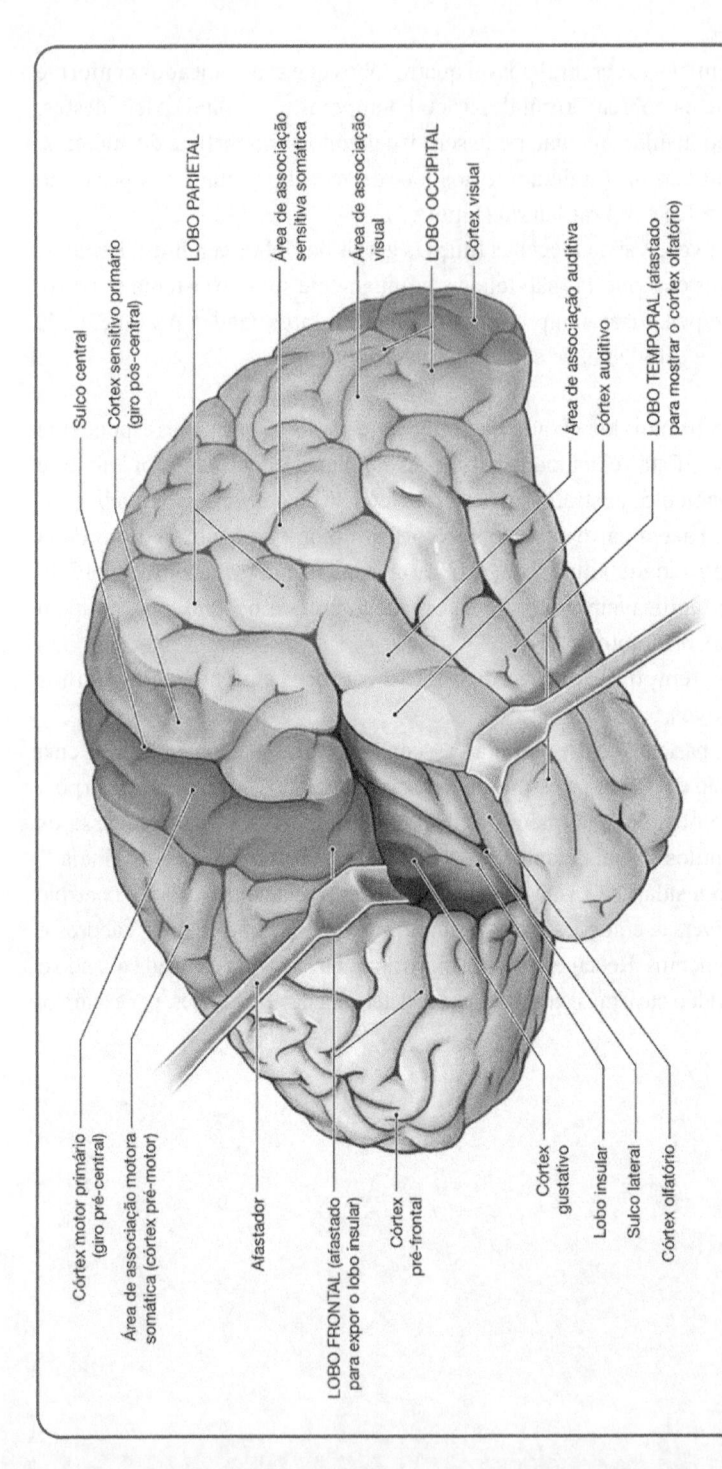

Figura 3. Vista lateral esquerda do encéfalo com espaçadores afastando os lobos frontal, parte do parietal e o temporal para que o lobo insular possa ser visualizado.

Fonte: Martini, Timmons e Tallitsch (2009).

Substância branca central

A substância branca central é composta por axônios com e sem bainha de mielina, que transmitem impulsos nervosos entre os giros de um mesmo hemisfério cerebral, dos giros de um hemisfério para os giros correspondentes ao hemisfério oposto, através do corpo caloso e do telencéfalo para outras regiões e para a medula espinal.

O corpo caloso é uma comissura composta por um grande número de fibras mielínicas que cruzam a linha média do encéfalo, fazendo a comunicação entre os hemisférios direito e esquerdo. É dividido em rostro, joelho, tronco e esplênio.

As fibras mielínicas da substância branca se distinguem em dois grupos: as fibras de projeção e as fibras de associação (Figura 4). As fibras de projeção conectam o córtex cerebral a centros subcorticais, e as fibras de associação conectam as áreas corticais situadas em regiões diferentes do cérebro.

As fibras de projeção se organizam em dois feixes: o fórnix e a cápsula interna. O fórnix se localiza abaixo do corpo caloso e entre os ventrículos laterais. A cápsula interna possui a maioria das fibras que saem ou entram no córtex cerebral e que formam um feixe compacto que separa o núcleo lentiforme, situado lateralmente, do núcleo caudado e tálamo, situados medialmente. Quando estão acima do nível destes núcleos, as fibras da cápsula interna constituem a coroa radiada.

As fibras de associação são divididas em intra e inter-hemisféricas. Existem vários conjuntos de fibras, chamados de fascículos. Você pode estudar todos eles, mas os considerados mais importantes são: fascículo do cíngulo (une o lobo frontal e o temporal), fascículo longitudinal superior (une os lobos frontal, parietal e occipital), fascículo longitudinal inferior (une o lobo occipital e temporal) e fascículo unciforme (une o lobo frontal e o temporal).

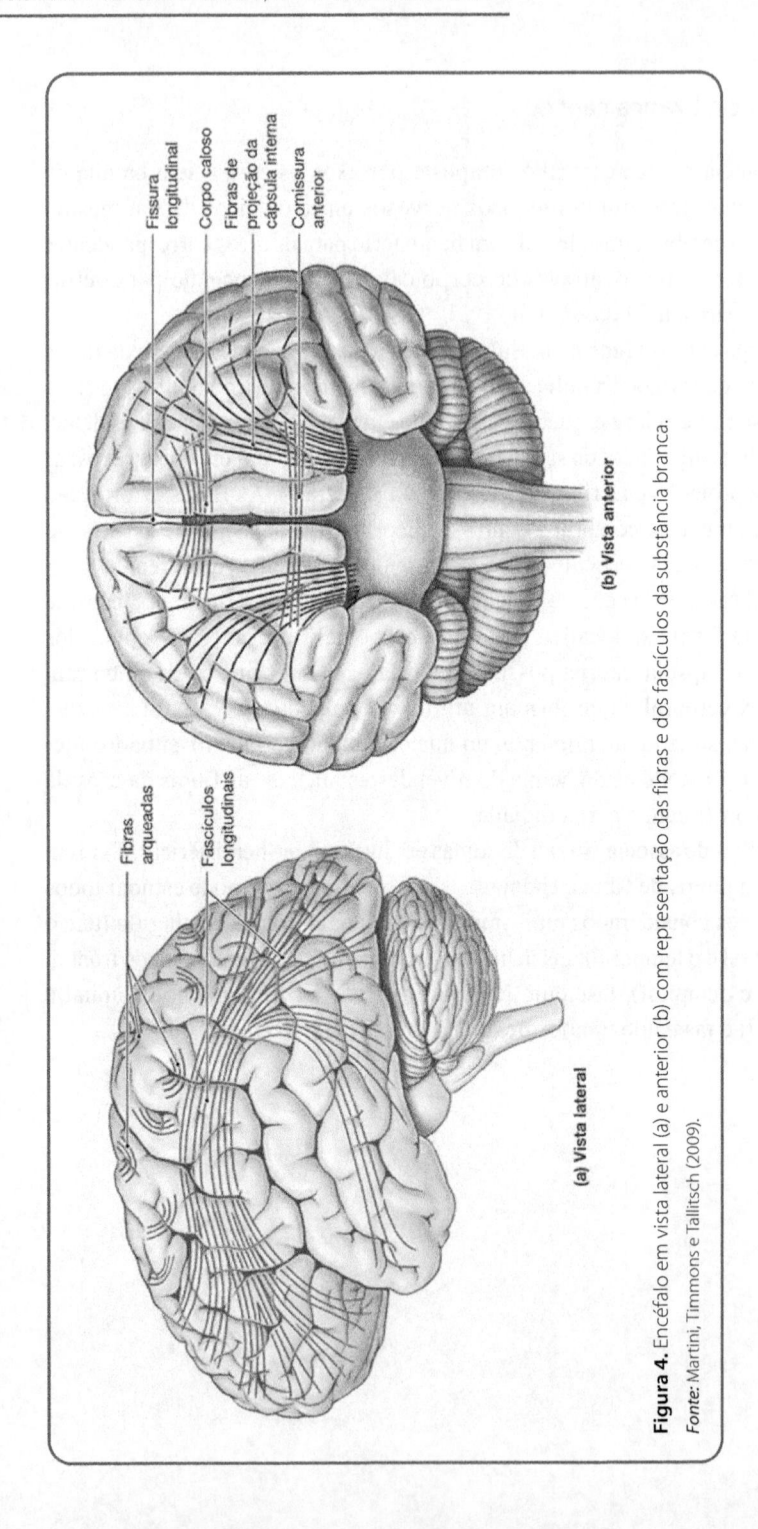

Figura 4. Encéfalo em vista lateral (a) e anterior (b) com representação das fibras e dos fascículos da substância branca.

Fonte: Martini, Timmons e Tallitsch (2009).

Núcleos da base

Profundamente no telencéfalo, localizam-se três massas de substância cinzenta chamadas de núcleo lentiforme, núcleo caudado e corpo estriado (Figura 5). **Lembre-se que substância cinzenta é uma região com alta densidade de somas neuronais.** Estes núcleos estão relacionados aos processos de início e término dos movimentos, além de fazerem o controle das contrações subconscientes dos músculos esqueléticos, como o balanço automático dos braços durante o caminhar.

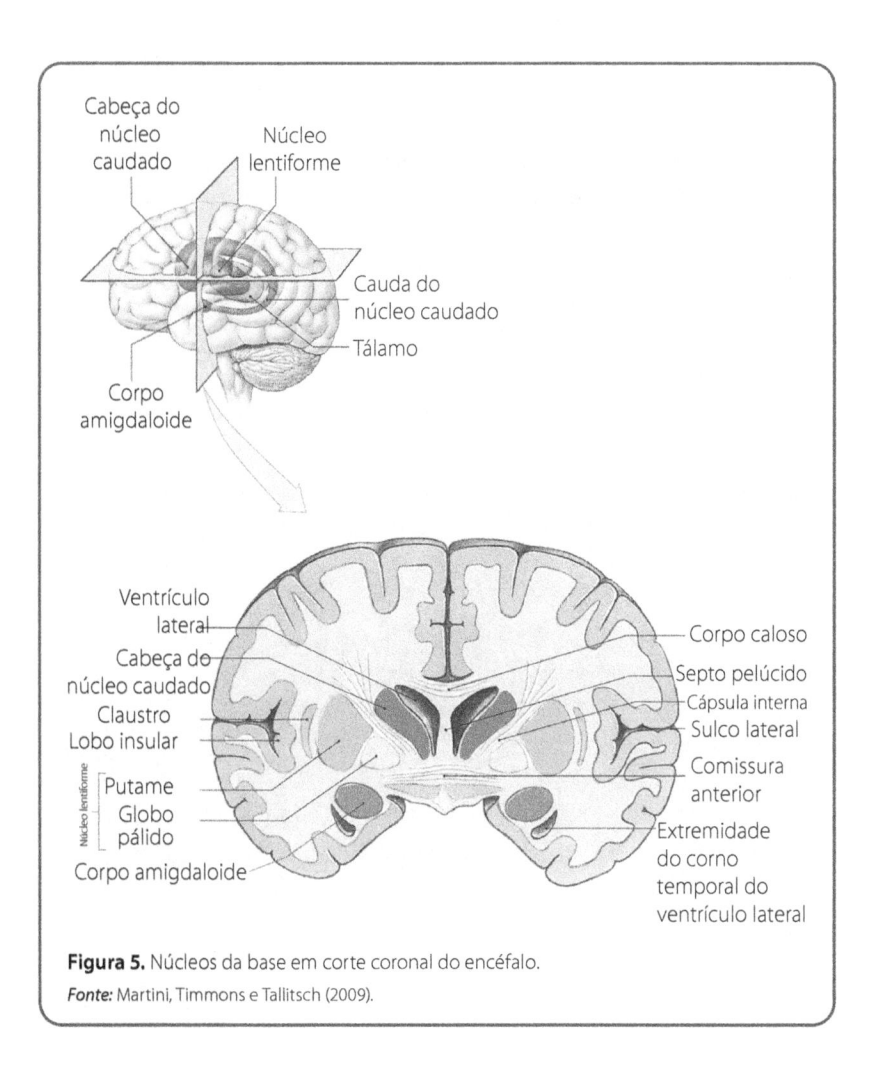

Figura 5. Núcleos da base em corte coronal do encéfalo.
Fonte: Martini, Timmons e Tallitsch (2009).

O diencéfalo: tálamo, hipotálamo, epitálamo e subtálamo e suas funções

Tálamo

O tálamo é uma região que tem forma oval e é par, constituída de substância cinzenta e organizada em núcleos, com tratos de substância branca em seu interior (Figura 6). As porções direita e esquerda do tálamo são conectadas por uma massa intermediária, a aderência intertalâmica. A região talâmica é uma estação de distribuição de impulsos sensitivos provenientes da medula espinal e do tronco encefálico para o córtex cerebral, mas também tem envolvimento com ações motoras, pois transmite impulsos nervosos do cerebelo e núcleos da base para as áreas motoras do córtex cerebral. Além disso, tem papel importante na manutenção da consciência e distribuição de informações nervosas ente áreas telencefálicas.

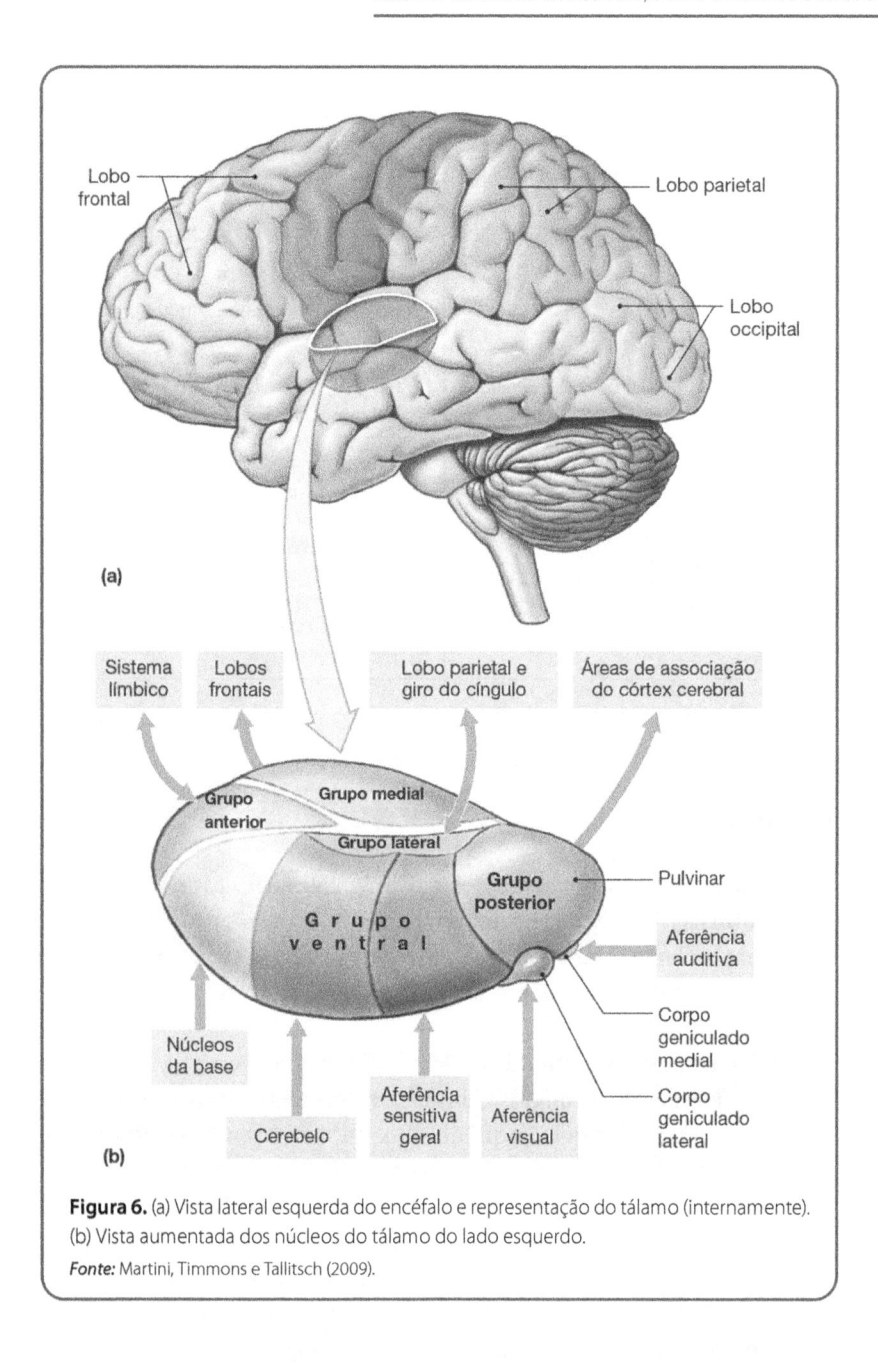

Figura 6. (a) Vista lateral esquerda do encéfalo e representação do tálamo (internamente). (b) Vista aumentada dos núcleos do tálamo do lado esquerdo.
Fonte: Martini, Timmons e Tallitsch (2009).

O quadro a seguir apresenta cinco grupos de núcleos com funções distintas do tálamo.

Grupos	Núcleos	Funções
Anteriores		Participam dos processos de aprendizagem, memória e emoções.
Mediais		Responsáveis pelas percepções conscientes dos estados emocionais.
Ventrais	Ventral anterior e ventral lateral	Função de refinar os movimentos, através de uma via de retroalimentação (*feedback*).
Posteriores	Pulvinar, corpo geniculado lateral, corpo geniculado medial	Integram informações sensoriais e projetam-nas nas áreas de associação do córtex cerebral. Retransmitem informações visuais e auditivas.
Laterais		Estão relacionados à regulação de estados emocionais e à integração da informação sensitiva.

Hipotálamo

Situado anterior e inferiormente ao tálamo, o hipotálamo faz parte do diencéfalo e se localiza nas paredes do terceiro ventrículo, inferior ao sulco hipotalâmico, que separa o tálamo. Apesar do tamanho relativamente pequeno, o hipotálamo é responsável por funções importantes do sistema nervoso:

- **Controle da glândula hipófise:** o hipotálamo gerencia a liberação dos hormônios da hipófise, formando o eixo hipotálamo-hipófise. Ele também produz dois hormônios que são armazenados nesta neuro--glândula, antes de serem liberados.
- **Gerenciamento do sistema nervoso autônomo (SNA):** o hipotálamo controla as atividades do SNA, o qual regula a contração muscular lisa e cardíaca e as secreções glandulares. Como o sistema nervoso simpático e parassimpático fazem parte do SNA, o hipotálamo regula todas as atividades das respostas de luta e fuga e descanso e digestão.

- **Controle da temperatura corporal:** o hipotálamo tem uma "referência" de temperatura ideal do corpo, em torno de 36,5°C. Quando a temperatura corporal se afasta muito deste ideal, o hipotálamo desencadeia respostas para aumentar ou diminuir a temperatura. Imagine que o dia está muito quente e a sua temperatura corporal aumenta; o hipotálamo então provoca a sudorese, para que a camada de suor na sua pele, ao evaporar, retire o calor do corpo e o resfrie. O mesmo ocorre em um dia muito frio, quando seu corpo apresenta queda de temperatura; o hipotálamo desencadeia o tremor muscular involuntário, assim como a vasoconstrição periférica. Como você pode perceber, o papel do hipotálamo é crucial no mecanismo da febre e, por isso, de importância clínica relevante.
- **Manutenção de padrões comportamentais:** o hipotálamo possui centros de comportamentos e padrões emocionais, como raiva, dor, prazer, agressividade, comportamento alimentar e controle da sede.
- **Regulação de padrões de sono e vigília:** faz parte da manutenção das funções do ritmo circadiano, isto é, o controle das funções que ocorrem em cada momento de um ciclo de 24 horas do corpo humano.

O hipotálamo tem vários núcleos e regiões (Figura 7). A seguir, suas funções:

- Núcleo paraventricular: secreta oxiticina, substância importante no momento do parto, pois provoca as contrações da musculatura lisa do útero. Também importante na amamentação, pois estimula a secreção de leite.
- Núcleo supraóptico: secreta o ADH (hormônio antidiurético), que limita a eliminação de água pelos rins.
- Área pré-óptica: regula a temperatura do corpo.
- Túber cinério: produz hormônios excitatórios e inibitórios que controlam a adeno-hipófise.
- Núcleo supraquiasmático: tem participação no controle do ritmo circadiano.
- Centros autonômicos: controlam a frequência cardíaca e a pressão sanguínea.
- Corpos mamilares: controlam certo reflexos alimentares, como lamber e deglutir.

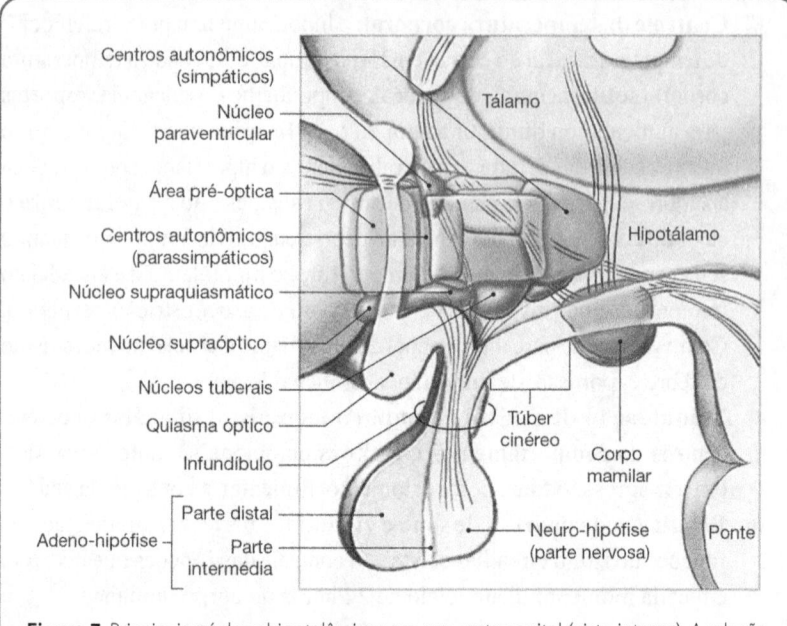

Figura 7. Principais núcleos hipotalâmicos em um corte sagital (vista interna). A relação anatômica do hipotálamo com a hipófise também está evidenciada.
Fonte: Martini, Timmons e Tallitsch (2009).

Epitálamo

O epitálamo forma o teto do terceiro ventrículo. Sua porção posterior contém a glândula pineal, uma neuroglândula que secreta o hormônio melatonina, envolvida na regulação do ciclo sono-vigília, por induzir o sono.

Subtálamo

O subtálamo é a zona de transição entre o diencéfalo e o tegumento do mesencéfalo. Apresenta-se em formações de substância cinzenta e substância branca e está relacionado a funções motoras.

Meninges encefálicas, líquido cerebrospinal e barreira hematoencefálica

Meninges encefálicas

As meninges são membranas que envolvem o encéfalo e a medula espinal. Elas atuam protegendo o tecido nervoso, através do amortecimento da energia, dos impactos por choques ou traumas ou até mesmo por movimentos muito fortes ou bruscos da cabeça e do corpo. Revestem de tal forma o tecido que criam um envoltório físico que evita o contato brusco com o interior da cavidade craniana e da cavidade vertebral. Entre as meninges aracnoide e pia-máter, circula o líquido cerebrospinal (LCS), que acaba também amortecendo a energia dos impactos. As meninges encefálicas se continuam com as meninges espinais, mas apresentam características diferentes.

São, ao todo, três meninges que envolvem o sistema nervoso central (Figura 8):

- Dura-máter: é a meninge mais externa e que faz contato com a parte interna dos ossos do neurocrânio e da cavidade vertebral. No encéfalo, a dura-máter possui dois folhetos ou extratos. Em certos locais, estes folhetos se separam e formam os seios durais, preenchidos por sangue venoso.
- Aracnoide-máter: é a membrana intermediária. É mais fina do que a dura-máter e possui projeções chamadas de trabéculas. Entre a aracnoide e a membrana mais interna, a pia-máter, circula o LCS. O espaço entre estas duas membranas é chamado de espaço subaracnóideo.
- Pia-máter: está em contato direto com o tecido encefálico e medular, adentrando e revestindo cada sulco e reentrância do encéfalo. É muito delgada, mas bastante vascularizada. Está aderida à superfície do encéfalo por prolongamentos dos astrócitos.

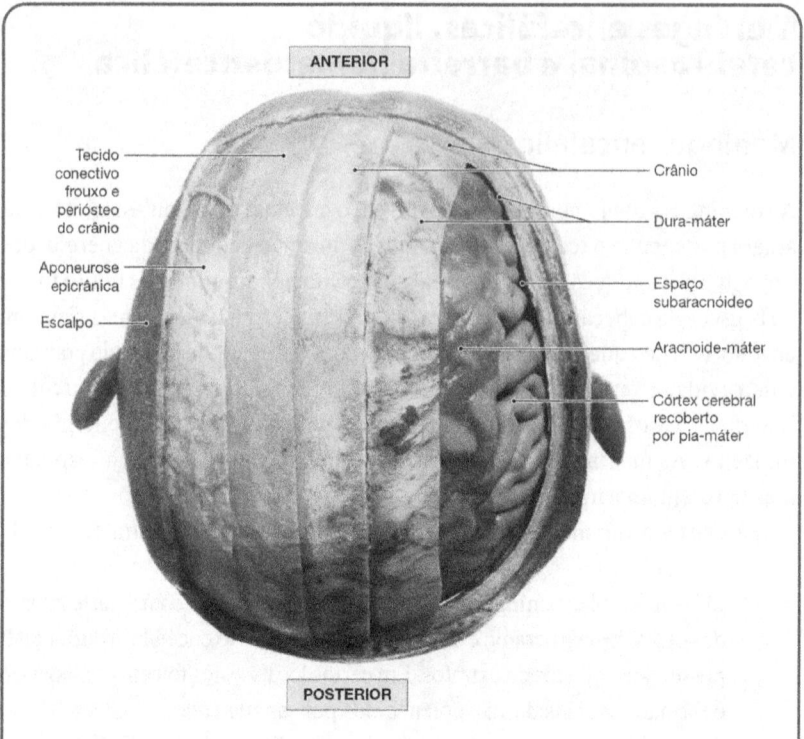

Figura 8. Vista superior do crânio dissecado mostrando as meninges encefálicas.
Fonte: Martini, Timmons e Tallitsch (2009).

Exemplo

A punção espinal é a coleta de amostra de LCS, extraído do espaço subaracnóideo através de uma agulha, inserida entre o espaço intervertebral, geralmente entre a terceira e a quarta vértebra lombar. A coleta é feita, por exemplo, em casos de investigação de doenças infecciosas do sistema nervoso, como meningite.

Link

A meningite é um processo inflamatório das meninges do sistema nervoso central e pode ser causada por vírus, bactérias ou até mesmo por fungos. Você, como estudante da área da saúde, deve manter-se informado sobre a etiologia da meningite e também sobre os dados epidemiológicos no Brasil. Acesse o site da Sociedade Brasileira de Pediatria no link ou código a seguir e leia mais sobre esta afecção.

https://goo.gl/KihVd6

Líquido cerebrospinal

Você sabia que existem cavidades no interior do encéfalo? Estas cavidades, chamadas de **ventrículos encefálicos** (Figura 9), são preenchidas por um líquido chamado de **líquido cerebrospinal** (antigamente chamado de líquor) e revestidas por células ependimais. Existem, ao todo, quatro ventrículos no encéfalo: dois ventrículos laterais em cada um dos hemisférios, um terceiro no diencéfalo e um quarto localizado entre a ponte e o cerebelo. No interior destes ventrículos, existem estruturas chamadas de plexos coroides que produzem diariamente um certo volume de LCS, que banha os ventrículos e depois extravasa para o espaço subaracnóideo entre a meninges aracnoide e pia-máter, levando nutrientes e oxigênio para o sistema nervoso central. Os nutrientes e o oxigênio também chegam pela circulação e se misturam ao LCS. Porém, graças à barreira hematoencefálica, composta pelas células epedimais que revestem os ventrículos, somente se juntam ao LCS elementos não nocivos ao tecido nervoso, vindos da circulação comum através das artérias cerebrais.

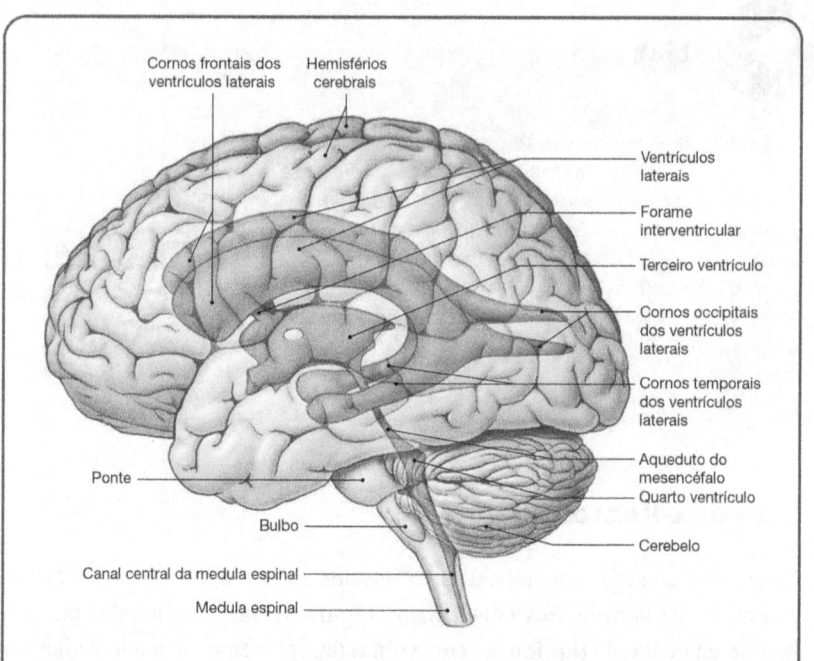

Figura 9. Vista lateral esquerda do encéfalo, com representação dos ventrículos internamente.
Fonte: Martini, Timmons e Tallitsch (2009).

Saiba mais

A hidrocefalia é uma disfunção causada pelo acúmulo de LCS intracraniano, provocando a expansão dos ventrículos cerebrais e dos ossos cranianos. Ocorre quando há um bloqueio no sistema ventricular, impedindo o fluxo normal do LCS pelo cérebro e pela medula espinal. A hidrocefalia congênita pode ocorrer logo após o nascimento devido ao desenvolvimento anormal do sistema nervoso central, ao sangramento dos ventrículos por parto prematuro ou infecções durante a gravidez, como rubéola ou sífilis.

Fique atento

Apesar de a barreira hematoencefálica oferecer proteção ao sistema nervoso central, impedindo que certos elementos nocivos vindos da circulação entrem em contato com o tecido medular e encefálico, há também o problema da não penetração de certos medicamentos por causa dessa barreira. Certos agentes medicamentosos poderiam auxiliar em doenças neurológicas, como na doença de Parkinson, mas não podem ser usados por não conseguirem ultrapassar a camada de células ependimais.

Exercícios

1. Em uma aula prática, o professor propõe que os alunos realizem uma incisão para separar o tronco encefálico do restante do encéfalo de uma rã previamente anestesiada, com a finalidade de observar as funções das estruturas encefálicas. Considerando a composição do tronco encefálico, a incisão deve ser realizada entre:
 a) o bulbo e a ponte.
 b) a ponte e o mesencéfalo.
 c) o mesencéfalo e o diencéfalo.
 d) o tálamo e o cérebro.
 e) o bulbo e a medula espinal.

2. Um paciente procurou um médico se queixando de perda do tônus muscular e pouca coordenação motora. Ele não era capaz de realizar tarefas simples como tocar o nariz com a ponta dos dedos. Neste contexto, assinale a alternativa que corresponde à parte do encéfalo que pode estar lesada.
 a) Ponte.
 b) Bulbo.
 c) Mesencéfalo.
 d) Córtex cerebral.
 e) Cerebelo.

3. Com relação ao tronco encefálico, assinale a alternativa correta.
 a) O tronco encefálico é a parte do encéfalo que está localizada entre a medula espinal e o telencéfalo.
 b) As funções do tronco encefálico estão relacionadas com os comportamentos automáticos, como a respiração, a deglutição e o vômito.
 c) A formação reticular é um sistema difuso de núcleos que estão distribuídos na ponte e no bulbo.
 d) O tronco encefálico é formado pela ponte, pelo bulbo, pelo mesencéfalo e pelo tálamo.
 e) Os núcleos do tronco encefálico estão associados aos 12 pares de nervos cranianos.

4. O córtex cerebral apresenta áreas funcionais, de forma que as áreas sensoriais recebem a informação sensorial e estão envolvidas na percepção, as áreas motoras iniciam o movimento e

as áreas de associação realizam funções integradoras mais complexas, como a memória e as emoções. Assinale a alternativa que relaciona corretamente a área com a função executada.
a) Área somatossensorial primária – percepção do tato, da propriocepção, da dor, do prurido e da temperatura.
b) Área motora primária – realização de contrações voluntárias de músculos específicos no mesmo lado do corpo.
c) Área de Wernicke – expressão da linguagem falada.
d) Área de Broca – interpretação do significado da fala pelo reconhecimento das palavras faladas.
e) Córtex pré-frontal – iniciação dos movimentos voluntários.

5. Com base nos seus conhecimentos das estruturas encefálicas, qual estrutura realiza a ligação entre o sistema nervoso e o sistema endócrino?
a) Mesencéfalo.
b) Tálamo.
c) Hipotálamo.
d) Epitálamo.
e) Cerebelo.

Referências

MARTINI, F. H.; TIMMONS, M. J.; TALLITSCH, R. B. *Anatomia humana*. 6. ed. Porto Alegre: Artmed, 2009.

SOCIEDADE BRASILEIRA DE PEDIATRIA. *"Atualização sobre meningite" já está disponível no portal*. Rio de Janeiro: SBP, 2015. Disponível em: <http://www.sbp.com.br/imprensa/detalhe/nid/atualizacao-sobre-meningite-ja-esta-disponivel-no-portal/>. Acesso em: 02 out. 2017.

TORTORA, G. J.; DERRICKSON, B. *Corpo humano*: fundamentos de anatomia e fisiologia. 8. ed. Porto Alegre: Artmed, 2012.

Leitura recomendada

OLULADE, O. A. et al. Neuroanatomical profiles of deafness in the context of native language experience. *The Journal of neuroscience*, Washington, DC, v. 34, n.16, p. 5613–5620, Apr. 2014. Disponível em: <http://www.jneurosci.org/content/jneuro/34/16/5613.full.pdf>. Acesso em: 02 out. 2017.

UNIDADE 2

Sistema nervoso central: medula espinal, meninges e sistema ventricular

Objetivos de aprendizagem

Ao final deste texto, você deve apresentar os seguintes aprendizados:

- Identificar os aspectos anatômicos e seccionais da medula espinal.
- Descrever as características anatômicas e funcionais das meninges e dos ventrículos encefálicos.
- Relacionar a função da barreira hematoencefálica com o tratamento da doença de Parkinson.

Introdução

O sistema nervoso é dividido anatomicamente em sistema nervoso central (SNC), que consiste no encéfalo e na medula espinal, e sistema nervoso periférico (SNP), que inclui todos os tecidos nervosos localizados fora do SNC, como os receptores sensoriais, os nervos e os gânglios. Neste contexto, a medula espinal é a principal via de comunicação entre o encéfalo e o SNP abaixo da cabeça. Além disso, a medula espinal realiza a integração das informações aferentes e a produção de respostas por meio de mecanismos reflexos.

De forma geral, o tecido nervoso é extremamente delicado, de forma que os neurônios podem ser danificados por uma leve pressão. Assim, o SNC está protegido pelo tecido ósseo (crânio e coluna vertebral), pelas membranas (meninges) e por uma solução aquosa (líquido cerebrospinal). Além disso, o encéfalo está protegido de substâncias nocivas da corrente sanguínea pela barreira hematoencefálica.

Neste capítulo, você vai identificar os aspectos anatômicos da medula espinal, das meninges, dos ventrículos encefálicos e da barreira hematoencefálica, assim como reconhecer alguns dos seus aspectos funcionais e patológicos.

Medula espinal

O tamanho da medula espinal de um indivíduo adulto é de aproximadamente 45 cm de comprimento e se estende desde o forame magno do crânio até a margem inferior da primeira vértebra lombar (L1) (Figura 1). É consideravelmente mais curta que a coluna vertebral, pois não cresce de forma tão rápida durante o desenvolvimento, sendo composta pelos segmentos cervical, torácico, lombar e sacral, nomeados de acordo com a porção da coluna vertebral onde os nervos entram e saem. A medula espinal dá origem a 31 pares de nervos espinais, que saem da coluna vertebral pelos forames intervertebrais e sacrais (VANPUTTE; REGAN; RUSSO, 2016).

A medula espinal é mais larga em diâmetro na sua extremidade superior e diminui gradualmente seu diâmetro em direção à extremidade inferior. Entretanto, em duas regiões a medula espinal encontra-se expandida, formando a intumescência cervical, que origina os nervos para o cíngulo do membro superior e membros superiores e a intumescência lombossacral, que dá origem à inervação das estruturas da pelve e dos membros inferiores. Na porção inferior da intumescência lombossacral, a medula espinal afila-se em uma extremidade cônica, denominada cone medular, no nível da primeira vértebra lombar ou inferiormente a ela. A partir da extremidade inferior do cone medular e ao longo da extensão do canal vertebral até a face posterior do cóccix está localizada a parte pial do filamento terminal. A parte pial e a parte dural do filamento terminal fornecem sustentação longitudinal para a medula espinal. Em um indivíduo adulto, a medula espinal se estende somente até o nível da primeira ou da segunda vértebra lombar. Dessa forma, o segmento S2 da medula espinal se localiza no nível da vértebra L1. Ao final da medula espinal, podemos observar o filamento terminal e as longas raízes posteriores e anteriores, que se estendem inferiormente ao cone medular e são denominadas cauda equina (Figura 1) (MARTINI; TIMMONS; TALLITSCH, 2009).

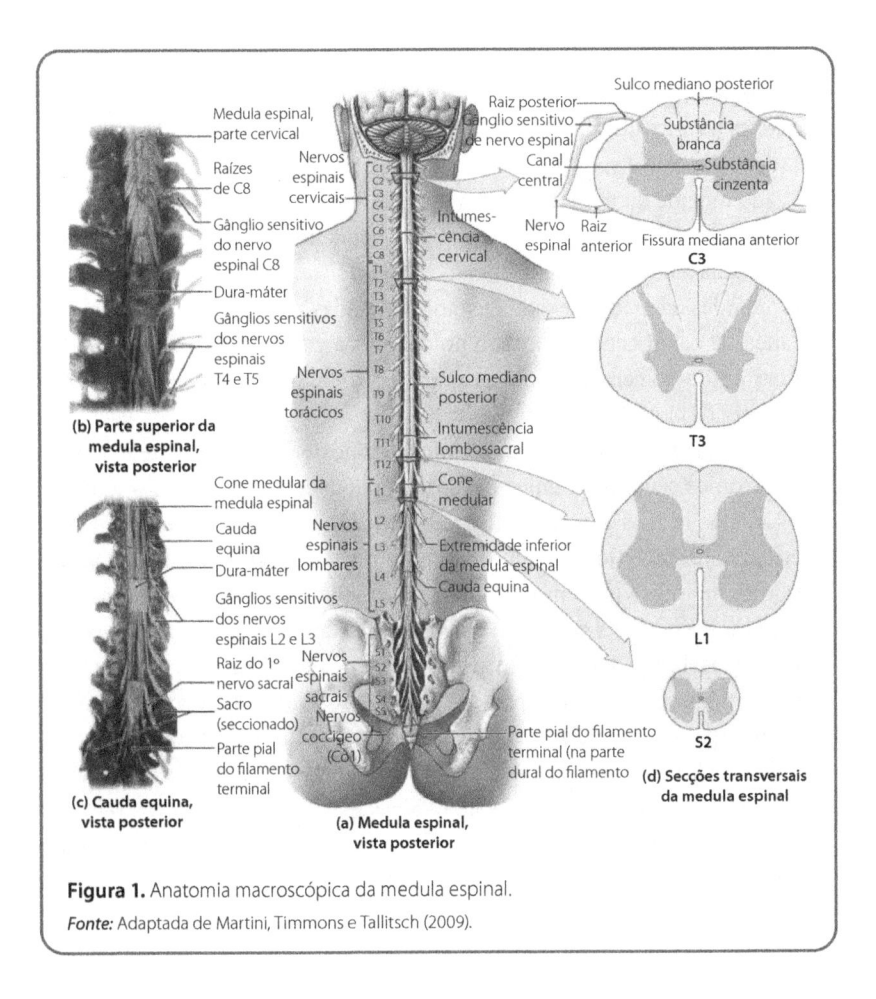

Figura 1. Anatomia macroscópica da medula espinal.
Fonte: Adaptada de Martini, Timmons e Tallitsch (2009).

Uma secção transversal revela que a medula espinal consiste em uma porção esbranquiçada superficial e uma porção acinzentada profunda. A substância branca consiste em axônios mielinizados, que formam as vias nervosas, e a substância cinzenta consiste em corpos celulares de neurônios, dendritos e axônios. Uma fissura mediana ventral e um sulco mediano dorsal são fendas profundas que separam parcialmente as duas metades da medula espinal, sendo que cada metade é organizada em três colunas, denominadas colunas ventral (anterior), dorsal (posterior) e lateral. Cada coluna é subdividida em tratos, ou fascículos, também referidos como vias. Dessa forma, um conjunto de axônios dentro do SNC é chamado de trato e fora do SNC é chamado de nervo. Os axônios dentro de um determinado trato carregam basicamente o mesmo tipo de informação, embora possam se sobrepor até certo ponto. Por exemplo, um trato ascendente leva potenciais de ação relacionados à dor e a sensações térmicas, enquanto outros levam potenciais de ação relacionados ao tato suave. Quanto à substância cinzenta, ela é organizada em cornos, de forma que cada metade da medula espinal consiste em um corno posterior (dorsal) e um corno anterior (ventral). Além disso, pequenos cornos laterais ocorrem nos níveis da medula espinal associados com o sistema nervoso autônomo. As duas metades da medula espinal estão conectadas pelas comissuras cinzenta e branca. O canal central, situado no centro da comissura cinzenta, ajuda a circular o líquido cerebrospinal associado com o sistema ventricular (Figura 2) (VANPUTTE; REGAN; RUSSO, 2016).

Em cada lado da medula espinal, uma raiz posterior típica contém axônios dos neurônios sensitivos, cujos corpos celulares encontram-se nos gânglios sensitivos de nervos espinais. Além disso, na frente da raiz posterior, a raiz anterior contém axônios dos neurônios motores somáticos e, em alguns níveis, neurônios motores viscerais que controlam efetuadores periféricos. As raízes posteriores e anteriores de cada segmento penetram e deixam o canal vertebral entre as vértebras adjacentes, nos forames intervertebrais. Cada segmento espinal está associado a um par de gânglios sensitivos de nervos espinais, que contém os corpos celulares dos neurônios sensitivos. Distalmente a cada gânglio sensitivo de nervo espinal, as fibras sensitivas e motoras formam um único nervo espinal. Os nervos espinais são classificados como nervos mistos porque contêm fibras aferentes ou sensitivas e fibras eferentes ou motoras (MARTINI; TIMMONS; TALLITSCH, 2009).

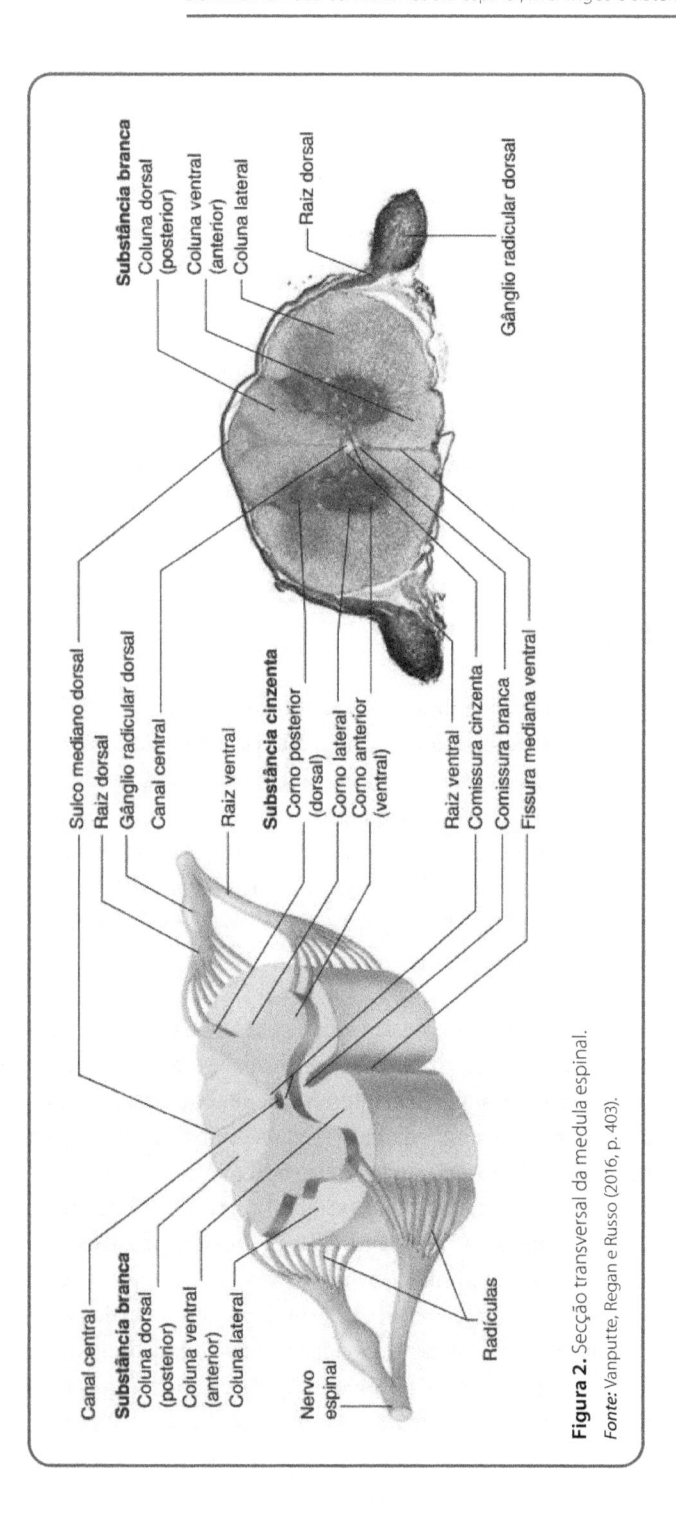

Figura 2. Secção transversal da medula espinal.
Fonte: Vanputte, Regan e Russo (2016, p. 403).

> **Fique atento**
>
> Danos à medula espinal podem interromper os tratos aferentes até o encéfalo, resultando em perda da sensibilidade. Por outro lado, a interrupção dos tratos eferentes a partir do encéfalo até os neurônios motores na medula espinal pode resultar na perda da função motora. De forma geral, as lesões medulares são classificadas de acordo com o nível vertebral no qual o ferimento ocorreu, sendo que a maioria das lesões ocorre na região cervical ou na junção toracolombar. As lesões cervicais acima de T1 são as mais graves e podem resultar na paralisia de todos os quatro membros (quadriplegia ou tetraplegia), afetando também a musculatura abdominal e peitoral.
>
> As lesões em T1 ou abaixo de T1 podem resultar em diferentes graus de paralisia das pernas (paraplegia) e do abdome, mas mantêm todas as funções dos membros superiores (VANPUTTE; REGAN; RUSSO, 2016).

Meninges

As meninges são três membranas de tecido conectivo que estão localizadas externamente às estruturas do SNC (encéfalo e medula espinal) e que apresentam as seguintes funções: envolvem e protegem o SNC, protegem os vasos sanguíneos, circundam os seios venosos, contêm o líquido cerebrospinal e formam repartições no crânio. De fora para dentro, as meninges são a dura-máter, a aracnoide e a pia-máter (Figura 3) (MARIEB; HOEHN, 2009).

Dura-máter

A dura-máter é a mais resistente das meninges, sendo composta pela seguinte bicamada de tecido conectivo: a lâmina periosteal é o folheto mais superficial, o qual está associado à superfície interna do crânio (o periósteo), no entanto, não há lâmina periosteal circundando a medula espinal; a lâmina meníngea é o folheto mais interno, que forma o verdadeiro envoltório externo do encéfalo, o qual continua caudalmente no canal vertebral como a lâmina dural da medula espinal. No entanto, essas duas lâminas estão fusionadas, exceto em certos pontos, em que se separam para formar os seios durais que coletam sangue venoso do encéfalo e o direcionam para a veia jugular interna do pescoço. Além disso, a dura-máter forma pregas na cavidade craniana para limitar o movimento excessivo do encéfalo dentro do crânio, as quais estão descritas a seguir.

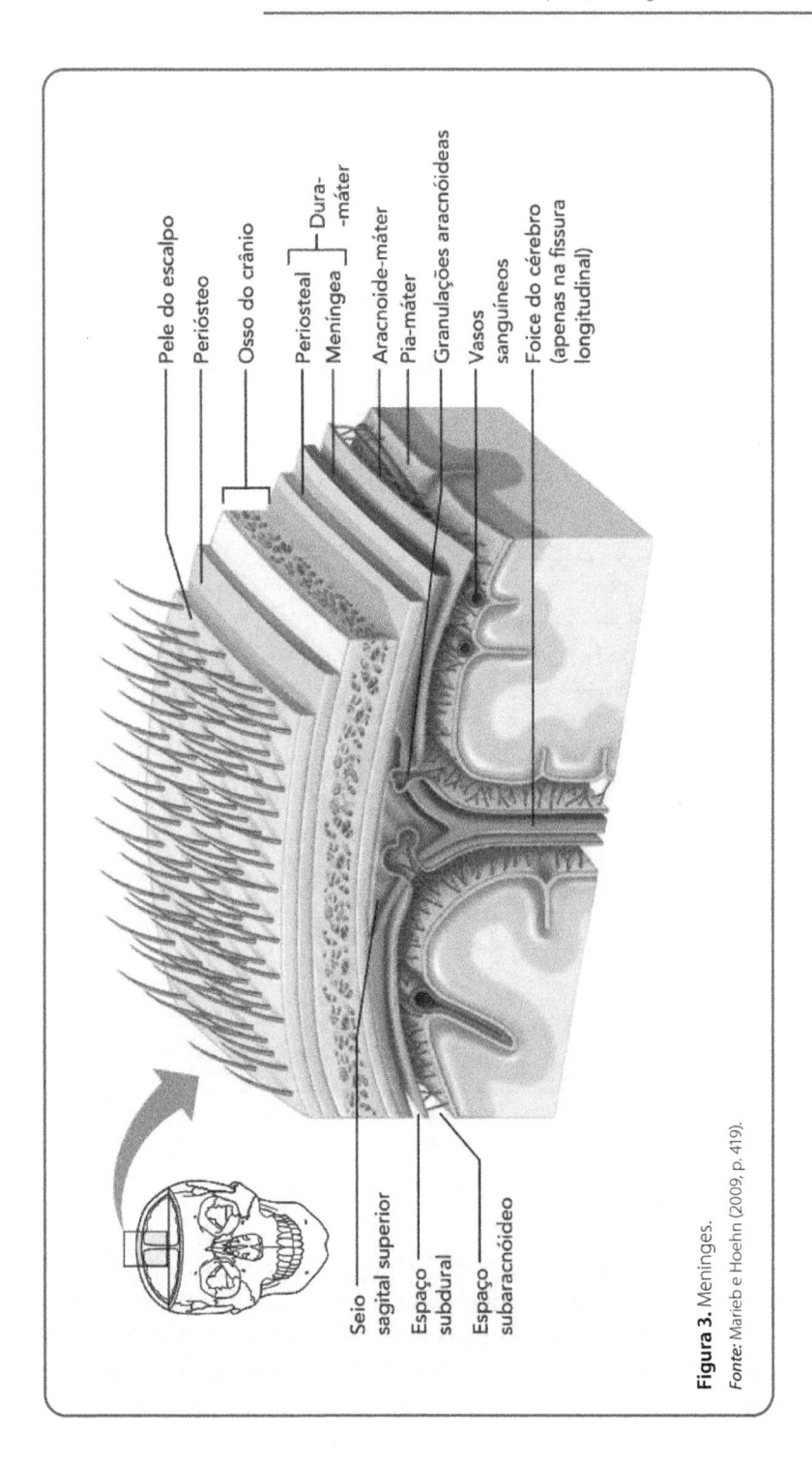

Figura 3. Meninges.
Fonte: Marieb e Hoehn (2009, p. 419).

- Foice do cérebro: uma grande prega que penetra fundo na fissura longitudinal entre os dois hemisférios cerebrais e liga-se anteriormente à *crista-galli* do osso etmoide.
- Foice do cerebelo: continuando inferiormente a partir da porção posterior da foice do cérebro, essa divisão mediana corre ao longo do verme do cerebelo.
- Tentório do cerebelo: lembrando uma tenda acima do cerebelo, esta prega dural mais ou menos horizontal se aprofunda na fissura transversa entre o cerebelo e os hemisférios cerebrais (Figura 4) (MARIEB; HOEHN, 2009).

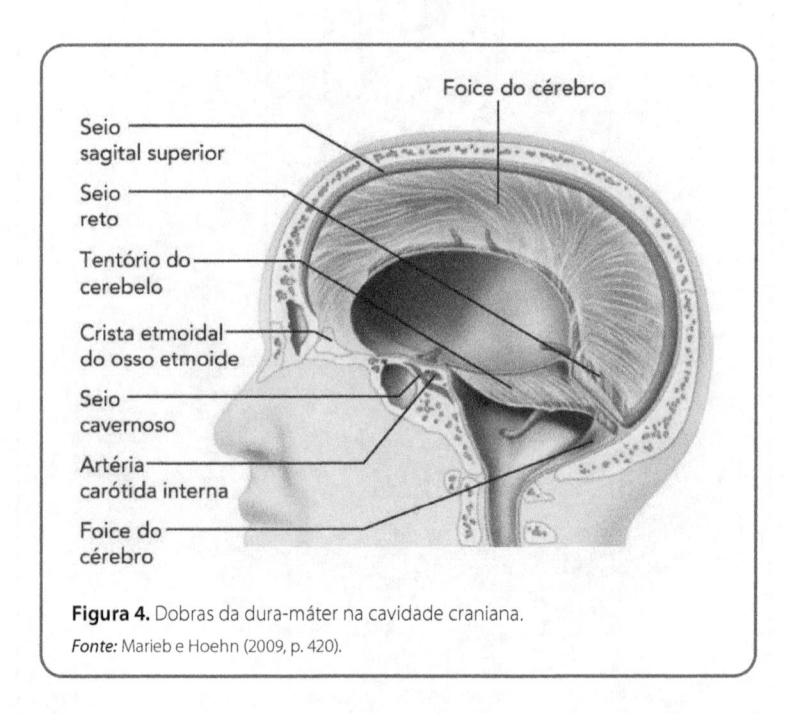

Figura 4. Dobras da dura-máter na cavidade craniana.
Fonte: Marieb e Hoehn (2009, p. 420).

Aracnoide

A aracnoide é a meninge média que forma um envoltório cerebral frouxo e não penetra nos sulcos da superfície cerebral. Essa membrana está separada da dura-máter por uma estreita cavidade serosa, o espaço subdural, que contém uma película de líquido. Abaixo da membrana aracnoide está o amplo espaço subaracnóideo, que contém extensões que lembram uma rede e separam a pia-

-máter da aracnoide. Esse espaço está preenchido pelo líquido cerebrospinal e contém os vasos sanguíneos calibrosos que irrigam o encéfalo. Projeções dilatadas da aracnoide, denominadas vilosidades ou granulações aracnoideas, se estendem superiormente pela dura-máter para dentro do seio sagital superior. O líquido cerebrospinal é absorvido para o sangue venoso do seio por essas granulações similares a válvulas (MARIEB; HOEHN, 2009).

Pia-máter

A pia-máter é formada por um delicado tecido conectivo ricamente vascularizado que está intimamente em contato com o encéfalo, acompanhando todas as suas circunvoluções. Pequenas artérias que penetram o parênquima encefálico levam junto a pia-máter, mas por curtas distâncias (MARIEB; HOEHN, 2009).

> **Exemplo**
>
> Em uma punção lombar, um anestésico local é administrado e uma agulha longa é inserida no espaço subaracnóideo. Em um adulto, uma punção lombar é normalmente realizada entre a terceira e a quarta ou entre a quarta e a quinta vértebras lombares. Como essa região é inferior à porção mais baixa da medula espinal, isso fornece um acesso relativamente seguro. O procedimento é utilizado com as seguintes finalidades: para retirar o líquido cerebrospinal com propósito de diagnóstico, para introduzir antibióticos, meios de contraste para mielografia ou anestésicos, para administrar quimioterápicos, para medir a pressão do líquido cerebrospinal e para avaliar os efeitos do tratamento para doenças como a meningite (TORTORA; DERRICKSON, 2017).

Sistema ventricular

Os ventrículos são cavidades cheias de líquido cerebrospinal localizados dentro do encéfalo. Existem quatro ventrículos no encéfalo adulto: um em cada hemisfério cerebral, um terceiro no diencéfalo e um quarto localizado entre a ponte e o cerebelo e que se estende até a parte superior do bulbo (Figura 5) (MARIEB; HOEHN, 2009).

Figura 5. Ventrículos encefálicos.
Fonte: Adaptada de Tortora e Derrickson (2017).

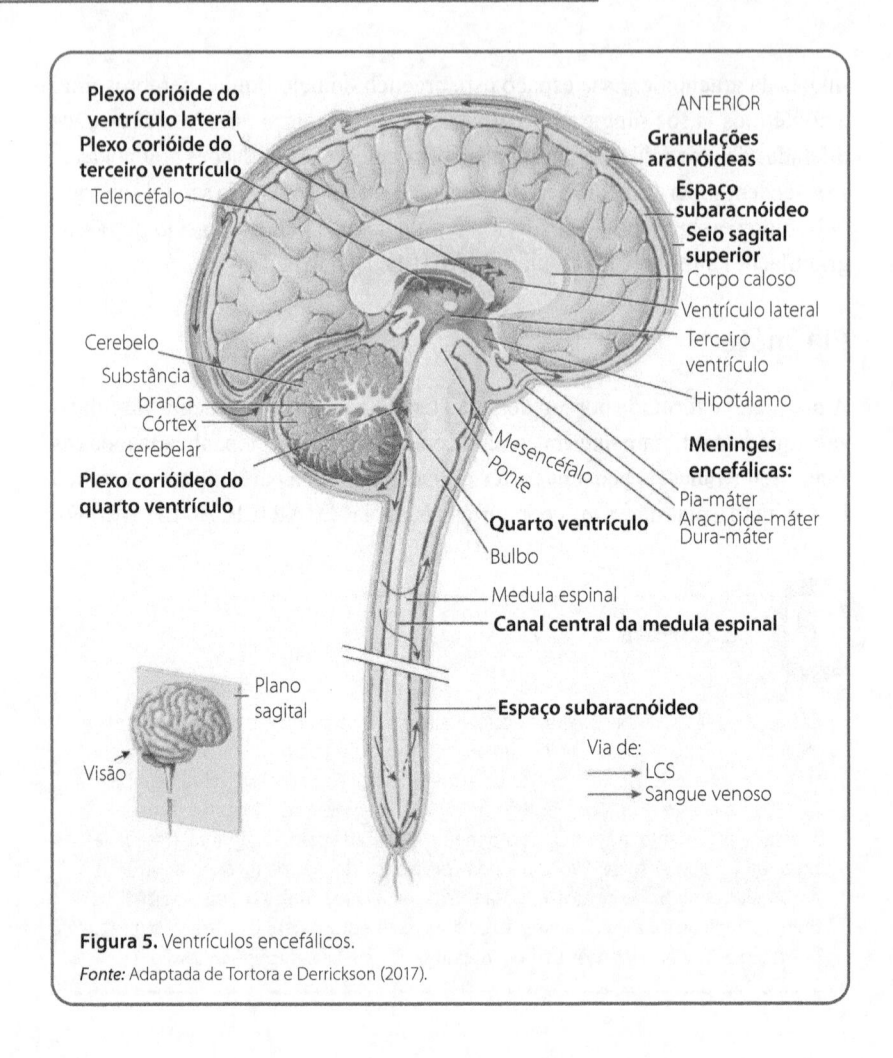

Os ventrículos laterais são grandes câmaras em formato de C que estão localizados profundamente nos hemisférios cerebrais. Na sua porção anterior, os ventrículos laterais estão muito próximos, estando separados apenas por uma fina membrana mediana denominada septo pelúcido. Cada ventrículo lateral se comunica com o estreito terceiro ventrículo, no diencéfalo, por um canal denominado forame interventricular. O terceiro ventrículo é contínuo com o quarto ventrículo por uma abertura similar a um canal, o aqueduto do mesencéfalo, que percorre o mesencéfalo. O quarto ventrículo está localizado dorsalmente à ponte e superiormente ao bulbo, sendo contínuo com o canal central da medula espinal. Três aberturas localizadas nas paredes do quarto ventrículo conectam os ventrículos com o espaço subaracnoide, que é preenchido com o líquido cerebrospinal que circunda o encéfalo (MARIEB; HOEHN, 2009).

O líquido cerebrospinal é um líquido transparente que transporta oxigênio, glicose e outras substâncias químicas do sangue para os neurônios e para as células da glia, removendo os resíduos e as substâncias tóxicas produzidas no encéfalo e na medula espinal. Dessa forma, ele circula por meio do espaço subaracnóideo (entre a aracnoide e a pia-máter), em volta do encéfalo e da medula espinal, e por meio dos ventrículos. Os locais de produção do líquido cerebrospinal são os plexos corioideos, que são redes especializadas de vasos capilares localizados nas paredes dos ventrículos. Cobrindo os capilares do plexo corioideo estão células ependimárias, que formam o líquido cerebrospinal a partir do plasma sanguíneo, por filtração e secreção. Do quarto ventrículo, o líquido cerebrospinal flui para dentro do canal central da medula espinal e para o espaço subaracnóideo em torno da superfície do encéfalo e da medula espinal. Ao chegar às granulações aracnóideas, o líquido cerebrospinal é reabsorvido, retornando para o sangue. Normalmente, o volume de líquido cerebrospinal permanece constante, entre 80 e 150 mL, porque é reabsorvido tão rapidamente quanto é formado (TORTORA; DERRICKSON, 2017).

Saiba mais

O líquido cerebrospinal pode se acumular nos ventrículos, provocando uma condição denominada hidrocefalia. Caso ocorra em um bebê, o aumento do volume do líquido cerebrospinal ocasiona um aumento de pressão intracraniana e um aumento do volume da cabeça. Se a condição persistir, o acúmulo de líquido comprime e danifica o tecido nervoso. Em adultos, a hidrocefalia pode ocorrer após trauma na cabeça, meningite ou hemorragia subaracnóidea. Essa condição se torna rapidamente uma ameaça à vida, porque, como os ossos do crânio de um adulto já estão fundidos, o dano ao tecido nervoso ocorre de forma mais rápida do que nos bebês (TORTORA; DERRICKSON, 2017).

Barreira hematoencefálica

O tecido nervoso do SNC tem um amplo suprimento sanguíneo, embora esteja isolado da circulação sistêmica pela barreira hematoencefálica (BHE). Essa barreira fornece meios para a manutenção de um ambiente constante, necessário para o controle e o funcionamento adequado do SNC. Dessa forma, substâncias que estão circulando nos capilares sanguíneos do tecido nervoso estão separadas do espaço extracelular e dos neurônios pelo endotélio contínuo da parede dos capilares encefálicos, pela lâmina basal relativamente espessa, circundando a face externa de cada capilar, e pelos "pés" bulbosos dos astrócitos que ancoram nos capilares. As células endoteliais dos capilares são justapostas e com junções oclusivas entre elas, tornando esses capilares os menos permeáveis do corpo, uma característica que constitui a maior parte ou toda a BHE (MARIEB; HOEHN, 2009). Como resultado, somente compostos lipossolúveis (exemplos: anestésicos, nicotina e etanol) podem se difundir através da membrana plasmáticas das células endoteliais para o líquido intersticial do encéfalo e da medula espinal. As moléculas solúveis em água, como aminoácidos e glicose, atravessam as paredes dos capilares somente por meio de mecanismos de transporte ativo ou passivo (MARTINI; TIMMONS; TALLITSCH, 2009).

Além disso, resíduos metabólicos, proteínas, certas toxinas e grande parte dos fármacos circulantes são impedidos de entrar no tecido nervoso. Por fim, pequenos aminoácidos não essenciais e íons potássio não apenas são impedidos de entrar nesse tecido, como também são bombeados ativamente para fora do parênquima neural pelo endotélio capilar. Entretanto, em algumas áreas encefálicas que circundam o terceiro e o quarto ventrículos, a BHE está ausente e os endotélios capilares são muito permeáveis, permitindo que as moléculas circulantes penetrem facilmente o parênquima neural. Uma dessas regiões é o hipotálamo, envolvido na regulação do equilíbrio hídrico, da temperatura corporal e de muitas outras atividades metabólicas. A ausência de uma barreira nessa área permite o monitoramento da composição química do corpo humano (MARIEB; HOEHN, 2009).

As características de permeabilidade da BHE devem ser consideradas quando se desenvolvem novos fármacos que atuem no SNC. A doença de Parkinson, por exemplo, tem como uma de suas causas a diminuição de dopamina, a qual é produzida por determinados neurônios. A falta de dopamina leva à dificuldade de controlar os movimentos e à ocorrência de tremores. Todavia, a administração de dopamina é inútil, pois ela não consegue atravessar a BHE. Dessa forma, para solucionar esse problema, administra-se levodopa, um precursor da dopamina, já que essa molécula é capaz de cruzar a barreira. Após atravessar a BHE, a levodopa é convertida em dopamina e, dessa forma, pode atuar reduzindo os sintomas da doença de Parkinson (MARIEB; HOEHN, 2009).

Exemplo

Doença de Parkinson é um distúrbio progressivo do SNC que, em geral, afeta pessoas em torno dos 60 anos de idade. O processo degenerativo ocorre nos neurônios dopaminérgicos que se estendem da substância negra até o putame e o núcleo caudado. A causa da doença é desconhecida, mas substâncias químicas ambientais tóxicas, como pesticidas, herbicidas e monóxido de carbono, são agentes contribuintes suspeitos. Os pacientes com a doença de Parkinson apresentam contrações involuntárias dos músculos esqueléticos (tremores), tônus muscular aumentado (rigidez), desempenho motor prejudicado pela lentidão dos movimentos (bradicinesia) e diminuição da amplitude dos movimentos (hipocinesia) (TORTORA; DERRICKSON, 2017).

Exercícios

1. Considerando seus conhecimentos sobra a anatomia da medula espinal, responda qual estrutura ancora a extremidade inferior da medula espinal no cóccix.
   a) O cone medular.
   b) A cauda equina.
   c) O filamento terminal.
   d) A intumescência lombar.
   e) O sulco mediano posterior.

2. As meninges são três membranas de tecido conectivo que estão localizadas externamente às estruturas do SNC. Considerando a estrutura e as funções das meninges, assinale a alternativa correta.
   a) A pia-máter é a mais resistente das meninges, sendo formada pela lâmina periosteal e pela lâmina meníngea.
   b) O espaço subaracnóideo está preenchido pelo líquido cerebrospinal e contém os vasos sanguíneos calibrosos que irrigam o encéfalo.
   c) A dura-máter é composta por um delicado tecido conectivo ricamente vascularizado.
   d) As pregas durais da aracnoide limitam o movimento excessivo do encéfalo dentro do crânio.
   e) As granulações aracnóideas, localizadas na dura-máter, produzem o líquido cerebrospinal.

3. O líquido cerebrospinal é um líquido transparente que transporta oxigênio, glicose e outras substâncias químicas do sangue para os neurônios e para as células da glia, removendo os resíduos e as substâncias tóxicas produzidas no encéfalo e na medula espinal. A produção do líquido cerebrospinal ocorre em qual das seguintes estruturas?
   a) Granulações aracnóideas.
   b) Barreira hematoencefálica.
   c) Espaço subaracnóideo.
   d) Plexos coroides.
   e) Lâmina meníngea.

4. A existência de uma barreira hematoencefálica protege as células encefálicas contra substâncias perigosas e patógenas, impedindo a passagem de muitas substâncias do sangue para dentro do tecido encefálico. Considerando a estrutura e as funções da barreira hematoencefálica, assinale a alternativa correta.

a) Essa barreira consiste, basicamente, em capilares sanguíneos muito firmemente selados no encéfalo, auxiliados pelos oligodendrócitos.
b) As moléculas solúveis em água, como aminoácidos e glicose, atravessam facilmente a barreira hematoencefálica.
c) Os compostos lipossolúveis, como álcool e anestésicos, atravessam as paredes dos capilares somente por meio de mecanismos de transporte ativo ou passivo.
d) As características de permeabilidade da barreira hematoencefálica não precisam ser consideradas quando se desenvolvem novos fármacos que atuem SNC.
e) Em algumas áreas encefálicas, como o hipotálamo, a barreira hematoencefálica está ausente e os endotélios capilares são muito permeáveis.

5. Ao observar uma secção transversal da medula espinal, podemos observar uma porção esbranquiçada superficial e uma porção acinzentada profunda, sendo que a substância branca consiste em axônios mielinizados, que formam as vias nervosas, e a substância cinzenta consiste em corpos celulares de neurônios, dendritos e axônios. Nesse contexto, assinale a alternativa correta.

a) A substância branca da medula espinal é organizada em três colunas, que são denominadas colunas ventral, dorsal e lateral.
b) Um conjunto de axônios dentro do SNC é chamado de nervo, enquanto fora do SNC é chamado de trato.
c) A substância cinzenta da medula espinal é organizada em dois cornos, que são denominados cornos ventral e dorsal.
d) Em cada lado da medula espinal, uma raiz posterior contém os axônios dos neurônios motores, cujos corpos celulares encontram-se nos gânglios dos nervos espinais.
e) Em cada lado da medula espinal, uma raiz anterior contém os axônios dos neurônios sensoriais, cujos corpos celulares encontram-se nos gânglios dos nervos espinais.

Referências

MARIEB, E. N.; HOEHN, K. *Anatomia e fisiologia*. 3. ed. Porto Alegre: Artmed, 2009.

MARTINI, F. H.; TIMMONS, M. J.; TALLITSCH, R. B. *Anatomia humana*. 6. ed. Porto Alegre: Artmed, 2009. (Coleção Martini). E-book.

TORTORA, G. J.; DERRICKSON, B. *Corpo humano*: fundamentos de anatomia e fisiologia. 10. ed. Porto Alegre: Artmed, 2017.

VANPUTTE, C.; REGAN J.; RUSSO, A. *Anatomia e fisiologia de Seeley*. 10. ed. Porto Alegre: AMGH, 2016.

Leitura recomendada

TANK, P. W.; GEST, T. R. *Atlas de anatomia humana*. Porto Alegre: Artmed, 2009.

Sistema nervoso periférico: nervos cranianos e nervos espinais

Objetivos de aprendizagem

Ao final deste texto, você deve apresentar os seguintes aprendizados:

- Reconhecer as funções dos nervos cranianos e espinais.
- Identificar cada nervo craniano e sua respectiva função e origem no encéfalo.
- Relacionar a anatomia dos nervos espinais com aspectos clínicos.

Introdução

O corpo humano é controlado por dois principais sistemas: o endócrino e o nervoso. O sistema nervoso é composto pelo sistema nervoso central (SNC) e pelo sistema nervoso periférico (SNP). O encéfalo e a medula espinal fazem parte do sistema nervoso central e os nervos cranianos e os nervos espinais compõem o SNP. Os nervos cranianos têm conexão anatômica com o encéfalo, isto é, se originam ou terminam em áreas encefálicas, e os nervos espinais têm conexões com a medula espinal. Com essa organização, o encéfalo recebe informações sensitivas e envia comandos motores por meio do SNP, permitindo-nos reagir a estímulos do ambiente interno e externo.

É necessário que você, estudante da área da saúde, tenha conhecimentos sólidos da anatomia e da fisiologia dos nervos cranianos e dos nervos espinais, pois serão a base para a aplicação clínica, principalmente por meio do exame físico, na sua futura prática profissional. Conheça agora os principais aspectos anatomofisiológicos e clínicos dos nervos periféricos.

Funções dos nervos cranianos e espinais

O sistema nervoso é composto pelo SNC e pelo SNP. O encéfalo e a medula espinal fazem parte do SNC e o SNP inclui todo o tecido nervoso fora do SNC, isto é, os nervos cranianos e seus ramos, os nervos espinais e seus ramos e os gânglios nervosos, que são aglomerados de corpos neuronais.

Os nervos cranianos e os nervos espinais têm conexões com o SNC, levando impulsos nervosos sensitivos da periferia da cabeça e do corpo, incluindo sensações internas e externas para áreas ou regiões específicas encefálicas. Quando se tratam de informações do corpo, estas são levadas por nervos espinais por meio da medula espinal até o encéfalo. Esses mesmos nervos cranianos e espinais também conduzem impulsos nervosos que partem de áreas motoras encefálicas para a contração da musculatura lisa e esquelética da cabeça e do corpo.

Quanto aos nervos cranianos, existem nervos somente sensitivos, nervos somente motores e nervos mistos, que podem conduzir informações sensoriais e também propagar os impulsos nervosos de comandos motores. Já todos os nervos espinais são essencialmente sensitivos e motores ao mesmo tempo. Quando se trata de nervos relacionados aos sentidos especiais, que são a visão, o olfato, a audição e a gustação, dizemos que suas funções são sensitivas especiais.

Então a essência das funções dos nervos periféricos é dar condições ao encéfalo de receber informações do meio interno e do meio externo para que ele possa processá-las e gerar uma resposta motora a esses estímulos.

Você precisa ter um conhecimento bastante sólido sobre esse tema, pois diz respeito a como o sistema nervoso se organiza e funciona e, a partir disso, você poderá compreender as disfunções e patologias relacionadas à área neurológica.

Os nervos cranianos e suas respectivas funções e origens no encéfalo

São ao todo 12 pares de nervos cranianos, também referidos por números romanos (Figura 1). Cada par de nervo craniano tem sua função sensitiva ou motora ou funções sensitivas e motoras ao mesmo tempo. Dos 12 pares de nervos cranianos, somente os dois primeiros, o nervo óptico e o nervo olfatório, não têm relação anatômica com o tronco encefálico. O restante dos nervos tem origem ou terminação em núcleos do mesencéfalo, da ponte ou do bulbo.

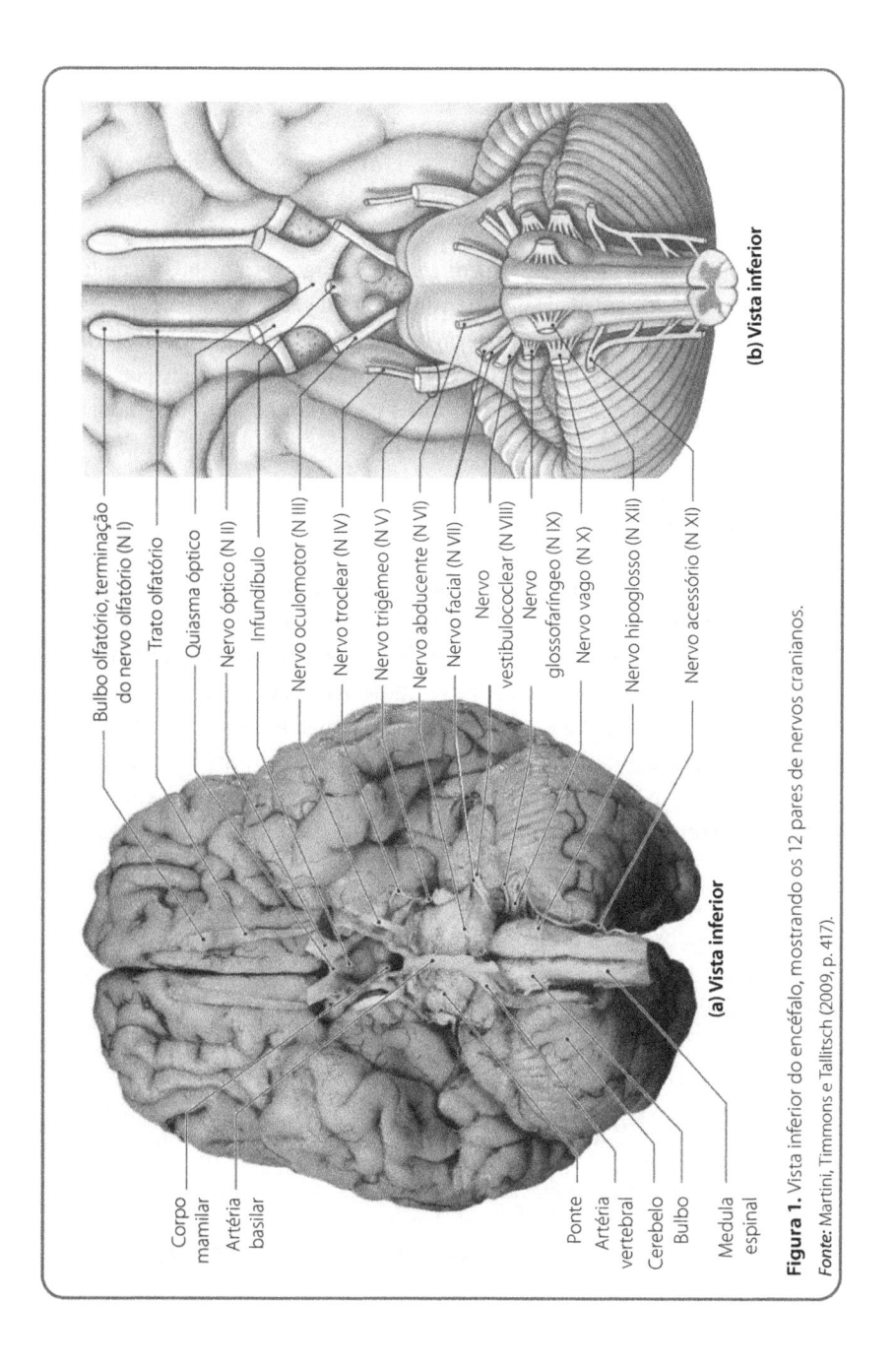

Figura 1. Vista inferior do encéfalo, mostrando os 12 pares de nervos cranianos.
Fonte: Martini, Timmons e Tallitsch (2009, p. 417).

Conheça, então, os aspectos anatômicos gerais sobre os nervos cranianos.

Nervo olfatório – nervo I

É o primeiro par de nervos cranianos, leva informações sensitivas especiais responsáveis pelo sentido do olfato e emerge pela lâmina cribriforme do osso etimoide (Figura 2).

Os receptores olfatórios são neurônios especializados situados no epitélio que recobre o teto da cavidade nasal, a concha nasal superior e a parte superior do septo nasal. Axônios desses neurônios sensitivos se reúnem para formar mais feixes que atravessam a lâmina cribriforme do etmoide e que compõem o nervo olfatório. A partir daí, esses feixes penetram nos bulbos olfatórios, localizados de cada lado da crista etmoidal.

Nervo óptico – nervo II

O segundo par de nervo craniano, o nervo óptico, tem origem na retina do olho, passa pelo canal óptico do osso esfenoide e termina no diencéfalo, por meio do quiasma óptico (Figura 3). Leva informação visual de gânglios sensitivos especiais nos olhos e contêm cerca de 1 milhão de fibras sensitivas que passam pelos canais ópticos do esfenoide antes de convergirem para as margens ventral e anterior do diencéfalo, formando o quiasma óptico. No quiasma óptico, as fibras mediais de cada nervo óptico cruzam para o lado oposto do cérebro, enquanto as fibras laterais de cada trato permanecem no mesmo lado do cérebro. Os axônios, agora reorganizados, continuam em direção aos corpos geniculados laterais do metatálamo, como tratos ópticos. Após fazer sinapse nos corpos geniculados laterais, as fibras visuais de projeção (chamadas de radiação óptica) conduzem as informações nervosas ao lobo occipital do cérebro.

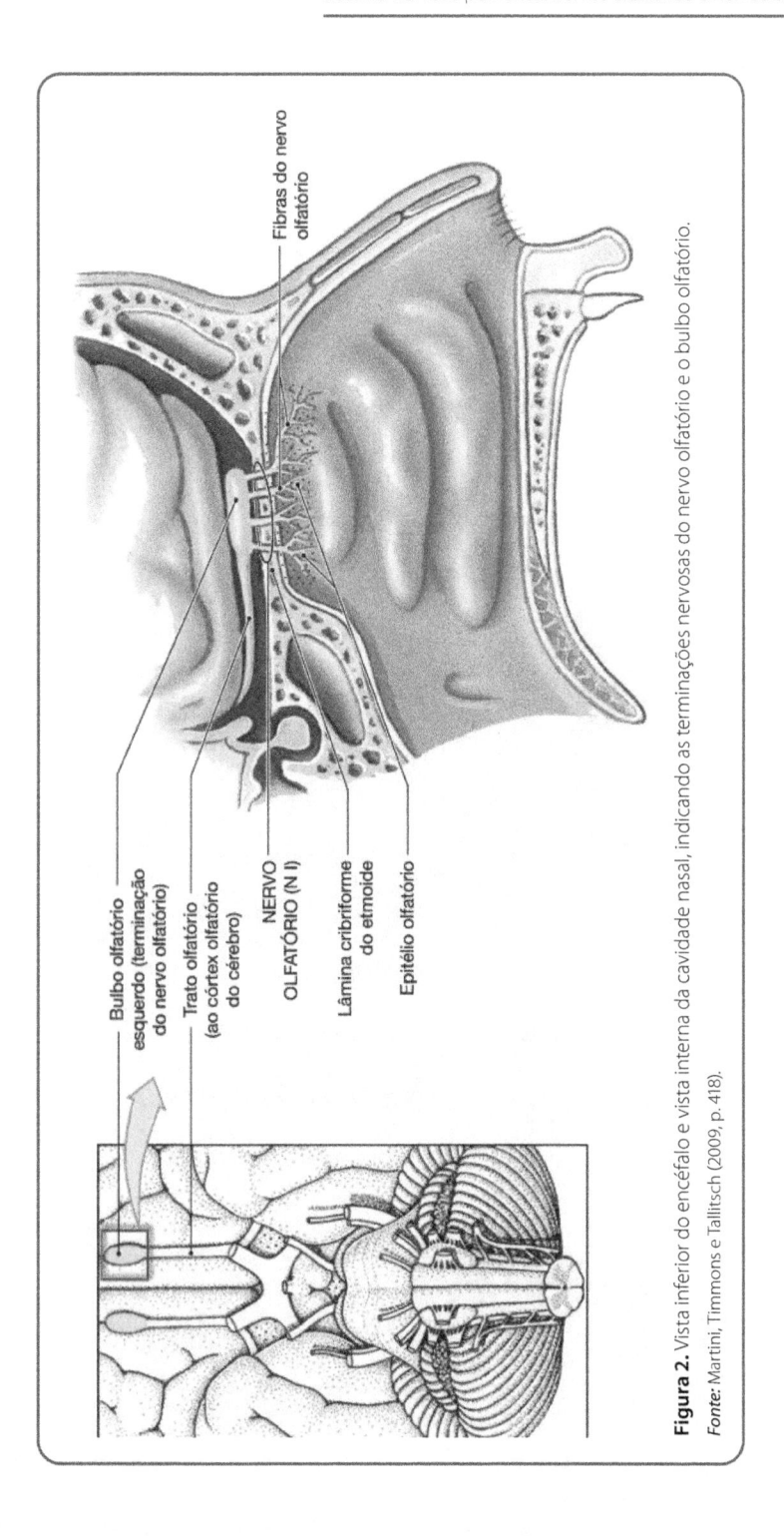

Figura 2. Vista inferior do encéfalo e vista interna da cavidade nasal, indicando as terminações nervosas do nervo olfatório e o bulbo olfatório.
Fonte: Martini, Timmons e Tallitsch (2009, p. 418).

Figura 3. Vista inferior do encéfalo mostrando o nervo óptico e o quiasma óptico.

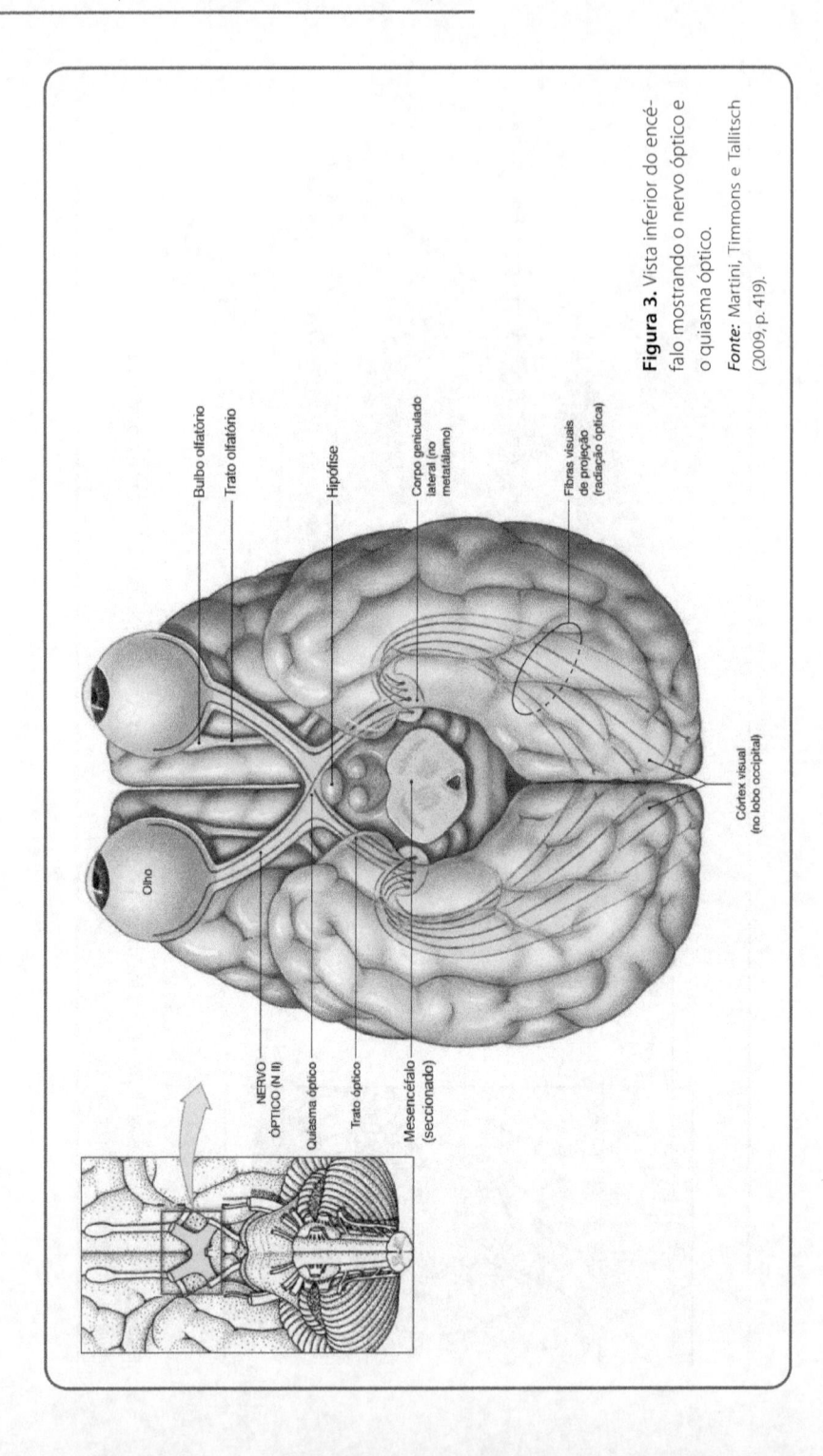

Fonte: Martini, Timmons e Tallitsch (2009, p. 419).

Nervo oculomotor – nervo III

O oculomotor é um nervo motor (Figura 4), relacionado aos movimentos oculares. Tem origem no mesencéfalo, atravessa a fissura orbital superior e tem terminações nervosas nos músculos reto superior, inferior e medial, oblíquo inferior, levantador da pálpebra superior e nos músculos intrínsecos do bulbo do olho. Os músculos intrínsecos do bulbo do olho alteram o diâmetro da pupila, ajustando a quantidade de luz que penetra no olho, e mudam a forma da lente, o cristalino, a fim de focalizar a imagem na retina.

> **Fique atento**
>
> A compressão do nervo oculomotor pode causar rápido aumento da pressão intracraniana e gerar sintomas de lentidão ipsilateral (do mesmo lado) da reação pupilar à luz.

Nervo troclear – nervo IV

O nervo troclear é o menor dos nervos cranianos e tem função motora também relacionada aos movimentos oculares (Figura 4). Se origina no mesencéfalo, passa através da fissura orbital superior e tem suas terminações nervosas no músculo oblíquo superior. O músculo inervado pelo nervo troclear passa através de uma alça fibrosa, ou tróclea, no seu trajeto para se inserir na superfície superior do bulbo do olho.

Nervo trigêmeo – nervo V

A função primária do nervo trigêmeo é mista (sensitiva e motora). Se ramifica em nervos oftálmico, maxilar e mandibular (Figura 5). Os nervos oftálmico e maxilar são sensitivos e o nervo mandibular é sensitivo e motor. A origem do nervo oftálmico se dá em estruturas orbitais, cavidade nasal, pele da fronte, pálpebra superior, sobrancelha e parte do nariz; a origem do nervo maxilar é em pálpebra inferior, lábio, gengivas e dentes superiores, bochecha, nariz, palato e parte da faringe. Já o nervo mandibular tem sua parte sensitiva originando-se em lábios, gengivas e dentes inferiores; sua parte motora tem origem no núcleo motor do trigêmeo, na ponte.

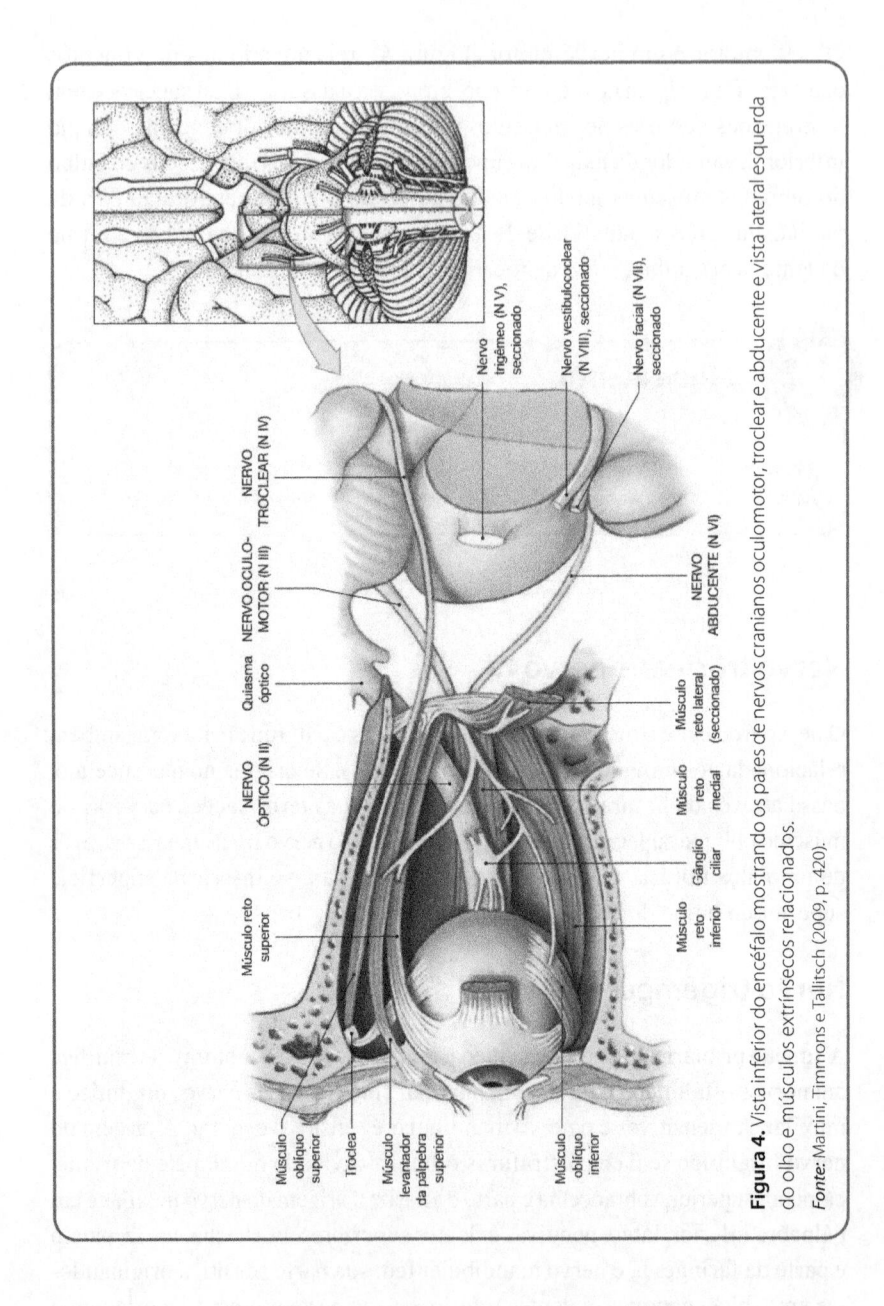

Figura 4. Vista inferior do encéfalo mostrando os pares de nervos cranianos oculomotor, troclear e abducente e vista lateral esquerda do olho e músculos extrínsecos relacionados.

Fonte: Martini, Timmons e Tallitsch (2009, p. 420).

Figura 5. Vista inferior do encéfalo e ossos da face com ramificações do nervo trigêmeo.

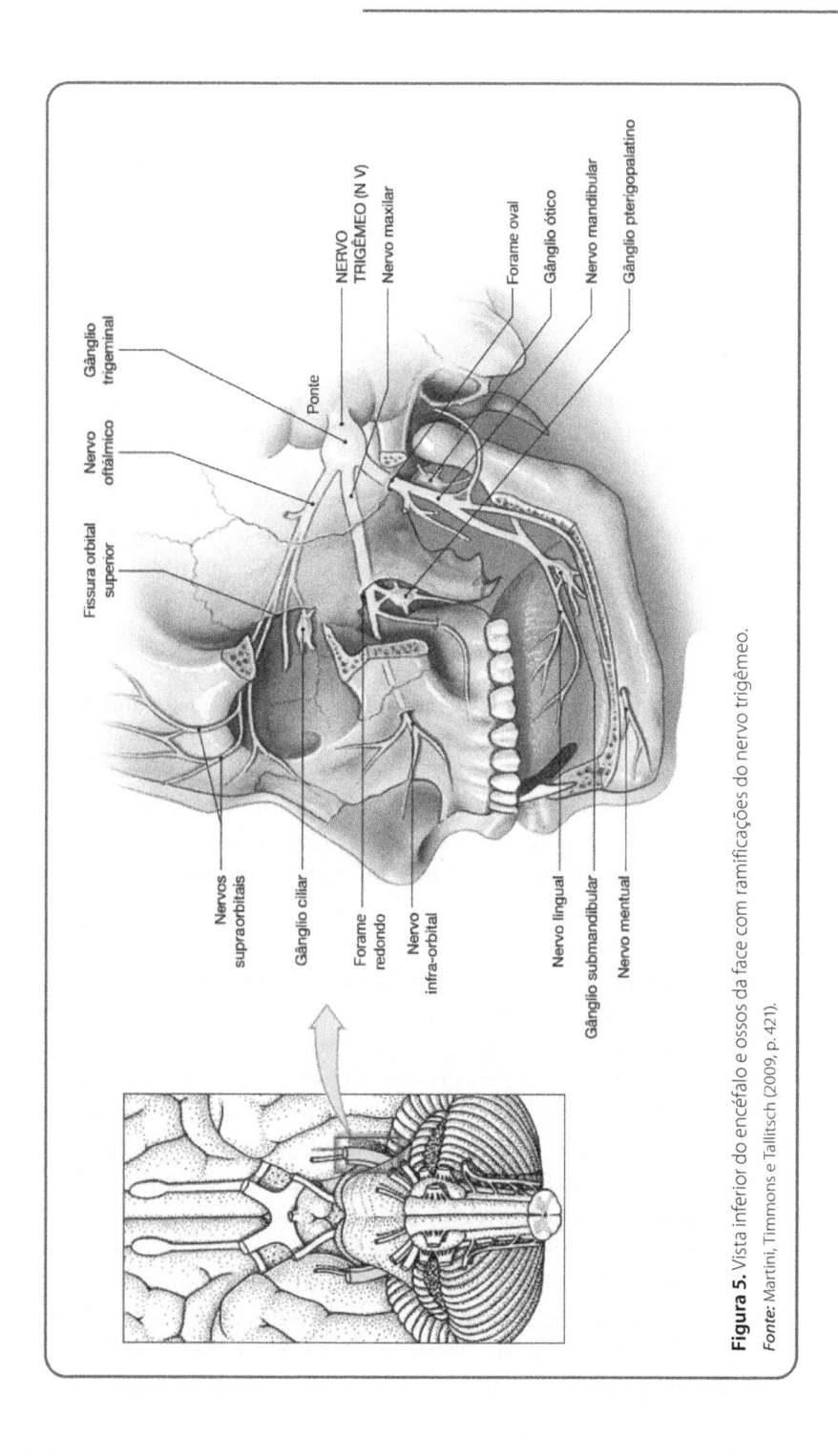

Fonte: Martini, Timmons e Tallitsch (2009, p. 421).

Nervo abducente – nervo VI

O nervo abducente tem função motora e ação nos músculos retos laterais dos olhos. Se origina na ponte, atravessa a fissura orbital superior do osso esfenoide e termina no músculo reto lateral (Figura 4).

Nervo facial – nervo VII

O nervo facial tem função sensitiva e motora. A origem sensitiva é nos receptores gustatórios nos dois terços anteriores da língua; a origem motora é no núcleo motor do nervo facial na ponte. Atravessa o meato acústico interno da parte petrosa do osso temporal, ao longo do canal do nervo facial, para atingir o forame estilomastoideo. A parte sensitiva termina nos núcleos sensitivos da ponte; a parte motora termina nos músculos da expressão facial, nas glândulas lacrimais e glândulas mucosas nasais e nas glândulas salivares submandibular e sublingual (Figura 6).

Nervo vestibulococlear – nervo VIII

Tem função sensitiva especial, relacionada ao equilíbrio estático e dinâmico, por meio de nervo vestibular e audição, por meio do nervo coclear. A origem dos receptores é na orelha interna (vestíbulo e cóclea) e é o meato acústico interno da parte petrosa do osso temporal que dá passagem aos nervos. A terminação se dá nos núcleos vestibulares e cocleares da ponte e do bulbo (Figura 7).

O nervo vestibulococlear se localiza lateralmente à origem do nervo facial, no limite entre a ponte, o bulbo e a parte dos receptores sensitivos da orelha interna, penetrando no meato acústico interno, junto com o nervo facial. Há dois feixes distintos de fibras sensitivas no nervo vestibulococlear, sendo o nervo vestibular o maior dos dois feixes.

- Nervo vestibular: tem origem nos receptores do vestíbulo, a parte da orelha interna relacionada com a sensação de equilíbrio. Os neurônios sensitivos estão localizados no interior de gânglios sensitivos adjacentes e seus axônios se direcionam aos núcleos vestibulares do bulbo. Essa aferência leva informação relativa à posição, ao movimento e ao equilíbrio.
- Nervo coclear: parte de receptores na cóclea, que conduzem o sentido da audição. Os neurônios se localizam no interior de um gânglio periférico e seus axônios fazem sinapse nos núcleos cocleares do bulbo. Os axônios que formam os nervos vestibular e coclear retransmitem a informação sensitiva para outros centros ou iniciam respostas motoras reflexas.

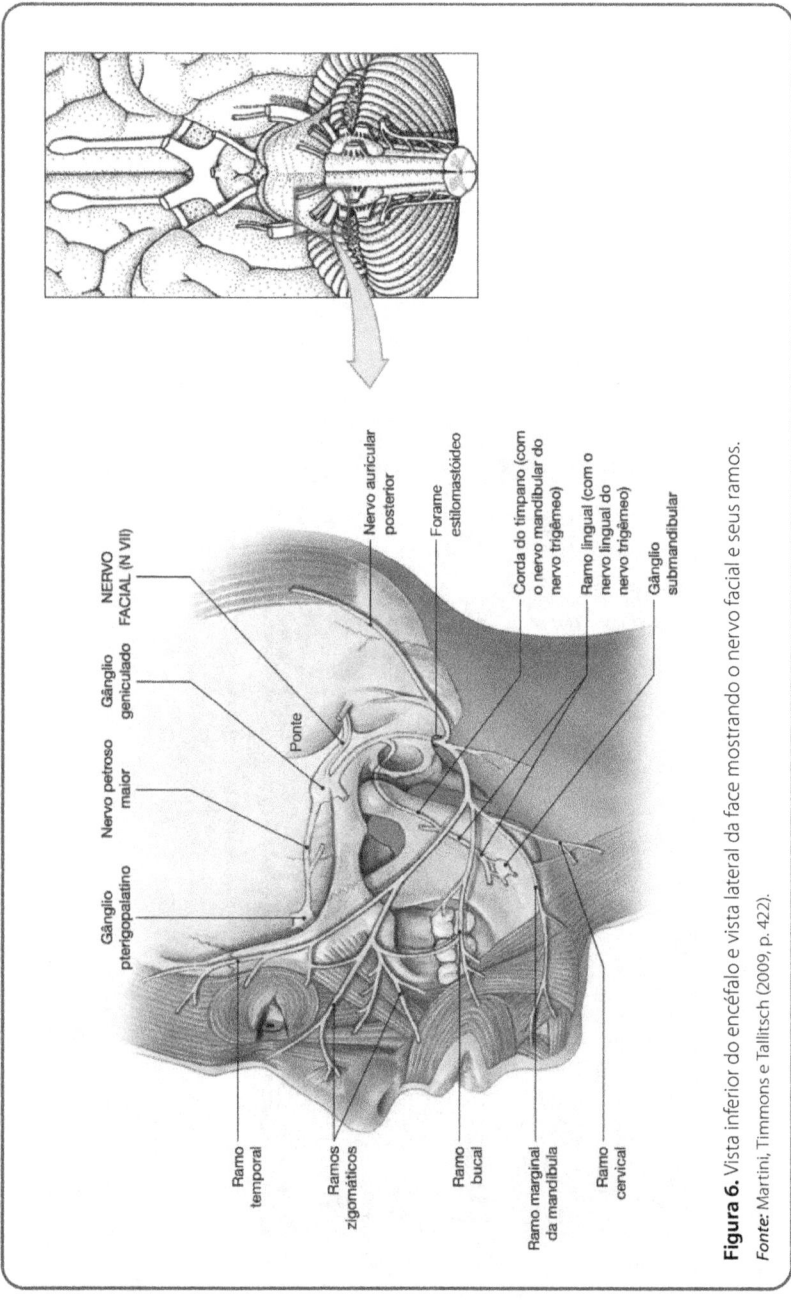

Sistema nervoso periférico: nervos cranianos e nervos espinais

Figura 6. Vista inferior do encéfalo e vista lateral da face mostrando o nervo facial e seus ramos.
Fonte: Martini, Timmons e Tallitsch (2009, p. 422).

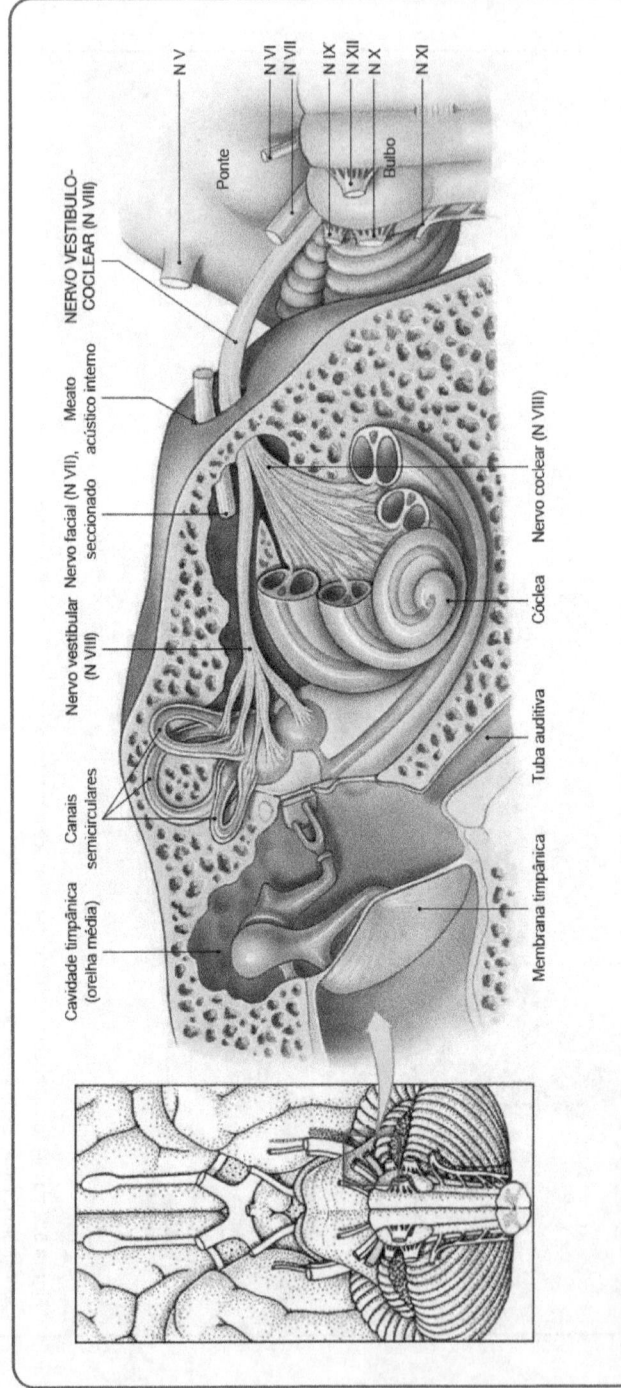

Figura 7. Vista inferior do encéfalo mostrando o nervo vestibulococlear e vista interna do osso temporal, mostrando a topografia dos canais semicirculares, a cóclea e os nervos vestibular e coclear.

Fonte: Martini, Timmons e Tallitsch (2009, p. 423).

Nervo glossofaríngeo – nervo IX

O nervo glossofaríngeo tem função sensitiva e motora. Sua origem sensitiva é no terço posterior da língua, na parte da faringe, no palato e nas artérias carótidas cervicais. Já a origem motora é nos núcleos motores do bulbo. O nervo IX passa pelo forame jugular, entre o osso occipital e o osso temporal, e sua terminação sensitiva está nas fibras sensitivas para os núcleos sensitivos do bulbo; sua terminação motora está nos músculos da faringe, envolvidos na deglutição e na glândula parótida (Figura 8).

Nervo vago – nervo X

A função do nervo vago é sensitiva e motora, com origem sensitiva na faringe, na orelha, no meato acústico externo, no diafragma e nas vísceras das cavidades torácica e abdominal; a origem motora está nos núcleos motores no bulbo. O nervo X atravessa o forame jugular, entre o osso occipital e o osso temporal (Figura 9). Terminação: fibras sensitivas, para os núcleos sensitivos e centros autonômicos do bulbo; motora: para os músculos do palato mole e da faringe, para vísceras respiratórias, cardiovasculares e digestórias nas cavidades torácica e abdominal.

O nervo vago se origina logo inferiormente ao nervo glossofaríngeo e várias pequenas ramificações contribuem para a sua formação. Estudos embriológicos indicam que esse nervo provavelmente representa a fusão de vários nervos cranianos menores, o que ocorreu ao longo do processo evolutivo.

O nervo vago inerva o coração, a musculatura lisa, as glândulas nas áreas supridas por suas fibras sensitivas, os órgãos das vias respiratórias, o estômago, os intestinos e a vesícula biliar.

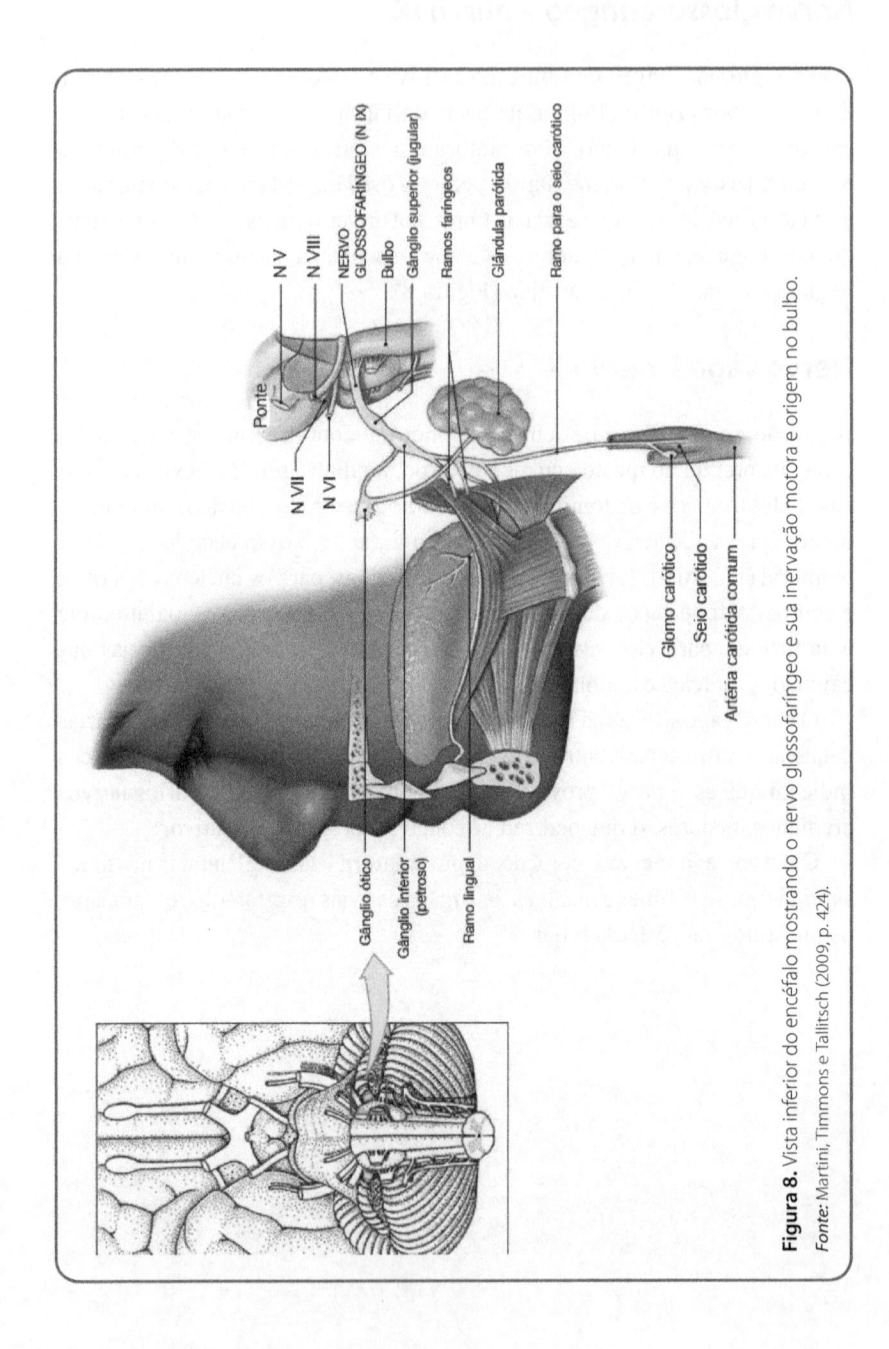

Figura 8. Vista inferior do encéfalo mostrando o nervo glossofaríngeo e sua inervação motora e origem no bulbo.

Fonte: Martini, Timmons e Tallitsch (2009, p. 424).

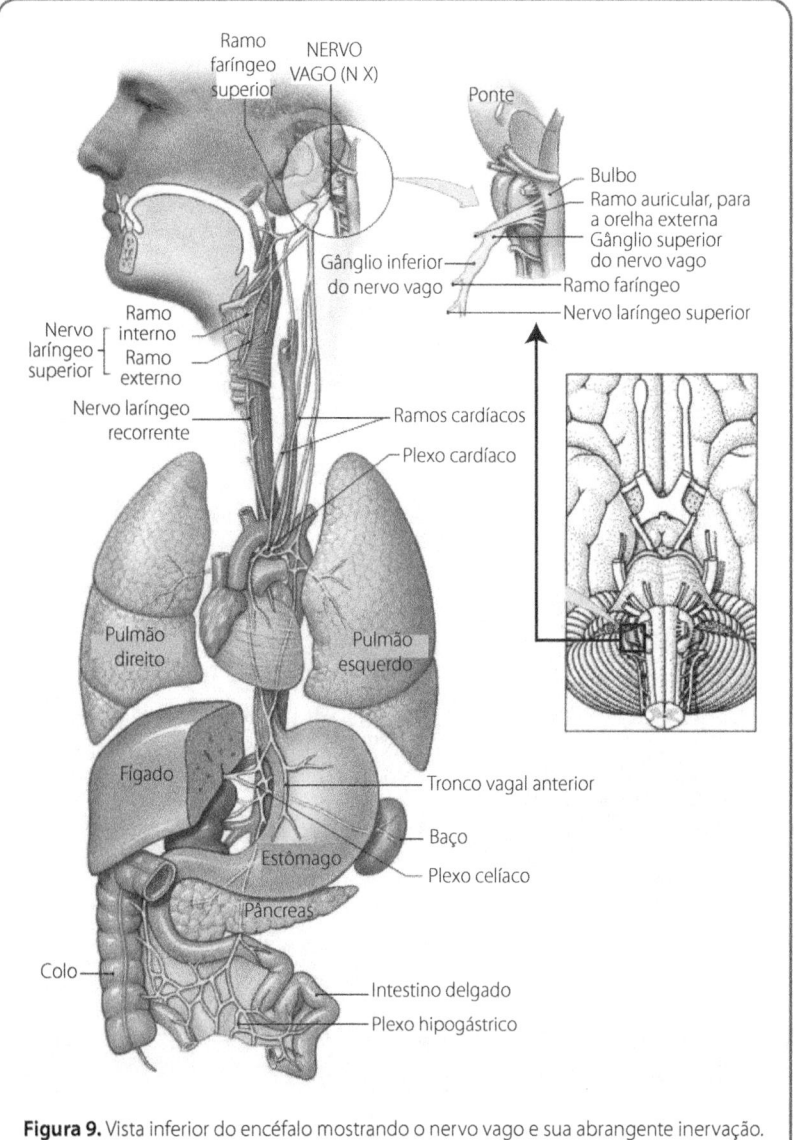

Figura 9. Vista inferior do encéfalo mostrando o nervo vago e sua abrangente inervação.
Fonte: Martini, Timmons e Tallitsch (2009, p. 425).

Figura 10. Vista inferior do encéfalo mostrando os nervos acessório e hipoglosso e suas inervações motoras.

Fonte: Martini, Timmons e Tallitsch (2009, p. 426).

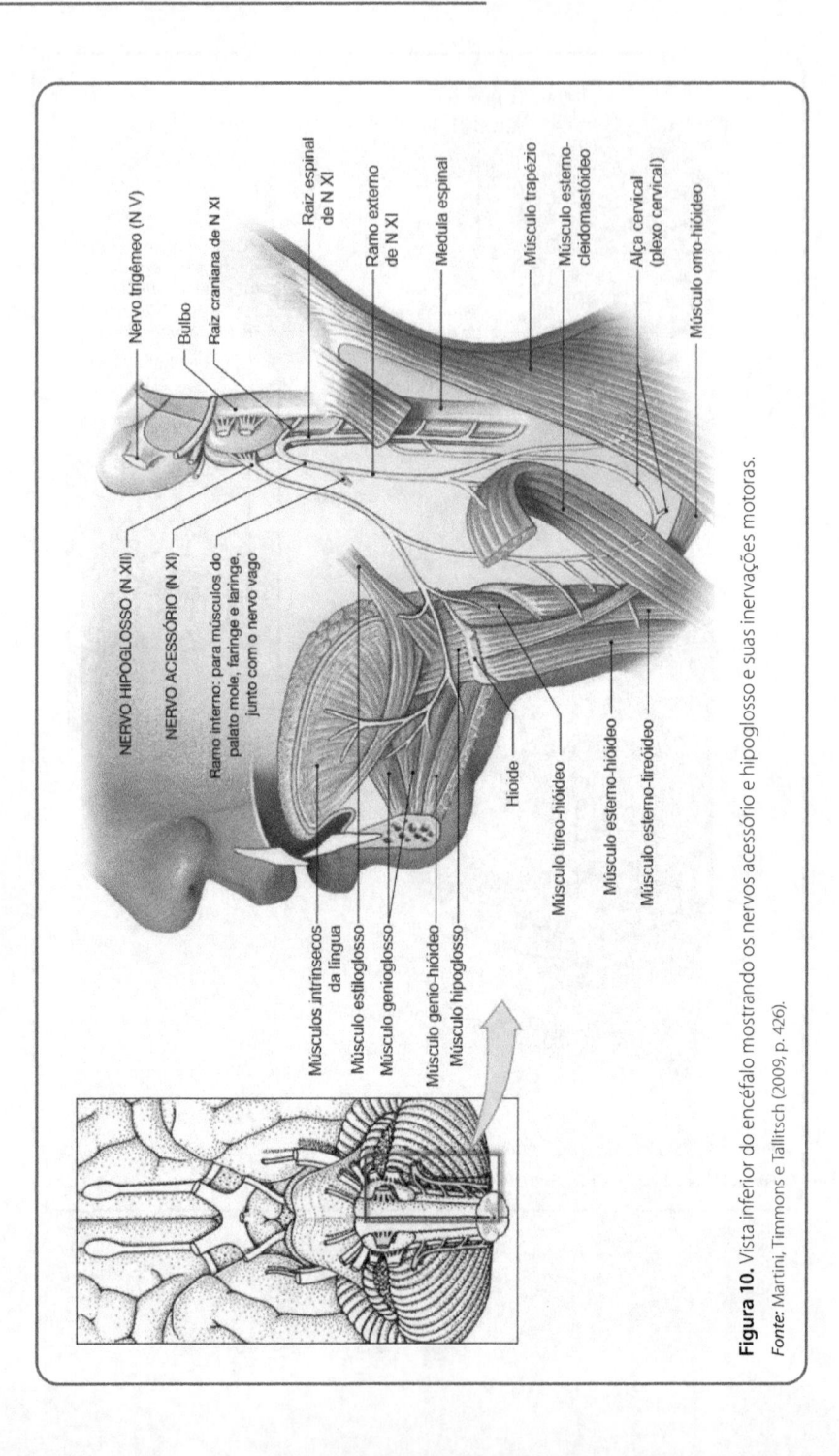

Nervo acessório – nervo XI

A função do nervo XI é motora. Origem: núcleos motores da medula espinal e do bulbo. Passa pelo forame jugular, entre o osso occipital e o osso temporal (Figura 10). Terminação: o ramo interno inerva músculos voluntários do palato mole, da faringe e da laringe; o ramo externo controla os músculos esternocleidomastoideo e trapézio.

O nervo acessório consiste em dois ramos:

1. Ramo interno: se une ao nervo vago e inerva os músculos voluntários da deglutição, localizados no palato mole e na faringe e os músculos intrínsecos que controlam as pregas vocais.
2. Ramo externo: controla os músculos esternocleidomastoideo e trapézio, no pescoço e no dorso.

Exemplo

Em razão de sua posição quase subcutânea por meio de sua passagem na região cervical posterior, o nervo acessório é suscetível a lesões durante procedimentos cirúrgicos, como biópsia de linfonodos e canulação da veia jugular interna.

Nervo hipoglosso – nervo XII

A função do nervo hipoglosso é motora, relacionada aos movimentos da língua. Tem origem nos núcleos motores do bulbo, passa pelo canal do nervo hipoglosso do osso occipital e termina nos músculos da língua (Figura 10).

> **Saiba mais**
>
> Como os nervos IX, X e XI atravessam o forame jugular, tumores que acometem essa região podem ocasionar múltiplas paralisias nos nervos cranianos, denominadas síndromes do forame jugular.

Anatomia e aspectos clínicos dos nervos espinais

Os nervos espinais partem da medula espinal e são responsáveis pela inervação sensitiva e motora do corpo. Os nervos espinais conectam o SNC aos receptores sensoriais, aos músculos e às glândulas em todas as partes do corpo. São ao todo 31 pares de nervos espinais, nomeados e numerados de acordo com a região e o nível da coluna vertebral do qual emergem.

> **Saiba mais**
>
> O primeiro nervo cervical, que se origina do segmento cervical da medula espinal, é chamado de C1. A partir daí, serão os nervos C2, C3 até C8. Quando os nervos partem do segmento torácico da medula espinal, são chamados de T1, T2, até T12. Os nervos do segmento lombar serão de L1 a L5, da região sacral S1 a S5, e da região coccígea, Co1.

São oito pares de nervos cervicais, 12 pares de nervos torácicos, cinco pares de nervos lombares, cinco pares de nervos sacrais e um par de nervos coccígeos. O primeiro par de nervos cervicais emerge entre a vértebra atlas e o osso occipital. Todos os outros nervos espinais partem da coluna vertebral e passam pelos forames intervertebrais, que são as aberturas entre as vértebras (Figura 11).

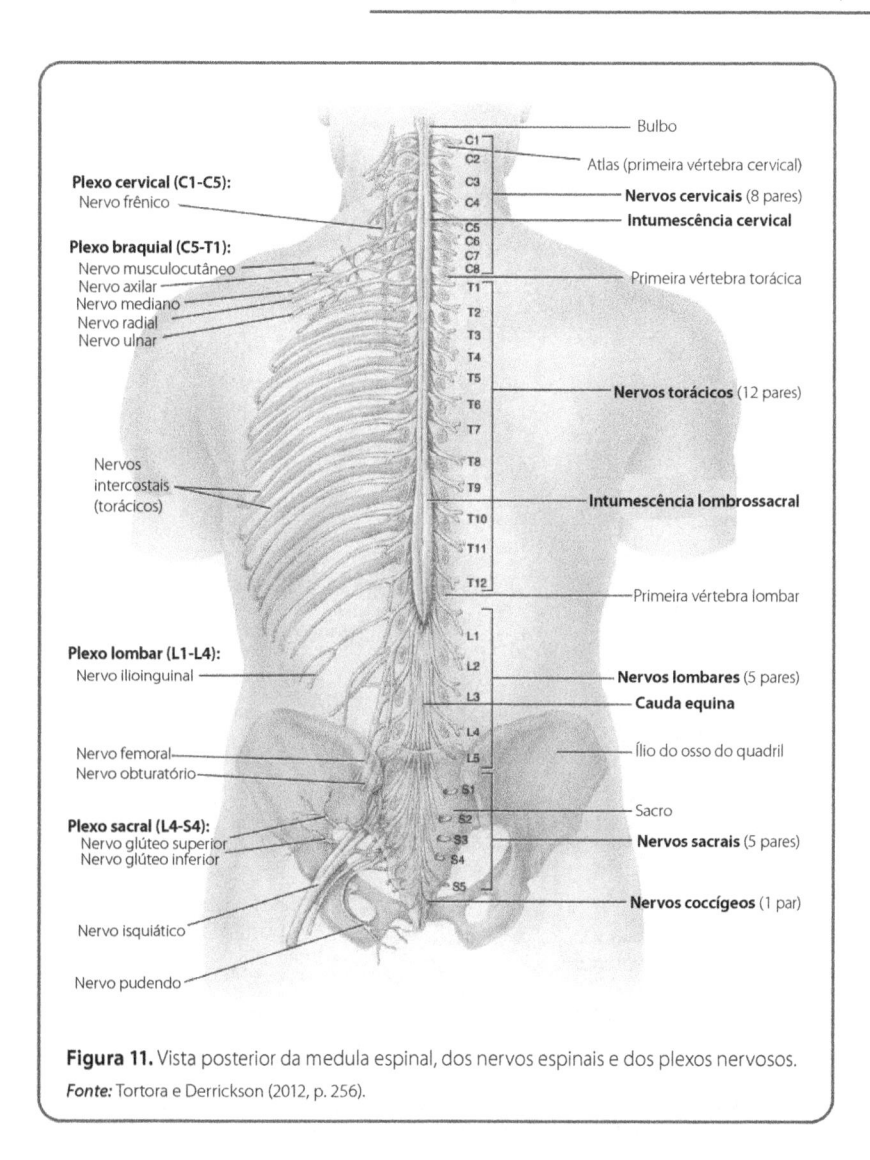

Figura 11. Vista posterior da medula espinal, dos nervos espinais e dos plexos nervosos.
Fonte: Tortora e Derrickson (2012, p. 256).

Cada nervo espinal tem duas conexões com a medula espinal: uma raiz posterior e uma raiz anterior. As raízes posterior e anterior se unem para formar um nervo espinal no forame intervertebral. Como a raiz posterior do nervo espinal contém axônios sensoriais e a raiz anterior contém axônios motores, um nervo espinal é em essência um nervo misto. A raiz posterior contém um gânglio sensitivo de nervo espinal, no qual se localizam os corpos celulares dos neurônios sensoriais (Figura 12).

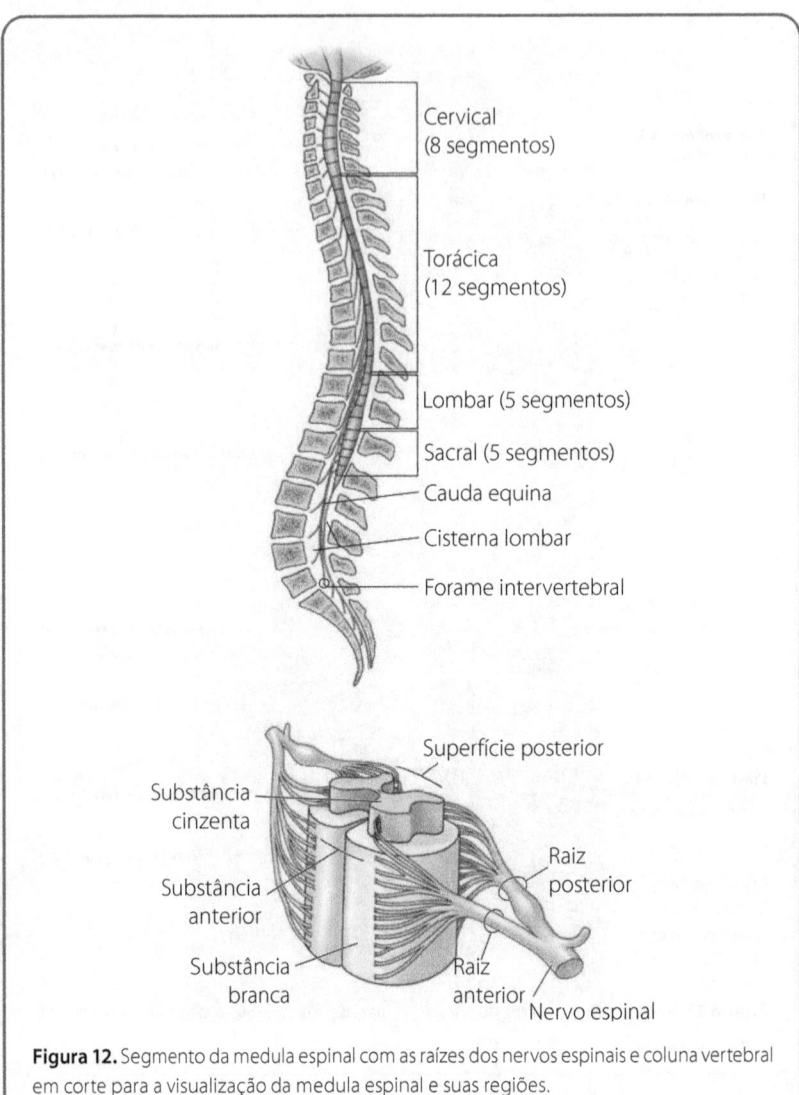

Figura 12. Segmento da medula espinal com as raízes dos nervos espinais e coluna vertebral em corte para a visualização da medula espinal e suas regiões.
Fonte: Martin (2014, p. 94).

A raiz dorsal dos nervos espinais é composta somente por fibras nervosas sensitivas. Por causa disso, uma lesão na raiz dorsal de um nervo provoca perda de sensibilidade, mas não de movimento. Já a raiz ventral é composta somente por fibras nervosas motoras. Assim, caso a raiz ventral do nervo espinal seja lesionada, haverá paralisia de músculos, mas a sensibilidade não será prejudicada.

A formação dos plexos nervosos

Assim que atravessam pelos forames intervertebrais, os nervos espinais se ramificam e se unem aos feixes de axônios dos nervos adjacentes, formando redes ou plexos nervosos. A partir desses plexos formam-se nervos com nomes que são frequentemente relacionados às regiões que eles inervam ou à direção que eles tomam. Por exemplo: nervo radial, referente à região do antebraço, nervo subclávio, referente à região abaixo da clavícula e nervo axilar, que inerva a região da axila.

Os principais plexos nervosos do corpo são o plexo cervical, o plexo braquial (Figura 11), o plexo lombar e o plexo sacral. O plexo cervical inerva a pele e a região posterior da cabeça e do pescoço, a porção superior dos ombros e o diafragma. O plexo braquial inerva os membros superiores e vários músculos do pescoço e do ombro. O plexo lombar inerva a parede abdominal, os órgãos genitais externos e parte dos membros inferiores. O plexo sacral inerva a região glútea, o períneo e os membros inferiores.

Existem inúmeros protocolos para examinar alterações motoras e sensitivas relacionadas aos nervos espinais. É possível, por meio de testes de força e de sensibilidade, avaliar precisamente onde pode estar ocorrendo lesão ou compressão dos nervos espinais. Essa é a correspondência entre a anatomia e a clínica. O profissional que vai atender o paciente e suas queixas precisa ter o conhecimento anatômico prévio sobre a anatomia nos nervos espinais. É preciso, para isso, saber também o que são dermátomos.

Dermátomos são determinadas áreas do corpo inervadas por um nervo espinal (Figura 13). Cada nervo é responsável pela captação das informações sensitivas e pela força muscular numa determinada área do corpo. Por isso, sempre que há uma compressão ou lesão de um nervo, uma determinada área do corpo pode ser afetada. Dessa forma, é possível identificar qual parte da medula espinal foi comprometida por uma compressão, um traumatismo ou uma hérnia de disco.

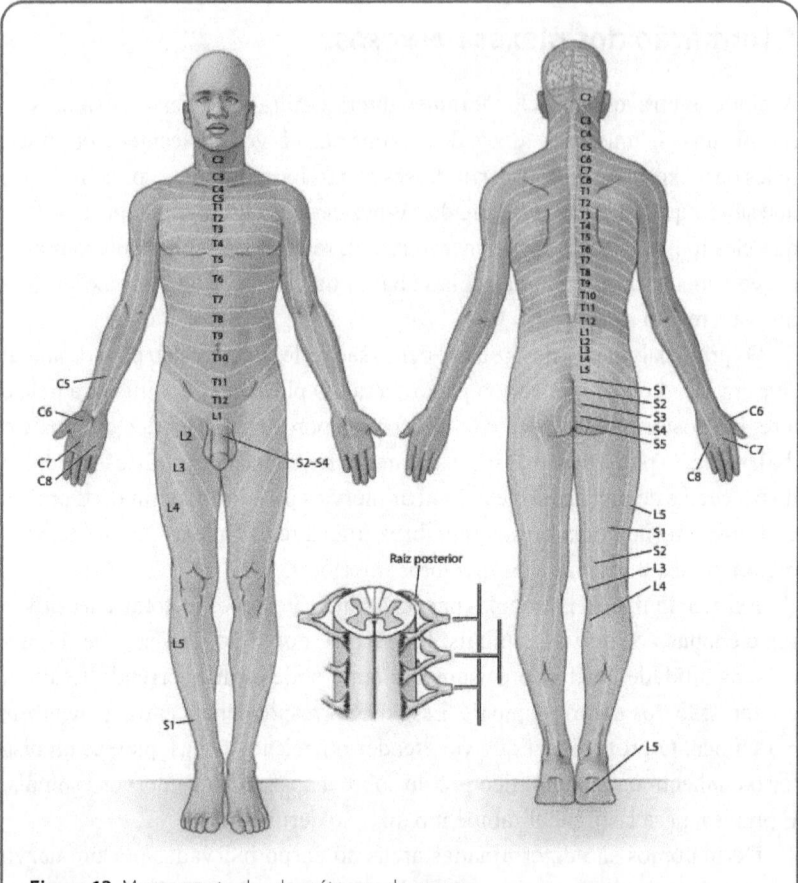

Figura 13. Mapeamento dos dermátomos do corpo.
Fonte: Martin (2014, p. 95).

Saiba mais

A avaliação física feita para verificar alterações no nervo radial (nervos C7 e C8) pode ser feita por meio de teste para a avaliação do músculo abdutor longo do polegar, inervado pelo nervo radial. Com a mão repousando sobre uma mesa, a palma voltada para cima e o polegar sobre a falange proximal do indicador, o paciente tenta abduzir o polegar, num plano perpendicular ao da mão, enquanto o examinador segura a falange dista (o músculo abdutor curto do polegar é inervado pelo nervo mediano).

Exercícios

1. Os nervos espinais têm origem na medula espinal e são responsáveis pela inervação do corpo do pescoço para baixo. Assinale a alternativa correta sobre esse importante componente do sistema nervoso periférico.
   a) Cada par de nervo espinal terá sua origem em um segmento correspondente da medula espinal.
   b) A inervação dos nervos espinais é somente sensitiva, captando sensações como tato, temperatura e dor.
   c) A inervação dos nervos espinais é somente motora, estimulando os músculos periféricos.
   d) Existem sete pares de nervos espinais, originando-se da região cervical da medula espinal.
   e) Existem 33 pares de nervos espinais.

2. O plexo braquial é composto por nervos espinais que fazem parte do sistema nervoso periférico e inclui as raízes sensitivas e motoras que inervam os membros superiores. Indique a alternativa que apresenta os nervos cervicais espinais que compõem o plexo braquial.
   a) De C1 a C3.
   b) De C1 a C7.
   c) De C5 a C8.
   d) De C4 a C5
   e) Somente C1 e C2.

3. "É um nervo motor que inerva os músculos intrínsecos e extrínsecos da língua e tem também fibras sensitivas que inervam a dura-máter da fossa posterior do crânio; emerge do canal do hipoglosso e sua função é testada solicitando-se ao paciente que mexa a língua em várias direções". Essa descrição pertence ao par de nervo craniano:
   a) XI.
   b) V.
   c) VII.
   d) XII.
   e) III.

4. Assinale a alternativa correta sobre os dermátomos.
   a) São áreas do corpo que são investigadas por meio do exame radiológico.
   b) São áreas do corpo inervadas por nervos que saem de cada segmento da medula espinal.
   c) São regiões inervadas pelos nervos cranianos.
   d) São o mesmo que dermatites: inflamações na superfície da pele.
   e) São regiões da medula espinal das quais partem os nervos espinais.

5. Indique a alternativa correta a respeito do nervo acessório.
   a) É um nervo espinal que faz parte do plexo lombar.
   b) É um nervo craniano motor.
   c) É um nervo craniano sensitivo.
   d) Tem origem no mesencéfalo e atravessa o canal óptico.
   e) Tem função sensitiva e auxilia no equilíbrio do corpo.

Referências

MARTIN, J. H. *Neuroanatomia:* texto e atlas. 4. ed. Porto Alegre: AMGH, 2014.

MARTINI, F. H.; TIMMONS, M. J.; TALLITSCH, R. B. *Anatomia humana.* 6. ed. Porto Alegre: Artmed, 2009. (Coleção Martini).

TORTORA, G. J.; DERRICKSON, B. *Corpo humano:* fundamentos de anatomia e fisiologia. 8. ed. Porto Alegre: Artmed, 2012.

Sistema endócrino: tireoide, timo, paratireoides e suprarrenais

Objetivos de aprendizagem

Ao final deste texto, você deve apresentar os seguintes aprendizados:

- Identificar as características anatômicas das glândulas tireoide, timo e suprarrenais, como localização, irrigação, tamanho e relação com estruturas adjacentes.
- Identificar os hormônios produzidos por cada glândula e suas respectivas ações.
- Descrever as causas, os sintomas e o tratamento de alterações da glândula tireoide.

Introdução

O sistema endócrino controla as funções do organismo por meio da secreção de diversos tipos de hormônios pelas glândulas endócrinas e glândulas exócrinas. Os hormônios exercem suas ações nas células que têm os receptores específicos para estes, o que caracteriza a ação hormonal específica em células-alvo.

As glândulas endócrinas secretam hormônios na corrente sanguínea e esta os leva às células do corpo; enquanto as glândulas exócrinas secretam seus produtos nos ductos que transportam as secreções para uma cavidade do corpo, para o lúmen de um órgão ou para a superfície externa do corpo.

As glândulas endócrinas incluem a hipófise, a glândula tireoide, as glândulas paratireoides, as glândulas suprarrenais e a glândula pineal. Além disso, há alguns órgãos e tecidos, que não são exclusivamente glândulas endócrinas, mas têm células que secretam hormônios: o hipotálamo, o timo, o pâncreas, os ovários, os testículos, os rins, o estômago, o fígado, o intestino delgado, a pele, o coração, o tecido adiposo e a placenta.

Neste capítulo, você vai conhecer as principais características anatômicas das glândulas hipófise, pineal, tireoide, paratireoides, suprarrenais e timo.

Características anatômicas e ações hormonais das glândulas endócrinas

Glândula hipófise

A hipófise é uma glândula oval e pequena que está localizada inferiormente ao hipotálamo, acomodada na sela turca do osso esfenoide. É do tamanho de uma pequena uva e tem dois lobos: um maior, adeno-hipófise ou lobo anterior, e um menor, neuro-hipófise ou lobo posterior. Ambos os lobos estão alojados na fossa hipofisial do osso esfenoide. Uma estrutura funicular, o infundíbulo, fixa a hipófise ao hipotálamo. No interior do infundíbulo, vasos sanguíneos denominados veias porta-hipofisárias conectam os vasos capilares do hipotálamo aos vasos capilares da adeno-hipófise. Os axônios dos neurônios hipotalâmicos, chamados de células neurossecretoras, terminam próximos aos vasos capilares do hipotálamo, por onde liberam vários hormônios (Figura 1 e Figura 2).

Figura 1. Representação da glândula hipófise alojada na sela turca do osso esfenoide e relação anatômica da neuro-hipófise com os núcleos do hipotálamo.
Fonte: Tortora e Derrickson (2017, p. 330).

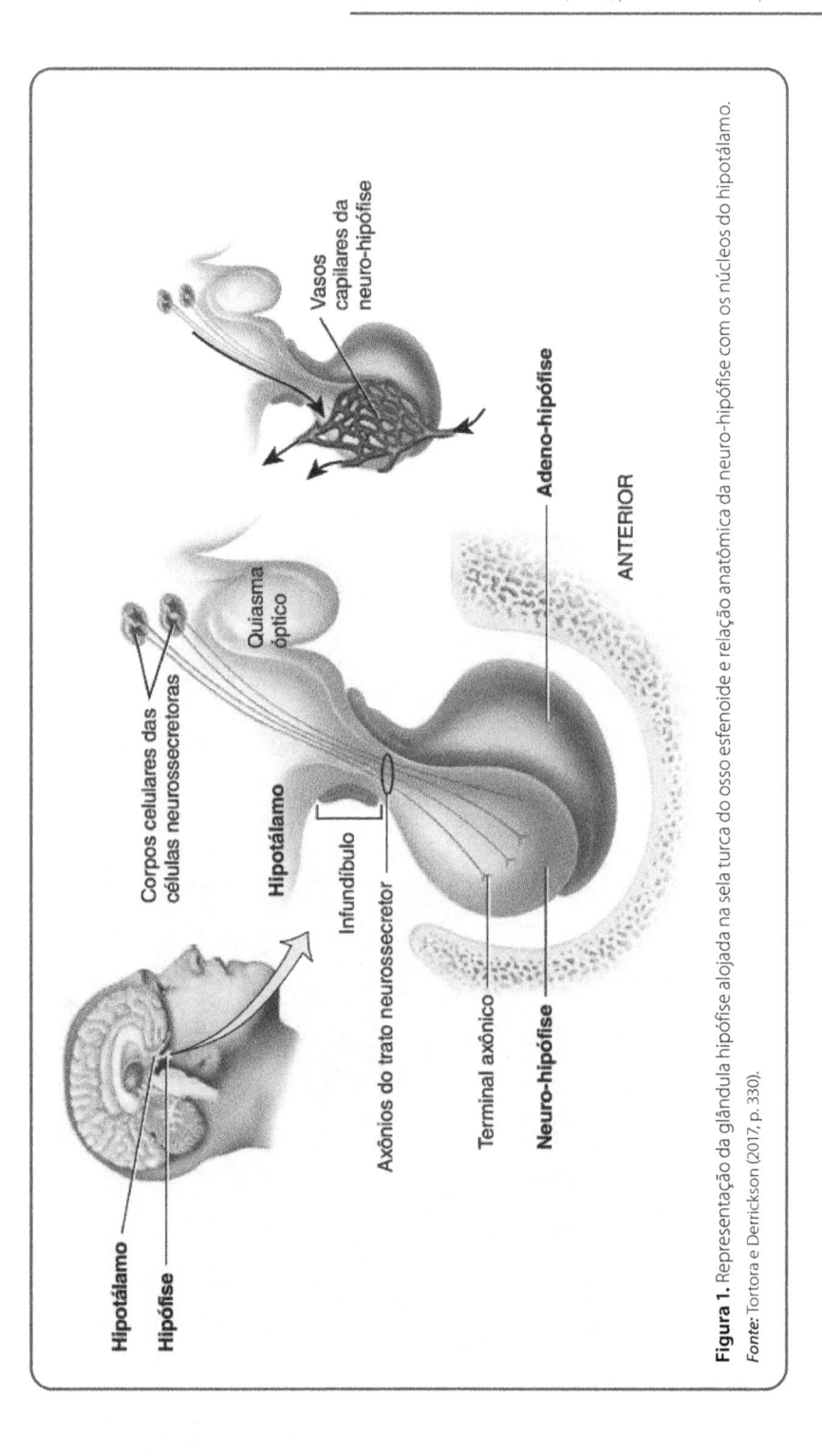

Figura 2. Representação da glândula hipófise alojada na sela turca do osso esfenoide e relação anatômica da adeno-hipófise com o hipotálamo.
Fonte: Tortora e Derrickson (2017, p. 328).

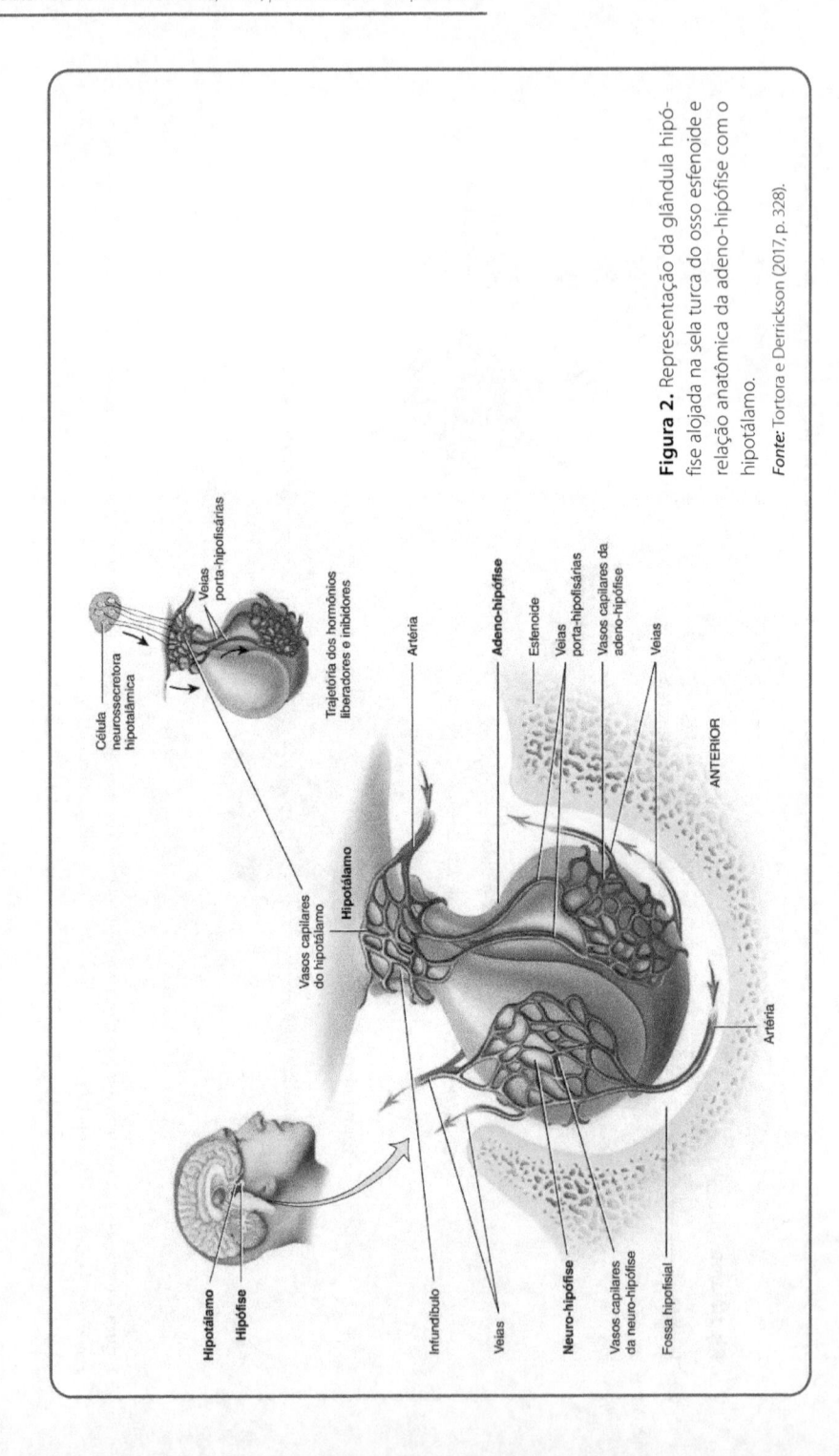

Adeno-hipófise

A adeno-hipófise tem cinco tipos diferentes de células e pode ser pode ser subdividida em três regiões: a parte distal da hipófise, uma fina parte intermédia, que forma uma estreita faixa adjacente à neuro-hipófise e uma extensão denominada parte tuberal, que envolve a porção adjacente do infundíbulo. Toda a adeno-hipófise é ricamente vascularizada por meio de uma extensa rede de vasos capilares (Figura 2).

A secreção dos hormônios da adeno-hipófise é estimulada pelos hormônios liberadores e suprimida pelos hormônios inibidores, ambos produzidos pelas células neurossecretoras do hipotálamo. As veias porta-hipofisárias distribuem os hormônios hipotalâmicos liberadores e inibidores a partir do hipotálamo para a adeno-hipófise. Essa via direta permite aos hormônios liberadores e inibidores agirem rapidamente nas células da adeno-hipófise, antes da diluição e da destruição dos hormônios na circulação geral.

A adeno-hipófise sintetiza e secreta hormônios que regulam inúmeras funções sistêmicas, desde o crescimento até a reprodução. São eles: hormônio do crescimento humano (hGH), fatores de crescimento semelhantes à insulina (IGFs), hormônio tireoestimulante, hormônio folículo-estimulante e hormônio luteinizante, prolactina, hormônio adrenocorticotrófico e hormônio estimulante do melanócito (MSH). A seguir, conheça suas ações.

Hormônio do crescimento humano (hGH) e fatores de crescimento semelhantes à insulina (IGFs)

O hormônio do crescimento humano (hGH, do inglês *human growth hormone*), também denominado somatotropina, promove a síntese e a secreção de hormônios chamados fatores de crescimento semelhantes à insulina (IGFs, do inglês *insulinlike growth factors*) ou somatomedinas. Algumas ações dos IGFs são similares às da insulina. Os IGFs estimulam a síntese de proteínas, ajudam a manter as massas muscular e óssea, promovem a cicatrização de lesões e o reparo tecidual e intensificam a decomposição de triglicerídeos, que liberam ácidos graxos no sangue, e a decomposição de glicogênio do fígado, que libera glicose no sangue. As células por todo o corpo usam glicose e ácidos graxos liberados para a produção de ATP.

A adeno-hipófise libera hGH em picos que ocorrem a cada poucas horas, especialmente durante o sono. Dois hormônios do hipotálamo controlam a secreção de hGH: o hormônio liberador do hormônio do crescimento (GHRH, do inglês *growth hormone-releasing hormone*), que promove a secreção do hGH, e o hormônio inibidor do hormônio do crescimento (GHIH, do inglês *growth hormone-inhibiting hormone*), que o suprime. O nível de glicose no sangue é o principal regulador da secreção de GHRH e GHIH. O baixo nível de glicose no sangue ou hipoglicemia estimula o hipotálamo a secretar GHRH. Por meio de retroalimentação negativa, um aumento na concentração de glicose no sangue acima do nível normal (hiperglicemia) inibe a liberação de GHRH. Então lembre: a hiperglicemia estimula o hipotálamo a secretar GHIH e a hipoglicemia inibe a liberação de GHIH.

Hormônio tireoestimulante

O hormônio tireoestimulante (TSH, do inglês *thyroid-stimulating hormone*) estimula a síntese e a secreção de hormônios tireoidianos pela glândula tireoide. O hormônio liberador de tireotrofina (TRH, do inglês *thyreotropin-releasing hormone*) do hipotálamo controla a secreção de TSH. A liberação de TRH, por sua vez, depende dos níveis de hormônios tireoidianos no sangue, que inibem a secreção de TRH por meio da retroalimentação negativa. Não existe hormônio inibidor da tireotrofina.

Hormônio folículo-estimulante e hormônio luteinizante

Nas mulheres, o hormônio folículo-estimulante (FSH, do inglês *follicle-stimulating hormone*) e o hormônio luteinizante (LH, do inglês *luteinizing hormone*) agem nos ovários. A cada mês, o FSH inicia o desenvolvimento de diversos folículos ovarianos, e o LH desencadeia a ovulação. Após a ovulação, o LH estimula a formação do corpo lúteo no ovário e a secreção de progesterona (outro hormônio sexual feminino) pelo corpo lúteo. O FSH e o LH também estimulam as células foliculares a secretarem estrogênios.

Nos homens, o FSH estimula a produção de espermatozoides nos testículos e o LH estimula a secreção de testosterona pelos testículos. O hormônio liberador de gonadotrofina (GnRH, do inglês *gonadotropin-releasing hormone*) proveniente do hipotálamo estimula a liberação de FSH e LH. A liberação de GnRH, FSH e LH é suprimida pelos estrogênios, nas mulheres, e pela testosterona, nos homens, por meio de um sistema de retroalimentação negativa. Não existe nenhum hormônio inibidor da gonadotrofina. O LH e o FSH são produzidos por células denominadas gonadotrópicas.

Prolactina

A prolactina (PRL, do inglês *prolactin*), juntamente com outros hormônios, inicia e mantém a produção de leite pelas glândulas mamárias. A ejeção de leite pelas glândulas mamárias depende do hormônio ocitocina, que é liberado pela neuro-hipófise.

A função da PRL nos homens é desconhecida, mas a hipersecreção de PRL provoca disfunção erétil. Nas mulheres, o hormônio inibidor da prolactina (PIH, do inglês *prolactin-inhibiting hormone*) suprime a liberação de PRL na maior parte do tempo. A cada mês, logo antes da menstruação começar, a secreção do PIH diminui e o nível de PRL no sangue aumenta, mas não o suficiente para estimular a produção de leite. Quando o ciclo menstrual começa outra vez, o PIH é novamente secretado e o nível de PRL diminui. Durante a gestação, níveis muito elevados de estrogênios promovem a secreção do hormônio liberador de prolactina (PRH, do inglês *prolactina-releasing hormone*), que, por sua vez, estimula a liberação de PRL. A PRL é secretada por células denominadas lactotrópicas.

Hormônio adrenocorticotrófico

O hormônio adrenocorticotrófico (ACTH), ou corticotrofina, controla a produção e a secreção de hormônios denominados glicocorticoides pelo córtex (porção externa) das glândulas suprarrenais. O hormônio liberador de corticotrofina (CRH, do inglês *corticotropin-releasing hormone*) do hipotálamo estimula a secreção de ACTH. Os estímulos relacionados ao estresse, como a baixa glicose sanguínea ou o traumatismo físico, e a interleucina-1, uma substância produzida pelos macrófagos, também estimulam a liberação de ACTH. Os glicocorticoides provocam inibição, por retroalimentação negativa, das liberações tanto de CRH quanto de ACTH. As células que secretam ACTH são chamadas de corticotrópicas.

Hormônio estimulante do melanócito (MSH)

O hormônio estimulante do melanócito (MSH, do inglês *melanocyte-stimulating hormone*) é o único hormônio produzido pela parte intermédia (ou *pars intermedia*, do latim) da adeno-hipófise. Como o próprio nome indica, o MSH estimula os melanócitos da pele, aumentando sua velocidade de produção e a distribuição de melanina. O MSH é secretado por células corticotrópicas somente durante o desenvolvimento fetal, em crianças jovens, em mulheres grávidas e em algumas doenças.

Neuro-hipófise

A neuro-hipófise, ou lobo posterior da hipófise, contém os axônios e os terminais axônicos de neurônios cujos corpos celulares estão localizados no núcleo supraóptico ou no núcleo paraventricular do hipotálamo. Os axônios estendem-se desses núcleos através do infundíbulo e fazem trajeto até os terminais sinápticos na parte nervosa da neuro-hipófise. Embora a neuro-hipófise não sintetize hormônios, ela armazena e libera dois hormônios: os neurônios hipotalâmicos sintetizam ADH no núcleo supraóptico e ocitocina no núcleo paraventricular. Assim que liberados, esses hormônios penetram nos vasos capilares locais supridos pela artéria hipofisária inferior e, a partir daí, para a circulação geral. Leia a seguir as ações da ocitocina e do ADH.

Ocitocina

A ocitocina intensifica a contração das células musculares lisas na parede do útero durante o parto; após o parto, estimula a ejeção de leite pelas glândulas mamárias em resposta aos estímulos mecânicos proporcionados pela sucção do bebê. A função da ocitocina nos homens e nas mulheres não grávidas não é clara, mas sabe-se que, no homem, causa a contração da musculatura lisa na próstata. Experimentos com animais têm mostrado ações no encéfalo que promovem o comportamento de cuidados paternos com a prole jovem. A ocitocina também pode ser parcialmente responsável pelas sensações de prazer sexual durante e após a relação.

Ações do hormônio antidiurético (ADH) ou vasopressina

Como o próprio nome já diz, um antidiurético (antidiurese) é uma substância que diminui a produção de urina por meio da maior retenção de água pelos rins, diminuindo assim o volume de urina e a perda de água por meio da sudorese e provocando a constrição das arteríolas.

> **Exemplo**
>
> Na ausência de ADH, o débito urinário aumenta mais de 10 vezes, de 1 a 2 litros normais por dia para aproximadamente 20 litros por dia.

A quantidade de ADH secretada varia de acordo com a pressão osmótica sanguínea, que é a concentração de solutos no plasma sanguíneo e o volume sanguíneo. Quando a água do corpo é perdida mais rapidamente do que é ingerida, como na desidratação, o volume de sangue diminui e a pressão osmótica sanguínea aumenta. Isso estimula neurônios no hipotálamo que monitoram a pressão osmótica sanguínea e os faz sintetizar e liberar o ADH. As células neurossecretoras, então, geram impulsos nervosos que provocam a liberação de ADH pelo hipotálamo. O ADH, em seguida, se difunde para os vasos capilares sanguíneos da neuro-hipófise. O sangue transporta o ADH para os rins, para as glândulas sudoríferas e para o músculo liso nas paredes dos vasos sanguíneos. Os rins respondem retendo mais água; a atividade secretora das glândulas sudoríferas diminui, reduzindo a perda de água pela transpiração e a musculatura lisa nas paredes das arteríolas se contrai aumentando a pressão sanguínea.

Pense agora se ocorrer a situação oposta, isto é, quando ocorre uma diminuição na pressão osmótica sanguínea ou um aumento do volume de sangue pela ingestão excessiva de água. Qual será a sequência de eventos desencadeada pelo hipotálamo? Ocorrerá o seguinte: os osmorreceptores do hipotálamo serão inibidos e começará um ciclo oposto, com interrupção da secreção de ADH, diminuição da retenção de urina pelos rins, aumento da secreção de suor e dilatação das arteríolas.

> **Saiba mais**
>
> A secreção de ADH também pode ser alterada por dor, estresse, trauma, ansiedade, acetilcolina, nicotina e substâncias como morfina, tranquilizantes e alguns anestésicos, que estimulam a secreção desse hormônio. O álcool inibe a secreção de ADH e, assim, aumenta o débito urinário. A desidratação resultante pode causar tanto sede quanto cefaleia, sintomas típicos de uma ressaca.

Glândula pineal

A glândula pineal está localizada no encéfalo, na parede superior do terceiro ventrículo no encéfalo e tem dimensão bem pequena (Figura 3), pesando aproximadamente 500 mg. Secreta um hormônio chamado melatonina, que contribui para o estabelecimento do relógio biológico, isto é, do ritmo circadiano do corpo. Ela é liberada em maior quantidade quando a intensidade luminosa no ambiente diminui, ou seja, o que coincide com o período do dia, em que o organismo inicia seu processo de descanso. Esse hormônio tem a função de induzir o sono. Em outros momentos também há secreção da melatonina, mas em menor quantidade.

Os níveis de melatonina são mais altos em crianças e diminuem com a idade, mas não existem indícios de que as variações na secreção de melatonina estejam correlacionadas com o início da puberdade e da maturidade sexual.

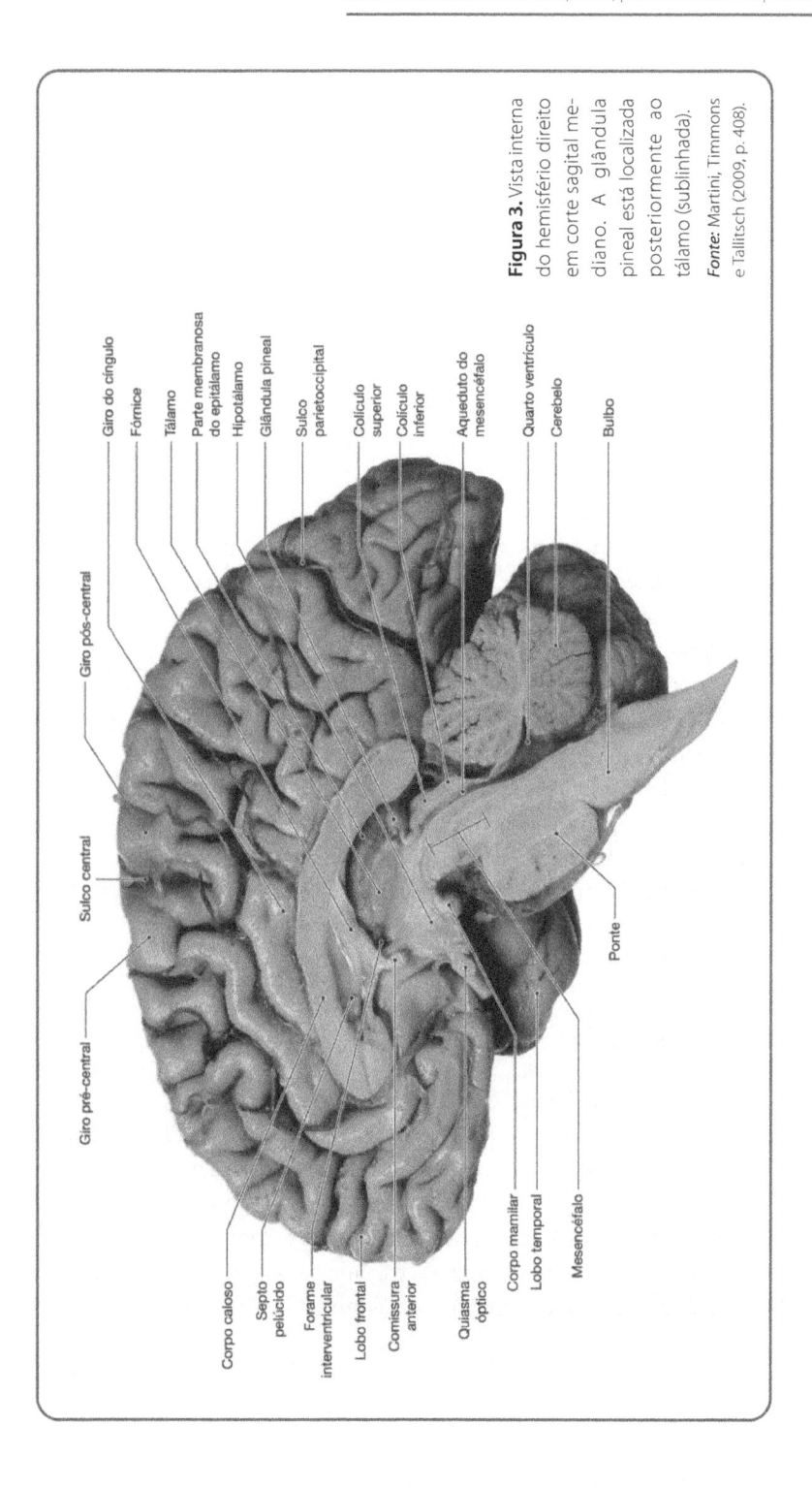

Sistema endócrino: tireoide, timo, paratireoides e suprarrenais | **333**

Figura 3. Vista interna do hemisfério direito em corte sagital mediano. A glândula pineal está localizada posteriormente ao tálamo (sublinhada). *Fonte:* Martini, Timmons e Tallitsch (2009, p. 408).

Labels: Giro pré-central; Sulco central; Giro pós-central; Giro do cíngulo; Fórnice; Tálamo; Parte membranosa do epitálamo; Hipotálamo; Glândula pineal; Sulco parietoccipital; Colículo superior; Colículo inferior; Aqueduto do mesencéfalo; Quarto ventrículo; Cerebelo; Bulbo; Ponte; Mesencéfalo; Lobo temporal; Corpo mamilar; Quiasma óptico; Comissura anterior; Lobo frontal; Forame interventricular; Septo pelúcido; Corpo caloso.

Glândula tireoide

A glândula tireoide está localizada anteriormente à traqueia e inferiormente à cartilagem tireóidea (Figura 4). Tem formato de borboleta e tem dois lobos, direito e esquerdo, sendo que a porção superior de cada lobo estende-se sobre a superfície lateral da traqueia em direção à margem inferior da cartilagem tireóidea. Inferiormente, os lobos da glândula tireoide estendem-se até o nível da segunda ou terceira cartilagem traqueal e são unidos por uma conexão delgada, chamada de istmo.

Como tem uma disposição superficial, a tireoide pode ser palpada, fato que facilita a detecção de alterações morfológicas, por meio da palpação, quando esta adquire proporções maiores anormais.

É bastante vascularizada, o que gera seu aspecto vermelho escuro. O suprimento sanguíneo de cada lado tem duas origens: a artéria tireóidea superior e a artéria tireóidea inferior. A drenagem venosa da glândula é feita pela veia tireóidea superior, pelas veias tireóideas médias e pelas veias tireóideas inferiores.

A maior parte da glândula tireoide é composta por folículos tireóideos que produzem, armazenam e secretam hormônios tireóideos. A parede de cada folículo consiste em células foliculares, que produzem dois hormônios: tiroxina ou tetraiodotironina (T4), que contém quatro átomos de iodo, e tri-iodotironina (T3), que contém três átomos de iodo. A cavidade central de cada folículo da tireoide contém hormônios tireoidianos armazenados. À medida que T4 circula no sangue e entra nas células por todo o corpo, a maior parte é convertida em T3 pela remoção de um átomo de iodo. T3 é a forma mais potente dos hormônios tireoidianos.

Hormônios tireoidianos T3 e T4

Os hormônios tireoidianos T3 e T4 exercem seus efeitos por todo o corpo, pois a maioria das células do corpo tem receptores para estes. O T3 e o T4 aumentam a taxa metabólica basal (TMB), que é a taxa de consumo de oxigênio em condições padrão ou basal (desperto, em repouso e em jejum). A TMB aumenta em razão do aumento da síntese e do uso de ATP, ou seja, à medida que as células utilizam mais oxigênio para produzir ATP, mais calor é desprendido e a temperatura corporal aumenta.

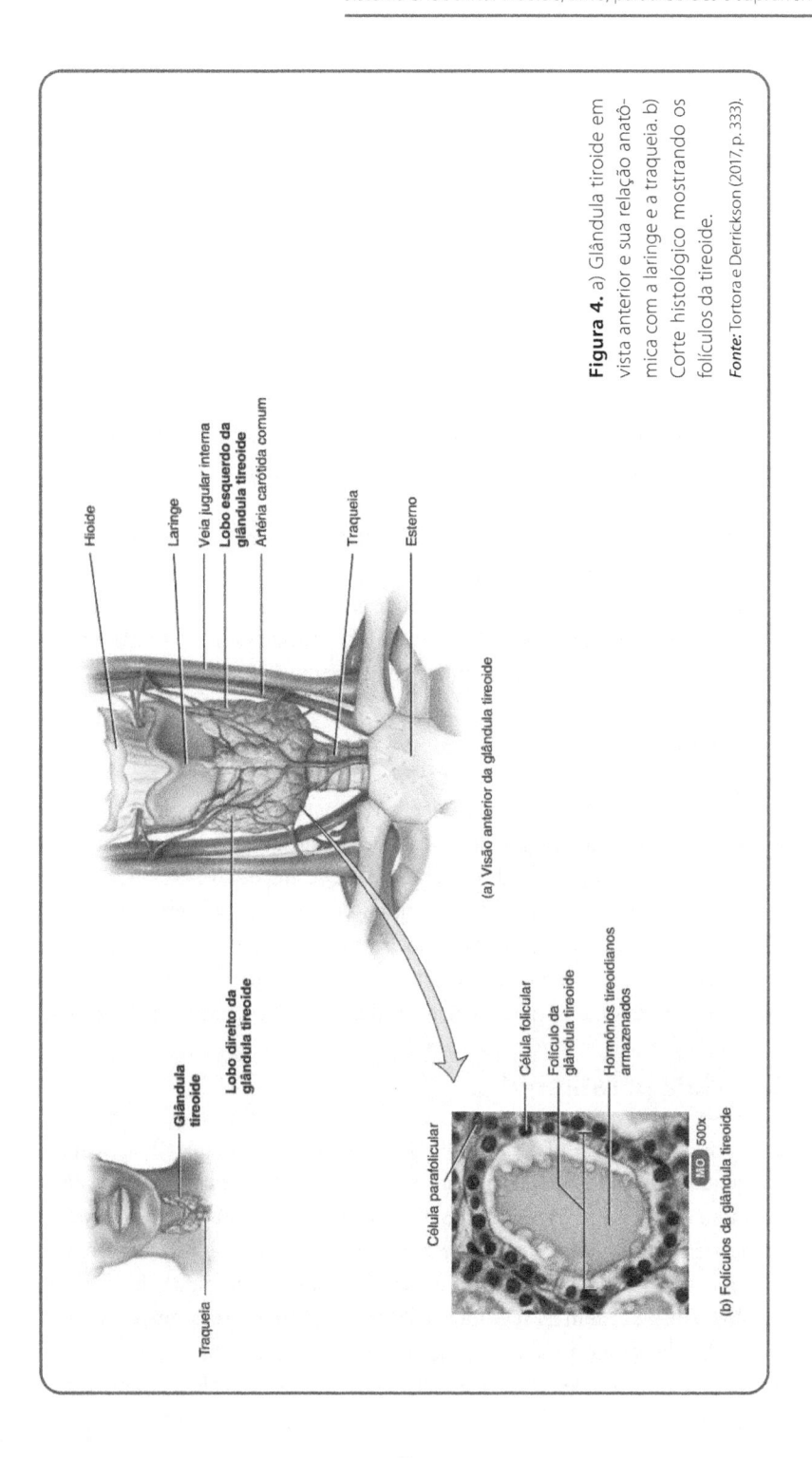

Figura 4. a) Glândula tireoide em vista anterior e sua relação anatômica com a laringe e a traqueia. b) Corte histológico mostrando os folículos da tireoide.
Fonte: Tortora e Derrickson (2017, p. 333).

Veja que, dessa forma, os hormônios tireoidianos têm uma função importante na manutenção da temperatura normal do corpo. Os hormônios tireoidianos também estimulam a síntese de proteínas, aumentam o uso de glicose e ácidos graxos para a produção de ATP, aumentam a degradação de triglicerídeos e intensificam a excreção do colesterol, reduzindo, assim, o nível de colesterol no sangue. Juntamente com o hGH e a insulina, os hormônios tireoidianos estimulam o crescimento corporal, especificamente o crescimento dos sistemas nervoso e esquelético.

O principal fator que controla a velocidade de liberação do hormônio tireóideo é a concentração do hormônio estimulante da tireoide (TSH) no sangue circulante. Sob a influência do hormônio liberador da tireotropina (TRH), produzido pelo hipotálamo, a adeno-hipófise libera TSH e os tireócitos T respondem, secretando T3 e T4. Esses hormônios, então, deixam a célula e entram na circulação. A tireoxina (T4) responde por aproximadamente 90% do total da secreção da glândula tireoide.

Um segundo tipo de células endócrinas, os tireócitos C ou células parafoliculares, localiza-se entre as células foliculares cuboides da glândula tireoide. Os tireócitos C produzem o hormônio calcitonina (CT).

Calcitonina

A calcitonina contribui para a regulação da concentração dos íons cálcio nos líquidos corporais principalmente durante a infância, quando estimula o crescimento ósseo e a deposição de minerais no esqueleto, e sob estresse fisiológico como o jejum ou a gravidez. A calcitonina diminui as concentrações do íons cálcios por meio da inibição dos osteoclastos e da estimulação da excreção dos íons cálcio nos rins. É importante ressaltar que as ações da calcitonina são opostas às ações do hormônio da paratireoide, produzido pelas glândulas paratireoides.

Glândula paratireoide

Existem quatro glândulas paratireoides, localizadas na superfície posterior da glândula tireoide, fixadas pela cápsula da tireoide e de coloração castanha avermelhada (Figura 5). O par superior de glândulas paratireoides é suprido pelas artérias tireóideas superiores e, para o par inferior, pelas artérias tireóideas inferiores. A drenagem venosa é a mesma da glândula tireoide. Nas glândulas paratireoides, existem as seguintes células: as células paratireoides, também chamadas de células principais, que são células glandulares que produzem o hormônio paratireóideo (PTH); as células oxifílicas e as células transicionais.

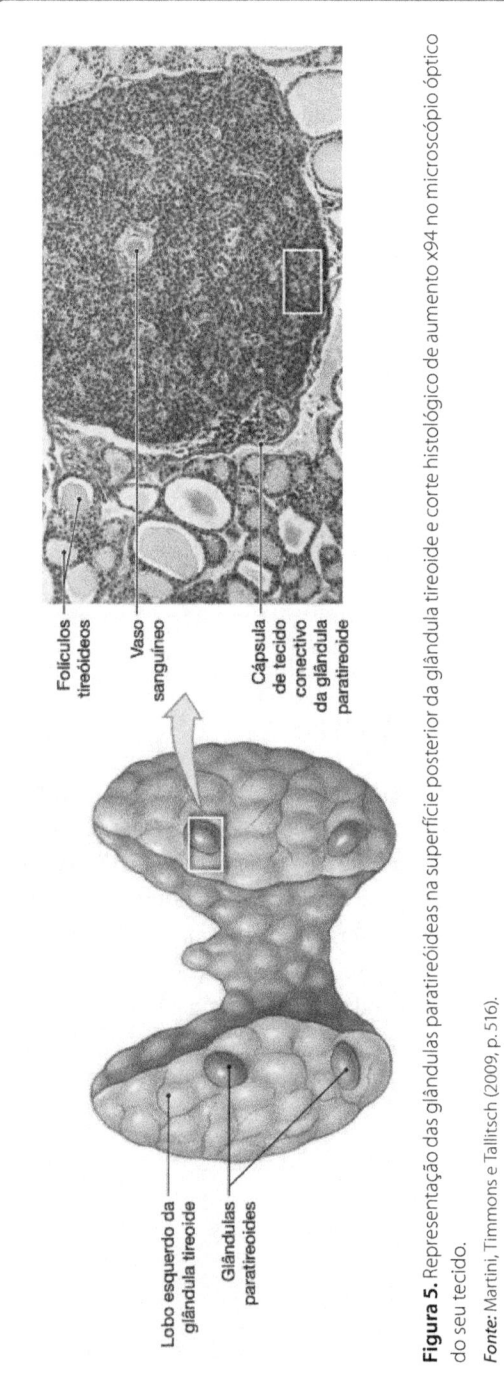

Figura 5. Representação das glândulas paratireóideas na superfície posterior da glândula tireoide e corte histológico de aumento x94 no microscópio óptico do seu tecido.

Fonte: Martini, Timmons e Tallitsch (2009, p. 516).

As células da paratireoide monitoram as concentrações de íons cálcio sanguíneos. Quando a concentração do cálcio está inferior aos níveis normais, as células paratireoides secretam o hormônio paratireóideo (PTH). O PTH estimula os osteoblastos e reduz a excreção urinária de íons cálcio e estimula a produção do calcitriol, um hormônio renal que promove a absorção intestinal de cálcio. Os níveis de PTH permanecem elevados até que as concentrações de cálcio (Ca2+) retornem ao normal.

> **Saiba mais**
>
> O tratamento farmacológico da osteoporose com o emprego do paratormônio mostrou-se efetivo na redução do avanço da osteoporose em idosos. Leia uma revisão sobre o assunto no artigo: AZEVEDO, D. C. et al. Tratamento farmacológico da osteoporose e utilização do hormônio da paratireoide. *Revista Médica de Minas Gerais*, Belo Horizonte, v. 16, n. 4, p. 207-212, 2006.

Glândulas suprarrenais

As glândulas suprarrenais estão localizadas no polo superior de cada rim, fixadas por uma cápsula fibrosa. Têm coloração amarela e formato de pirâmide (Figura 6). Estão alojadas entre os rins, o músculo diafragma e as principais artérias e veias posteriores da cavidade abdominopélvica. São ricamente vascularizadas, supridas pelos ramos da artéria renal, da artéria frênica inferior e de um ramo direto da aorta e drenadas pelas veias suprarrenais. Essas glândulas são retroperitoneais, situando-se posteriormente ao revestimento peritoneal.

Figura 6. Representação das glândulas suprarrenais em vista anterior e sua relação anatômica com os rins e com sua vascularização. *Fonte:* Martini, Timmons e Tallitsch (2009, p. 517).

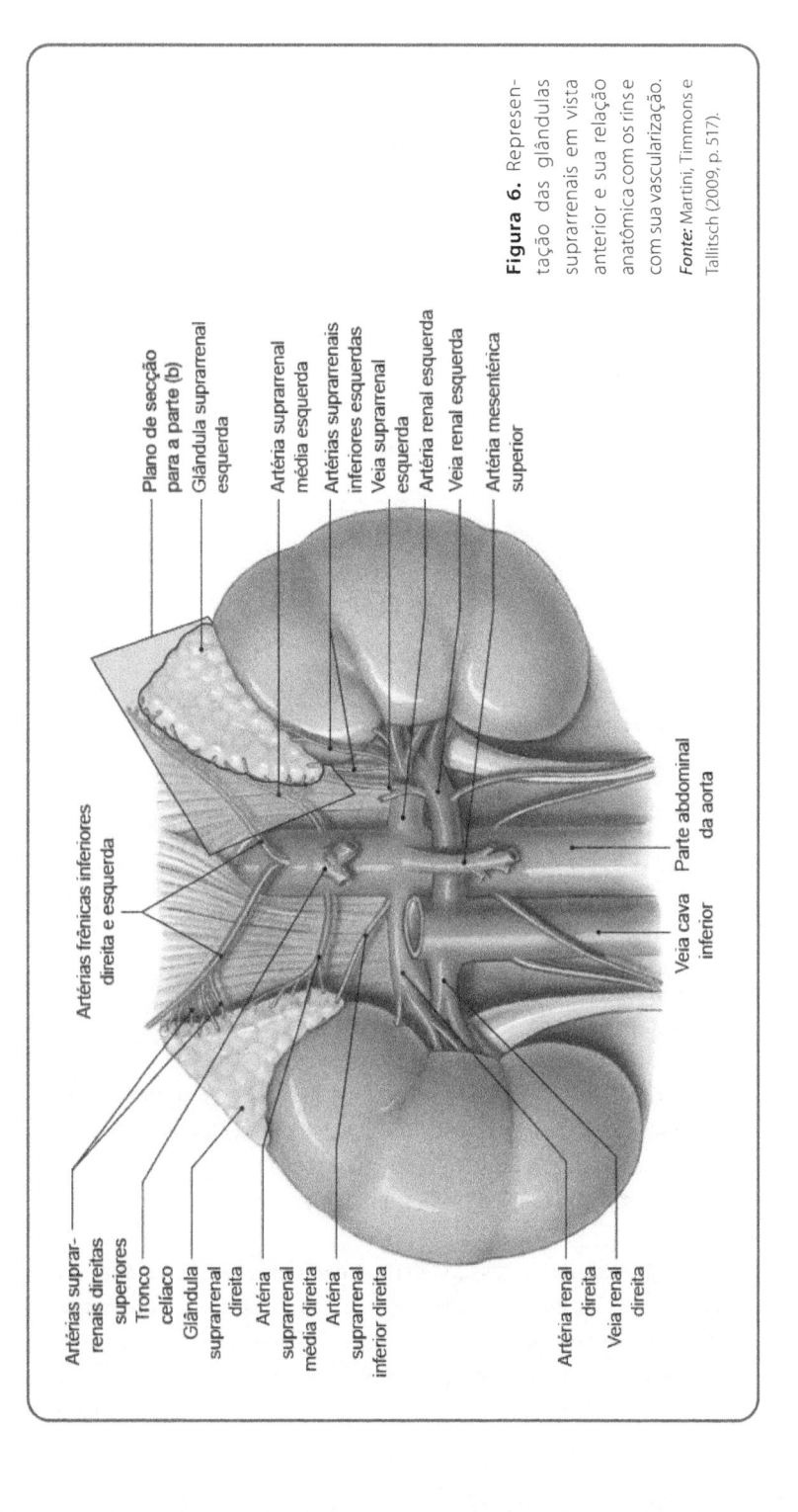

Anatomicamente, a glândula suprarrenal pode ser dividida em duas regiões, um córtex disposto superficialmente e uma medula, mais profunda (Figura 7).

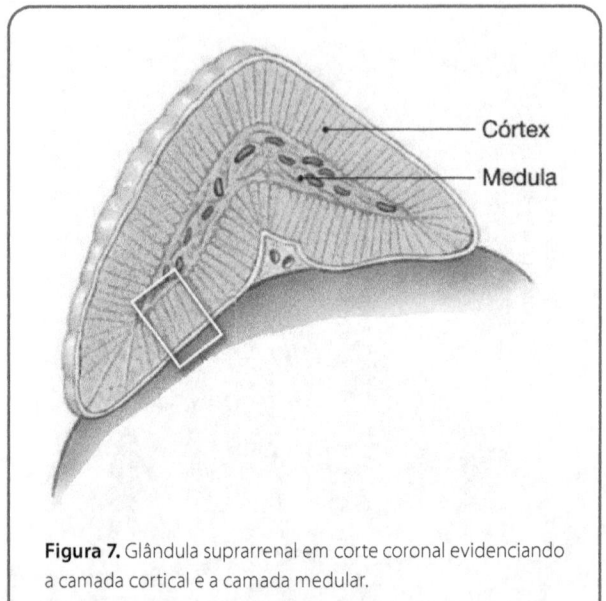

Figura 7. Glândula suprarrenal em corte coronal evidenciando a camada cortical e a camada medular.
Fonte: Martini, Timmons e Tallitsch (2009, p. 517).

Córtex da suprarrenal

Essa camada armazena lipídeos, especialmente colesterol e vários ácidos graxos e produz mais de 20 hormônios esteroides diferentes, os esteroides adrenocorticais, ou simplesmente corticosteroides.

O próprio córtex é composto por três zonas: a zona glomerulosa, mais externa, a zona fasciculada, com posição intermediária e a zona reticular, mais interna. Embora cada zona sintetize hormônios esteroides diferentes, todas as células corticais produzem esteroides a partir de lipídeos.

- Zona glomerulosa: região cortical mais externa, se estende desde a cápsula até os cordões radiados da zona fasciculada subjacente. Produz mineralocorticoides (MC), hormônios esteroides que interferem na composição dos eletrólitos dos líquidos corporais. A aldosterona é o principal mineralocorticoide, tendo como alvo as células renais que regulam a composição iônica da urina. A aldosterona provoca a retenção de íons sódio (Na+) e de água, reduzindo as perdas de líquidos pela urina. A aldosterona também reduz as perdas de sódio e água nas glândulas sudoríferas e salivares, assim como ao longo do trato digestório. Também promove a perda de íons potássio (K+) pela urina e por outros meios. A secreção de aldosterona ocorre quando a zona glomerulosa é estimulada pela redução dos níveis sanguíneos de Na+, pelo aumento dos níveis sanguíneos de K+ ou pela liberação do hormônio angiotensina II.

- Zona fasciculada: inicia na margem mais interna da zona glomerulosa e se estende em direção à medula. A produção de esteroides nessa zona é estimulada pelo ACTH, produzido pela adeno-hipófise. Essa zona produz hormônios esteroides coletivamente conhecidos como glicocorticoides (GC), em função de seus efeitos no metabolismo da glicose. O cortisol e a corticosterona são os mais importantes glicocorticoides secretados pelo córtex da glândula suprarrenal.

O glicorticoide mais abundante é o cortisol. O cortisol e outros glicocorticoides têm as seguintes ações:

Decomposição proteica: os GCs aumentam a taxa de decomposição proteica, principalmente nas fibras musculares, aumentando a liberação de aminoácidos na corrente sanguínea, os quais podem ser usados pelas células do corpo para a síntese de novas proteínas ou para a produção de ATP.

Formação de glicose: sob a estimulação dos GCs, as células hepáticas podem converter determinados aminoácidos ou o ácido lático em glicose, necessário para os processos metabólicos.

Decomposição de triglicerídeos: os CGs estimulam a decomposição de triglicerídeos no tecido adiposo, liberando ácidos graxos no sangue, para serem usados na produção de ATP por muitas células do corpo.

Efeitos anti-inflamatórios: os GCs inibem os leucócitos que participam das respostas inflamatórias. Isso ocorre em situações de repostas exageradas durante uma situação de estresse, quando o corpo pode estar experimentando muita dor. São usados no tratamento de distúrbios inflamatórios crônicos.

Um nível baixo de cortisol no sangue estimula as células neurossecretoras do hipotálamo a secretar o CRH. As veias porta-hipofisárias transportam o CRH até a adeno-hipófise, estimulando a liberação de ACTH. O ACTH, por sua vez, estimula as células do córtex da glândula suprarrenal a secretarem cortisol. À medida que o nível de cortisol aumenta, exerce inibição por retroalimentação negativa tanto na adeno-hipófise, para diminuir a liberação de ACTH, quanto no hipotálamo, para reduzir a liberação de CRH.

> **Saiba mais**
>
> Doses elevadas de glicocorticoides deprimem as respostas imunológicas. Por essa razão, os glicocorticoides são prescritos para os receptores de transplantes de órgãos, a fim de diminuir o risco de rejeição dos tecidos pelo sistema imunológico.

> **Fique atento**
>
> Os glicocorticoides são usados no tratamento de distúrbios inflamatórios crônicos, como a artrite reumatoide, mas infelizmente também retardam o reparo dos tecidos, o que desacelera o processo de cicatrização.

- Zona reticular: forma uma faixa estreita entre a zona fasciculada e a margem mais externa da medula da glândula suprarrenal e secreta pequena quantidade de hormônios sexuais, os andrógenos. Os andrógenos suprarrenais estimulam o desenvolvimento de pelos pubianos, tanto nos meninos quanto nas meninas, antes da puberdade. Embora não apresentem funções importantes nos homens adultos, cujos testículos produzem andrógenos em quantidades relativamente grandes, nas mulheres adultas os andrógenos produzidos nas glândulas suprarrenais estimulam a formação de células sanguíneas, promovem o desenvolvimento da massa muscular e mantêm a libido.

> **Saiba mais**
>
> O fígado converte parte do cortisol (também chamado de hidrocortisona) circulante, produzido pelo córtex suprarrenal, em cortisona, outro glicocorticoide ativo. Esses hormônios aceleram a velocidade de síntese da glicose e da formação do glicogênio, especialmente no fígado.

> **Saiba mais**
>
> Tanto nas mulheres quanto nos homens, o córtex da glândula suprarrenal secreta pequenas quantidades de andrógenos fracos. A quantidade de andrógenos secretada pela glândula suprarrenal em homens é geralmente tão baixa que seus efeitos são insignificantes. Já nas mulheres, os andrógenos suprarrenais contribuem para o impulso sexual e são convertidos em estrogênios por outros tecidos do corpo. Após a menopausa, quando a secreção ovariana de estrogênio cessa, todos os estrogênios femininos se originam da conversão de andrógenos suprarrenais. Os andrógenos suprarrenais também estimulam o crescimento dos pelos axilares e púbicos em meninos e meninas e favorecem o pico de crescimento pré-puberdade.

Medula da suprarrenal

A medula é uma porção central na glândula suprarrenal e tem coloração castanha avermelhada, pois é ricamente vascularizada. As células cromafinas, ou feocromócitos, são células arredondadas e grandes da medula, semelhantes aos neurônios dos gânglios simpáticos e inervadas por fibras pré-ganglionares do sistema nervoso simpático. Os dois principais hormônios secretados pela medula são a epinefrina e a norepinefrina, também chamados, respectivamente, de adrenalina e noradrenalina.

> **Fique atento**
>
> O hormônio epinefrina pode ser chamado também de adrenalina. Isso porque *epinephrine* é a palavra usada na Inglaterra e *adrenaline* é a palavra usada nos Estados Unidos. Isso também vale para norepinefrina e noradrenalina.

Ações dos hormônios da medula suprarrenal

A medula secreta aproximadamente uma quantidade de epinefrina três vezes maior em relação à quantidade de norepinefrina. Sua secreção desencadeia a mobilização de reservas energéticas, gerando aumento da força e da resistência muscular. A epinefrina é secretada em situação de luta ou fuga ou, então, no exercício físico. Em situações estressantes e durante o exercício, impulsos provenientes do hipotálamo estimulam os neurônios pré-ganglionares simpáticos, que, por sua vez, estimulam as células da medula da glândula suprarrenal a secretar epinefrina e norepinefrina. Imagine que o organismo precise enfrentar uma situação de estresse: as reações típicas que o sistema nervoso simpático desencadeia por meio do estímulo da medula suprarrenal são:

- aumento da frequência cardíaca;
- aumento da força de contração e da potência de bombeamento do coração, o que aumenta a pressão sanguínea;
- aumento do fluxo sanguíneo para coração, fígado, músculos esqueléticos e tecido adiposo;
- dilatação das vias respiratórias;
- aumento dos níveis de glicose e de ácidos graxos no sangue.

Glândula timo

O timo está localizado no mediastino superior, posteriormente ao osso esterno (Figura 8). Em recém-nascidos e crianças pequenas, o timo é relativamente grande, podendo se estender desde a base do pescoço até a margem superior do coração. Ao término do primeiro ou do segundo ano de vida da criança, o timo atinge seu tamanho proporcional máximo em relação ao tamanho do corpo, chegando ao seu tamanho máximo absoluto durante a puberdade. Após a puberdade, o timo diminui gradualmente de tamanho.

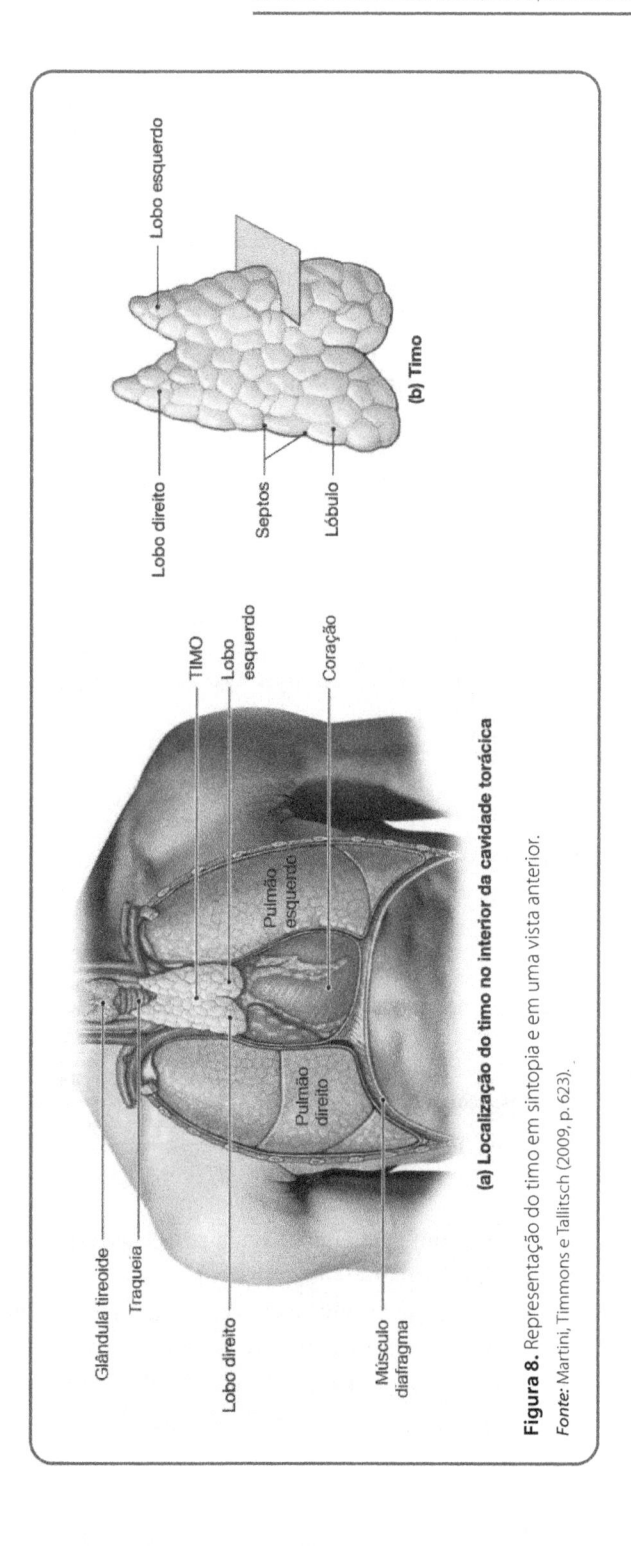

Figura 8. Representação do timo em sintopia e em uma vista anterior.

(a) Localização do timo no interior da cavidade torácica

(b) Timo

Fonte: Martini, Timmons e Tallitsch (2009, p. 623).

A cápsula que recobre o timo divide-o em dois lobos. As partições fibrosas, ou septos, se estendem a partir da cápsula para dividir os lobos em lóbulos, com aproximadamente 2 mm de largura. Cada lóbulo tem um córtex externo e uma medula central. O córtex contém células-tronco linfáticas, que se dividem rapidamente produzindo células-filhas que amadurecem como linfócitos T e migram para o interior da medula. Durante o processo de maturação, os linfócitos T sensíveis a antígenos tissulares normais são destruídos. Os linfócitos T sobreviventes, por fim, entram na corrente sanguínea daquela região.

Enquanto presentes no interior do timo, os linfócitos T não participam da resposta imunológica e permanecem inativos até entrarem na circulação geral.

Saiba mais

Os capilares do timo assemelham-se aos do sistema nervoso central pelo fato de não permitirem a troca livre entre o líquido intersticial e a circulação. Essa barreira hematotímica evita a estimulação prematura dos linfócitos T em desenvolvimento pelos antígenos circulantes.

Link

Acesse o link abaixo ou código ao lado e fique conectado com simpósios, eventos, congressos e publicações pelo site da Sociedade Brasileira de Endocrinologia e Metabologia.

https://goo.gl5jvXra

Dispersas por entre os linfócitos T encontram-se células reticulares, responsáveis pela produção dos hormônios do timo e que promovem a diferenciação dos linfócitos T funcionais. Na medula, essas células agrupam-se em camadas concêntricas, formando estruturas chamadas de corpúsculos do timo, os "corpúsculos de Hassall", cuja função ainda é desconhecida.

O timo produz a timosina, um conjunto de hormônios importantes para o desenvolvimento e a manutenção das defesas imunológicas normais.

Timosina

A timosina promove o desenvolvimento e a maturação dos linfócitos, aumentando, desse modo, a eficiência do sistema imunológico. É considerada como uma combinação de vários hormônios complementares diferentes: timosina-1, timopoietina, timopentina, timulina, fator humoral tímico e IGF-1.

Alterações da glândula tireoide

A glândula tireoide pode desenvolver algumas funções alteradas, provocando anormalidades em sua morfologia e na secreção de seus hormônios. Você vai conhecer, agora, as principais características de alterações como o hipotireoidismo, o hipertireoidismo e os nódulos da tireoide.

Hipotireoidismo

Você já conhece as funções dos hormônios da tireoide, o T3 e o T4. Agora imagine se os níveis sanguíneos desses hormônios estivessem muito baixos. O que aconteceria com o metabolismo geral do organismo? É o que aconteceria na condição chamada hipotireoidismo. Os batimentos cardíacos diminuem, ocorre constipação intestinal (prisão de ventre), o crescimento fica comprometido, ocorrem dores musculares e articulares e os níveis de colesterol aumentam no sangue. Enfim, o metabolismo geral do corpo fica comprometido e diminuído.

O hipotireoidismo pode ser causado por uma alteração na tireoide que impeça a secreção de seus hormônios ou por uma disfunção na glândula hipófise, que iniba a secreção de TSH, causando a diminuição da produção de T3 e T4. Se o hipotireoidismo ocorre por disfunção da tireoide, é considerado primário, e se ocorre por disfunção na hipófise, é considerado secundário. A distinção entre hipotireoidismo primário e secundário é feita por meio da análise da taxa de TSH e do T4 no sangue: quando a tireoide tem um problema e começa a produzir pouco hormônio, a hipófise aumenta progressivamente sua produção de TSH para tentar contornar essa deficiência. Portanto, no hipotireoidismo primário, encontramos o TSH elevado e o T4 baixo. Se o problema for central, na hipófise, encontraremos um TSH baixo por falta de secreção e um T4 também baixo por falta de estímulo para sua produção.

A principal causa do hipotireoidismo é a tireoidite de Hashimoto, que é uma doença de origem autoimune, isto é, os anticorpos do indivíduo combatem as células de sua própria tireoide, provocando a diminuição dos hormônios tireoideanos. Além de Hashimoto, algumas outras causas possíveis de hipotireoidismo são a remoção cirúrgica da tireoide, a radioterapia realizada próxima à região do pescoço, a deficiência de iodo, alguns fármacos como o metimazol, propiltiouracil e etionamida, a exposição a éteres difenílicos polibromados e a tireoidite de Riedel.

Conheça mais alguns sintomas principais: aumento do volume da tireoide, chamado de bócio, fadiga, intolerância ao frio, diminuição do suor, queda de cabelo, pele muito seca, unhas quebradiças, redução do paladar, anemia, alterações da menstruação (para mais ou para menos), ausência de ovulação, disfunção erétil, perda da libido e hipertensão.

Não existe cura para a doença de Hashimoto, mas felizmente existem hormônios tireoidianos sintéticos, que serão administrados diariamente ao paciente, para a vida toda. O objetivo do tratamento é manter o TSH dentro da faixa de normalidade.

Saiba mais

Em crianças, o hipotireoidismo leva a um quadro de baixo crescimento e retardo mental, chamado de cretinismo. Os hormônios tireoidianos são essenciais para o desenvolvimento do cérebro do feto. Por isso, a mulher que deseja engravidar precisa fazer exame de sangue para confirmar a normalidade das taxas dos hormônios da tireoide. O teste do pezinho serve para diagnosticar hipotireoidismo nos recém-nascidos.

Fique atento

A tireoidite de Hashimoto é uma doença inicialmente silenciosa, isto é, os sintomas podem ocorrer a longo prazo e podem também ser confundidos com outros fatores, como o estresse ou o cansaço do trabalho. Mulheres que estão tentando engravidar e não conseguem podem não estar ovulando por causa dessa doença, ou a queda de cabelo e as unhas fracas podem estar sendo confundidas com falta de vitaminas. Existem casos em que o indivíduo perde o sentido do olfato e também, por isso, do paladar: esse também pode ser um sintoma de hipotireoidismo.

Hipertireoidismo

Agora imagine que, por uma disfunção da tireoide ou da hipófise, o metabolismo do corpo fique acelerado ou aumentado. Quais seriam os sintomas nesse caso? No hipertireoidismo, ocorre excesso de T4 circulante, o pode provocar aumento da frequência cardíaca, agitação, insônia, ansiedade e irritabilidade, insônia, perda de peso sem perda do apetite, taquicardia, aumento da frequência cardíaca acima dos 100 batimentos por minuto, arritmias cardíacas, tremores nas mãos, suores e calor excessivos, perda de força muscular, diarreia ou aumento do número de evacuações, diminuição ou cessação da menstruação e bócio.

A principal causa de hipertireoidismo é a doença de Graves, uma doença de origem autoimune, na qual o sistema imunológico produz de forma inapropriada anticorpos contra receptores presentes na tireoide, fazendo com que a glândula fique hiperestimulada e produza mais hormônios que o necessário. Independentemente da causa, os sintomas do hipertireoidismo são sempre causados pelo excesso de T4 circulante, o que é uma consequência comum, seja por problema central ou na própria tireoide. Outras possíveis causas do hipertireoidismo: tireoidites subagudas, adenoma tóxico, bócio multinodular tóxico (múltiplos nódulos da tireoide produtores de hormônio tireoidiano), excesso de iodo (às vezes por causa da administração venosa de contrastes iodados para exames radiológicos), fármacos (amiodarona, lítio e interferon alfa), tratamento do hipotireoidismo com levotiroxina em doses acima do necessário, tumor ovariano, mola hidatiforme (tumor trofoblástico gestacional), tumor do testículo, adenomas da hipófise produtores de TSH e metástases de câncer da tireoide.

Existem três tipos diferentes de tratamento para o hipertireoidismo: drogas, radiação ou cirurgia. A escolha da mais adequada deve levar em conta dados individuais dos pacientes, como idade, gravidade do quadro e causa do hipertireoidismo. As principais drogas usadas no tratamento do hipertireoidismo agem impedindo a produção de hormônios pela tireoide.

Nódulos da tireoide

A ocorrência de nódulos na tireoide é bastante frequente. Geralmente são assintomáticos e nem sempre malignos. O reconhecimento desse nódulo precocemente pode salvar a vida da pessoa e a palpação da tireoide é fundamental para isso. Uma vez identificado o nódulo, o endocrinologista solicitará uma série de exames complementares para confirmar a presença ou não do câncer. Em sua maioria, os nódulos da tireoide são causados por adenomas, que são tumores benignos, ou seja, não são câncer. Os tipos de nódulos mais comuns são: nódulo coloide, adenoma folicular, cistos, nódulo inflamatório e bócio multinodular.

Quando os nódulos da tireoide geram sintomas, o que não é comum, pode ser porque são nódulos que produzem hormônios e, assim, o paciente desenvolve um quadro de hipertireoidismo, ou porque são nódulos tão grandes que são notados quando o paciente se olha no espelho ou por poderem ser palpados quando examinamos a região anterior do pescoço. Nódulos tireoidianos grandes também podem obstruir estruturas próximas, como a traqueia ou o esôfago. Os sintomas mais comuns dos nódulos grandes são o incômodo para engolir e a sensação de um caroço na base do pescoço. Eventualmente, os nódulos de tireoide podem ser dolorosos. Porém, como já referirmos, na maioria dos casos os nódulos de tireoide são lesões assintomáticas.

Uma vez identificado o nódulo de tireoide, seja pelo exame físico ou por algum exame de imagem, o passo mais importante é determinar se a lesão é um nódulo benigno ou maligno, por meio de exames complementares, como exames de imagem, ultrassonografia, tomografia computadorizada, cintigrafia da tireoide e tomografia por emissão de pósitrons (PET).

O tratamento do nódulo de tireoide depende do tipo de nódulo que foi identificado na investigação. Se houver segurança de que se trata de um nódulo benigno, é indicado somente a monitorização. Se o nódulo for benigno, mas estiver produzindo hormônios de forma indesejada, a cirurgia para a sua remoção pode ser indicada. Outra opção é a destruição do nódulo com irradiação.

Exercícios

1. Se um indivíduo apresenta um número reduzido de linfócitos ou se seus linfócitos são anômalos, que glândula pode estar comprometida?
a) Tireoide.
b) Hipófise.
c) Timo.
d) Pineal.
e) Suprarrenal.

2. Indique a alternativa correta sobre a glândula tireoide.
a) Tem os lobos superior e inferior.
b) Suas células produzem o hormônio calcitonina, que controla a regulação do cálcio nos líquidos corporais.
c) Suas células produzem o hormônio paratireóideo, que reduz a excreção urinária do cálcio.
d) Secreta as timosinas.

e) Localiza-se na porção anterior da faringe.

3. É importante o conhecimento sobre a irrigação sanguínea dos órgãos e das glândulas do corpo, principalmente os vasos, que são visualizados em exames radiológicos com contraste. Indique o nome do vaso sanguíneo que está representado com a letra A na imagem da vista anterior da tireoide.

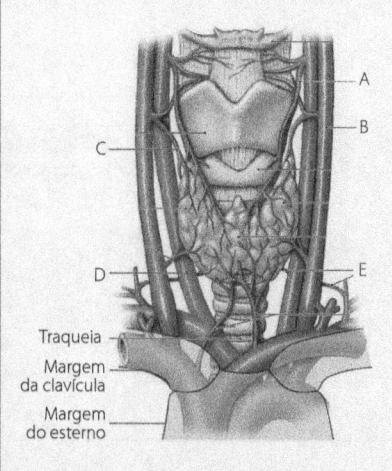

a) Artéria tireóidea superior.
b) Artéria tireóidea inferior.
c) Artéria carótida comum.
d) Veia tireóidea média.
e) Veia jugular interna.

4. Analise a imagem da glândula suprarrenal em corte e indique a alternativa correta.

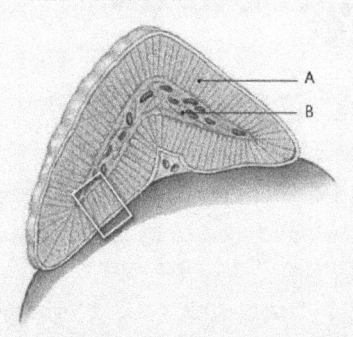

a) A letra A indica o córtex da glândula, que contém as zonas glomerulosa, fasciculada e reticular.
b) A letra A representa a camada medular da suprarrenal.
c) A letra A é uma camada que secreta o hormônio adrenalina.
d) A letra B representa uma região que secreta hormônios andrógenos.
e) A letra B representa uma região que secreta hormônios mineralocorticoides.

5. Sobre as glândulas paratireóideas, é correto afirmar que:

a) produzem hormônio que diminui a concentração de íons cálcio nos líquidos corporais.
b) produzem tri-iodotironina, que age na maioria das células.
c) produzem tireoxina, que age na maioria das células.
d) são quatro glândulas que se localizam anteriormente à glândula tireoide.
e) produzem o hormônio paratireóideo, que age nos ossos e nos rins.

Referências

AZEVEDO, D. C. et al. Tratamento farmacológico da osteoporose e utilização do hormônio da paratireóide. *Revista Médica de Minas Gerais*, Belo Horizonte, v. 16, n. 4, p. 207-212, 2006.

MARTIN, J. H. *Neuroanatomia*: texto e atlas. 4. ed. Porto Alegre: AMGH, 2014.

MARTINI, F. H.; TIMMONS, M. J.; TALLITSCH, R. B. *Anatomia humana*. 6. ed. Porto Alegre: Artmed, 2009. (Coleção Martini).

TORTORA, G. J.; DERRICKSON, B. *Corpo humano*: fundamentos de anatomia e fisiologia. 10. ed. Porto Alegre: Artmed, 2017.

Leituras recomendadas

BOTELHO, J. B. L.; CANÇADO, A. R. S.; SOUSA, E. A. Importância anatomocirúrgica das características macroscópicas, localização e suprimento vascular das glândulas paratireóides cervicais. *Revista do Colégio de Cirurgiões*, Rio de Janeiro, v. 31, n. 2, p. 132-138, abr. 2004.

RIBEIRO, B. B. et al. Macroadenoma hipofisário: alterações campimétricas visuais. *Revista Brasileira de Oftalmologia*, Rio de Janeiro, v. 73, n. 2, p. 120-122, mar./abr. 2014.

ROSÁRIO, P. W. et al. Nódulo tireoidiano e câncer diferenciado de tireoide: atualização do consenso brasileiro. *Arquivos Brasileiros de Endocrinologia & Metabologia*, São Paulo, v. 57, n. 4, p. 240-264, 2013.

Sistema cardiovascular: sangue

Objetivos de aprendizagem

Ao final deste texto, você deve apresentar os seguintes aprendizados:

- Identificar a composição do sangue e as características do plasma sanguíneo e do hematócrito.
- Reconhecer as funções do sangue no corpo humano e as funções de cada célula sanguínea.
- Descrever a origem das células sanguíneas e as patologias associadas.

Introdução

O sistema circulatório do ser humano é composto por um conjunto de tecidos e órgãos responsáveis pela circulação do sangue (sistema cardiovascular) e da linfa (sistema linfático) pelo corpo.

O sangue contribui para a homeostasia por meio do transporte de oxigênio, dióxido de carbono, hormônios e nutrientes para dentro e para fora das células, auxilia na regulação do pH e da temperatura corporal e fornece proteção contra perdas hemorrágicas, por meio dos processos de coagulação, e contra doenças, por meio de suas células de defesa.

O estudo sobre o sangue é essencial para alicerçar seu conhecimento como profissional da área da saúde. Neste capítulo, serão abordadas a composição e as funções do sangue, bem como as características do plasma e das células sanguíneas.

Composição do sangue e características do plasma sanguíneo e do hematócrito

O sangue é constituído por dois componentes: o plasma, que é a parte líquida, e os elementos figurados, que são as células e os fragmentos celulares. Esses dois componentes podem ser separados ou fracionados, para propósitos de análise clínica (Figura 1).

O sangue apresenta consistência espessa, resistência ao fluxo e coesão, fatores que geram a sua viscosidade. Em média, existem cerca de 5 a 6 litros de sangue no sistema cardiovascular de um homem adulto e de 4 a 5 litros em uma mulher adulta. O sangue apresenta pH alcalino, variando de 7,35 a 7,45, e temperatura ligeiramente superior à temperatura corporal, que é de aproximadamente 37 °C.

Saiba mais

Na área clínica, utilizam-se as palavras **hipovolêmico**, **normovolêmico** e **hipervolêmico** para fazer referência aos volumes de sangue abaixo, dentro ou acima dos níveis normais, respectivamente.

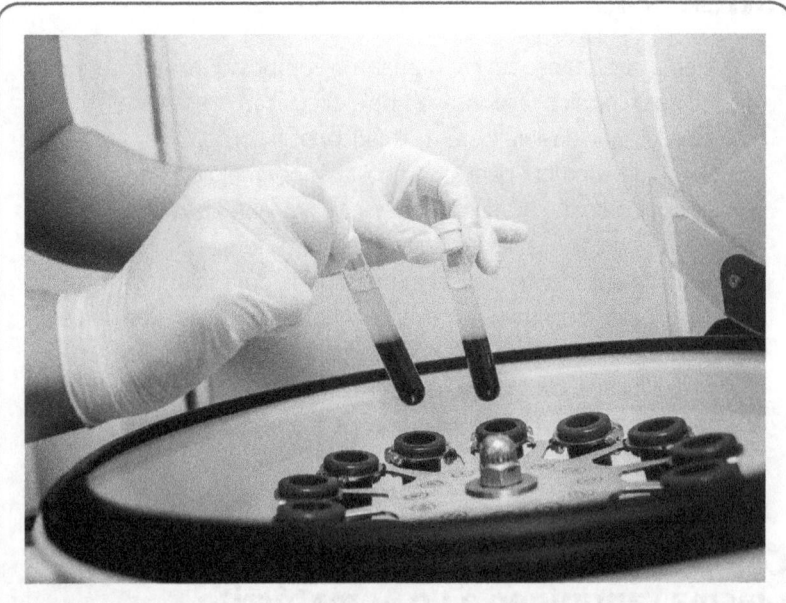

Figura 1. Tubo de ensaio com sangue centrifugado, mostrando duas porções nitidamente diferentes, a mais líquida e clara é o plasma e a porção escura são os elementos celulares e não celulares do sangue, os elementos figurados.
Fonte: Romaset/Shutterstock.com.

Plasma sanguíneo

O plasma sanguíneo é a matriz líquida do sangue (Figura 1), composto por aproximadamente 91,5% de água, 7% de proteínas e 1,5% de solutos não proteicos, que incluem eletrólitos, nutrientes, gases, substâncias reguladoras, como enzimas e hormônios, vitaminas e produtos residuais.

O plasma tem características semelhantes ao líquido intersticial, principalmente quanto às concentrações iônicas. A maior diferença entre o plasma e o líquido intersticial envolve a concentração de gases dissolvidos e de proteínas. A concentração de oxigênio dissolvido no plasma é maior do que no líquido intersticial. Dessa forma, o oxigênio (O_2) difunde-se da corrente sanguínea para os tecidos periféricos. Já a concentração de dióxido de carbono (CO_2) no líquido intersticial é muito superior em relação ao plasma, fazendo com que esse gás se difunda dos tecidos para os vasos sanguíneos. O plasma tem quantidades significativas de proteína dissolvida, o que não é observado no líquido intersticial. A maior parte das proteínas do plasma apresenta grande dimensão e formato globular.

Saiba mais

O plasma compõe aproximadamente 55% do volume de sangue e a água é responsável por aproximadamente 92% do volume do plasma. Estes são valores médios e aproximados, pois a concentração do sangue varia de acordo com a região do sistema cardiovascular, ou a área do corpo em que a amostra de sangue foi coletada, e depende também da atividade em andamento em uma região particular.

As proteínas no sangue, denominadas **proteínas plasmáticas**, são as albuminas, as globulinas e o fibrinogênio. Essas proteínas são sintetizadas principalmente pelo fígado, sendo as albuminas as mais abundantes, as quais ajudam a manter a pressão osmótica adequada do sangue, que é um fator importante na troca de líquidos pelas paredes dos vasos capilares. As globulinas são anticorpos, proteínas de defesa produzidas durante as respostas imunológicas e o fibrinogênio é uma proteína essencial na formação dos coágulos sanguíneos.

Algumas das principais características das três classes de proteínas plasmáticas incluem:

- O fibrinogênio é a maior proteína do plasma que contribui para a coagulação do sangue, formando cordões de fibrina insolúveis, que dão sustentação para a formação de coágulo.
- As globulinas incluem as imunoglobulinas e as globulinas de transporte. As imunoglobulinas, ou anticorpos, atacam proteínas estranhas e patógenos. As globulinas de transporte se ligam a pequenos íons, hormônios ou compostos que são insolúveis ou podem ser filtrados para fora da circulação, nos rins.
- As albuminas são as proteínas que mais contribuem para a manutenção da pressão osmótica do plasma. Elas também são importantes no transporte de ácidos graxos, hormônios esteroides e outras substâncias. Tanto as albuminas quanto as globulinas podem se acoplar a lipídeos, como triglicerídeos, ácidos graxos ou colesterol, que não são solúveis em água. Essas combinações lipoproteicas, ou lipoproteínas, se dissolvem no plasma e, dessa forma, os lipídeos são distribuídos para os tecidos periféricos.

Elementos figurados

Os elementos figurados do sangue são as células sanguíneas e os fragmentos celulares (Figura 2): as hemácias (ou glóbulos vermelhos ou eritrócitos), os leucócitos (ou glóbulos brancos), as plaquetas e os elementos figurados não celulares (os fragmentos celulares). Existem diversos tipos de leucócitos, cada um apresentando uma característica microscópica exclusiva: neutrófilos, linfócitos, monócitos, eosinófilos e basófilos.

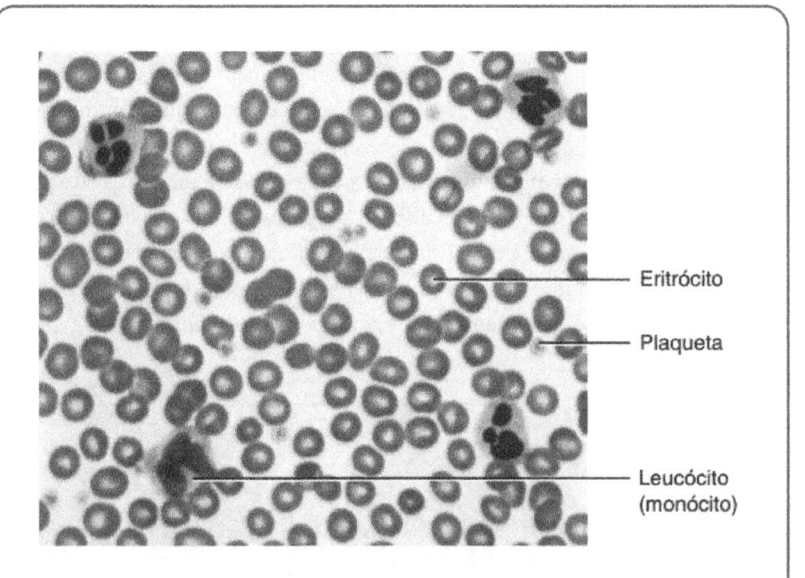

Figura 2. Esfregaço sanguíneo (microscópio óptico, 400x) de ser humano mostrando eritrócitos, plaquetas e leucócitos.
Fonte: Tortora e Derrickson (2017, p. 356).

As hemácias transportam O_2 e CO_2; os leucócitos integram o sistema imunológico e as plaquetas contribuem para a coagulação sanguínea. A seguir, as principais características dos elementos figurados do sangue são apresentadas.

Hemácias, glóbulos vermelhos ou eritrócitos

As hemácias são responsáveis por quase metade do total do volume sanguíneo (Figura 2). O valor de hematócrito é a porcentagem de hemácias que contribui para o volume de sangue total. Por exemplo, um hematócrito de 50 indica que 50% do volume do sangue é composto por eritrócitos. O hematócrito normal de um homem adulto é aproximadamente 45 (intervalo normal: 40-54%); a média normal para uma mulher adulta é 42 (intervalo normal: 37-47%). O valor do hematócrito é frequentemente referido como volume concentrado de glóbulos vermelhos (VCGV) ou simplesmente volume globular (VG).

As hemácias transportam O_2 e CO_2 na corrente sanguínea e cada hemácia é um disco bicôncavo, com uma região central delgada e uma margem externa espessa (Figura 3). O diâmetro de uma hemácia típica, medido em uma lâmina-padrão de sangue, é aproximadamente 7,7 μm. Esse formato bicôncavo gera resistência e flexibilidade e também proporciona para cada hemácia uma área superficial bastante grande, que permite rápida difusão dos gases entre o citoplasma da célula e o plasma circundante. O perfil fino de uma hemácia também dá flexibilidade à célula, permitindo que possam se curvar e dobrar com facilidade, podendo passar por capilares de pequeno calibre, tortuosos ou comprimidos.

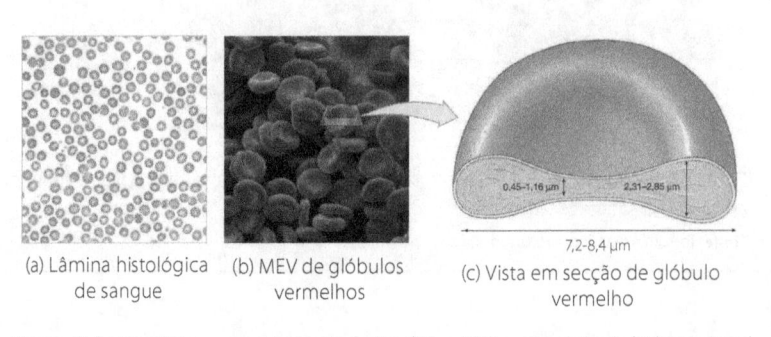

(a) Lâmina histológica de sangue   (b) MEV de glóbulos vermelhos   (c) Vista em secção de glóbulo vermelho

Figura 3. (a) Hemácias em microscopia óptica (ML x 477) com aparência bidimensional por terem sido planificados contra a superfície da lamínula; (b) uma micrografia eletrônica de varredura de hemácias com estruturas tridimensionais (MEV x 1.838); (c) representação gráfica de uma secção de um glóbulo vermelho.
Fonte: Adaptada de Martini, Timmons e Tallitsch (2009, p. 535).

Saiba mais

Uma hemácia típica apresenta um ciclo curto de vida, de cerca de 120 dias, e após esse período são detectadas como células envelhecidas e são destruídas por células fagocitárias. Cerca de 1% das hemácias circulantes são substituídas todos os dias e, durante o processo, aproximadamente 3 milhões de novas hemácias entram na circulação a cada segundo.

Veja na Tabela 1 os valores de referência para um hemograma ou eritrograma normal desde o nascimento.

Tabela 1. Valores de referência para um hemograma ou eritrograma normal desde o nascimento.

	Idade			
	Sangue do cordão	1° dia	3° dia	15 dias
Eritrócitos	5,1 ± 1,0	5,6 ± 1,0	5,5 ± 1,0	5,2 ± 0,8
Hemoglobina	16,8 ± 3,5	18,8 ± 3,5	17,5 ± 3,5	17,0 ± 3,0
Hematócrito	54 ± 10	58 ± 10	56 ± 10	52 ± 8
VCM*	106 ± 5	103 ± 6	102 ± 6	98 ± 6
	Idade			
	≅ 3 meses	≅ 6 meses	≅ 1-2 anos	≅ 5 anos
Eritrócitos	4,5 ± 0,5	4,6 ± 0,5	4,6 ± 0,5	4,6 ± 0,5
Hemoglobina	11,5 ± 1,5	11,3 ± 1,5	11,8 ± 1,2	12,3 ± 1,2
Hematócrito	37 ± 4	35 ± 4	36 ± 4	37 ± 4
VCM	82 ± 6	76 ± 6	78 ± 6	80 ± 6
	Idade			
	≅10 anos	Adultos** (M)	Adultos** (F)	> 70 anos**
Eritrócitos	4,6 ± 0,5	5,3 ± 0,8	4,7 ± 0,7	4,6 ± 0,7
Hemoglobina	13,2 ± 1,5	15,3 ± 2,5	13,6 ± 2,0	13,5 ± 2,5
Hematócrito	40 ± 4	46 ± 7	42 ± 6	41 ± 6
VCM	87 ± 7	89 ± 9	89 ± 9	89 ± 9

Eritrograma: valores de referência (média e intervalo de referência)
(Eritrócitos: M/μL – Hemoglobina: g/dL – Hematócrito: % – VCM*: fL)

* VCM: entre 1 e 15 anos pode ser estimado pela fórmula 76 + (0,8 × idade).
** Adultos brancos; a hemoglobina, em negros, é mais baixa – 0,34 g/dL.

Fonte: Failace e Fernandes (2015, p. 439).

Leucócitos

Em sua maioria, os leucócitos ou glóbulos brancos encontram-se dispersos nos tecidos periféricos. Os leucócitos na corrente sanguínea representam apenas uma pequena porcentagem da sua população total. Todos os leucócitos apresentam tamanho igual ou maior em relação às hemácias. Existem duas principais classes de leucócitos: leucócitos granulares ou granulócitos, que apresentam inclusões granulares em seus citoplasmas e incluem neutrófilos, eosinófilos, basófilos e leucócitos agranulares, ou agranulócitos, que não apresentam grânulos citoplasmáticos visíveis ao microscópio óptico (MO), que são os linfócitos e os monócitos.

Os leucócitos auxiliam na defesa do organismo contra invasões por patógenos e removem toxinas, resíduos e células anormais ou danificadas.

Leucócitos granulares ou granulócitos

Os leucócitos granulares são subdivididos de acordo com suas características de coloração em neutrófilos, eosinófilos e basófilos. Neutrófilos e eosinófilos são importantes células fagocitárias que participam da resposta imunológica.

Os neutrófilos representam de 50 a 70% dos leucócitos (Figura 4). Essas células são assim denominadas porque o citoplasma é carregado por grânulos de coloração neutra e pálida, contendo enzimas lisossômicas e componentes bactericidas. Cada neutrófilo maduro têm aproximadamente o dobro do diâmetro de um glóbulo vermelho e um núcleo bastante denso e contorcido que pode ser condensado em lóbulos. Por esse aspecto, são chamados de leucócitos polimorfonucleares ou PMNs.

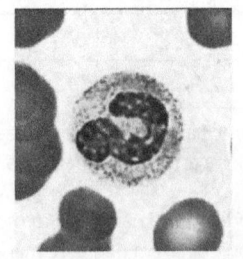

Figura 4. Neutrófilo, ser humano, coloração de Wright, 2.200x. Os neutrófilos apresentam variação no tamanho e na morfologia nuclear, dependendo de sua idade. A fotomicrografia mostra o núcleo de um neutrófilo e seu citoplasma tem grânulos finos característicos.
Fonte: Adaptada de Ross, Pawlina e Barnash (2012, p. 63).

Os eosinófilos ou acidófilos são assim chamados porque seus grânulos coram-se pela eosina, um corante ácido e vermelho (Figura 5). Representam de 2 a 4% dos leucócitos circulantes, têm tamanho semelhante ao dos neutrófilos e grânulos vermelho-escuros e um núcleo bilobado (dois lobos), o que torna o eosinófilo facilmente identificável.

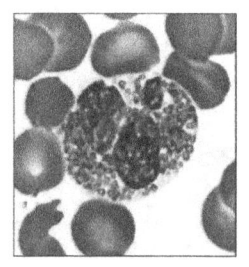

Figura 5. Eosinófilos, ser humano, coloração de Wright, 2.200x. Eosinófilo com citoplasma preenchido quase completamente por grânulos eosinófilos, característicos desse tipo celular.
Fonte: Adaptada de Ross, Pawlina e Barnash (2012, p. 63).

Os basófilos são assim chamados porque apresentam muitos grânulos que coram na presença de corantes de pH básico (Figura 6). Essas inclusões adquirem coloração roxa escura ou azul, com corantes utilizados em lâminas-padrão de sangue. Correspondem a somente 1% da população de leucócitos.

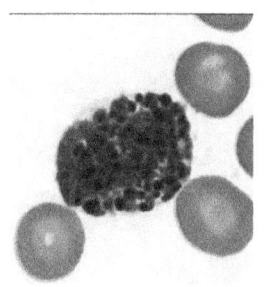

Figura 6. Basófilos, ser humano, coloração de Wright, 2.200x. O núcleo desse basófilo aparece bilobado, mas os grânulos que se encontram sobre o núcleo obscurecem seu formato verdadeiro.
Fonte: Adaptada de Ross, Pawlina e Barnash (2012, p. 63).

Leucócitos agranulares ou agranulócitos

O sangue circulante contém dois tipos de leucócitos agranulares: monócitos e linfócitos.

Os monócitos têm de 16 a 20 μm de diâmetro e representam 2 a 8% da população dos leucócitos (Figura 7). São esféricos e cada célula apresenta um núcleo oval, em formato de feijão ou semelhante a um rim. Circulam por apenas alguns dias antes de entrar nos tecidos periféricos e fora da corrente sanguínea são denominados macrófagos livres, para que sejam diferenciados dos macrófagos fixos ou imóveis, encontrados em muitos tecidos conectivos. Os macrófagos livres são células fagocitárias altamente móveis que chegam ao local da lesão logo após os primeiros neutrófilos.

Saiba mais

Os monócitos fazem parte do sistema histiocitário ou sistema mononuclear fagocitário, que inclui tipos de células relacionadas, como os macrófagos fixos, e células mais especializadas, como as células da micróglia do sistema nervoso central, as células de Langerhans da pele e as células fagocitárias de fígado, baço e linfonodos.

Os linfócitos típicos apresentam pouquíssimo citoplasma, um núcleo relativamente grande, redondo e de coloração roxa nas lâminas histológicas (Figura 8).

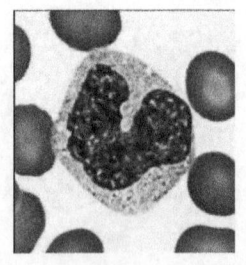

Figura 7. Monócito, ser humano, coloração de Wright, 2.150x. O tamanho dos monócitos varia de aproximadamente 13 a 20 μm. O núcleo tem uma indentação às vezes tão proeminente que apresenta formato em U. O citoplasma é basófilo. Os grânulos são pequenos e os lisossomos também são característicos do citoplasma e são similares àqueles dos neutrófilos.
Fonte: Adaptada de Ross, Pawlina e Barnash (2012, p. 65).

São um pouco maiores que as hemácias e constituem cerca de 20 a 30% da população de leucócitos. Os linfócitos são responsáveis pela imunidade específica, contra-atacando patógenos ou proteínas estranhas individualmente.

Veja a Tabela 2, na qual constam os valores do leucograma normal com limites de referência para ambos os sexos.

Tabela 2. Valores do leucograma normal.

	Idade			
	Sangue do cordão		10 dias	
	%	por µL	%	por µL
Leucócitos	–	6.000-24.000	–	6.000-16.000
Neutrófilos*	40-70	4.000-14.000	20-50	2.000-6.000
Linfócitos	20-40	3.000-6.000	40-70	3.000-10.000
Monócitos	2-8	400-1.500	2-8	200-1.200
Eosinófilos	1-6	100-1.200	0-7	0-800
Basófilos	0-2	0-400	0-3	0-300
	Idade			
	≅ 2 anos		≅ 5 anos	
	%	por µL	%	por µL
Leucócitos	–	5.000-14.000	–	4.000-14.000
Neutrófilos*	20-40	1.000-4.000	20-60	1.000-6.000
Linfócitos	50-80	3.000-10.000	40-70	2.000-8.000
Monócitos	2-10	100-1.000	2-10	100-1.000
Eosinófilos	0-7	0-700	0-7	0-600
Basófilos	0-3	0-300	0-3	0-300

(Continua)

(Continuação)

Tabela 2. Valores do leucograma normal.

	Idade			
	≅ 10 anos		Adultos**	
	%	por µL	%	por µL
Leucócitos	–	4.000-12.000	–	3.600-11.000
Neutrófilos*	30-60	1.400-6.000	45-70	1.500-7.000
Linfócitos	30-60	1.600-6.000	20-50	1.000-4.500
Monócitos	2-10	100-1.000	2-10	100-1.000
Eosinófilos	0-7	0-500	0-7	0-500
Basófilos	0-3	0-300	0-3	0-200

Leucograma: limites de referência (ambos os sexos).

* Neutrófilos: contagem global (os de núcleo em bastão estão ente 0 e 5% na fórmula).
** Em brancos; 10% abaixo em negros (neutrófilos 10-20% abaixo).

Fonte: Failace e Fernandes (2015, p. 439).

Plaquetas

Plaquetas são cápsulas planas e envolvidas por membrana, que são essencialmente megacariócitos modificados. Você sabe o que são **megacariócitos**? Megacariócitos são células produzidas pela medula óssea vermelha, com grandes dimensões (de até 160 µm de diâmetro), grandes núcleos densos e com abundantes citoplasmas, aparelhos de Golgi, ribossomos e mitocôndrias. Essas células fabricam proteínas estruturais, enzimas e membranas. Então, começam a eliminar citoplasma em pequenas cápsulas envoltas por membrana. Elas se dividem em 2.000 a 3.000 fragmentos na medula óssea vermelha e depois entram na corrente sanguínea (Figura 9). Essas cápsulas, ou fragmentos, são as plaquetas que entram na circulação. Existem aproximadamente entre 150.000 e 400.000 plaquetas por µL de sangue. As plaquetas têm formato de disco, diâmetro entre 2 e 4 µm e têm inúmeras vesículas, mas nenhum núcleo.

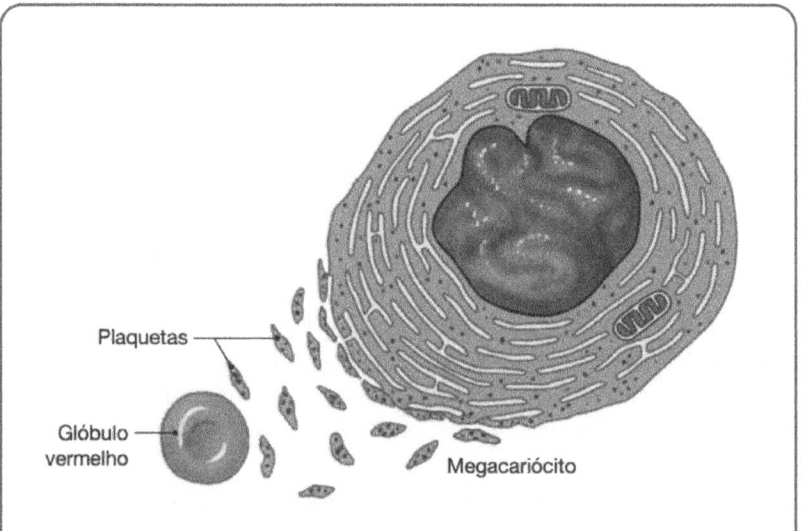

Figura 9. Representação de um megacariócito perdendo continuamente fragmentos do seu citoplasma, os quais entram na circulação como plaquetas.
Fonte: Adaptada de Martini, Timmons e Tallitsch (2009, p. 540).

Saiba mais

As plaquetas são renovadas continuamente e circulam por 10 a 12 dias antes de serem fagocitadas. Um milímetro cúbico (1 mm³) de sangue circulante contém em média 350.000 plaquetas. Cerca de um terço das plaquetas do corpo ficam contidas no baço, e não no sangue circulante. Essas reservas podem ser mobilizadas quando ocorre uma crise circulatória, como em uma hemorragia grave.

Funções do sangue e dos componentes celulares

Funções do sangue

O sangue tem as seguintes funções essenciais no corpo humano: transporte, regulação e proteção. Uma das funções de transporte está vinculada às trocas gasosas da circulação sistêmica e da circulação pulmonar. O sangue transporta O_2 dos pulmões para as células de todo o corpo e CO_2 das células e dos tecidos para os pulmões. Também transporta nutrientes do trato gastrintestinal para as células do corpo. O sangue difunde o calor por meio da circulação e transporta resíduos e células mortas para longe dos tecidos e para serem metabolizados no fígado. Ainda transporta hormônios das glândulas endócrinas e produtos do metabolismo e transporta outros diversos componentes que fazem parte do metabolismo geral do corpo.

A função de regulação está relacionada ao auxílio no controle do pH dos líquidos corporais, ao ajuste da temperatura corporal e à regulação da pressão osmótica sanguínea.

Quanto à proteção, o sangue responde a injúria ou lesões por meio do processo de coagulação sanguínea, evitando perdas hemorrágicas em excesso e participa da resposta imunológica por meio dos leucócitos que protegem o organismos contra doenças.

Funções dos componentes celulares e não celulares

Veja na Figura 10 as principais funções dos eritrócitos, dos leucócitos (componentes celulares) e das plaquetas (componentes não celulares).

Origem das células sanguíneas e patologias associadas

Agora que você já conhece as características e as funções dos elementos figurados do sangue, pode acrescentar ao seu conhecimento informações sobre a origem e algumas patologias relacionadas a esses elementos sanguíneos.

Origem das células sanguíneas

Os elementos figurados do sangue se desenvolvem por meio do processo chamado de hemopoese ou hematopoese. Antes do nascimento, a hemopoese tem seu início no saco vitelino do embrião; mais tarde, no fígado, no baço, no timo e nos linfonodos do feto. Nos últimos três meses antes do nascimento, a medula óssea vermelha se torna o principal local que realiza a hemopoese e continua como fonte de células sanguíneas após o nascimento e durante toda a vida do indivíduo.

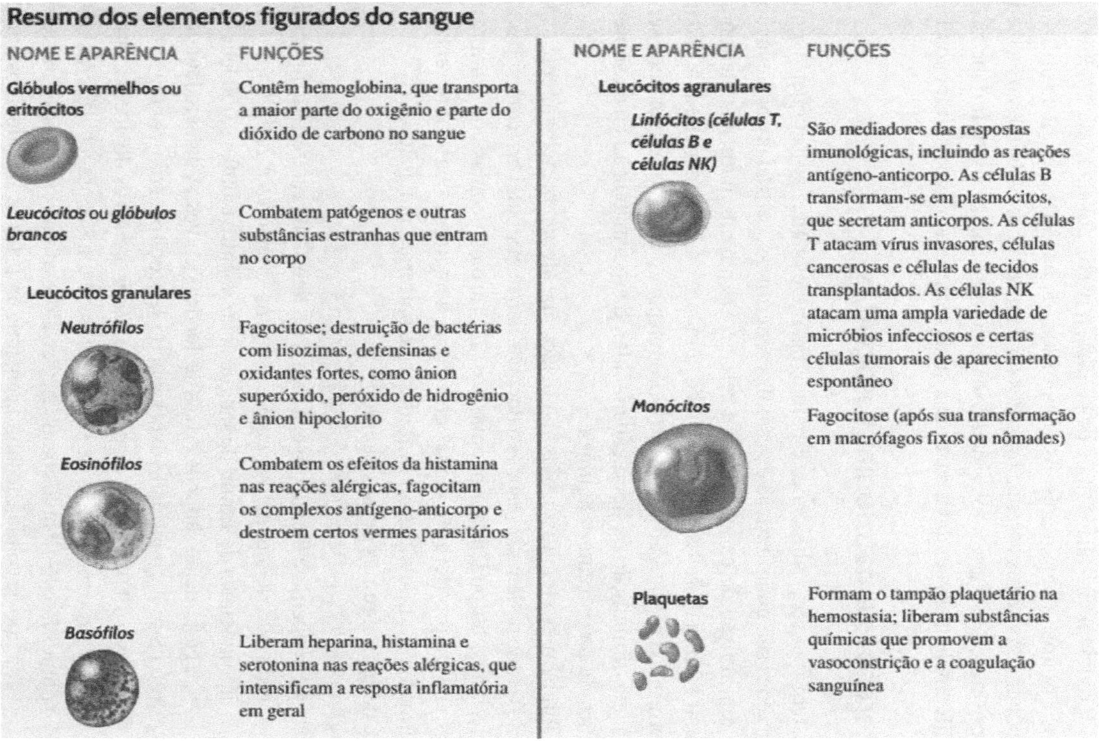

Resumo dos elementos figurados do sangue

NOME E APARÊNCIA	FUNÇÕES	NOME E APARÊNCIA	FUNÇÕES
Glóbulos vermelhos ou eritrócitos	Contêm hemoglobina, que transporta a maior parte do oxigênio e parte do dióxido de carbono no sangue	**Leucócitos agranulares** *Linfócitos (células T, células B e células NK)*	São mediadores das respostas imunológicas, incluindo as reações antígeno-anticorpo. As células B transformam-se em plasmócitos, que secretam anticorpos. As células T atacam vírus invasores, células cancerosas e células de tecidos transplantados. As células NK atacam uma ampla variedade de micróbios infecciosos e certas células tumorais de aparecimento espontâneo
Leucócitos ou glóbulos brancos	Combatem patógenos e outras substâncias estranhas que entram no corpo	*Monócitos*	Fagocitose (após sua transformação em macrófagos fixos ou nômades)
Leucócitos granulares *Neutrófilos*	Fagocitose; destruição de bactérias com lisozimas, defensinas e oxidantes fortes, como ânion superóxido, peróxido de hidrogênio e ânion hipoclorito	**Plaquetas**	Formam o tampão plaquetário na hemostasia; liberam substâncias químicas que promovem a vasoconstrição e a coagulação sanguínea
Eosinófilos	Combatem os efeitos da histamina nas reações alérgicas, fagocitam os complexos antígeno-anticorpo e destroem certos vermes parasitários		
Basófilos	Liberam heparina, histamina e serotonina nas reações alérgicas, que intensificam a resposta inflamatória em geral		

Figura 10. Funções básicas dos elementos figurados do sangue.
Fonte: Adaptada de Tortora e Derrickson (2017, p. 361).

Aproximadamente 1% das células da medula óssea vermelha são chamadas de células-tronco pluripotentes, as quais têm o potencial de se desenvolverem em vários tipos diferentes de células (Figura 11). Em resposta à estimulação por hormônios específicos, as células-tronco pluripotentes geram dois outros tipos de células-tronco, que têm a capacidade de se desenvolver em menos tipos de células: as células-tronco mieloides e as células-tronco linfoides. As células--tronco mieloides iniciam seu desenvolvimento na medula óssea vermelha e se diferenciam em vários tipos de células, a partir dos quais se desenvolvem os eritrócitos, as plaquetas, os eosinófilos, os basófilos, os neutrófilos e os monócitos. As células-tronco linfoides iniciam seu desenvolvimento na medula óssea vermelha, mas completam o desenvolvimento nos tecidos linfáticos. Elas se diferenciam em células a partir das quais se desenvolvem os linfócitos T e B.

Alterações e patologias associadas

Existem inúmeras alterações e patologias relacionadas ao sangue. Algumas alterações são quantitativas das células sanguíneas, causadas por elevação ou por diminuição de cada linhagem celular. O aumento numérico de um tipo celular resulta de redistribuição ou de aumento da liberação medular de uma determinada célula. A diminuição da contagem de um tipo celular pode ser em razão da diminuição da liberação medular, da redistribuição ou da sobrevida encurtada na corrente sanguínea.

Também existem distúrbios adquiridos que afetam principalmente os leucócitos e que podem ser reações a doenças não hematológicas, como infecções bacterianas, ou podem ser neoplásicos. Distúrbios neoplásicos (tumores) se originam de proliferação clonal de células hematopoéticas indiferenciadas, multipotentes, mieloides ou linfoides, que sofreram mutação.

Conheça algumas dessas alterações:

- **Leucopenia** e **leucocitose:** a palavra **leucopenia** refere-se a um número reduzido de leucócitos, com contagens inferiores a $2.500/mm^3$ – uma lâmina típica de $1\ mm^3$ de sangue contém entre 6.000 e 9.000 leucócitos –, e geralmente são indicativas de doenças graves. A palavra **leucocitose** refere-se à quantidade excessiva de leucócitos, com contagens superiores a $30.000/mm^3$, e geralmente são indicativas de doenças graves. Uma pequena lâmina de sangue oferece uma contagem diferencial da população de glóbulos brancos. Os valores obtidos indicam o número de cada tipo de célula encontrada em uma amostra de 100 glóbulos brancos.

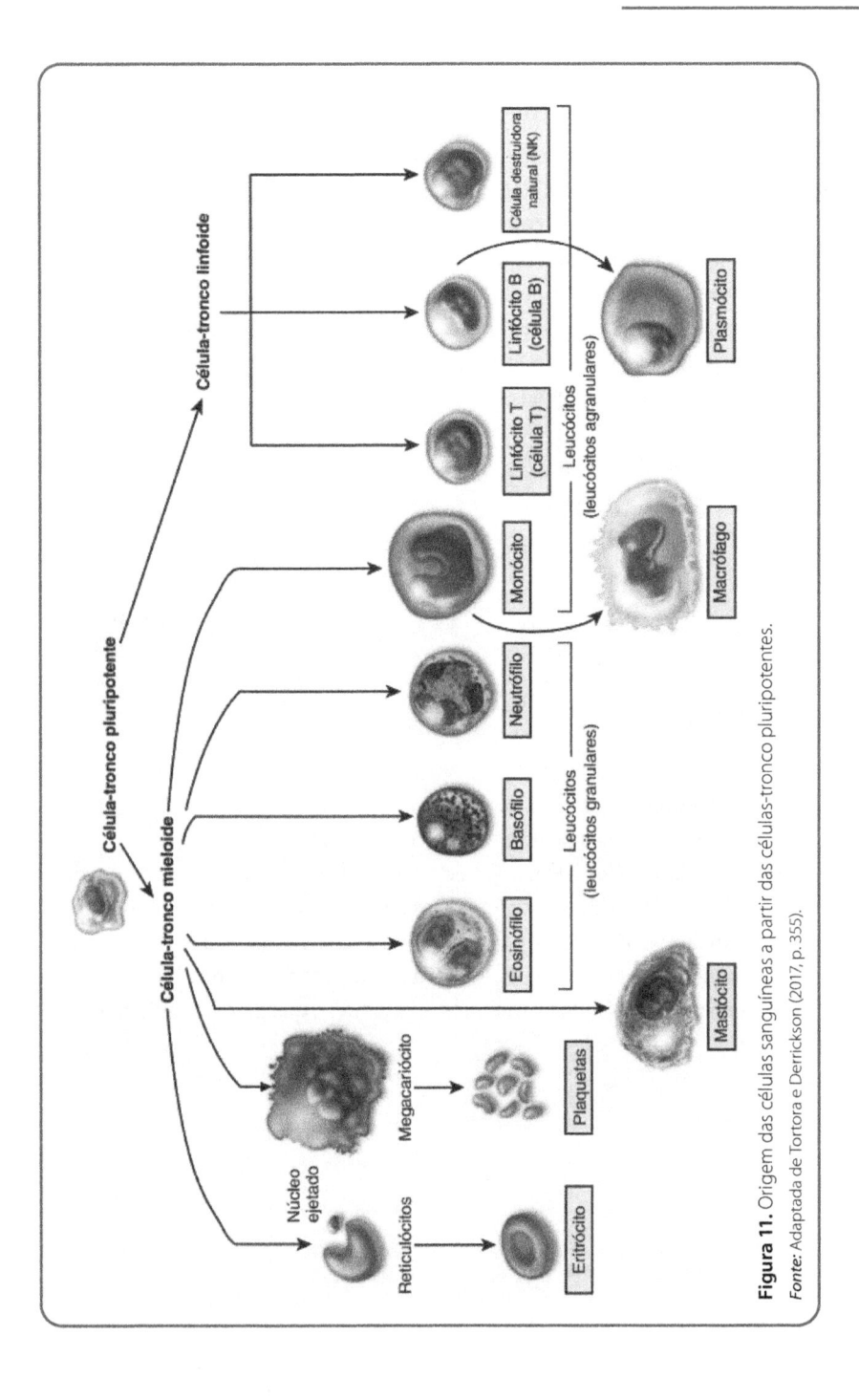

Figura 11. Origem das células sanguíneas a partir das células-tronco pluripotentes.
Fonte: Adaptada de Tortora e Derrickson (2017, p. 355).

- **Trombicitopenia e trombocitose:** existem condições nas quais a contagem plaquetária está anormal: trombocitopenia e trombocitose. Na trombicitopenia, a contagem plaquetária é deficiente (80.000/mm^3 ou menos) – os valores normais aproximados são de 140.000 400.000/mm^3 – e indica destruição excessiva de plaquetas ou uma produção plaquetária deficiente, com sintomas de sangramento ao longo do trato digestório e na pele. Na trombocitose, a contagem de plaquetas é acima do normal, podendo a contagem exceder 1.000.000/mm^3, o que geralmente resulta da formação acelerada de plaquetas em resposta à infecção, à inflamação ou ao câncer.

Fique atento

Os sufixos *penia* e *ose* são usados para indicar contagens abaixo ou acima dos intervalos de normalidade, respectivamente, para cada tipo de leucócito. Por exemplo, **linfopenia** indica contagem de linfócitos abaixo do intervalo de normalidade, enquanto **linfocitose** indica quantidades anormalmente elevadas.

- **Leucemia:** é um tipo de câncer de medula óssea vermelha, em que leucócitos anormais de desenvolvem de forma descontrolada.
- **Anemia falciforme:** nesse tipo de patologia, classificada como um defeito da síntese de hemoglobina, as hemácias são alteradas e se rompem com facilidade, adquirindo aspecto de foice e causando a anemia. É uma doença hereditária e hematológica que acontece por conta da produção anormal de glóbulos vermelhos do sangue, o que deforma as hemácias.

Link

Consulte o site da Associação Brasileira de Linfoma e Leucemia e aprofunde seu conhecimento sobre leucemia e outras doenças do sangue:

https://goo.gl/uvyiay

Consulte o site da Associação Brasileira de Hematologia, Hemoterapia e Terapia Celular e informe-se sobre eventos, educação e pesquisas na área hematológica:

https://goo.gl/2eBYRA

Exercícios

1. Indique a alternativa que apresenta as características dos leucócitos eosinófilos.
   a) Entram nos tecidos para se tornarem macrófagos livres.
   b) Entram no tecido danificado e liberam histamina.
   c) Realizam processo de hemóstase.
   d) Fagocitam patógenos ou resíduos em tecidos.
   e) Atacam todas as células ou substâncias químicas que estiverem marcadas por anticorpos; suprimem a inflamação.

2. A função principal da hemoglobina é:
   a) armazenar íons.
   b) transportar glicose.
   c) transportar anticorpos.
   d) transportar oxigênio aos tecidos periféricos.
   e) conferir coloração às fezes.

3. A deficiência de ferro resulta em qual dos seguintes itens?
   a) Redução na contagem de leucócitos.
   b) Redução na contagem de monócitos.
   c) Anemia.
   d) Policitemia.
   e) Mononucleose.

4. As plaquetas são:
   a) células grandes que não apresentam núcleo.
   b) células pequenas que não apresentam núcleo.
   c) fragmentos celulares.
   d) células pequenas com um núcleo de formato irregular.
   e) células-tronco que originam células de defesa.

5. As proteínas mais abundantes no sangue são:
   a) lipoproteínas.
   b) globulinas.
   c) albuminas.
   d) fibrinogênio.
   e) monócitos.

Referências

FAILACE, R.; FERNANDES, F. *Hemograma*: manual de interpretação. 6. ed. Porto Alegre: Artmed, 2015.

MARTINI, F. H.; TIMMONS, M. J.; TALLITSCH, R. B. *Anatomia humana*. 6. ed. Porto Alegre: Artmed, 2009. (Coleção Martini).

ROSS, M. H.; PAWLINA, W.; BARNASH, T. A. *Atlas de histologia descritiva*. Porto Alegre: Artmed, 2012.

TORTORA, G. J.; DERRICKSON, B. *Corpo humano*: fundamentos de anatomia e fisiologia. 10. ed. Porto Alegre: Artmed, 2017.

Leitura recomendada

BAIN, B. J. *Células sanguíneas*: um guia prático. 5. ed. Porto Alegre: Artmed, 2016.

Sistema cardiovascular: coração

Objetivos de aprendizagem

Ao final deste texto, você deve apresentar os seguintes aprendizados:

- Identificar a localização do coração no corpo.
- Descrever as anatomias interna e externa do coração, de seus envoltórios, vasos sanguíneos e câmaras.
- Relacionar as características anatômicas da circulação cardíaca, seus vasos sanguíneos e suas válvulas.

Introdução

O coração é um órgão que apresenta vital importância para o corpo humano, pois realiza a função de bombear sangue, nutrindo todas as células do nosso corpo com oxigênio e nutrientes essenciais para as atividades celulares e para a nossa sobrevivência.

Dia e noite, nossas células captam nutrientes e oxigênio e excretam resíduos em forma de dióxido de carbono e demais excretas. Para você entender melhor todo esse processo, deve saber que nosso miocárdio bate aproximadamente 100.000 vezes ao dia.

Seu lado esquerdo é responsável por jogar sangue oxigenado para todo o corpo através dos vasos sanguíneos. Já seu lado direito bombeia sangue saturado de dióxido de carbono pelos pulmões, fazendo com que o sangue o troque por oxigênio. O estudo do coração normal e das doenças associadas a ele chama-se cardiologia.

Neste capítulo, você aprenderá sobre as estruturas e as características que compõem o miocárdio.

Anatomia cardíaca

O coração é um órgão que apresenta pequeno tamanho se comparado a seu poder e carga de trabalho; seu tamanho se aproxima do de uma mão fechada, tem forma cônica, seu interior é oco e o peso varia de 250 a 350 gramas.

Também chamado de miocárdio, fica abrigado dentro da nossa caixa torácica, dentro do mediastino. Sua posição se estende de apresentação oblíqua por 12 a 14 cm, partindo da segunda costela até o quinto espaço intercostal (Figura 1).

Esse órgão fica sobre um músculo chamado diafragma. Com isso, situa-se anteriormente à coluna vertebral e posteriormente ao esterno.

Os pulmões fazem margem ao coração lateralmente e o cobrem de maneira parcial. Aproximadamente dois terços da massa cardíaca estão à esquerda da linha do esterno, e o restante se apresenta projetado para a direita. O coração possui uma ampla base achatada, ou superfície posterior, que tem por volta de 9 cm de largura e é direcionada para o ombro direito.

A ponta inferior do coração, chamada de ápice, direciona-se para baixo apontando para o quadril esquerdo. Sendo assim, se você pressionar seus dedos entre a quinta e a sexta costelas logo abaixo do mamilo esquerdo, poderá facilmente sentir seu coração pulsando, já que neste local o ápice cardíaco faz contato com a parede do tórax, lugar que recebe o título de ponto de máximo intensidade (PMI) (Figuras 2, 3 e 4).

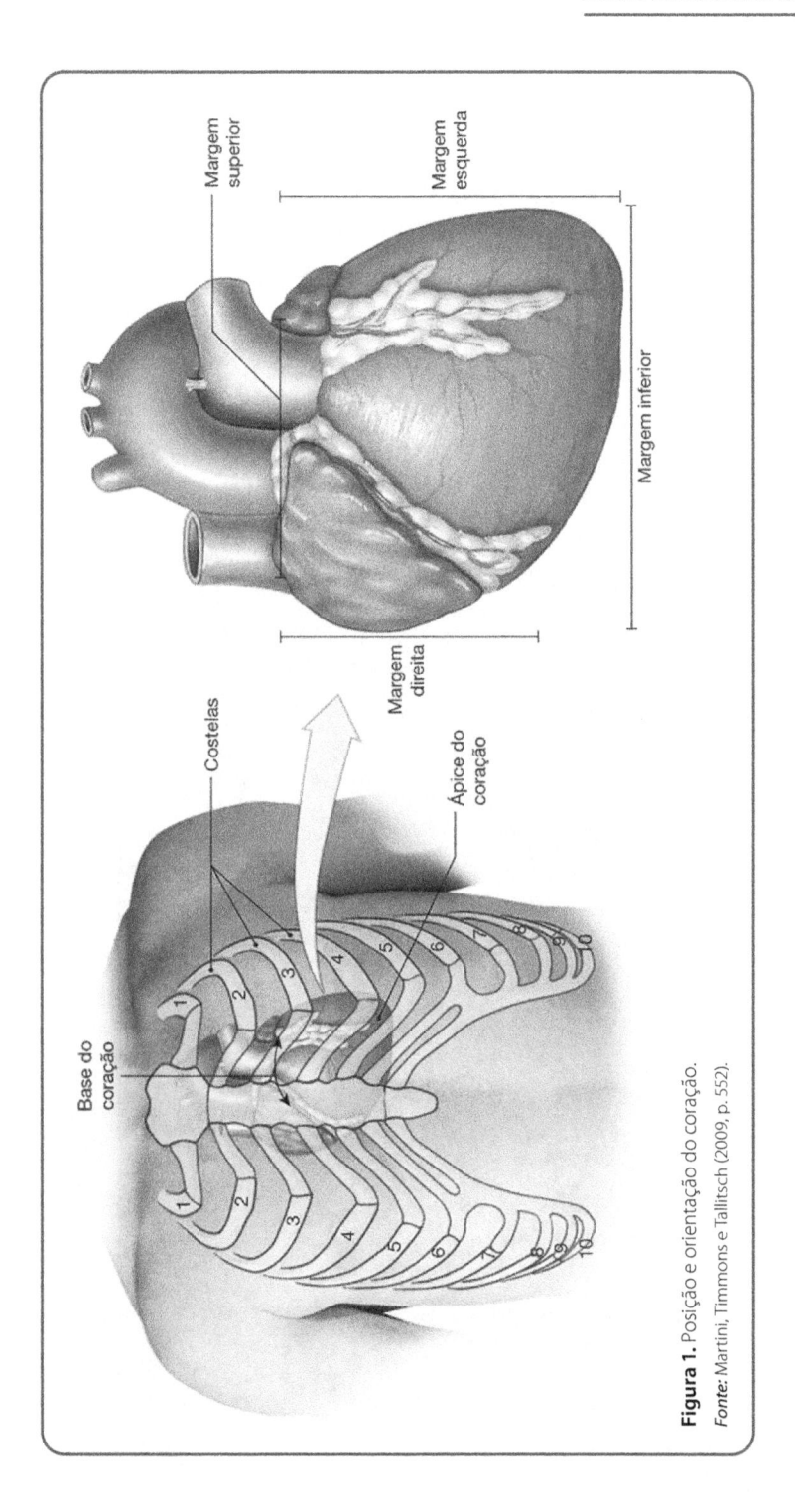

Figura 1. Posição e orientação do coração.
Fonte: Martini, Timmons e Tallitsch (2009, p. 552).

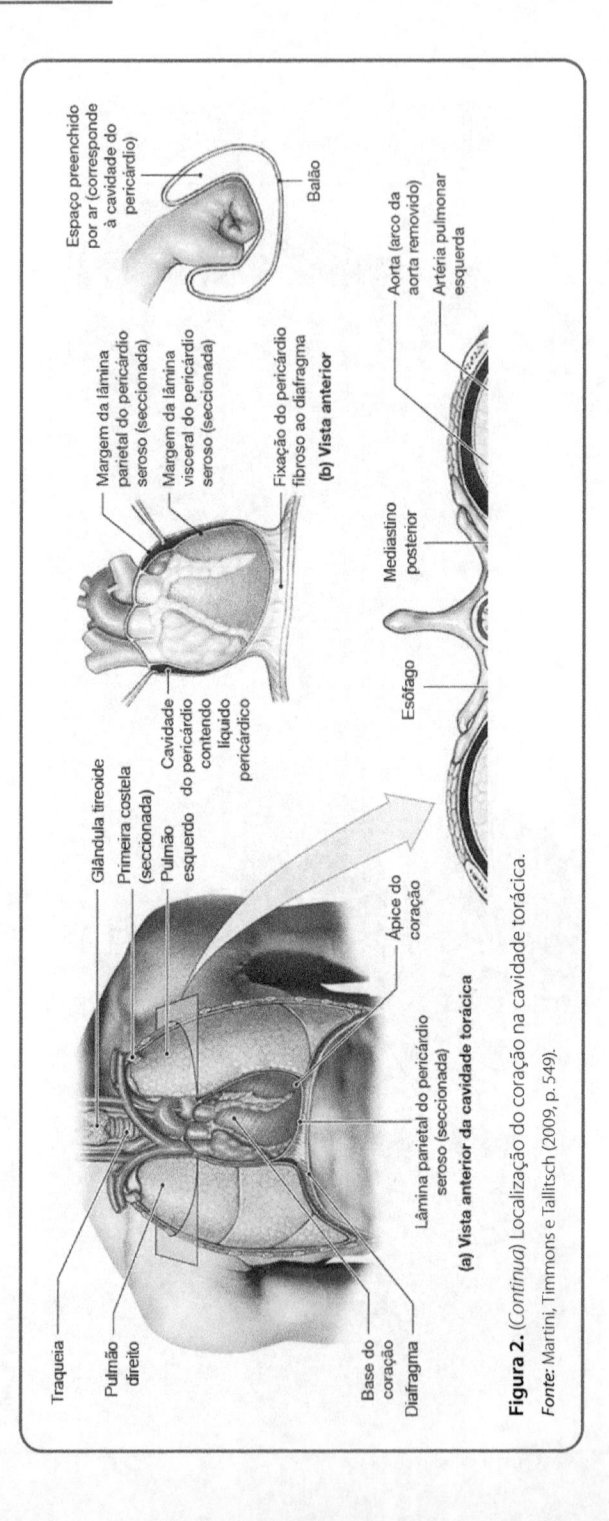

Figura 2. *(Continua)* Localização do coração na cavidade torácica.
Fonte: Martini, Timmons e Tallitsch (2009, p. 549).

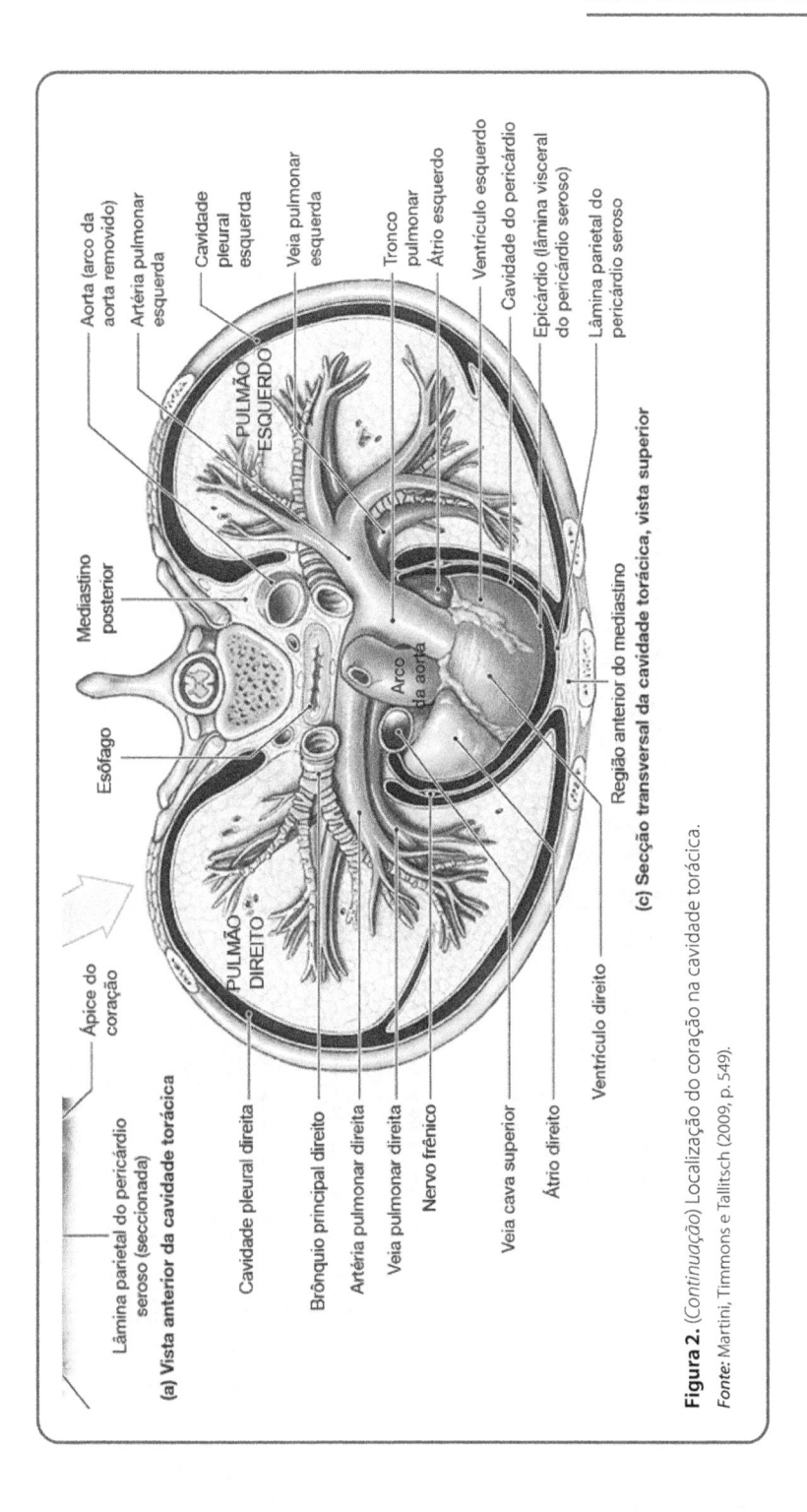

Figura 2. *(Continuação)* Localização do coração na cavidade torácica.

Fonte: Martini, Timmons e Tallitsch (2009, p. 549).

378 | Sistema cardiovascular: coração

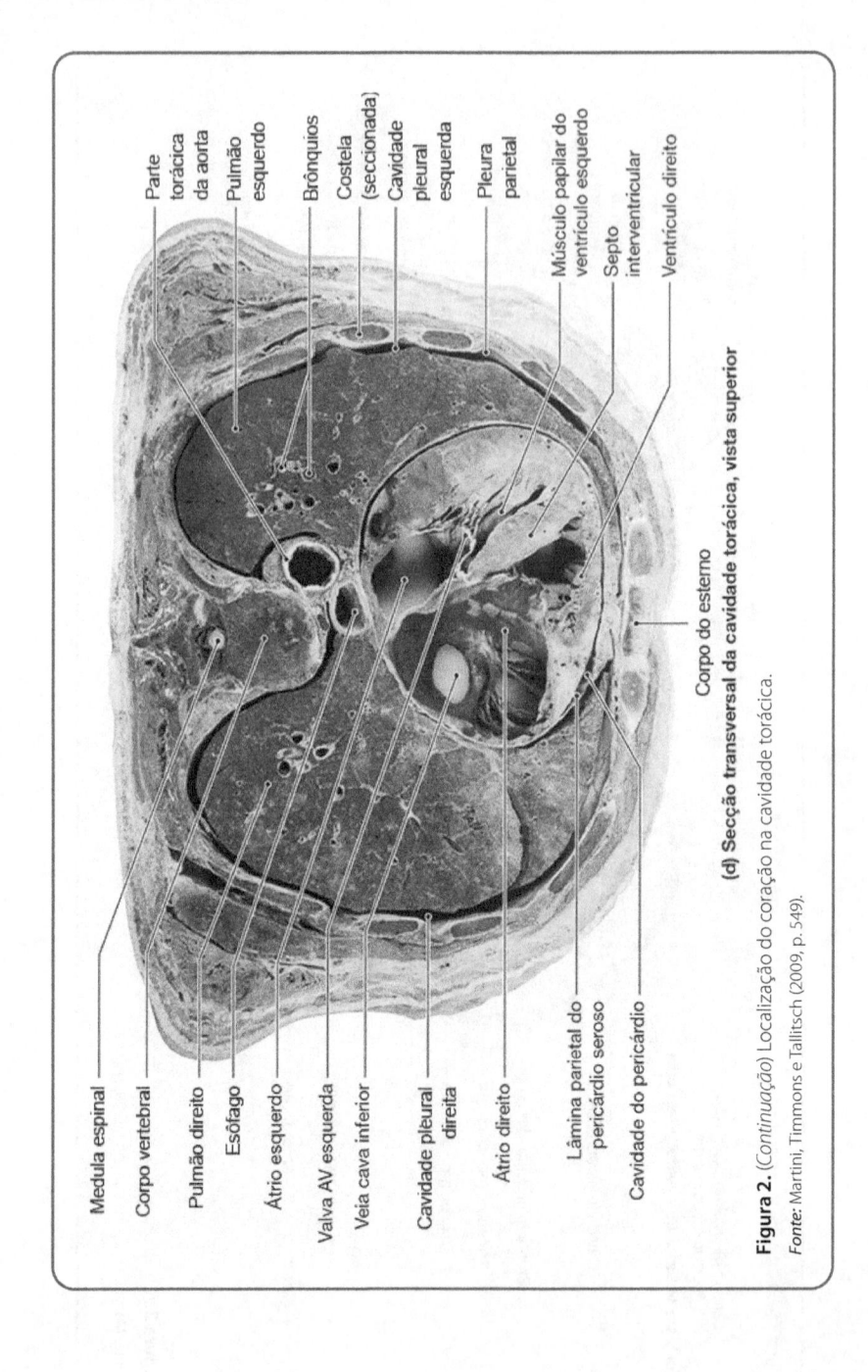

Figura 2. *(Continuação)* Localização do coração na cavidade torácica.
(d) Secção transversal da cavidade torácica, vista superior

Fonte: Martini, Timmons e Tallitsch (2009, p. 549).

Sistema cardiovascular: coração | 379

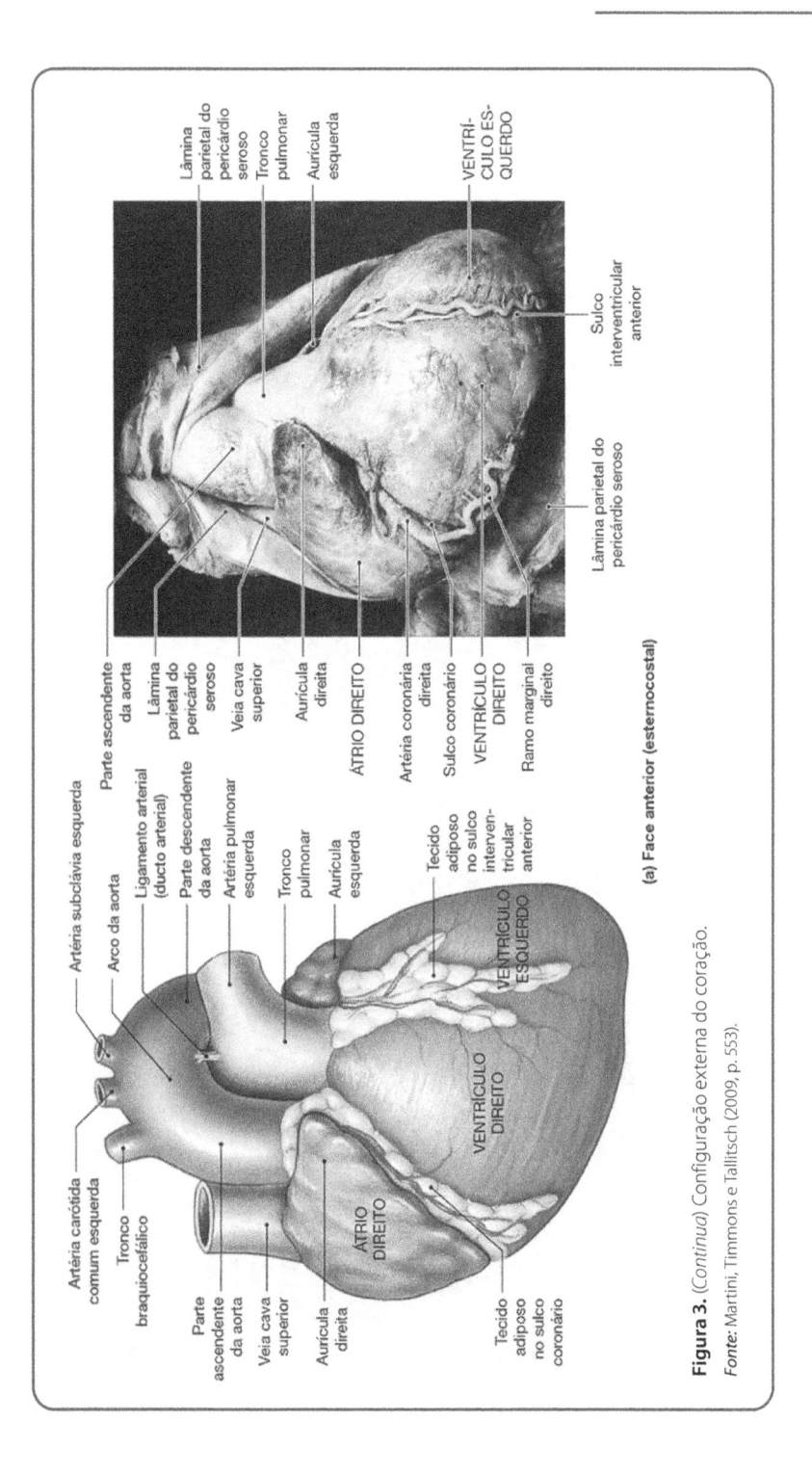

Figura 3. *(Continua)* Configuração externa do coração.
Fonte: Martini, Timmons e Tallitsch (2009, p. 553).

(a) **Face anterior (esternocostal)**

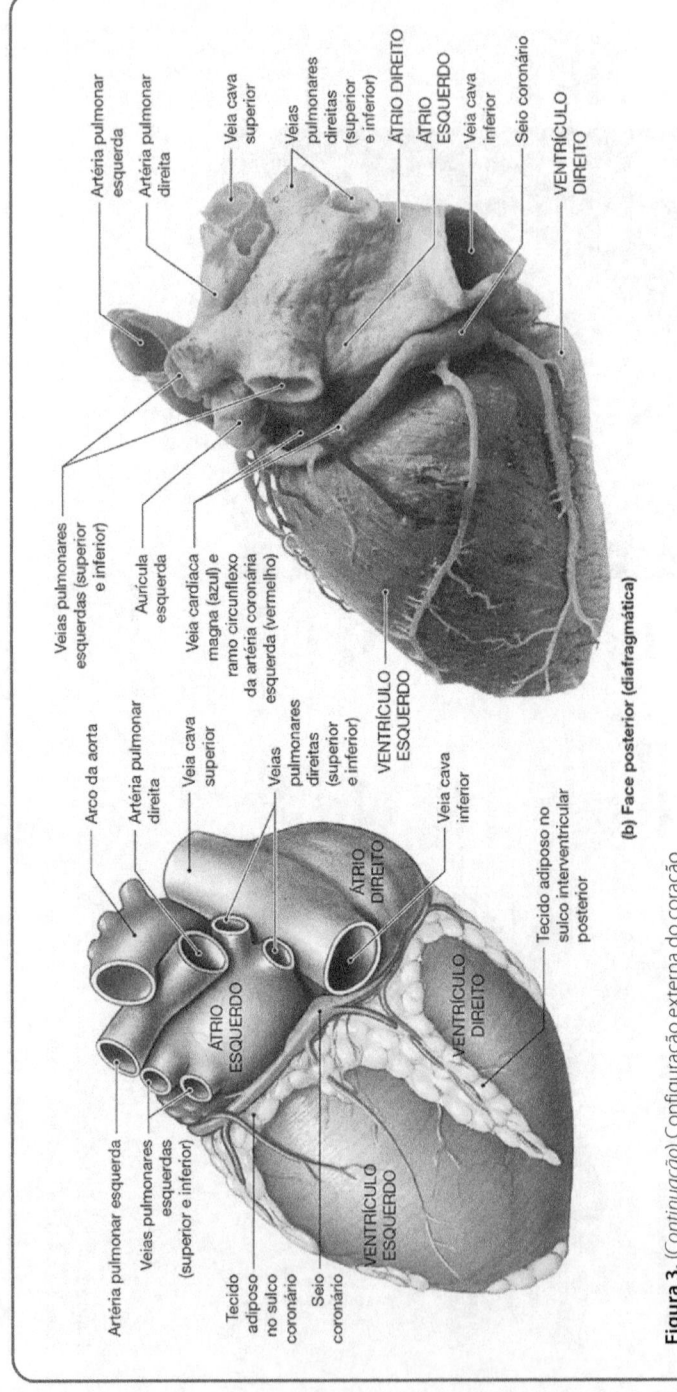

Figura 3. (*Continuação*) Configuração externa do coração.

Fonte: Martini, Timmons e Tallitsch (2009, p. 553).

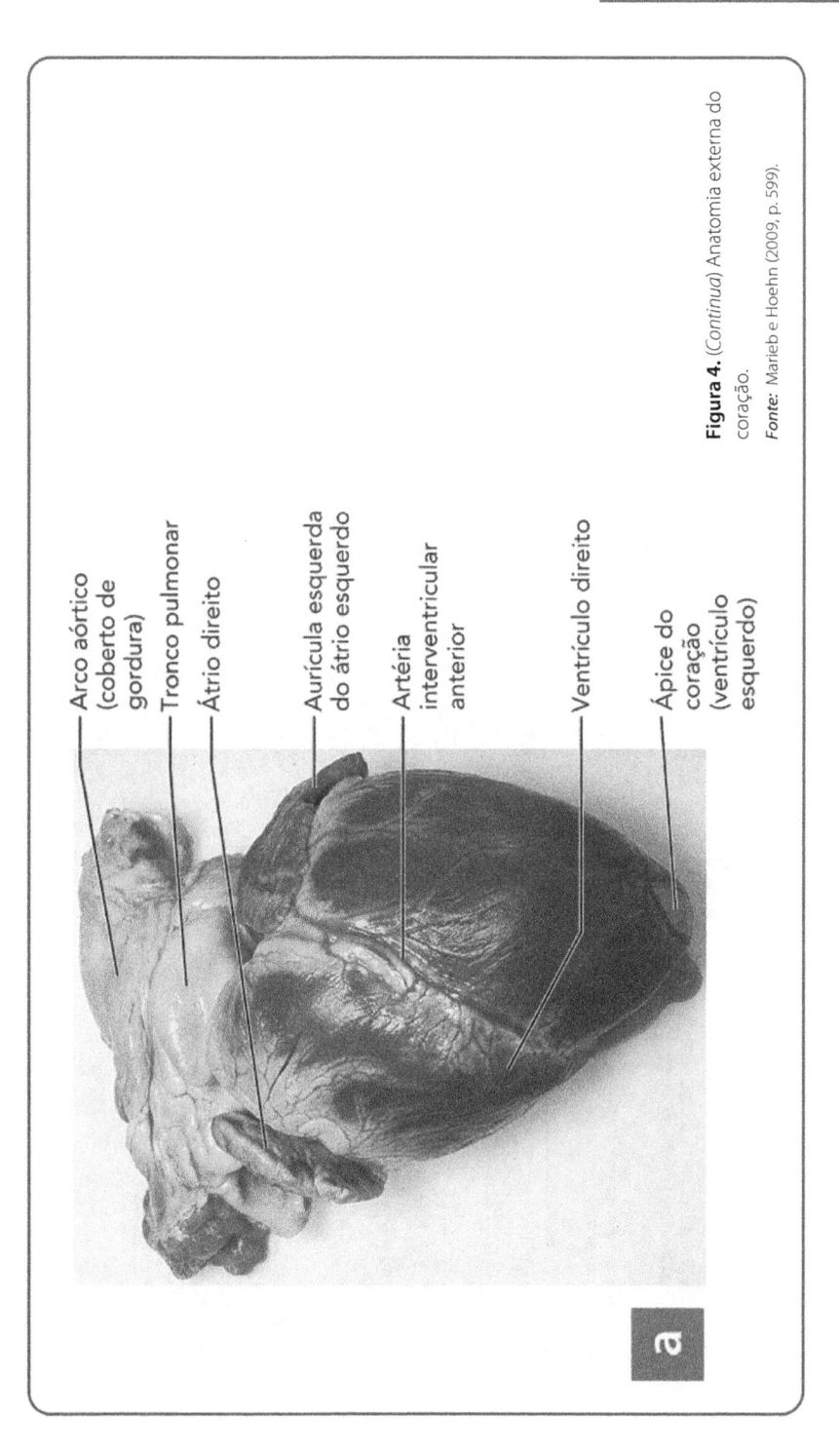

Figura 4. (*Continua*) Anatomia externa do coração.
Fonte: Marieb e Hoehn (2009, p. 599).

Figura 4. (*Continuação*) Anatomia externa do coração.
Fonte: Marieb e Hoehn (2009, p. 599).

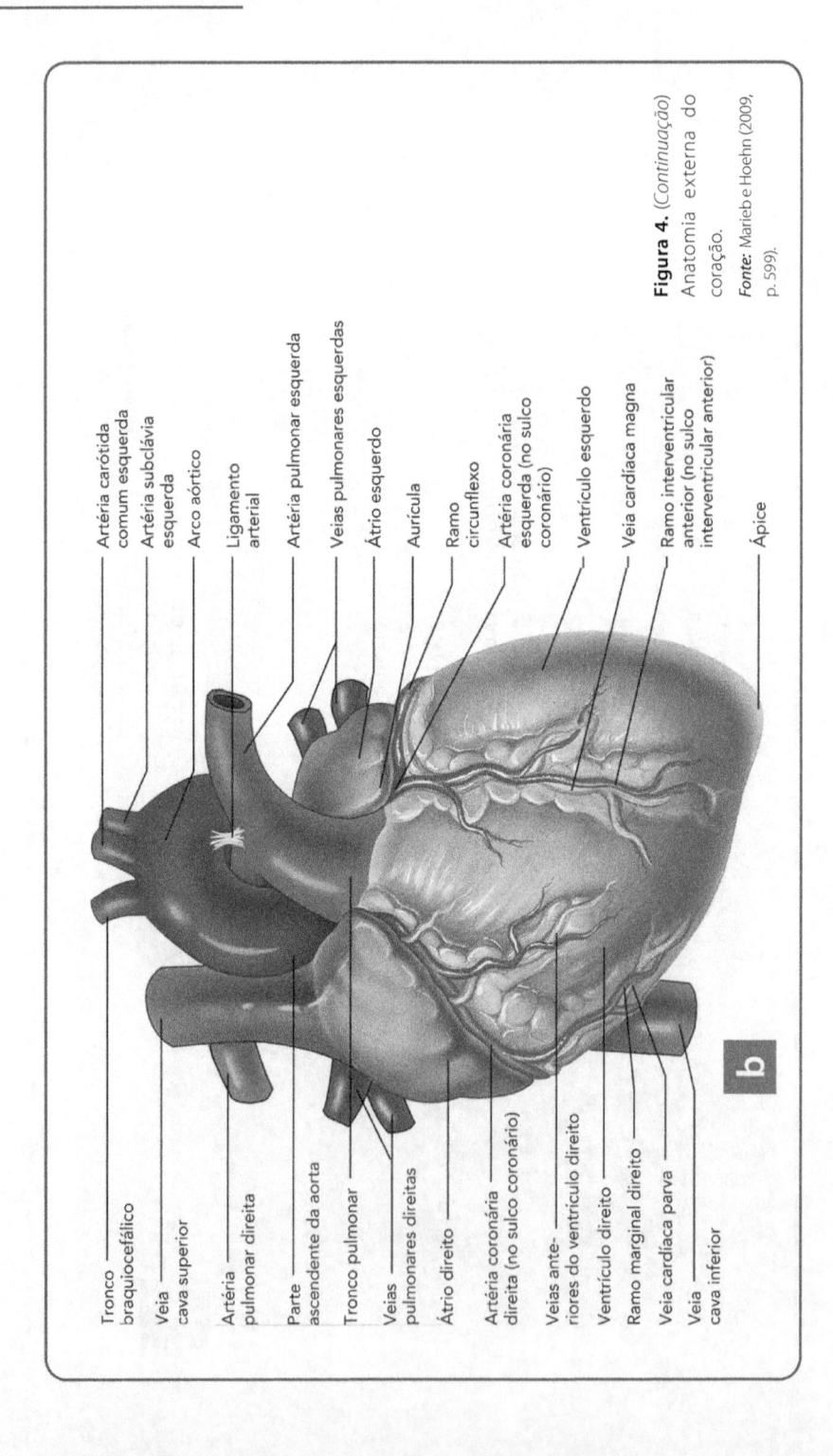

> **Na prática**
>
> Veja em realidade aumentada o coração em funcionamento.
>
> Aponte para o QR code ou acesse o *link*
> **https://goo.gl/pk3S6s** para ver o recurso.

Envoltórios cardíacos

O coração é envolvido pelo pericárdio, uma espécie de saco de dupla camada (*peri* = ao redor, e *cárdio* = coração) (Figura 5).

A primeira parte desta camada dupla fica frouxamente ajustada ao coração, é chamada de pericárdio fibroso e tem uma poderosa camada de tecido conectivo denso que deve proteger o coração, além de garantir aderência às estruturas que o circundam, impedindo o preenchimento excessivo do coração com fluido sanguíneo.

Logo abaixo desta camada fibrosa está o pericárdio seroso, que apresenta uma membrana de duas camadas escorregadias e finas. Possui uma lâmina parietal que reveste a parte interna do pericárdio fibroso.

Na porção superior do coração, a lâmina parietal é ligada a grandes artérias que saem dele e se dobram em continuidade até a parte superior externa do coração, originando a lâmina visceral, comumente chamada de epicárdico ("sobre o coração"), que é parte integrante da parede cardíaca.

Ainda é preciso citar a cavidade pericárdica, que fica entre as camadas parietal e visceral, formada por uma película de líquido seroso. Quando as membranas fibrosas, previamente lubrificadas por este líquido, deslizam umas sobre as outras durante os movimentos cardíacos, promovem um funcionamento cardíaco livre de atritos.

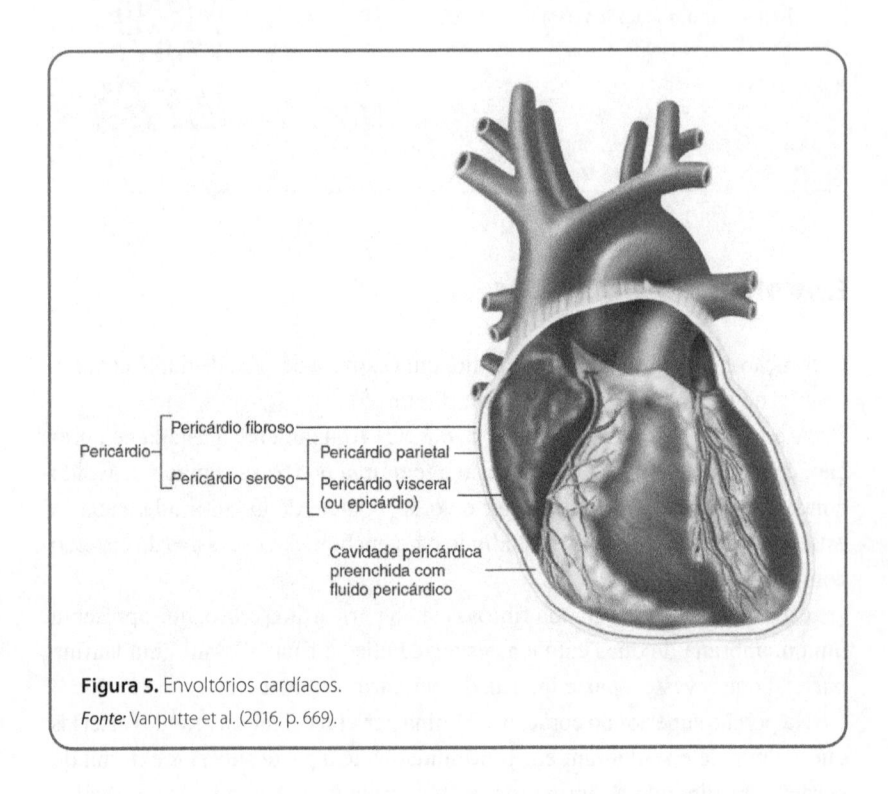

Figura 5. Envoltórios cardíacos.
Fonte: Vanputte et al. (2016, p. 669).

Parede cardíaca

As camadas da parede do coração possuem um rico suprimento de vasos sanguíneos e são formadas por três camadas.

A faixa superficial, uma lâmina visceral do pericárdio seroso, chama-se epicárdio. Ele pode se apresentar infiltrado por gordura, geralmente em pessoas mais velhas (Figura 6[a] e [b]).

A camada intermediária é chamada de miocárdio ("músculo cardíaco") e é formada por músculo que delimita a área do coração. É esta estrutura que se contrai, produzindo os batimentos cardíacos. Em sua estrutura celular, os miócitos (células musculares cardíacas) são arranjados em ramos interdigitais, propiciando entrecruzamento de tecido conectivo arranjados em feixes circulares e espirais. Esses feixes entrelaçados ligam efetivamente todas as partes do coração. A porção fibrosa do tecido conectivo forma uma densa rede, dando origem ao esqueleto fibroso do coração, que reforça o coração em seu interior e segura as fibras musculares cardíacas. Essa malha de fibras de colágeno e elastina é mais grossa em algumas áreas do que em outras, construindo anéis semelhantes a cordas e fornecendo apoio adicional aos grandes vasos que saem do coração e também ao redor das valvas. Sem esse suporte, os vasos e as valvas podem acabar enfraquecendo-se e estirando-se, graças ao contínuo trabalho estressante do sangue pulsando através deles.

A terceira camada cardíaca a ser estudada é chamada de endocárdio ("dentro do coração"). Tem apresentação alva, brilhante, de epitélio pavimentoso, e é distribuída sobre uma discreta camada de tecido conectivo. O endocárdio fica na superfície interna do miocárdio, reveste as câmaras cardíacas e cobre o esqueleto fibroso das valvas. Ele é contínuo com os revestimentos endoteliais dos vasos sanguíneos que fluem e partem do coração.

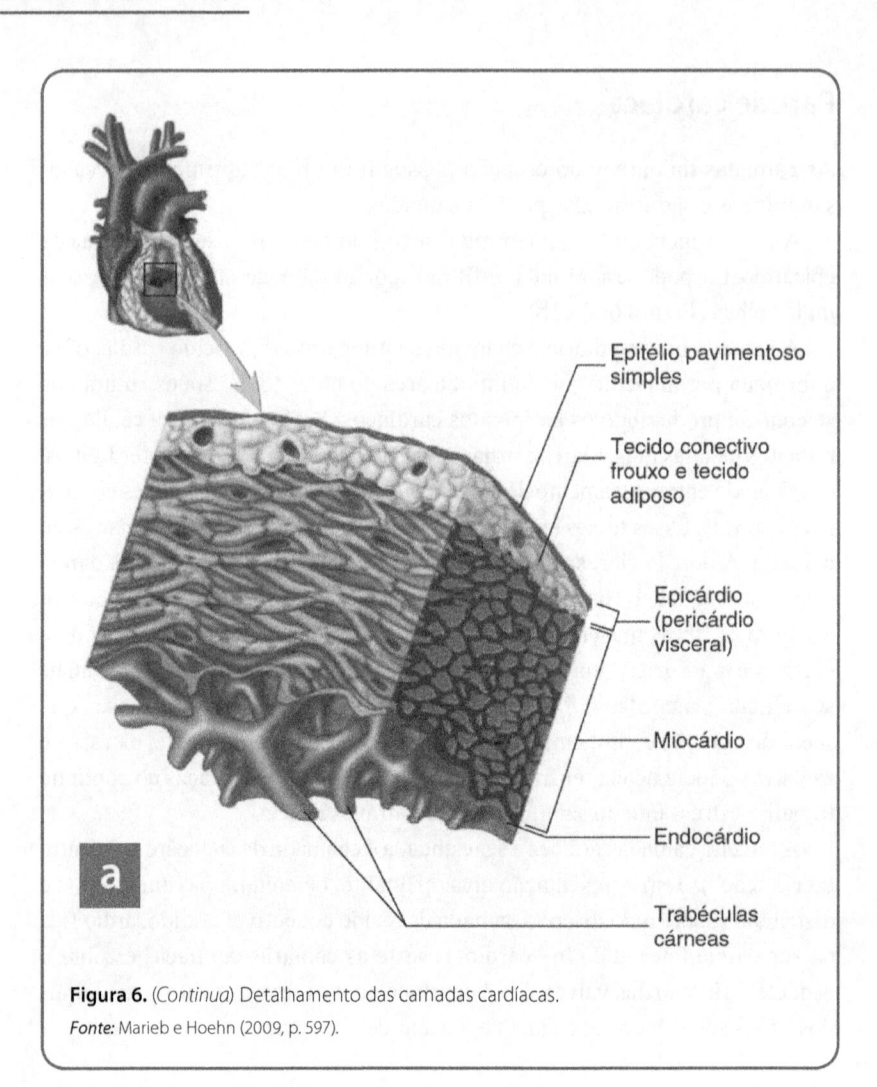

Figura 6. (*Continua*) Detalhamento das camadas cardíacas.
Fonte: Marieb e Hoehn (2009, p. 597).

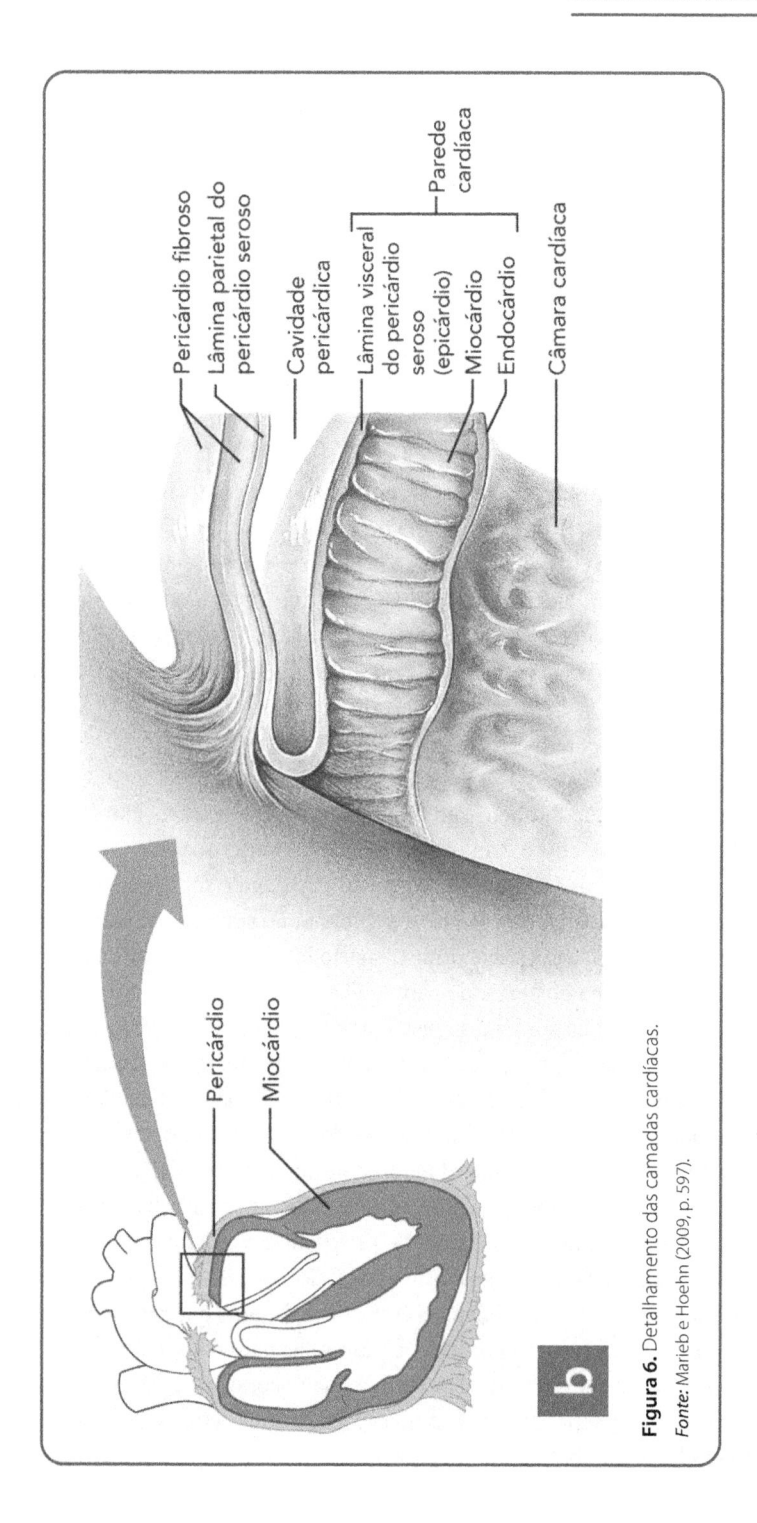

Pericárdio fibroso
Lâmina parietal do pericárdio seroso
Cavidade pericárdica
Lâmina visceral do pericárdio seroso (epicárdio)
Miocárdio
Endocárdio
Parede cardíaca
Câmara cardíaca

Pericárdio
Miocárdio

Figura 6. Detalhamento das camadas cardíacas.
Fonte: Marieb e Hoehn (2009, p. 597).

Vasos sanguíneos e câmaras cardíacas

O coração humano possui quatro câmaras, divididas em superiores (átrio direito e átrio esquerdo) e inferiores (ventrículo direito e ventrículo esquerdo). Essas câmaras são divididas longitudinalmente pelo septo interatrial, que separa os átrios, e pelo septo interventricular, que separa os ventrículos.

O ventrículo direito configura a maior parte da superfície anterior do coração. Já o ventrículo esquerdo prevalece na superfície ínfero-posterior do coração e forma o ápice do coração. Os limites das quatro câmaras cardíacas são demarcados por dois sulcos e contêm vasos sanguíneos que o suprem.

- **Sulcos coronários ou atrioventriculares**: contornam a junção dos átrios e ventrículos como uma coroa.
- **Sulco interventricular**: preenchido pela artéria interventricular anterior, indica a posição anterior do septo que separa os ventrículos direito e esquerdo. Sua continuidade é o sulco interventricular posterior, o qual fornece um ponto de indicação semelhante na superfície póstero-inferior do coração.

Átrios cardíacos

Os átrios cardíacos também são chamados de câmaras receptoras porque recebem sangue do corpo e dos pulmões. São câmaras que possuem pequenos apêndices preguedos chamados de aurículas, os quais aumentam um pouco o volume dos átrios. Os átrios direito e esquerdo não apresentam características que distinguem sua superfície. Em sua parte interior, o átrio direito tem duas partes básicas: uma posterior de parede lisa e uma porção anterior na qual as paredes são cortadas por feixes musculares. Esses músculos são chamados de músculos pectíneos, por apresentarem formato semelhante aos dentes deum pente de cabelo. As partes anterior e posterior do átrio direito são desmembradas por uma proeminência em forma de C, denominada crista terminal. Em contraponto, o átrio esquerdo é predominantemente liso e internamente indeterminado. Seu septo, o septo interatrial, delimita um rebaixamento raso, a fossa oval, marcando o ponto onde previamente existia uma abertura no coração fetal, conhecido como forame oval do coração.

Praticamente em sua função, os átrios são câmaras que recebem o sangue que retorna da circulação corpórea e pulmonar para o coração. Eles são câmaras pequenas e de paredes espessas, já que necessitam contrair pouco para empurrar o sangue para os ventrículos. Em geral, eles contribuem pouco para a atividade de bomba motora do coração.

Para entrar no átrio direito, o sangue é trazido do corpo por três veias:

- **veia cava superior**: traz o sangue das regiões do corpo acima do diafragma;
- **veia cava inferior**: traz o sangue das regiões do corpo abaixo do diafragma;
- **seio coronário**: coleta o sangue que retorna do miocárdio.

Para entrar no átrio esquerdo, o sangue é conduzido dos pulmões através de quatro veias pulmonares, mais facilmente vistas em uma visão posterior do coração.

Ventrículos cardíacos

Os ventrículos também são chamados de câmaras ejetoras, pois mandam o sangue para os pulmões e para o corpo. Eles formam a maior parte do volume cardíaco. Como já mencionado, o ventrículo direito forma a maior parte da superfície anterior do coração, enquanto que o esquerdo prevalece na superfície póstero-inferior. Os ventrículos possuem feixes irregulares de músculo denominados trabéculas cárneas, que marcam seu interior nas paredes das câmaras ventriculares. Existem, também, outros feixes de músculos que se projetam em suas cavidades, os músculos papilares, de formato cônico e que desempenham funções na atividade valvar.

Essas câmaras são as verdadeiras bombas ejetoras do coração e se diferenciam dos átrios principalmente pelas paredes ventriculares, que se apresentam de forma muito mais espessa e volumosa, pois demandam realizar mais esforço para bombear o sangue para fora do coração. O ventrículo direito manda sangue para o tronco pulmonar, o qual envia o sangue para os pulmões, onde ocorrem as trocas gasosas. Já o ventrículo esquerdo projeta o sangue para a parte ascendente da aorta, a maior artéria do corpo humano (Figura 7).

Saiba mais

Você já ouviu falar em "sopro no coração"? Assista ao vídeo no link a seguir.

https://goo.gl/wGukoB

Sistema cardiovascular: coração

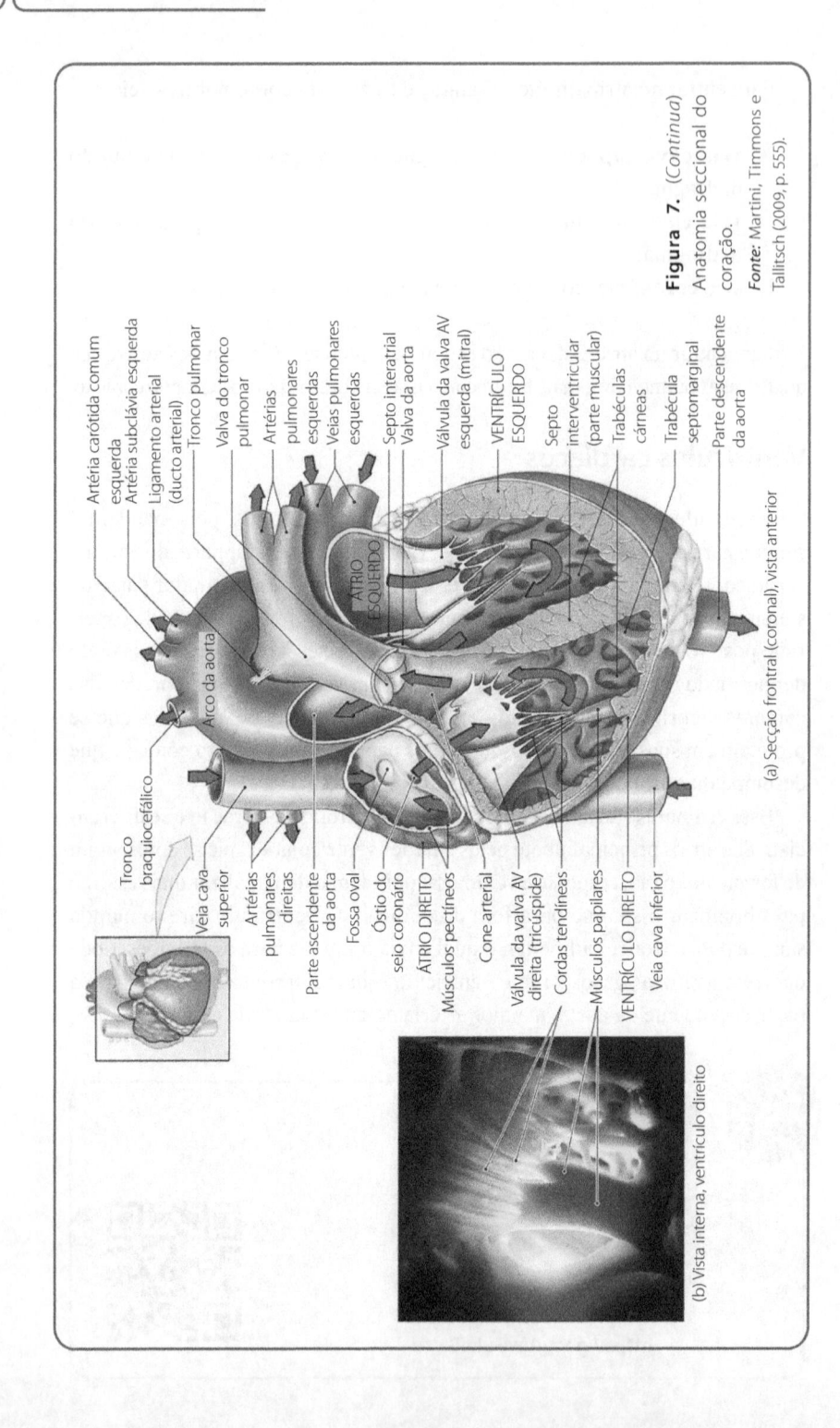

Figura 7. (*Continua*) Anatomia seccional do coração.
Fonte: Martini, Timmons e Tallitsch (2009, p. 555).

(a) Secção frontal (coronal), vista anterior

Artéria carótida comum esquerda
Artéria subclávia esquerda
Ligamento arterial (ducto arterial)
Tronco pulmonar
Valva do tronco pulmonar
Artérias pulmonares esquerdas
Veias pulmonares esquerdas
Septo interatrial
Valva da aorta
Válvula da valva AV esquerda (mitral)
VENTRÍCULO ESQUERDO
Septo interventricular (parte muscular)
Trabéculas cárneas
Trabécula septomarginal
Parte descendente da aorta

Arco da aorta
ÁTRIO ESQUERDO

Tronco braquiocefálico
Veia cava superior
Artérias pulmonares direitas
Parte ascendente da aorta
Fossa oval
Óstio do seio coronário
ÁTRIO DIREITO
Músculos pectíneos
Cone arterial
Válvula da valva AV direita (tricúspide)
Cordas tendíneas
Músculos papilares
VENTRÍCULO DIREITO
Veia cava inferior

(b) Vista interna, ventrículo direito

Sistema cardiovascular: coração | **391**

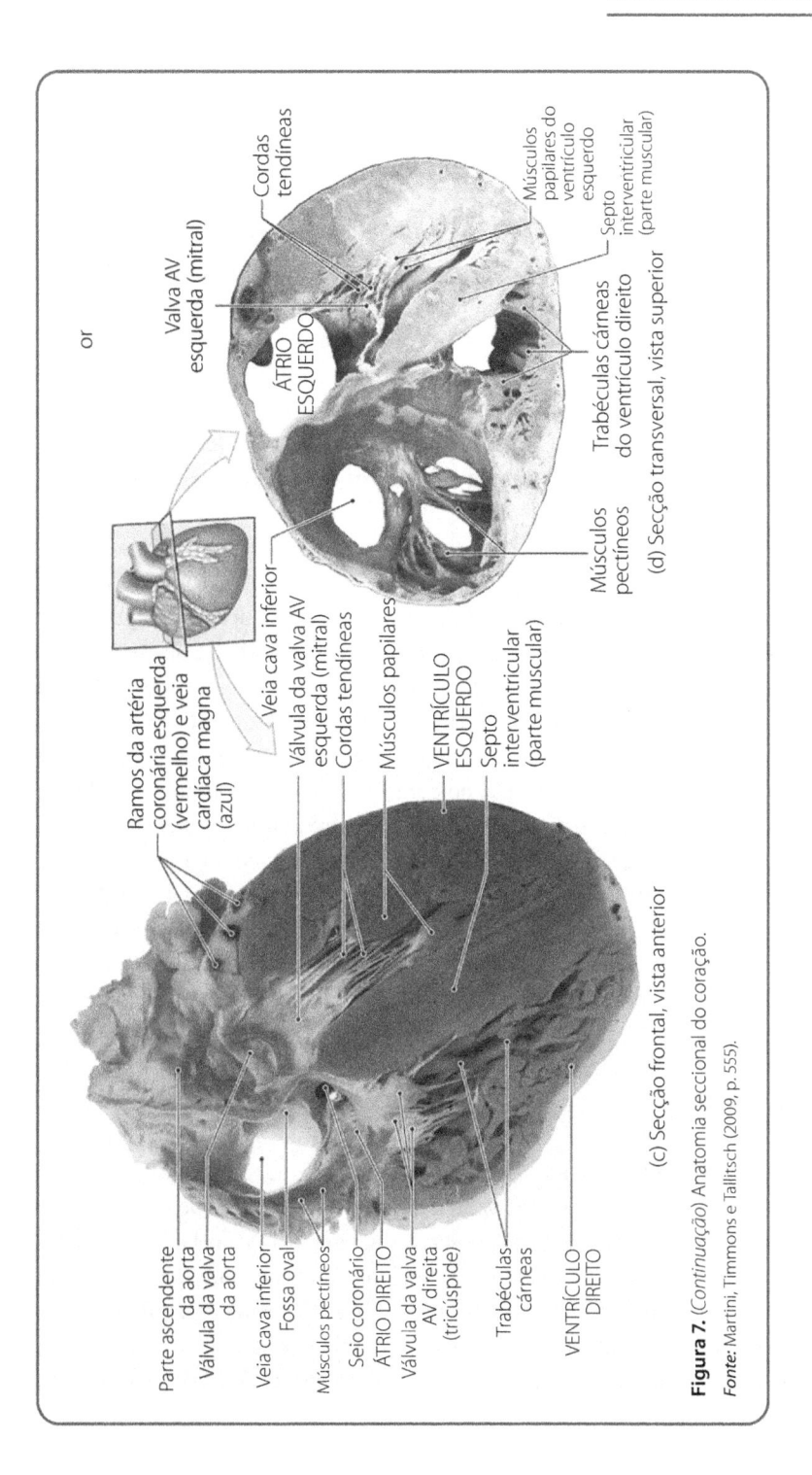

(c) Secção frontal, vista anterior

- Parte ascendente da aorta
- Válvula da valva da aorta
- Veia cava inferior
- Fossa oval
- Músculos pectíneos
- Seio coronário
- ÁTRIO DIREITO
- Válvula da valva AV direita (tricúspide)
- Trabéculas cárneas
- VENTRÍCULO DIREITO
- Ramos da artéria coronária esquerda (vermelho) e veia cardíaca magna (azul)
- Veia cava inferior
- Válvula da valva AV esquerda (mitral)
- Cordas tendíneas
- Músculos papilares
- VENTRÍCULO ESQUERDO
- Septo interventricular (parte muscular)

(d) Secção transversal, vista superior

- Cordas tendíneas
- Valva AV esquerda (mitral)
- ÁTRIO ESQUERDO
- Músculos papilares do ventrículo esquerdo
- Septo interventricular (parte muscular)
- Trabéculas cárneas do ventrículo direito
- Músculos pectíneos

Figura 7. (*Continuação*) Anatomia seccional do coração.

Fonte: Martini, Timmons e Tallitsch (2009, p. 555).

O caminho do sangue através do músculo cardíaco

Antigamente, até o século XVI, cientistas pensavam que o sangue se movia de um lado a outro do coração através de poros no septo, mas hoje já se sabe que as portas do coração não se abrem de um lado a outro, mas sim verticalmente, e que o coração é formado por duas bombas justapostas lado a lado, sendo que cada uma comanda um circuito sanguíneo distinto.

O circuito pulmonar é formado pelos vasos sanguíneos que levam e trazem sangue dos pulmões, propiciando, com isso, a hematose pulmonar. O circuito sistêmico, por outro lado, é formado por vasos sanguíneos que levam e trazem o suprimento funcional de sangue de todos os tecidos do corpo.

Circuito pulmonar

Situa-se do lado direito do coração e corresponde à condução de sangue pobre em oxigênio e rico em dióxido de carbono. Esse sangue entra no átrio direito e passa ao ventrículo direito, sendo bombeado aos pulmões através do tronco pulmonar. Nos pulmões, ocorre a hematose, determinada pela troca de dióxido de carbono por oxigênio. Concluído esse processo, o sangue oxigenado é levado de volta ao lado esquerdo do coração, pelas veias pulmonares. **Fique atento, pois essa circulação é especial!** Sempre pensamos nas veias como vasos condutores de sangue carbonizado e nas artérias como transportadoras de sangue rico em oxigenado para o resto do corpo, mas na circulação pulmonar acontece ocorre exatamente o *contrário*: a artéria pulmonar transporta sangue saturado de dióxido de carbono pelo tronco pulmonar até os pulmões, e as veias pulmonares fazem o contrário, em sentido e fluxo sanguíneo e em composição gasosa.

Circuito sistêmico

Situa-se do lado esquerdo do coração e conduz o sangue recém oxigenado pelos pulmões ao átrio esquerdo e ao ventrículo esquerdo, que bombeia esse sangue oxigenado para a artéria aorta. Da aorta, o sangue é transportado através das vias artérias sistêmicas aos menores tecidos do corpo, para que o oxigênio e demais nutrientes sejam transportados através das paredes capilares. Com isso, o sangue, mais uma vez saturado de dióxido de carbono e depletado de oxigênio, retorna pelas veias sistêmicas ao lado direito do coração, chegando ao átrio direito pelas veias cavas superior e inferior. Esse esquema se repete continuamente para manter o corpo humano em equilíbrio.

Os circuitos pulmonar e sistêmico, mesmo bombeando a mesma quantidade de sangue, apresentam cargas de trabalho bastante distintas, pois o circuito pulmonar é suprido pelo ventrículo direito em uma circulação curta e de baixa pressão, enquanto que o circuito sistêmico, relacionado ao ventrículo esquerdo, segue um longo percurso por todo o corpo e, com isso, recebe cerca de cinco vezes mais atrito ou resistência ao fluxo do sangue. Esse diferencial funcional é demonstrado na anatomia dos dois ventrículos e evidenciado pela presença de paredes do ventrículo esquerdo três vezes mais grossas do que as do ventrículo direito. Além disso, você pode notar que a cavidade interna do ventrículo esquerdo é aproximadamente circular e a cavidade ventricular direita é achatada (Figura 8), em forma de lua crescente, envolvendo parcialmente o ventrículo esquerdo, do mesmo modo que uma mão pode agarrar frouxamente um punho fechado. Como resultado disso, o ventrículo esquerdo pode gerar muito mais pressão do que o direito, sendo uma bomba propulsora muito mais eficiente. A Figura 9 mostra como funcionam esses dois circuitos de maneira integrada.

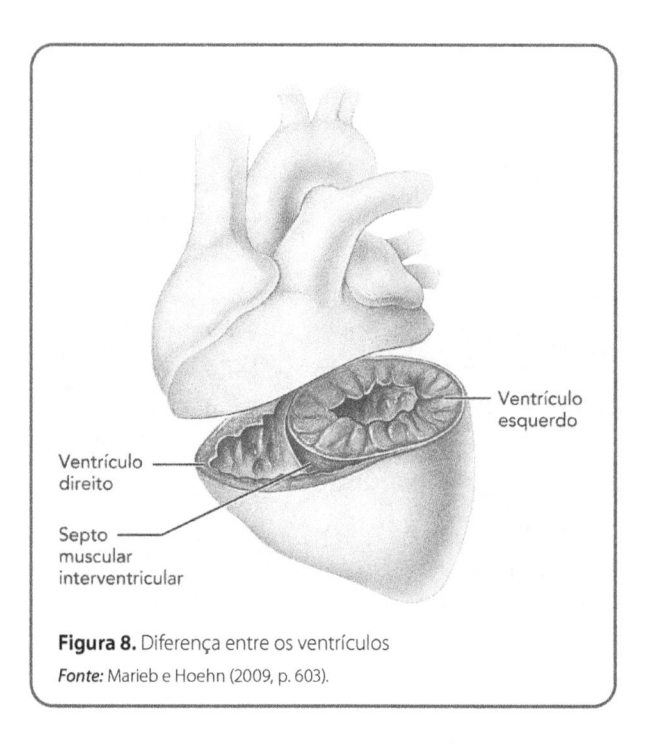

Figura 8. Diferença entre os ventrículos
Fonte: Marieb e Hoehn (2009, p. 603).

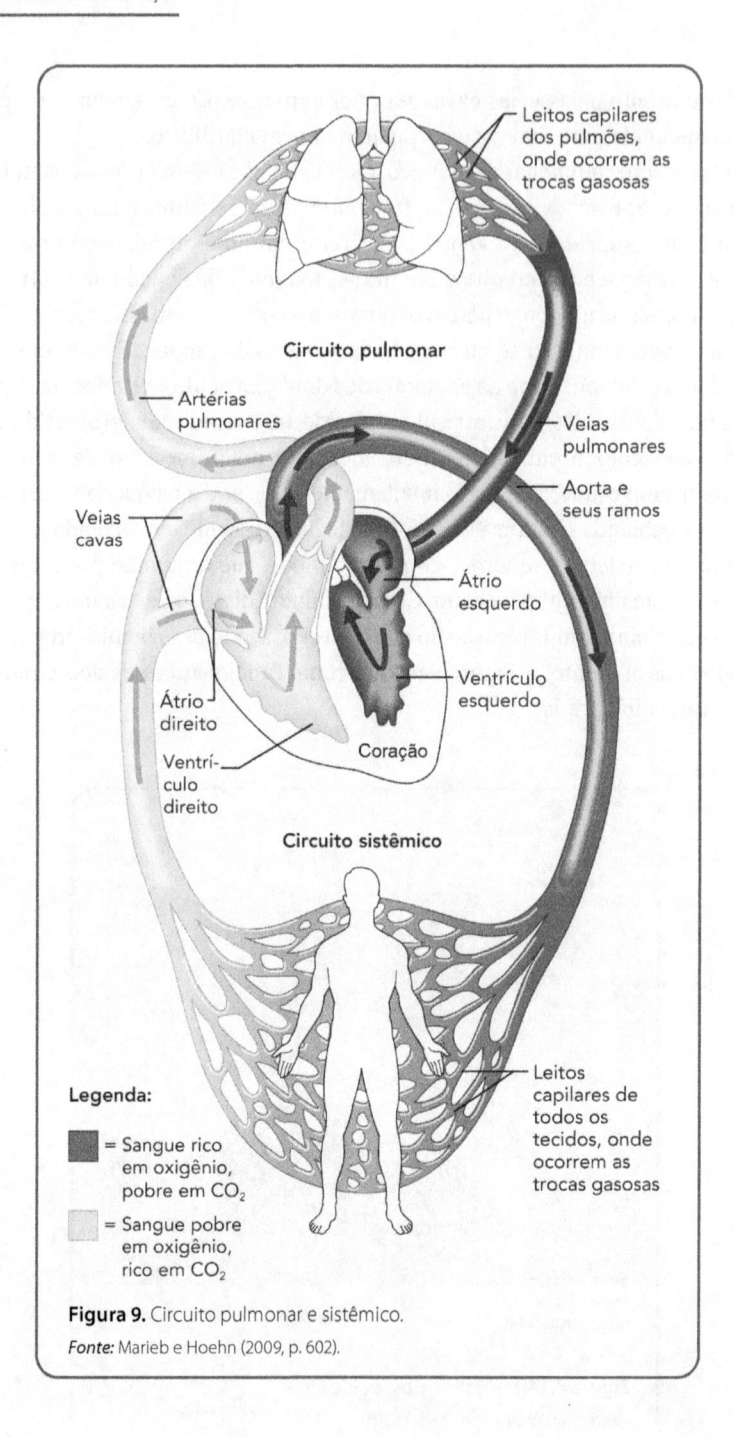

Figura 9. Circuito pulmonar e sistêmico.
Fonte: Marieb e Hoehn (2009, p. 602).

Circulação coronariana

A circulação de sangue pelas artérias coronárias fornece um fluxo sanguíneo intermitente e pulsátil para o coração. Esses vasos e seus ramos principais se localizam no epicárdio e deles partem ramos para dentro, nutrindo o músculo cardíaco.

O coração é continuamente preenchido por sangue, mas isso não garante a nutrição adequada de suas células. Isso acontece porque o miocárdio é muito espesso para a realização da difusão facilitada. Para poder receber a nutrição adequada, o coração possui um sistema próprio de retroalimentação através da circulação coronariana (Figura 10).

O coração retrata somente 1/200 do peso corpóreo, porém necessita de aproximadamente 1/20 do suprimento de sangue corporal, o que se dá em função de sua carga de trabalho e também pela importância e frequência com que ele trabalha; como é de se esperar, o ventrículo esquerdo é a parte que recebe o suprimento sanguíneo mais abundantemente.

A circulação coronariana é a circulação mais curta do corpo, irrigando apenas o músculo cardíaco. Seu suprimento arterial coronariano é fornecido pelas artérias coronárias direita e esquerda, que são originadas da aorta e circulam o coração no sulco coronário.

O fluxo da artéria coronária esquerda segue em direção ao lado esquerdo do músculo cardíaco e se divide em dois ramos principais:

- **ramo interventricular anterior**: conhecido clinicamente como artéria descendente anterior esquerda, que percorre o sulco interventricular anterior e abastece o septo interventricular e as paredes anteriores de ambos os ventrículos;
- **ramo circunflexo**: irriga o átrio esquerdo e as paredes posteriores do ventrículo esquerdo.

O fluxo da artéria coronária direita segue pelo lado direito do coração, onde também se divide em dois ramos:

- **ramo marginal direito**: supre o músculo cardíaco do lado direito do coração;
- **ramo interventricular posterior**: circula o sangue para o ápice do coração, suprindo as paredes ventriculares posteriores.

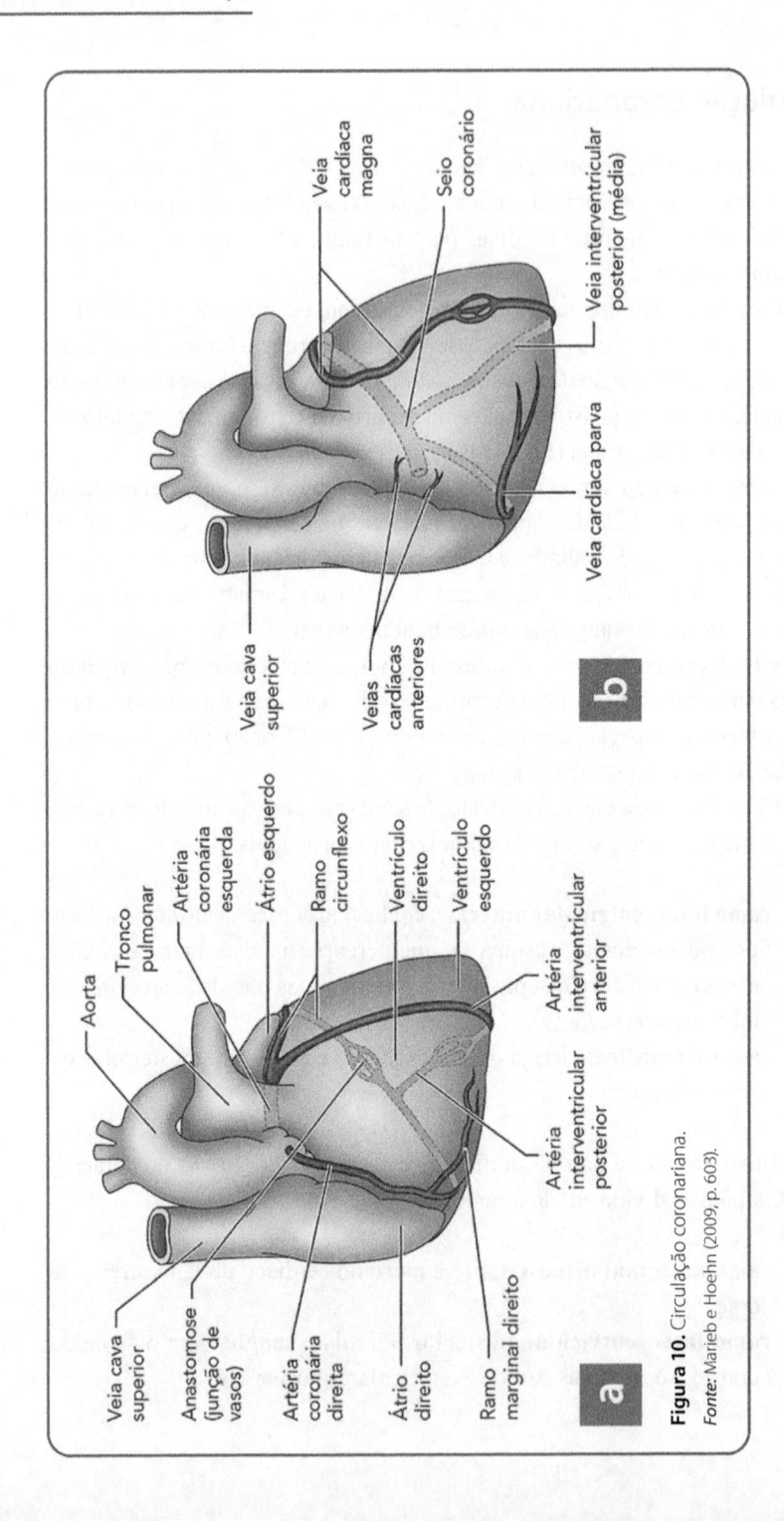

Figura 10. Circulação coronariana.
Fonte: Marieb e Hoehn (2009, p. 603).

Perto do ápice do cardíaco, a artéria coronária forma uma anastomose com a artéria interventricular anterior. Com essa junção, os ramos da artéria coronária direita podem alimentar o átrio direito e a maior parte do ventrículo direito.

O suprimento de sangue arterial para o musculo cardíaco tem constante variação entre as pessoas. Sabe-se que em 15% das pessoas a artéria coronária esquerda dá origem ao ramo interventricular anterior e ao posterior, enquanto que, em cerca de 4% das pessoas, apenas uma artéria coronária supre todo o coração. Com isso, complementarmente, surgem os ramos marginais direito e esquerdo e, com a possibilidade de muitas anastomoses entre os ramos arteriais coronarianos, ocorre a fusão dessas redes, formando rotas adicionais, também conhecidas por circulação ou rotas colaterais, para garantir a entrega eficiente de sangue ao coração. Aqui fica importante destacar que essas rotas adicionais não são suficientemente desenvolvidas para manter a nutrição adequada quando uma artéria coronária é subitamente ocluída; se esse bloqueio completo acontece, ocorre a morte dos tecidos, dando origem ao infarto do miocárdio.

Com o passar do sangue arterial pelos leitos capilares do coração, o sangue se torna venoso e será coletado pelas veias cardíacas que têm trajetos similares aos das artérias coronárias. A junção dessas veias forma o seio coronário, que libera sangue venoso no átrio direito, fazendo com que este retorne para a circulação pulmonar. O seio coronário é visível na vista posterior do coração.

O seio coronário tem três grandes condutores: a veia cardíaca magna, que segue pelo sulco interventricular anterior, a veia interventricular posterior ou média, que transcorre o sulco interventricular posterior, e a veia cardíaca parva, que desce ao longo da margem inferior direita do coração. Ademais, outras veias anteriores do ventrículo direito se esvaziam, anteriormente, direto no átrio direito.

Valvas cardíacas

Dentro do coração, o sangue trafega em uma direção, sempre dos átrios para os ventrículos, e deixa o coração através das grandes artérias. Essa trajetória de via única é assegurada por quatro valvas que abrem e fecham em resposta ao diferencial de pressão sanguínea existente nos seus dois lados (Figura 11).

Figura 11. *(Continua)* Valvas cardíacas.
Fonte: Marieb e Hoehn (2009, p. 605).

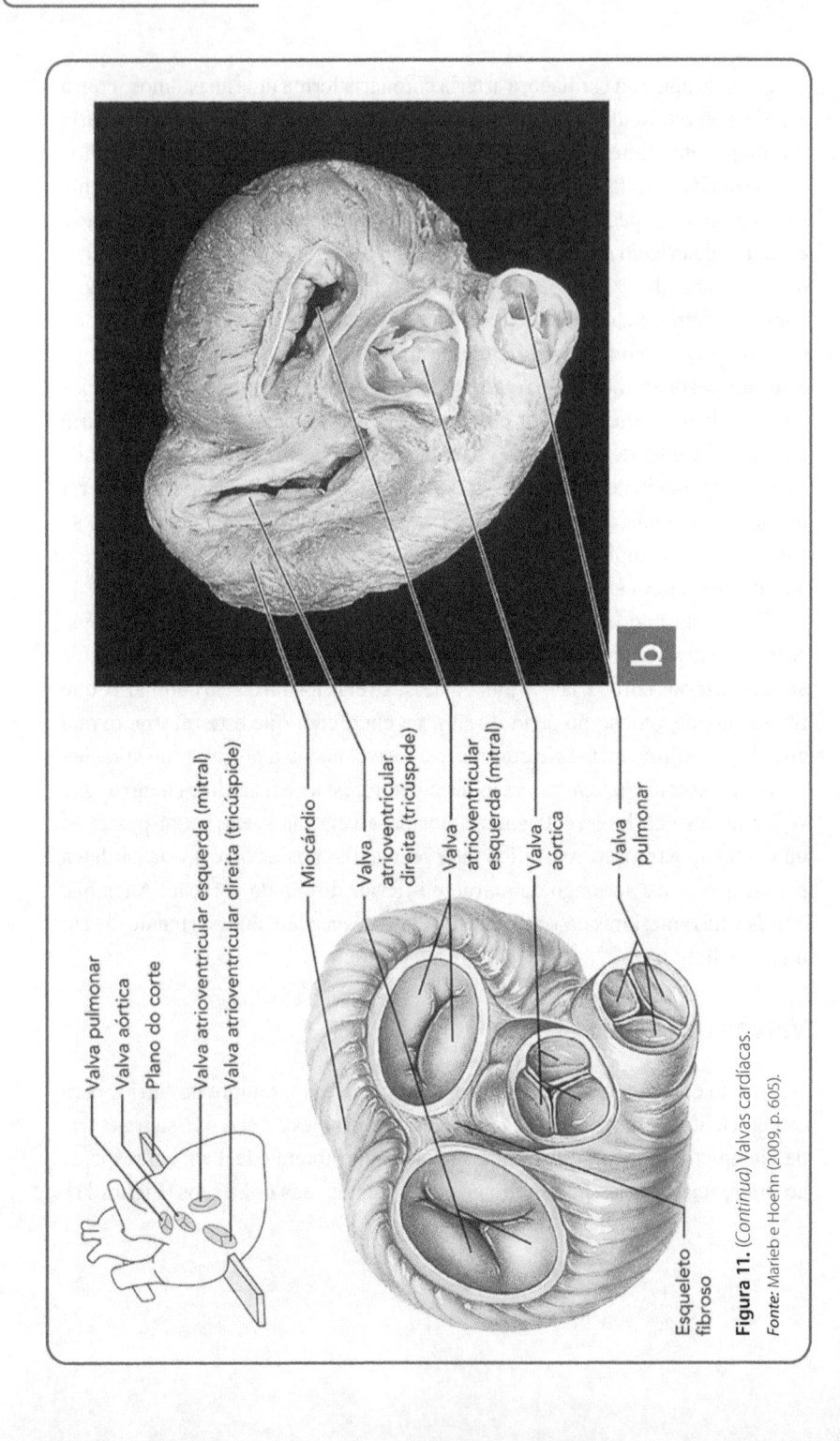

Figura 11. (Continuação) Valvas cardíacas.
Fonte: Marieb e Hoehn (2009, p. 605).

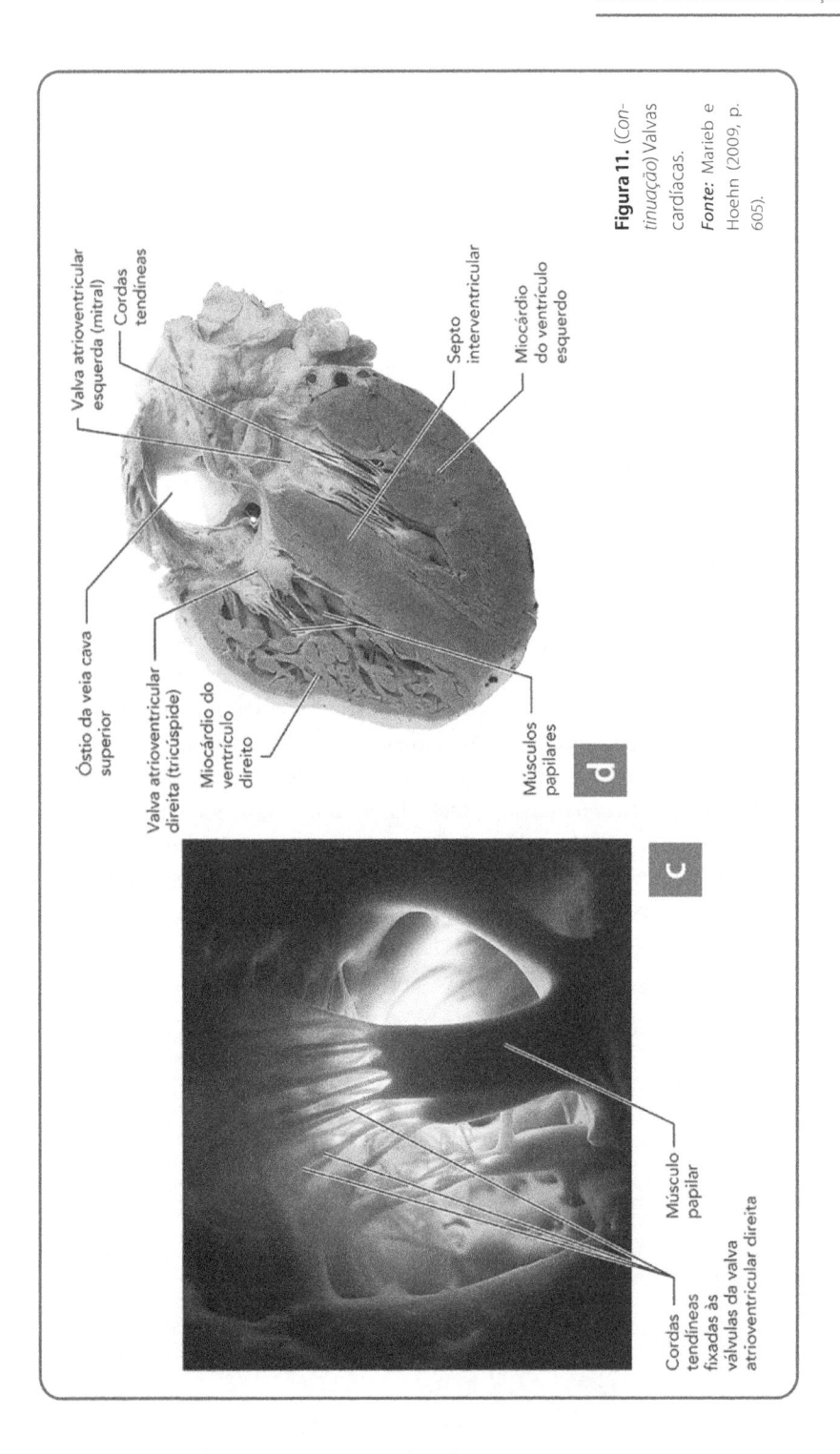

Valvas atrioventriculares

As duas valvas atrioventriculares estão localizadas nas junções atrioventriculares. Elas têm a tarefa de impedir o refluxo sanguíneo para os átrios quando os ventrículos contraem. A valva atrioventricular direita, batizada de *valva tricúspide*, possui três válvulas flexíveis, classificadas como cúspides ou folhetos do endocárdio, todas reforçadas por tecido conectivo. Já a valva atrioventricular esquerda possui duas válvulas e é denominada *valva mitral*, graças a sua semelhança com a mitra ("chapéu" do bispo) (muitas vezes ela é também chamada de valva bicúspide). Junto a cada válvula da valva atrioventricular existem pequenas cordas brancas de colágeno chamadas de *cordas tendíneas*, que prendem as válvulas aos músculos papilares que se projetam das paredes ventriculares.

Quando o coração está totalmente relaxado, as válvulas da valva atrioventricular se voltam frouxamente em cima da câmara ventricular e o sangue passa para os átrios e, depois, para os ventrículos através das valvas atrioventriculares. Já quando os ventrículos se contraem, pressionando o sangue nas suas câmaras, a pressão intraventricular aumenta, forçando o sangue para cima contra as válvulas das valvas, resultando no encontro das extremidades das válvulas, fechando as valvas. Como auxílio, as cordas tendíneas e os músculos papilares servem como fios-guia para prender as válvulas das valvas na posição fechada. Se não houvesse o ancoramento das válvulas, elas seriam empurradas para cima, para dentro do átrio, da mesma maneira que um guarda-chuva invertido por um dia de forte vento. Os músculos papilares contraem antes da outra musculatura ventricular, de tal forma que eles estiram as cordas tendíneas antes que a força de contração dos ventrículos lance com força o sangue contra as válvulas das valvas atrioventriculares (Figura 12).

Sistema cardiovascular: coração | 401

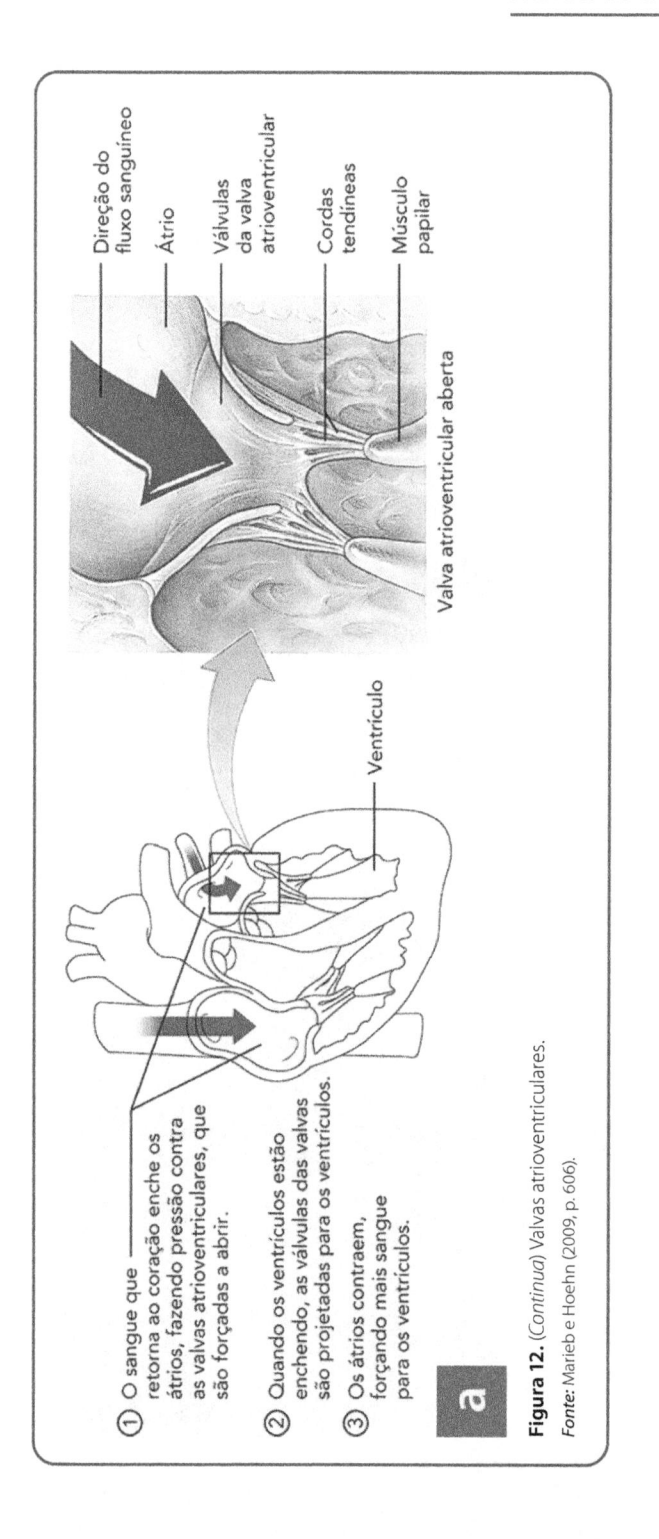

① O sangue que retorna ao coração enche os átrios, fazendo pressão contra as valvas atrioventriculares, que são forçadas a abrir.

② Quando os ventrículos estão enchendo, as válvulas das valvas são projetadas para os ventrículos.

③ Os átrios contraem, forçando mais sangue para os ventrículos.

Direção do fluxo sanguíneo
Átrio
Válvulas da valva atrioventricular
Cordas tendíneas
Músculo papilar
Valva atrioventricular aberta
Ventrículo

Figura 12. (*Continua*) Valvas atrioventriculares.
Fonte: Marieb e Hoehn (2009, p. 606).

① Os ventrículos contraem, forçando o sangue contra as válvulas da valva atrioventricular.

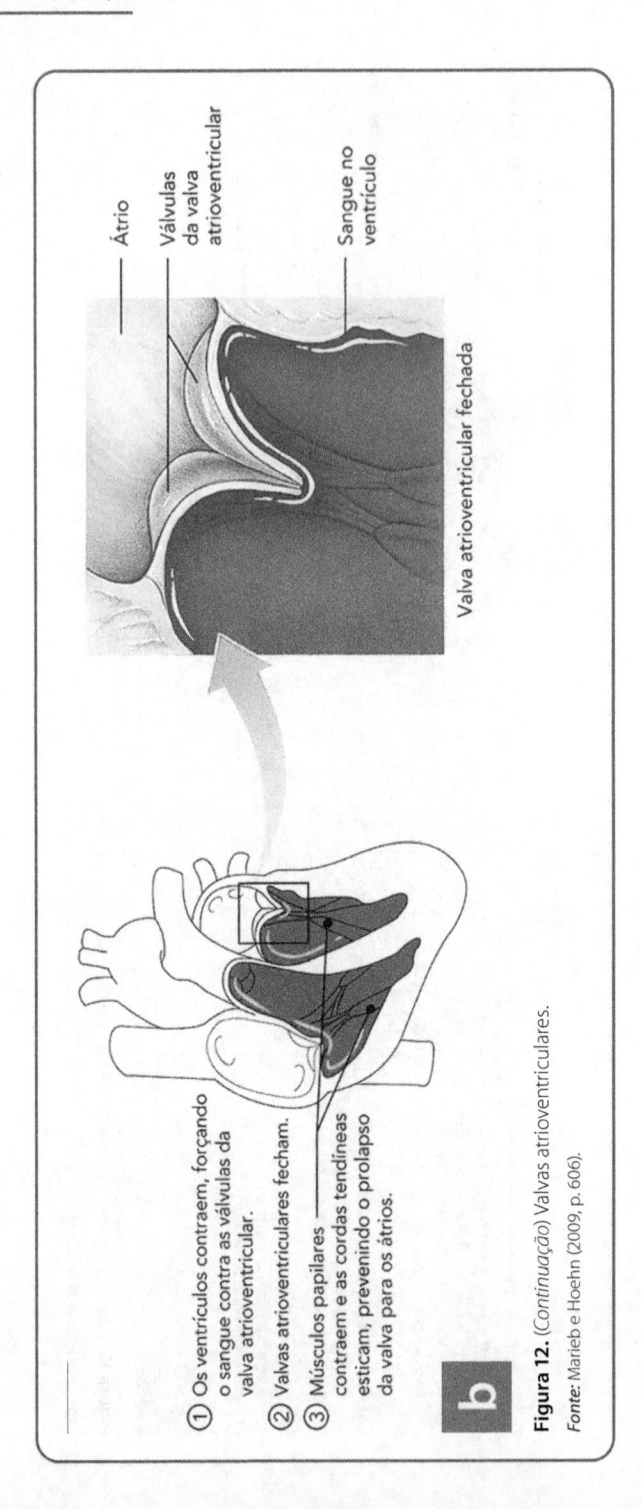

② Valvas atrioventriculares fecham.

③ Músculos papilares contraem e as cordas tendíneas esticam, prevenindo o prolapso da valva para os átrios.

- Átrio
- Válvulas da valva atrioventricular
- Sangue no ventrículo

Valva atrioventricular fechada

b

Figura 12. (*Continuação*) Valvas atrioventriculares.

Fonte: Marieb e Hoehn (2009, p. 606).

Valvas semilunares

As outras duas valvas são as semilunares, que recebem o nome de *valva semilunar aórtica* e *valva semilunar pulmonar*. Elas ficam na base das grandes artérias que partem dos ventrículos, na parte ascendente da aorta e do tronco pulmonar, respectivamente, impedindo o refluxo do sangue para os ventrículos (Figura 13). Cada valva semilunar é formada por três válvulas, em formato de bolsa, dando a ideia de forma de meia-lua. Da mesma maneira que as valvas atrioventriculares, as valvas semilunares se abrem e se fecham em resposta aos diferenciais de pressão sanguínea no interior das câmaras. No caso das semilunares, quando os ventrículos se contraem e a pressão intraventricular aumenta acima da pressão na aorta e no tronco pulmonar, as valvas semilunares são forçadas a se abrir e suas válvulas achatam-se contra as paredes arteriais quando o sangue passa por elas. No momento em que os ventrículos relaxam e o sangue decorre para trás, em direção ao coração, ele preenche as válvulas, fechando as valvas.

É muito importante acrescentar que não existem valvas resguardando as entradas das veias cavas e pulmonares nos átrios direito e esquerdo, respectivamente, pois são muito pequenas as quantidades de sangue que voltam para esses vasos durante a contração atrial, e o fluxo retrógrado é mínimo por causa da força de inércia do sangue, além de que quando os átrios contraem, comprimem e fecham esses pontos de entrada venosa.

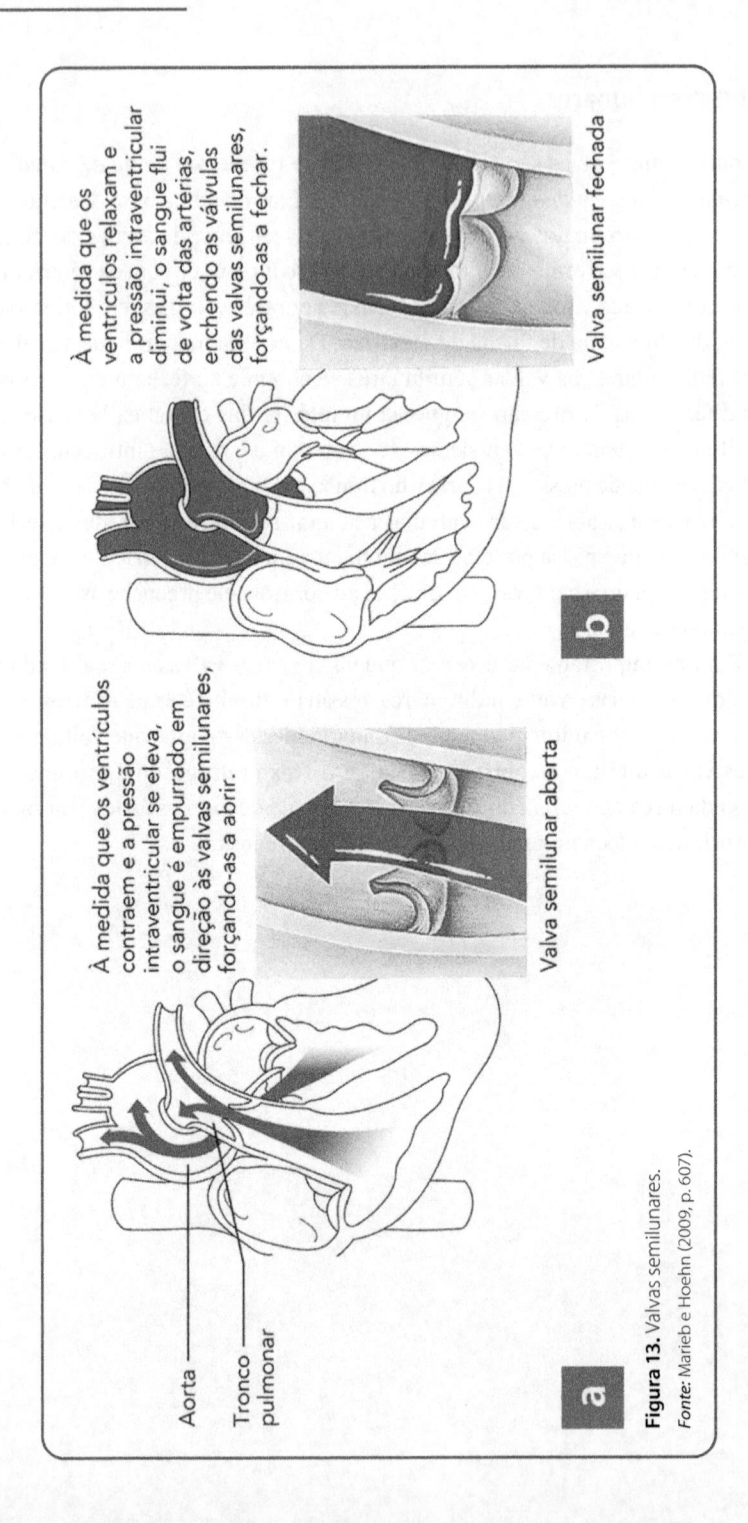

À medida que os ventrículos contraem e a pressão intraventricular se eleva, o sangue é empurrado em direção às valvas semilunares, forçando-as a abrir.

Aorta
Tronco pulmonar

Valva semilunar aberta

a

À medida que os ventrículos relaxam e a pressão intraventricular diminui, o sangue flui de volta das artérias, enchendo as válvulas das valvas semilunares, forçando-as a fechar.

Valva semilunar fechada

b

Figura 13. Valvas semilunares.
Fonte: Marieb e Hoehn (2009, p. 607).

Exercícios

1. O fluxo da artéria coronária esquerda segue em direção ao lado esquerdo do músculo cardíaco e se divide em dois ramos principais. Quais são eles?
   a) Ramo marginal direito e ramo interventricular posterior.
   b) Ramo interventricular anterior e ramo circunflexo.
   c) Ramo interventricular anterior e ramo interventricular posterior.
   d) Ramo marginal direito e ramo interventricular anterior.
   e) Ramo interventricular posterior e ramo circunflexo.

2. No coração existem duas valvas atrioventriculares e duas valvas semilunares. A valva atrioventricular, localizada no lado do coração e que recebe sangue da veia cava, é a:
   a) Valva tricúspide.
   b) Valva bicúspide.
   c) Valva mitral.
   d) Valva pulmonar.
   e) Valva aórtica.

3. Como são chamadas as três camadas que formam o coração?
   a) Valva aórtica, diástole e sístole.
   b) Átrios, ventrículos e valvas.
   c) Valvas, endocárdio e coronárias.
   d) Pericárdio, marca-passo e valvas.
   e) Pericárdio, endocárdio e miocárdio.

4. Ao se observar a posição do músculo cardíaco no corpo humano, podemos afirmar que:
   a) Tem seu ápice apontado para cima, ligeiramente para a direita, entre os pulmões.
   b) Aproximadamente dois terços do órgão se encontram à direita do plano mediano.
   c) Repousa sobre o diafragma.
   d) É coberto ventralmente pelo esterno e vértebras da coluna.
   e) Ocupa uma região denominada mediastino transverso.

5. O sangue proveniente da circulação pulmonar, rico em oxigênio, vem dos pulmões para o átrio esquerdo através de que vaso(s) sanguíneo(s)?
   a) Veia cava.
   b) Veia safena magna.
   c) Artéria pulmonar.
   d) Veias pulmonares.
   e) Artéria aorta.

Referências

MARIEB, E.; HOEHN, K. *Anatomia e Fisiologia*. 3. ed. Porto Alegre: Artmed, 2009.

MARTINI, F. H.; TIMMONS, M. J.; TALLITSCH, R. B. *Anatomia Humana.*, 6. ed. Porto Alegre: Artmed, 2009. (Coleção Martini).

VANPUTTE, C. L. et al. *Anatomia e fisiologia de Seeley*. 10. ed. Porto Alegre: AMGH, 2016.

Leitura recomendada

TORTORA, G. J.; DERRICKSON, B. *Corpo humano*: fundamentos de anatomia e fisiologia. 10. ed. Porto Alegre: Artmed, 2017.

Sistema cardiovascular: vasos e circulação

Objetivos de aprendizagem

Ao final deste texto, você deve apresentar os seguintes aprendizados:

- Identificar as características anatômicas e histológicas dos diferentes tipos de vasos do sistema cardiovascular.
- Nomear as principais artérias e veias do corpo.
- Identificar as veias tributárias da veia porta do fígado, que fazem parte do sistema porta hepático.

Introdução

O coração, os vasos sanguíneos (artérias, capilares e veias) e o sangue formam o sistema cardiovascular ou sistema circulatório. A circulação do sangue permite o transporte e a distribuição de nutrientes, gases e hormônios para as células de vários órgãos. O sangue também transporta resíduos do metabolismo para que possam ser eliminados do corpo. Tem a característica de ser um sistema fechado de fluxo unidirecional, tendo como bomba propulsora o coração.

A circulação do sangue acontece por meio de vasos sanguíneos responsáveis pela distribuição e pela drenagem de sangue que garantem a sobrevivência das células do corpo humano. Com isso, estudaremos neste capítulo as características anatômicas e histológicas dos diferentes tipos de vasos do sistema cardiovascular. Iremos conhecer as principais artérias e veias do corpo e também como funciona o sistema porta hepático.

Características anatômicas e histológicas dos vasos do sistema cardiovascular

Os vasos do sistema cardiovascular formam um sistema fechado de distribuição que inicia e termina no coração. Eles podem ser comparados com um sistema de tubos por onde o sangue circula. Esses tubos condutores não podem ser rígidos; eles devem ser dinâmicos e pulsáteis, pois a fluência do sangue depende da pulsação, da contração e do relaxamento de artérias, capilares e veias. Agora você poderá entender e aprender um pouco mais sobre as características anatômicas e histológicas dos vasos do sistema cardiovascular (MARIEB; HOEHN, 2009).

Para começar, você deve saber que os três principais tipos de vasos sanguíneos são chamados de artérias, capilares e veias. Com a contração cardíaca, o sangue é forçado a sair dos ventrículos por meio das grandes artérias (artéria pulmonar e artéria aorta) e, com isso, ele se locomove para artérias sucessivamente menores, atingindo finalmente seus menores ramos, chamadas de arteríolas, que são as responsáveis por alimentar os leitos capilares dos órgãos e tecidos de todo o organismo. O retorno do sangue se dá por meio da drenagem efetuada pelos capilares nas vênulas, as menores veias, e então nas veias maiores que se unem para formar as grandes veias; o sangue está pronto para finalmente desembocar no coração.

Se fôssemos medir a distância que o conjunto de vasos sanguíneos no adulto humano tem, chegaríamos a uma medida em torno de 100.000 km.

Nossas artérias precisam levar o sangue a partir do coração para todo o restante do nosso corpo. Para tanto, ele precisa ir diminuindo seu diâmetro gradativamente, e isso se dá por meio de ramificação, divergência ou bifurcação, formando divisões sucessivamente menores. O processo inverso acontece com nossas veias, que precisam retornar o sangue ao nosso coração. Para isso, elas se unem, se fundindo e convergindo em vasos cada vez maiores, à medida que se aproximam do miocárdio.

Os únicos vasos sanguíneos que tem contato íntimo com as células teciduais são os capilares, atendendo diretamente às necessidades celulares. Com isso, ocorrem trocas necessárias para a sobrevivência e a regulação celular.

Os três tipos de vasos apresentam comprimento, diâmetro, espessura relativa da parede e constituição do tecido variados.

Veja na Figura 1 a anatomia dos vasos sanguíneos.

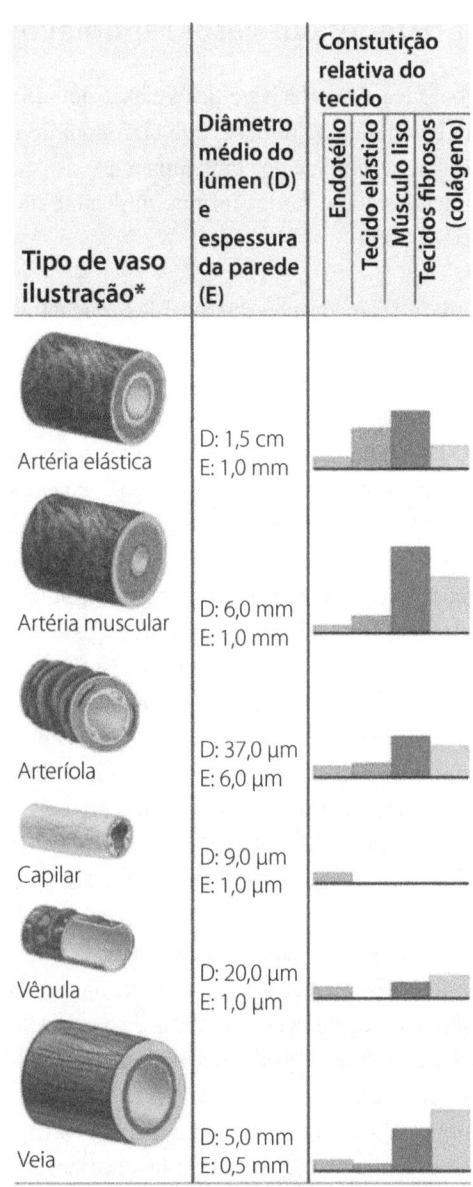

Tipo de vaso ilustração*	Diâmetro médio do lúmen (D) e espessura da parede (E)	Constutição relativa do tecido (Endotélio / Tecido elástico / Músculo liso / Tecidos fibrosos (colágeno))
Artéria elástica	D: 1,5 cm E: 1,0 mm	
Artéria muscular	D: 6,0 mm E: 1,0 mm	
Arteríola	D: 37,0 μm E: 6,0 μm	
Capilar	D: 9,0 μm E: 1,0 μm	
Vênula	D: 20,0 μm E: 1,0 μm	
Veia	D: 5,0 mm E: 0,5 mm	

* As relações de tamanho não são proporcionais. Os vasos menor são desenhados relativamente maiores para que os detalhes possam ser vistos. Ver voluna 2 para as dimensões reais

Figura 1. Resumo da anatomia dos vasos sanguíneos.
Fonte: Marieb e Hoehn (2009, p. 628).

Estrutura das paredes dos vasos sanguíneos

A estrutura das paredes das artérias e das veias é dotada de três camadas distintas, também chamadas de túnicas, que circundam o espaço que entra em contato com o sangue, conhecido como lúmen do vaso ou luz vascular. As túnicas são classificadas como túnica íntima, túnica média e túnica externa (MARIEB; HOEHN, 2009).

- Túnica íntima: é a camada mais interna. Ela se encontra em contato direto com o sangue que percorre o vaso. É formada pelo endotélio, um epitélio simples que reveste o lúmen de todos os vasos sanguíneos. O endotélio é uma continuação do revestimento endocárdico do coração, e suas células achatadas estão ajustadas firmemente, formando uma superfície lisa que diminui o atrito enquanto o sangue se move pelo lúmen. Nos vasos maiores do que 1 mm de diâmetro, uma camada subendotelial, consistindo em membrana basal e tecido conectivo frouxo, sustenta o endotélio.
- Túnica média: é composta principalmente por células musculares lisas dispostas circularmente e lâminas de elastina. Essas células musculares são as responsáveis pela movimentação dos vasos sanguíneos, garantindo seu potencial de vasoconstrição (redução no diâmetro do lúmen quando o músculo liso contrai) ou vasodilatação (aumento no diâmetro do lúmen quando o músculo liso relaxa). A atividade muscular lisa é controlada pelas fibras vasomotoras do sistema neurovegetativo simpático mediado por substâncias químicas. As alterações no diâmetro do vaso influenciam no processo de fluxo e regulação da pressão arterial sistêmica, sendo uma importante função de regulação na dinâmica circulatória. A túnica média geralmente tem a camada mais volumosa das artérias e, com isso, assume a responsabilidade de manter a pressão e a circulação sanguínea contínua.
- Túnica externa: é a camada mais externa da parede de um vaso sanguíneo. Ela é composta por fibras de colágeno entrelaçadas frouxamente que protegem e reforçam o vaso e o ancoram às estruturas que o rodeiam. Se apresenta infiltrada com fibras nervosas e vasos linfáticos e, nas veias maiores, com uma rede de fibras de elastina. Nos vasos maiores, a túnica externa contém um sistema de vasos sanguíneos diminutos, o *vasa vasorum* (literalmente "vasos dos vasos"), que nutrem os tecidos mais externos da parede do vaso sanguíneo. A porção mais interna ou luminal do vaso obtém seus nutrientes diretamente do sangue do lúmen.

Veja na Figura 2 a estrutura das artérias, das veias e dos capilares.

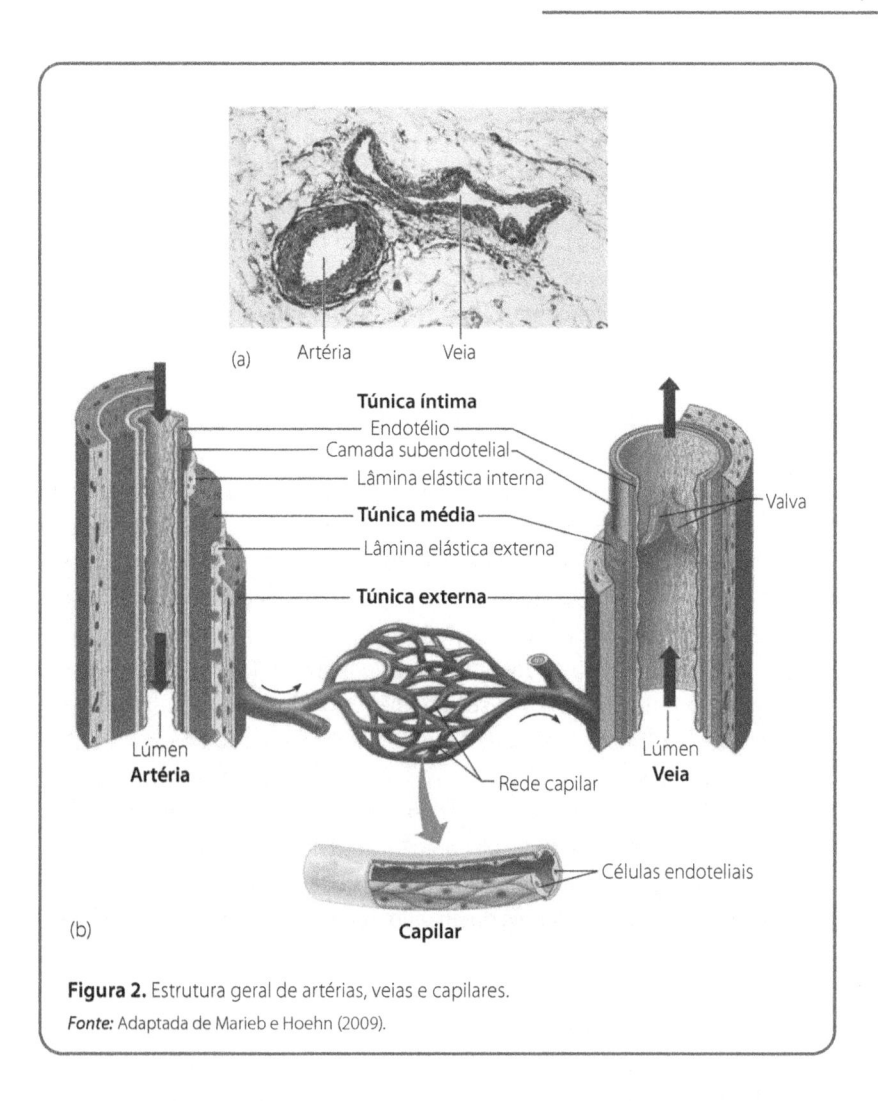

Figura 2. Estrutura geral de artérias, veias e capilares.
Fonte: Adaptada de Marieb e Hoehn (2009).

Artérias

São os vasos sanguíneos que transportam sangue oxigenado e demais substâncias vitais ao funcionamento das células do nosso corpo (MARIEB; HOEHN, 2009). Elas recebem divisões por causa de suas funções e tamanho, sendo classificadas como artérias elásticas, artérias musculares e arteríolas. Veja agora um pouco mais sobre cada uma delas:

- Artérias elásticas: também são chamadas de condutoras, têm paredes espessas e encontram-se próximas ao coração por meio da artéria aorta e suas ramificações. Têm a maior elasticidade e os maiores diâmetros dentre as artérias, variando de 1 a 2,5 cm. Às vezes podem ser chamadas de condutoras, por levarem o sangue do coração para as artérias de médio calibre e por terem um grande lúmen, mas são vias de menor resistência que as demais, por seu volume interno aumentado. Suas três camadas túnicas contêm mais elastina do que qualquer outro vaso, contudo, a túnica media é aquela que contém a maior quantidade de elastina, responsável por criar minas concêntricas escavadas de tecido conectivo elástico, parecendo fatias de queijo suíço, interpostas entre camadas de células musculares lisas. Mesmo as artérias elásticas tendo quantidades significativas de musculatura lisa, elas praticamente não fazem vasoconstrição e, com isso, em termos de função, elas podem ser vistas como simples tubos elásticos. As artérias elásticas conseguem ser reservatórios de pressão, podendo se expandir e se retrair quando o sangue é ejetado do coração. Consequentemente, o sangue flui com mais continuidade do que se acompanhasse o ritmo pulsátil dos batimentos cardíacos, que seria fluindo e parando a cada batimento se o acompanhasse.
- Artérias musculares: também conhecidas como artérias distribuidoras. Surgem mais distalmente ao coração, ao término das artérias elásticas. Elas entregam o sangue aos órgãos do corpo e formam a maioria das artérias presentes no nosso organismo, sendo, com isso as mais estudadas nos laboratórios de anatomia. Têm diâmetro interno que varia de 0,3 mm a 1 cm e proporcionalmente têm a túnica média mais espessa que em outros vasos, além de ter mais músculo liso e menos tecido elástico. Com isso, elas têm maior facilidade de vasoconstrição e menos distensão.
- Arteríolas: são as menores artérias e têm diâmetro de lúmen que varia de 0,3 mm a 10 μm. As arteríolas maiores têm todas as três túnicas, mas sua túnica média é principalmente músculo liso com poucas fibras elásticas dispersas. As arteríolas menores, que se dirigem aos leitos capilares, são pouco mais que uma camada única de células musculares lisas distribuídas ao redor do revestimento endotelial.

Capilares

São os menores vasos sanguíneos, tendo paredes extremamente finas com apenas uma camada túnica íntima. Pode acontecer de uma única célula endotelial formar toda a circunferência da parede capilar. Na superfície externa dos capilares existem os periquitos, que têm a forma de aranha, sendo células parecidas com as musculares lisas, que têm a função de estabilizar a parede dos capilares (MARIEB; HOEHN, 2009).

O comprimento médio dos capilares é de 1 mm e o diâmetro médio do lúmen é de 8 a 10 µm, tamanho este capaz de possibilitar o deslizamento dos eritrócitos em fila única. A maioria dos tecidos do corpo humano apresentam um rico suprimento capilar, porém existem exceções, como os tendões e os ligamentos, que são pobremente vascularizados. As cartilagens e o epitélio humano não têm capilares, porém recebem os nutrientes dos vasos sanguíneos dos tecidos conectivos próximos, enquanto a córnea avascular e o cristalino dos olhos recebem nutrientes do humor aquoso adjacente.

Para você entender melhor, vamos fazer a seguinte analogia: se compararmos os vasos sanguíneos com um sistema de vias expressas e estradas, os capilares são os becos e as entradas de garagens que garantem acesso direto a quase todas as células do corpo. Graças à sua localização e à pequena espessura de suas paredes os capilares são muito eficientes em seu papel, realizando com grandeza a troca de gases, nutrientes, hormônios, etc. entre o sangue e o líquido intersticial.

Tipos de capilares

Conforme suas estruturas, os capilares serão chamados de contínuos, fenestrados e sinusoides.

- Capilares contínuos: mais presentes em abundância na pele e nos músculos, sendo os mais comuns. São contínuos no sentido de que suas estruturas de células endoteliais são oriundas de um revestimento ininterrupto, sendo que as células adjacentes estão unidas lateralmente por junções oclusivas. Lacunas de membrana não unida, chamadas de fendas intercelulares, dão origem a junções incompletas, apresentando largura suficiente apenas para permitir a passagem de líquidos e pequenos solutos.
- Capilares fenestrados: são similares aos contínuos, porém apresentam algumas células endoteliais dos capilares fenestrados repletas de poros ovais, ou, ainda, fenestrações. Esses capilares são encontrados em qualquer local onde ocorra absorção capilar ativa ou formação de filtrado. Exemplificamos por meio dos capilares fenestrados do intestino delgado que recebem nutrientes do alimento digerido e por meio dos capilares dos órgãos endócrinos que permitem a rápida entrada de hormônios

no sangue. Nos rins, temos capilares fenestrados com poros permanentemente abertos para facilitar a rápida filtração do plasma sanguíneo.
- Capilares sinusoides: também chamados de sinusoidais, são capilares emborrachados e extremamente modificados, presentes apenas no fígado, na medula óssea, nos tecidos linfoides e em alguns órgãos endócrinos. Eles têm lúmens grandes e de formato irregular e são geralmente fenestrados. Seu revestimento endotelial tem menos junções oclusivas e fendas intercelulares maiores do que as dos capilares comuns. Essas adaptações estruturais permitem a passagem de moléculas grandes e de células sanguíneas entre o sangue e os tecidos adjacentes. No fígado, o endotélio dos sinusoides é descontínuo e os macrófagos grandes fazem parte do revestimento e são chamados de células de Kupffer, os quais removem e destroem qualquer bactéria. Em outros órgãos, como o baço, os fagócitos localizados na superfície externa dos sinusoides emitem extensões citoplasmáticas para o lúmen sinusoidal por meio das fendas intercelulares para capturar suas "presas". O sangue flui lentamente ao longo dos tortuosos canais sinusoides, o que proporciona tempo para que ele seja modificado de diversas maneiras.

Veja na Figura 3 a estrutura capilar.

Leitos capilares

São redes entrelaçadas formadas que trabalham junto com os capilares. Auxiliam no fluxo de sangue de uma arteríola para uma vênula através de um leito capilar, fazendo o processo de microcirculação.

Os capilares verdadeiros são em número de 10 a 100 por cada leito capilar, variando do órgão ou tecido perfundido. O sangue que flui por uma arteríola terminal pode ir pelos capilares verdadeiros ou pelos leitos capilares. Quando os esfíncteres pré-capilares estão abertos, o sangue flui pelos capilares verdadeiros e participa nas trocas com as células teciduais. Quando os esfíncteres estão fechados, o sangue flui pelos desvios e se desvia das células teciduais (MARIEB; HOEHN, 2009).

A quantidade relativa de sangue que entra em um leito vascular é regulada por funções químicas locais e fibras nervosas vasomotoras arteriolares. Um leito pode ser inundado com sangue ou quase completamente desviado, dependendo das condições do corpo ou daquele órgão específico. Por exemplo, se

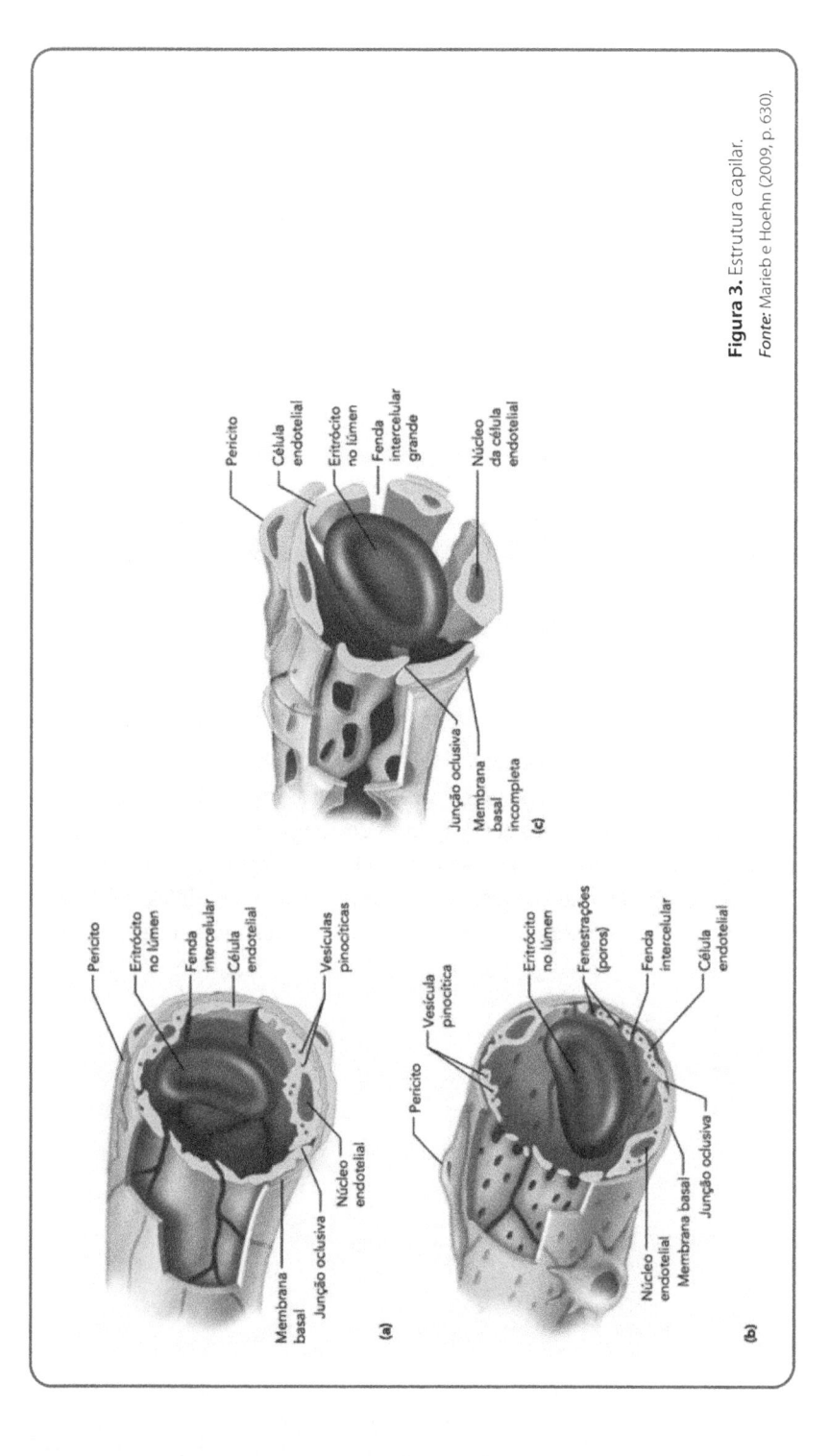

Figura 3. Estrutura capilar.
Fonte: Marieb e Hoehn (2009, p. 630).

você acabou de se alimentar e está sentado relaxado, a digestão alimentar está acontecendo e o sangue está circulando livremente pelos capilares verdadeiros dos seus órgãos gastrointestinais para receber os produtos da digestão. Contudo, a maioria dessas mesmas vias capilares está fechada entre as refeições. Para dar outro exemplo, quando você está se exercitando vigorosamente, o sangue é redirecionado dos órgãos digestórios (alimentados ou não) para os leitos capilares dos seus músculos esqueléticos, em que ele é imediatamente necessário. Isso ajuda a explicar por que o exercício vigoroso, logo após uma refeição, pode causar indigestão ou cólicas abdominais.

Sistema venoso

No corpo humano, a circulação de sangue levado dos leitos capilares ao coração acontece através das veias. Ao longo dessa via, a espessura dos vasos venosos aumenta sucessivamente e suas paredes se espessam gradativamente quando eles progridem das vênulas para as veias cada vez maiores (MARIEB; HOEHN, 2009).

Vênulas

Têm um diâmetro que varia de 8 a 100 µm, sendo formadas quando os capilares se unem. As vênulas pós-capilares, que são as menores e extremamente porosas, são mais parecidas com capilares do que com veias. Nelas, o líquido e os leucócitos se movem facilmente da corrente sanguínea através de suas paredes. As vênulas maiores têm uma ou duas camadas de células musculares lisas, sendo uma escassa túnica média e também uma fina túnica externa.

Veias

As uniões das vênulas dão origem às veias. Geralmente as veias têm três túnicas distintas, porém, apresentam paredes mais finas e lúmens maiores que aqueles existentes nas artérias correspondentes. Em estudos histológicos, as veias geralmente são colapsadas apresentando um lúmen em forma de fenda. Praticamente não existe músculo liso ou elastina na túnica média, enquanto que a túnica externa é a camada mais volumosa da parede venosa, sendo constituída por grossos feixes longitudinais de fibras de colágeno e redes de elastina, tornando-se várias vezes mais espessa que a túnica média.

Já nas veias cavas, as maiores veias, que servem de condutoras diretas do sangue para o coração, a túnica externa é espessada por bandas longitudinais de musculatura lisa. Seus lúmens grandes e suas paredes finas são capazes de acomodar um grande volume de sangue. As veias são também chamadas de vasos de capacitância e reservatórios sanguíneos. Isso ocorre porque mais de 65% do suprimento de sangue do corpo é encontrado nelas em um determinado momento.

As veias têm paredes muito mais finas do que as das artérias, pois a pressão sanguínea em seu interior é mito baixa. Contudo, a condição de baixa pressão demanda algumas adaptações para garantir que o sangue retorne ao coração na mesma taxa com que foi bombeado na circulação. A primeira dessas adaptações são os lúmens de grande diâmetro das veias, que oferecem relativamente pouca resistência ao fluxo sanguíneo. Uma segunda adaptação é a presença das valvas que impedem o fluxo retrogrado. As valvas venosas são formadas a partir de dobras da túnica íntima e se assemelham às valvas semilunares cardíacas tanto em estrutura como em função. As valvas venosas são mais abundantes nas veias dos membros, em que o fluxo do sangue para cima é contraposto pela gravidade. Elas estão ausentes nas veias da cavidade ventral do corpo.

Veja a seguir, na Figura 4, os componentes vasculares e a distribuição do sangue.

Figura 4. Visão geral dos componentes vasculares e da distribuição do sangue.
Fonte: Marieb e Hoehn (2009, p. 629).

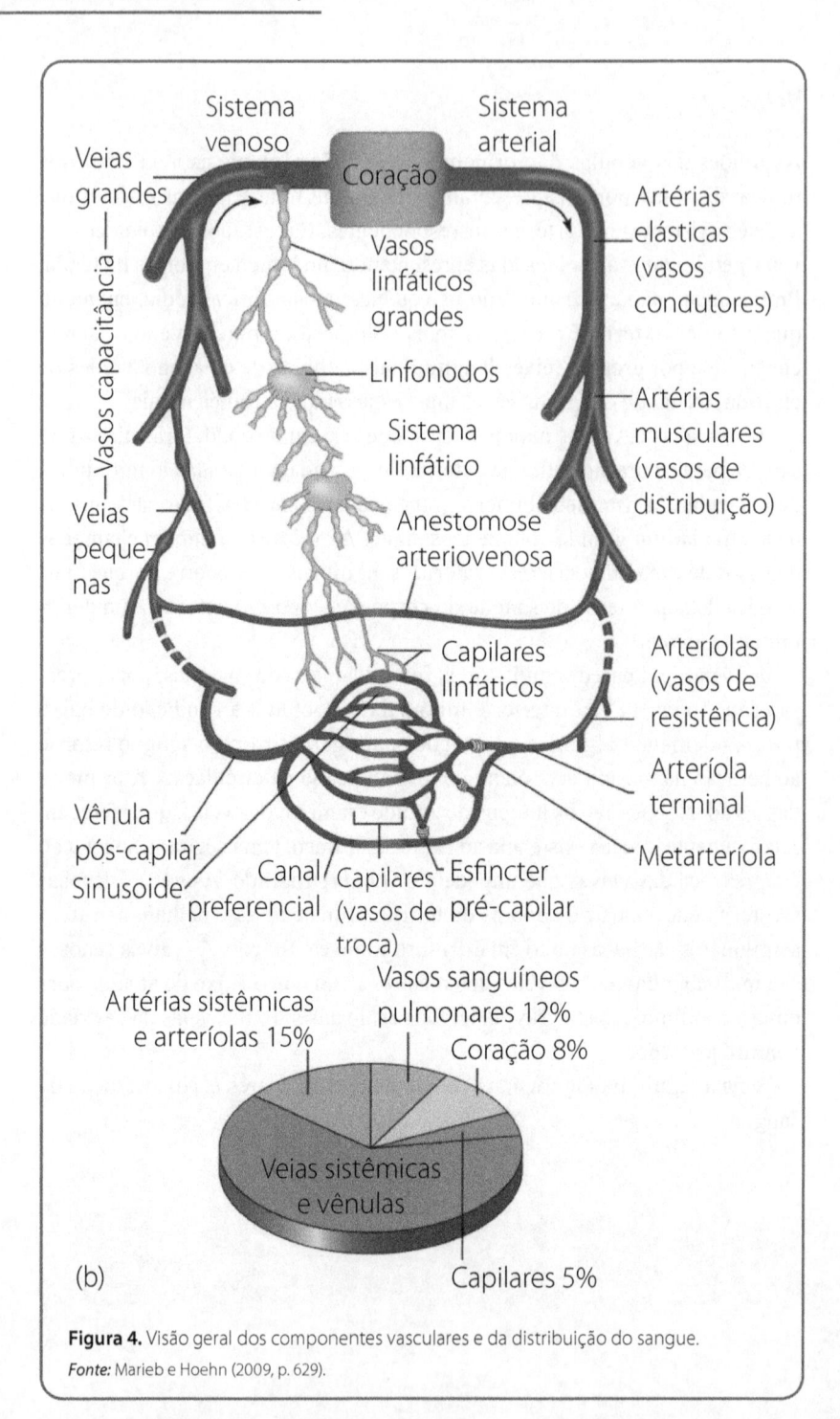

> **Na prática**
>
> Veja em realidade aumentada as principais artérias do sistema arterial e a distribuição do sangue pelo os órgãos do corpo humano.
>
> Aponte para o QR code ou acesse o *link*
> **https://goo.gl/pk3S6s** para ver o recurso.

> **Link**
>
> Veja no *site* a seguir mais informações sobre a histologia dos vasos sanguíneos:
>
> **https://goo.gl/YfTT5B**

Principais artérias e veias do corpo

Artéria aorta

É a maior artéria do corpo humano, apresentado um diâmetro que varia de 2 a 3 cm (TORTORA; DERRICKSON, 2017). Ela apresenta quatro principais divisões:

- Aorta ascendente: emerge do ventrículo esquerdo, posterior ao tronco pulmonar, dando origem a dois ramos arteriais coronários que irrigam o miocárdio do coração.
- Arco da aorta: é o arqueamento da aorta ascendente, apresentando ramificações, conhecidas como ramos da aorta (tronco braquiocefálico, artéria carótida comum esquerda, artéria subclávia esquerda).
- Aorta torácica: é a parte da aorta que fica entre o arco da aorta e o diafragma, medindo aproximadamente 20 cm de comprimento.
- Aorta abdominal: parte que fica entre o diafragma e as artérias ilíacas comuns. Elas se ramificam e formam os principais ramos da aorta

abdominal: o tronco celíaco e as artérias mesentéricas superior e inferior. A parte abdominal da aorta se divide no nível da quarta vértebra lombar, nas artérias ilíacas comuns que levam o sangue para os membros inferiores.

Veja, a seguir, o Quadro 1 e a Figura 5.

Quadro 1. Divisão e ramos da artéria aorta e região irrigada.

DIVISÃO E RAMOS	REGIÃO IRRIGADA
Parte ascendente da aorta	
Artérias coronárias direita e esquerda	Coração
Arco da aorta (ver Quadro 16.2)	
Tronco braquiocefálico	
Artéria carótida comum direita	Lado direito da cabeça e do pescoço
Artéria subclávia direita	Membro superior direito
Artéria carótida comum esquerda	Lado esquerdo da cabeça e do pescoço
Artéria subclávia esquerda	Membro superior esquerdo
Parte torácica da aorta	
Artérias bronquiais	Brônquios dos pulmões
Artérias esofágicas	Esôfago
Artérias intercostais posteriores	Músculos torácicos e intercostais
Artérias frênicas superiores	Faces posterior e superior do diafragma
Parte abdominal da aorta	
Artérias frênicas inferiores	Superfície inferior do diafragma
Tronco celíaco	
Artéria hepática comum	Fígado, estômago, duodeno e pâncreas
Artéria gástrica esquerda	Esôfago e estômago
Artéria esplênica	Baço, pâncreas e estômago
Artéria mesentérica superior	Intestino delgado, ceco, colos ascendente e transverso do intestino, pâncreas
Artérias suprarrenais	Glândulas suprarrenais
Artérias renais	Rins
Artérias gonadais	
Artérias testiculares	Testículos (homem)
Artérias ováricas	Ovários (mulher)
Artéria mesentérica inferior	Reto, colos transverso, descendente e sigmoide
Artérias ilíacas comuns	
Artérias ilíacas externas	Membros inferiores
Artérias ilíacas internas	Útero (mulher), próstata (homem), músculos glúteos e bexiga urinária

Fonte: Tortora e Derrickson (2017, p. 400).

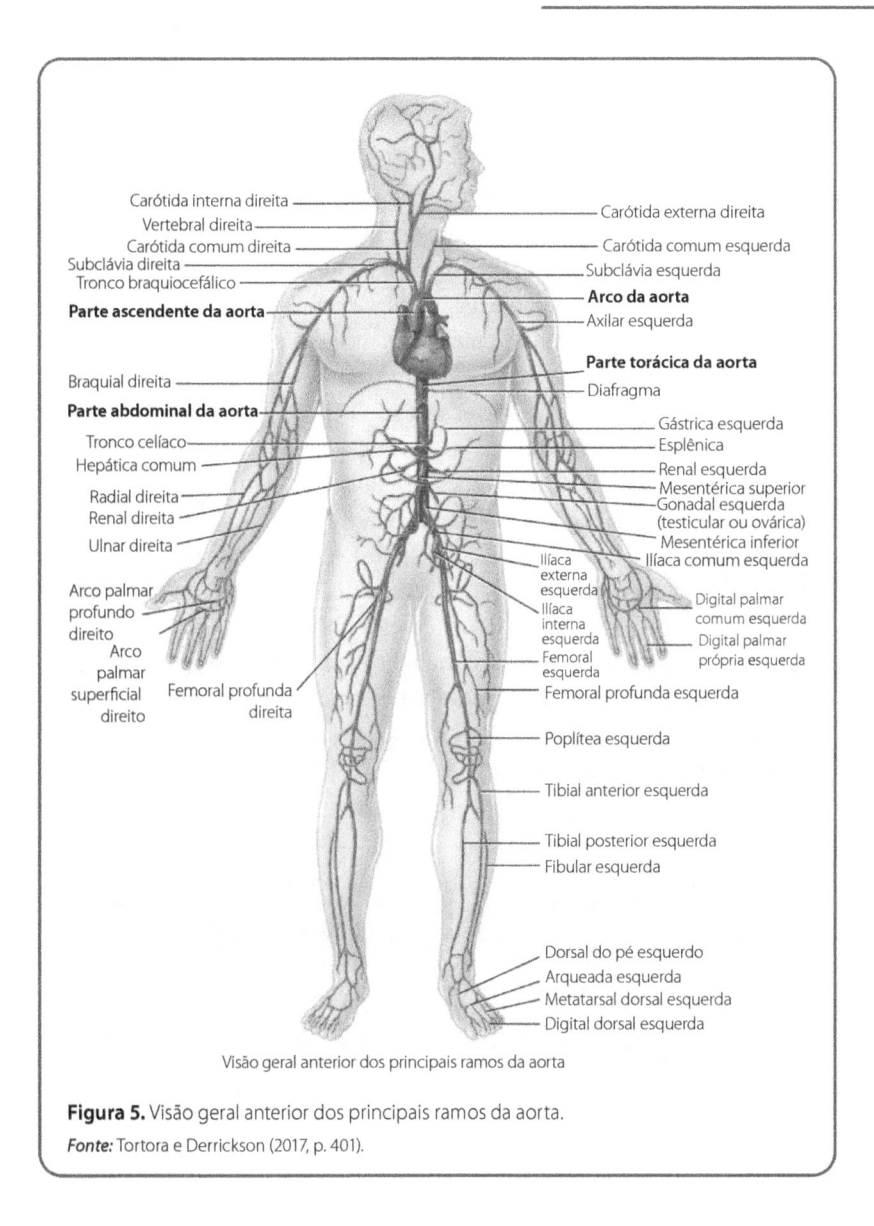

Figura 5. Visão geral anterior dos principais ramos da aorta.
Fonte: Tortora e Derrickson (2017, p. 401).

Artérias da pelve e dos membros inferiores

Com a divisão da aorta abdominal surgem as artérias ilíacas comuns direita e esquerda, que, por sua vez, se dividem em artérias ilíacas externas e internas. As artérias ilíacas externas formam as artérias femorais nas coxas, as artérias poplíteas posteriores ao joelho e as artérias tibiais anteriores e posteriores nas pernas.

Veias da circulação sistêmica

A esta altura você já sabe que enquanto as artérias distribuem o sangue para todo o corpo, as veias drenam de volta ao coração. As veias podem se localizar superficialmente abaixo da pele ou profundamente abaixo da pele e demais tecidos. As veias profundas tendem a seguir um percurso paralelo ao das artérias, recebendo ambas o mesmo nome, diferente das veias superficiais, que não têm artérias superficiais para compartilhar do mesmo nome. Um destaque na importância das veias superficiais está na coleta de sangue venoso periférico ou, ainda, para a administração de medicamentos intravenosos (TORTORA; DERRICKSON, 2017).

Enquanto as artérias seguem vias definidas, as veias são mais tortuosas por terem de se comunicar com redes irregulares no intuito de formar veias menores e maiores dependendo da necessidade.

Somente uma artéria sistêmica é responsável pelo transporte de sangue oxigenado pelo corpo, a aorta. Em contraponto, três veias são responsáveis em retornar o sangue ao coração, sendo elas o seio coronário (que recebe o sangue das veias cardíacas), a veia cava inferior (que recebe o sangue das veias inferiores ao diafragma) e a veia cava superior (que recebe sangue das veias superiores ao diafragma, exceto dos sáculos alveolares).

Veja o Quadro 2 e a Figura 6.

Quadro 2. Descrição de veias da circulação sistêmica e regiões drenadas.

Veia	Descrição e região drenada
Seio coronário	O **seio coronário** é a principal veia do coração; recebe quase todo o sangue venoso do miocárdio e se abre no átrio direito, entre o óstio da veia cava inferior e a valva atrioventricular direita (tricúspide)
Veia cava superior (VCS)	A **VCS** lança seu sangue na parte superior do átrio direito. Começa com a união das veias braquiocefálicas direita e esquerda e entra no átrio direito. A VCS drena a cabeça, o pescoço, o tórax e os membros superiores
Veia cava inferior (VCI)	A **VCI** é a maior veia do corpo. Começa pela união das veias ilíacas comuns, passa pelo diafragma e entra na parte inferior do átrio direito. A VCI drena o abdome, a pelve e os membros inferiores. Durante os últimos meses de gestação, a VCI geralmente é comprimida pelo útero em expansão, produzindo edema nos tarsos (tornozelos) e nos pés, além de veias varicosas temporárias

Fonte: Adaptado de Tortora (2017, p. 406).

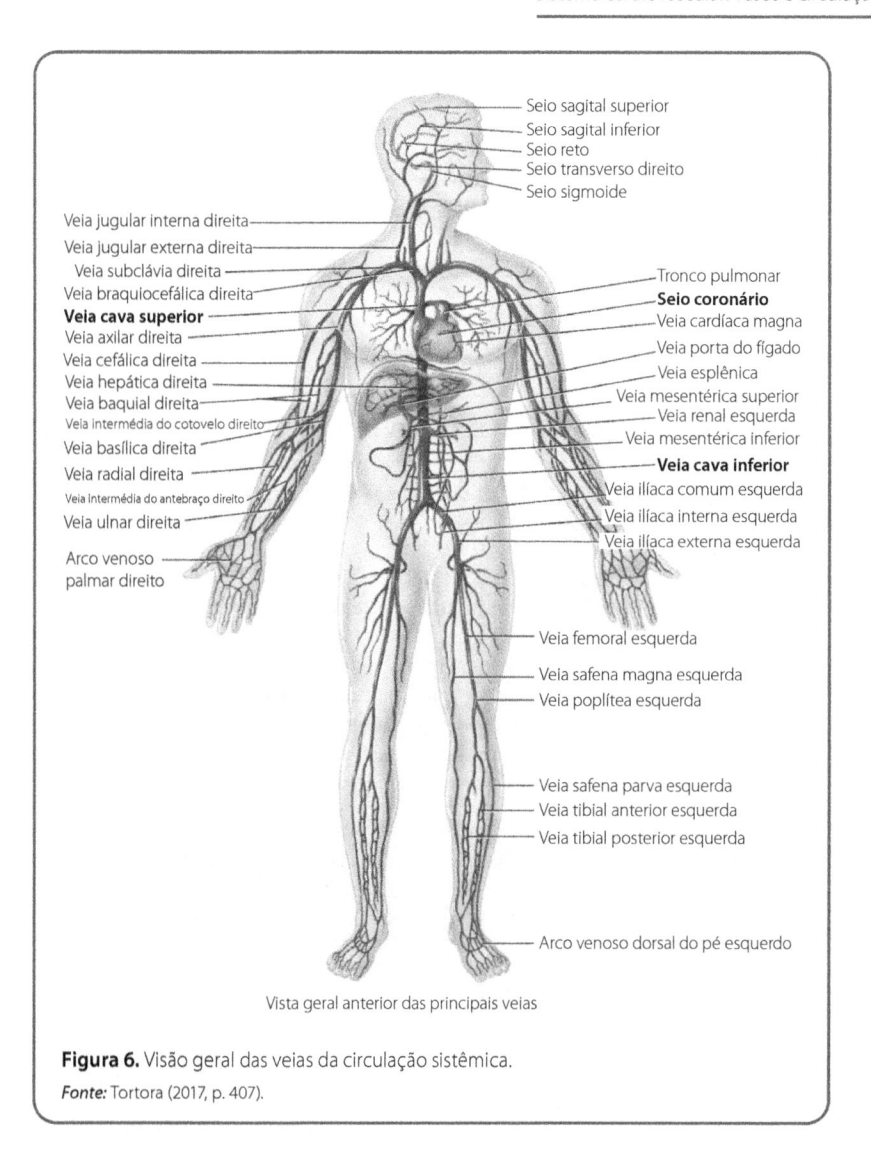

Figura 6. Visão geral das veias da circulação sistêmica.
Fonte: Tortora (2017, p. 407).

Veias da cabeça e do pescoço

A maior parte da drenagem sanguínea da cabeça se dá por três pares de veias: veias jugulares internas, veias jugulares externas e veias vertebrais.

Já no encéfalo as veias encefálicas drenam o sangue para os seios venosos da dura-máter e, logo após, para as veias jugulares internas.

Veja, a seguir, o Quadro 3 e a Figura 7.

Quadro 3. Descrição de veias da cabeça e do pescoço e regiões drenadas.

Veia	Descrição e região drenada
Veias jugulares internas	Os seios da dura-máter (os vasos em azul-claro na Fig. 16.13) drenam o sangue dos ossos do crânio, das meninges e do encéfalo. As **veias jugulares internas** direita e esquerda passam inferiormente em cada lado do pescoço, laterais às artérias carótidas comum e interna. Em seguida, se unem às veias subclávias para formar as veias **braquiocefálicas** direita e esquerda. Daqui, o sangue flui para a veia cava superior. As estruturas gerais drenadas pelas veias jugulares internas são o encéfalo (por meio dos seios da dura-máter), a face e o pescoço
Veias jugulares externas	As **veias jugulares externas** direita e esquerda desembocam nas veias subclávias. As estruturas gerais drenadas pelas veias jugulares externas são aquelas externas ao crânio, como o couro cabeludo e as regiões superficiais e profundas da face
Veias vertebrais	As **veias vertebrais** direita e esquerda desembocam nas veias braquiocefálicas, no pescoço. Drenam as estruturas profundas do pescoço, como as vértebras cervicais, parte cervical da medula espinal e alguns Músculos do pescoço

Fonte: Adaptado de Tortora (2017, p. 408).

Figura 7. Visão geral das veias da cabeça e do pescoço.
Fonte: Tortora (2017, p. 408).

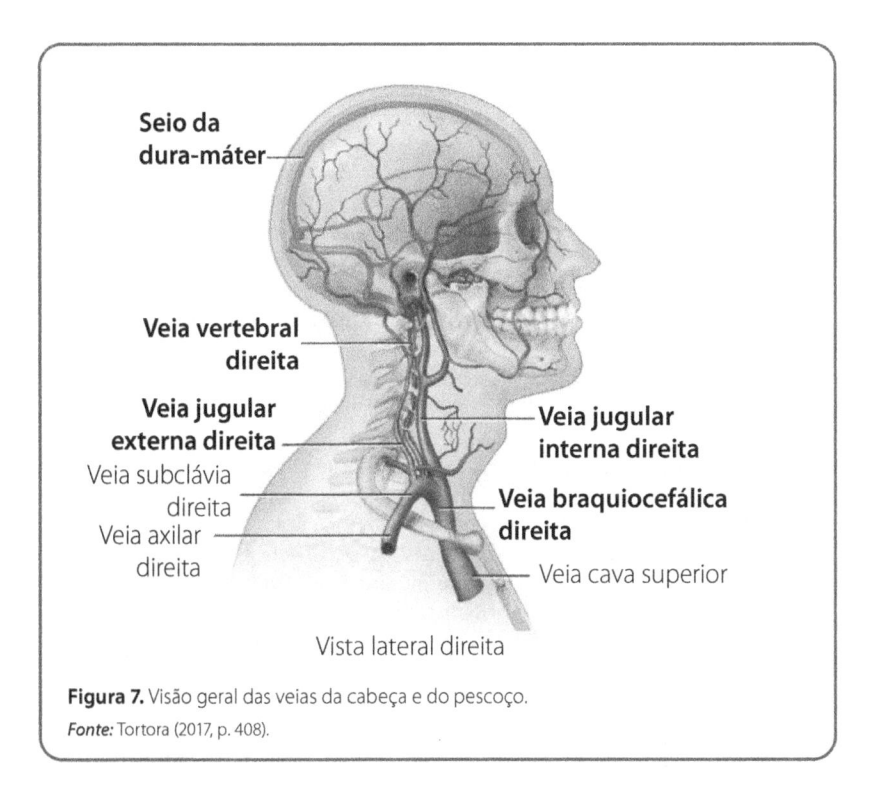

Veias dos membros superiores

O retorno venoso dos membros superiores para o coração se dá através de veias superficiais e profundas. Essas veias têm válvulas que são mais presentes nas veias profundas. Já as veias superficiais estão em maior número e tamanho do que as profundas e são responsáveis por drenar a maior parte do sangue proveniente dos membros superiores.

Veja, a seguir, o Quadro 4 e a Figura 8.

Quadro 4. Descrição de veias dos membros superiores e regiões drenadas.

Veia	Descrição e região drenada
Veias superficiais Veias cefálicas Veias basílicas Veias intermédias do antebraco	As principais veias superficiais que drenam os membros superiores se originam na mão e transportam o sangue das veias superficiais menores para as veias axilares. As **veias cefálicas** começam na extremidade lateral das **redes venosas dorsais** da mão, redes de veias localizadas no dorso das mãos (Fig. 16.14c), que drenam os dedos. As veias cefálicas drenam o sangue proveniente da face lateral dos membros superiores As **veias basílicas** começam na extremidade medial das redes venosas dorsais das mãos (Fig. 16.14a) e drenam o sangue proveniente das faces mediais dos membros superiores. Anteriores ao cotovelo, as veias basílicas se conectam às veias cefálicas por meio das **veias intermédias do cotovelo**, que drenam o antebraço. Se precisarmos puncionar uma veia para injeção, transfusão ou coleta de amostra sanguínea, a preferida é a veia intermédia do cotovelo. As veias basílicas continuam subindo até se unirem às veias braquiais. Quando as veias basílicas e braquiais se juntam na área axilar, formam as veias axilares As **veias intermédias do antebraço** começam nos **arcos venosos palmares**, redes de veias nas palmas das mãos. Os plexos drenam os dedos das mãos. As veias intermédias do antebraço sobem pelos antebraços para se juntarem às veias basílicas ou às veias intermédias do cotovelo, ou, às vezes, a ambas. Elas drenam as palmas das mãos e os antebraços

(Continua)

(Continuação)

Quadro 4. Descrição de veias dos membros superiores e regiões drenadas.

Veia	Descrição e região drenada
Veias profundas Veias radiais Veias ulnares (ulnar = pertinente à ulna)	O par de **veias radiais** começa nos **arcos venosos palmares profundos** (Fig. 16.14b). Esses arcos drenam as palmas das mãos. As veias radiais drenam as faces laterais dos antebraços e seguem ao longo de cada artéria radial. Logo abaixo da articulação do cotovelo, as veias radiais se unem com as veias ulnares, para formar as veias braquiais
Veias braquiais Veias axilares Veias subclávias	O par de veias ulnares começa nos **arcos venosos palmares superficiais**, que drenam as palmas e os dedos das mãos. As veias ulnares drenam a face medial dos antebraços, acompanham as artérias ulnares e se unem às veias radiais, para formar as veias braquiais
	O par de **veias braquiais** acompanha as artérias braquiais. Drenam os antebraços, as articulações dos cotovelos e os braços. Unem-se às veias basílicas para formar as veias axilares
	As **veias axilares** sobem para se tornarem as veias subclávias. Drenam os braços, as axilas e a parte superior da parede torácica
	As **veias subclávias** são continuações das veias axilares, que se unem às veias jugulares internas para formar as veias braquiocefálicas. Essas veias se unem, formando a veia cava superior. As veias subclávias drenam os braços, o pescoço e a parede torácica

Fonte: Adaptado de Tortora (2017, p. 409).

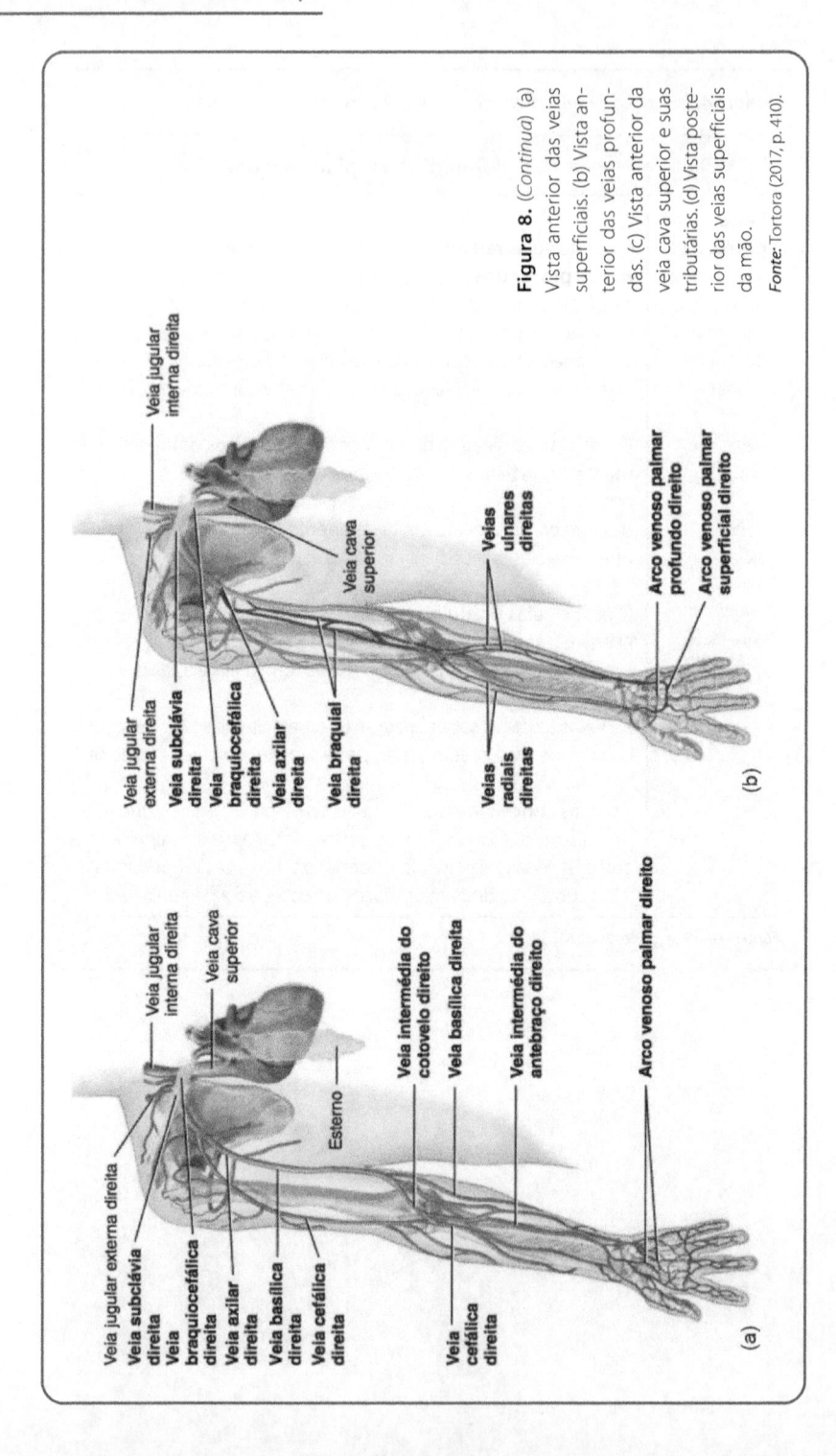

Figura 8. (*Continua*) (a) Vista anterior das veias superficiais. (b) Vista anterior das veias profundas. (c) Vista anterior da veia cava superior e suas tributárias. (d) Vista posterior das veias superficiais da mão.

Fonte: Tortora (2017, p. 410).

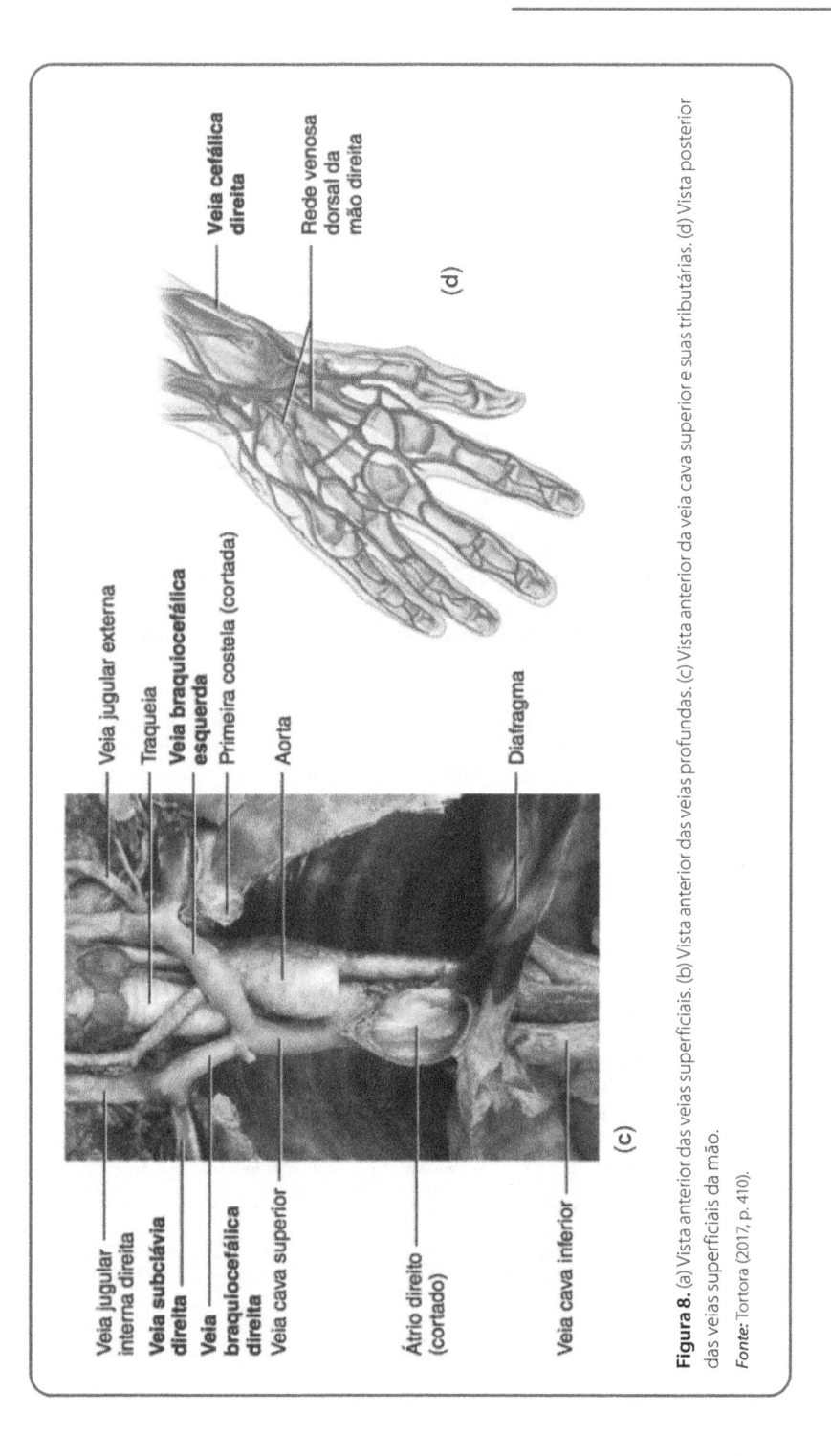

Figura 8. (a) Vista anterior das veias superficiais. (b) Vista anterior das veias profundas. (c) Vista anterior da veia cava superior e suas tributárias. (d) Vista posterior das veias superficiais da mão.
Fonte: Tortora (2017, p. 410).

Veias dos membros inferiores

Da mesma maneira como nos membros superiores, o sangue dos membros inferiores é drenado por veias superficiais e veias profundas. As veias superficiais geralmente se ramificam entre si e com as veias profundas, ao longo de sua extensão. Todas as veias dos membros inferiores têm válvulas, que são mais numerosas do que nas veias dos membros superiores.

Veja o Quadro 5 e a Figura 9, a seguir.

Quadro 5. Descrição de veias dos membros inferiores e regiões drenadas.

Veia	Descrição e região drenada
Veias superficiais Veias safenas magnas Veias safenas parvas	As **veias safenas magnas**, as veias mais longas do corpo, começam na extremidade medial dos **arcos venosos dorsais** dos pés, redes de veias no dorso do pé que coletam o sangue proveniente dos dedos dos pés. As veias safenas magnas desembocam nas veias femorais e drenam principalmente a perna e a coxa, a virilha, os órgãos genitais externos e a parede abdominal. Ao longo de sua extensão, as veias safenas magnas possuem entre 10 e 20 válvulas, localizadas mais na perna do que na coxa. As veias safenas magnas são usadas com frequência para a administração prolongada de líquidos intravenosos. Isso é particularmente importante em crianças muito jovens e em pacientes de qualquer idade que estejam em choque e cujas veias estejam colapsadas. As veias safenas magnas também são usadas, com frequência, como fonte de enxertos vasculares, especialmente para a cirurgia de revascularização do miocárdio. Nesse procedimento, a veia é retirada e, em seguida, invertida, para que as válvulas não obstruam o fluxo sanguíneo
	As **veias safenas parvas** começam na extremidade lateral dos arcos venosos dorsais dos pés. Desembocam nas veias poplíteas, atrás do joelho. Ao longo de sua extensão, as veias safenas parvas têm de 9 a 12 válvulas. Essas veias drenam os pés e as pernas

(Continua)

(Continuação)

Quadro 5. Descrição de veias dos membros inferiores e regiões drenadas.

Veia	Descrição e região drenada
Veias profundas Veias tibiais posteriores Veias tibiais anteriores Veias poplíteas Veias femorais	Os **arcos venosos plantares profundos**, nas plantas dos pés, drenam os dedos dos pés e, basicamente, dão origem às **veias tibiais posteriores** pares. Essas veias acompanham as artérias tibiais posteriores ao longo da perna e drenam os pés e os Músculos posteriores das pernas. Aproximadamente a dois terços do trajeto ascendente pela perna, as veias tibiais posteriores drenam o sangue proveniente das **veias fibulares**, que irrigam os Músculos laterais e posteriores da perna O par de **veias tibiais anteriores** começa no arco venoso dorsal do pé e acompanha a artéria tibial anterior. Unem-se às veias tibiais posteriores para formar a veia poplítea. As veias tibiais anteriores drenam as articulações talocrural e do joelho, a articulação tibiofibular e a parte anterior da perna As **veias poplíteas** são formadas pela união das veias tibiais anterior e posterior. Drenam a pele, os Músculos e os ossos da articulação do joelho As **veias femorais** acompanham as artérias femorais e são as continuações das veias poplíteas. Drenam os Músculos das coxas, os fêmures, os órgãos genitais externos e os linfonodos superficiais. As veias femorais entram na cavidade pélvica, onde são conhecidas como veias ilíacas externas. As **veias ilíacas externas** e **interna**s se unem, formando as **veias ilíacas comuns**, que também se unem, formando a veia cava inferior

Fonte: Adaptado de Tortora (2017, p. 411).

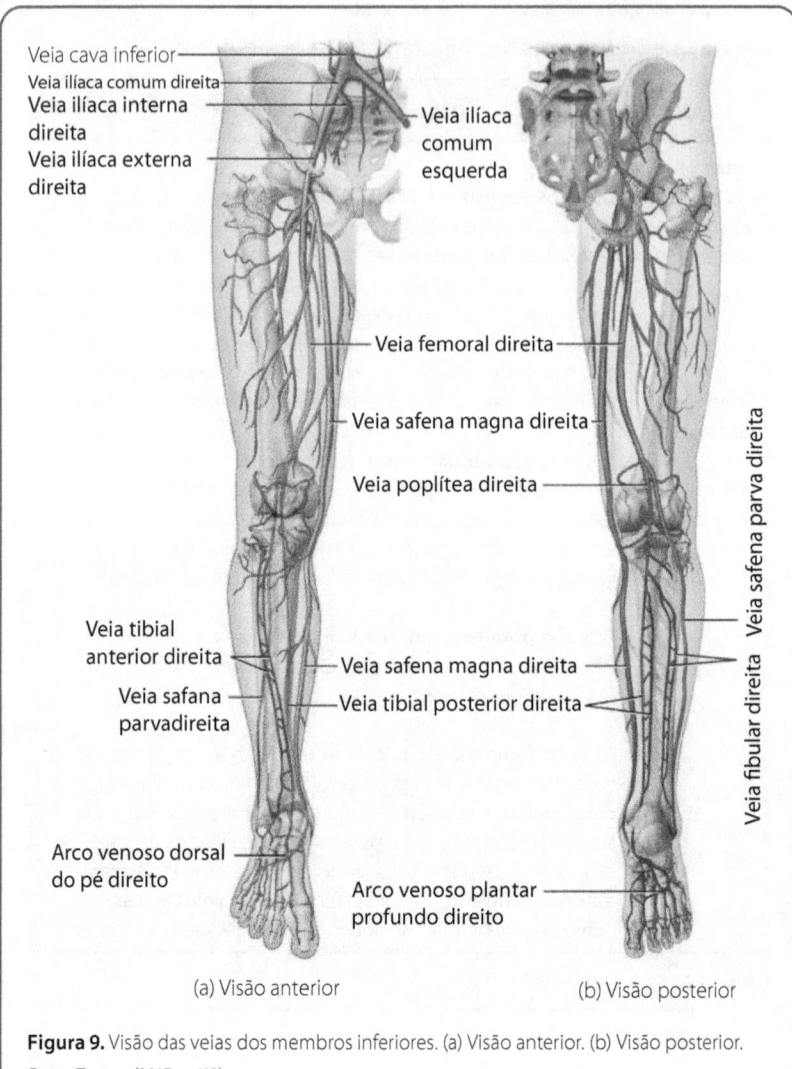

Figura 9. Visão das veias dos membros inferiores. (a) Visão anterior. (b) Visão posterior.
Fonte: Tortora (2017, p. 412).

Link

Confira neste artigo científico informações sobre úlceras venosas, doença que pode acometer as veias dos membros inferiores.

https://goo.gl/QG7yNA

Sistema porta hepático

O sistema porta hepático é formado por meio da veia porta e suas veias tributárias. É o sistema responsável por transportar o sangue dos órgãos abdominais para o fígado (VANPUTTE; REGAN; RUSSO, 2016).

Com isso, cerca de 75% do suprimento sanguíneo que perfunde o fígado é proveniente do sistema gastrointestinal, enquanto que o restante, 25%, é formado pelo aporte sanguíneo proveniente da artéria hepática, trazendo um sangue rico em oxigênio ao fígado. Dessa maneira, existem duas fontes de sangue que fluem para dentro do fígado e apenas uma via de saída. É importante ressaltar que a veia porta do fígado drena sangue para o fígado, e não do fígado.

O retorno venoso do intestino é feito por duas veias:

- Veia mesentérica superior: responsável por drenar o sangue do intestino delgado, do estômago e de parte do cólon.
- Veia mesentérica inferior: responsável por drenar o sangue do intestino grosso. A mesentérica inferior une-se com a veia esplénica do baço antes de esta se anastomosar com a veia mesentérica superior para formar a veia porta.

A veia porta recebe a veia gástrica e a veia pré-pilórica pouco antes de atingir o hilo hepático. Ao entrar no fígado, a veia porta ramifica-se em vênulas e posteriormente em capilares que se continuam por uma outra rede de capilares que, se reunindo, vão formar vênulas e veias para terminar dando origem à veia cava inferior.

A veia hepática é responsável pela drenagem venosa do fígado, que desemboca na veia cava inferior e, daí, segue para o lado direito do coração, entrando no átrio direito e voltando para o início do ciclo, no ventrículo direito.

O sangue venoso dos capilares do trato intestinal drena na veia porta, que, em vez de levar o sangue de volta ao coração, leva-o ao fígado. Isso permite que esse órgão receba nutrientes que foram extraídos da comida pelo intestino.

A veia hepática é responsável pela drenagem venosa do fígado, que desemboca na veia cava inferior e, daí, segue para o lado direito do coração, entrando no átrio direito e voltando para o início do ciclo, no ventrículo direito.

Veja a Figura 10, a seguir.

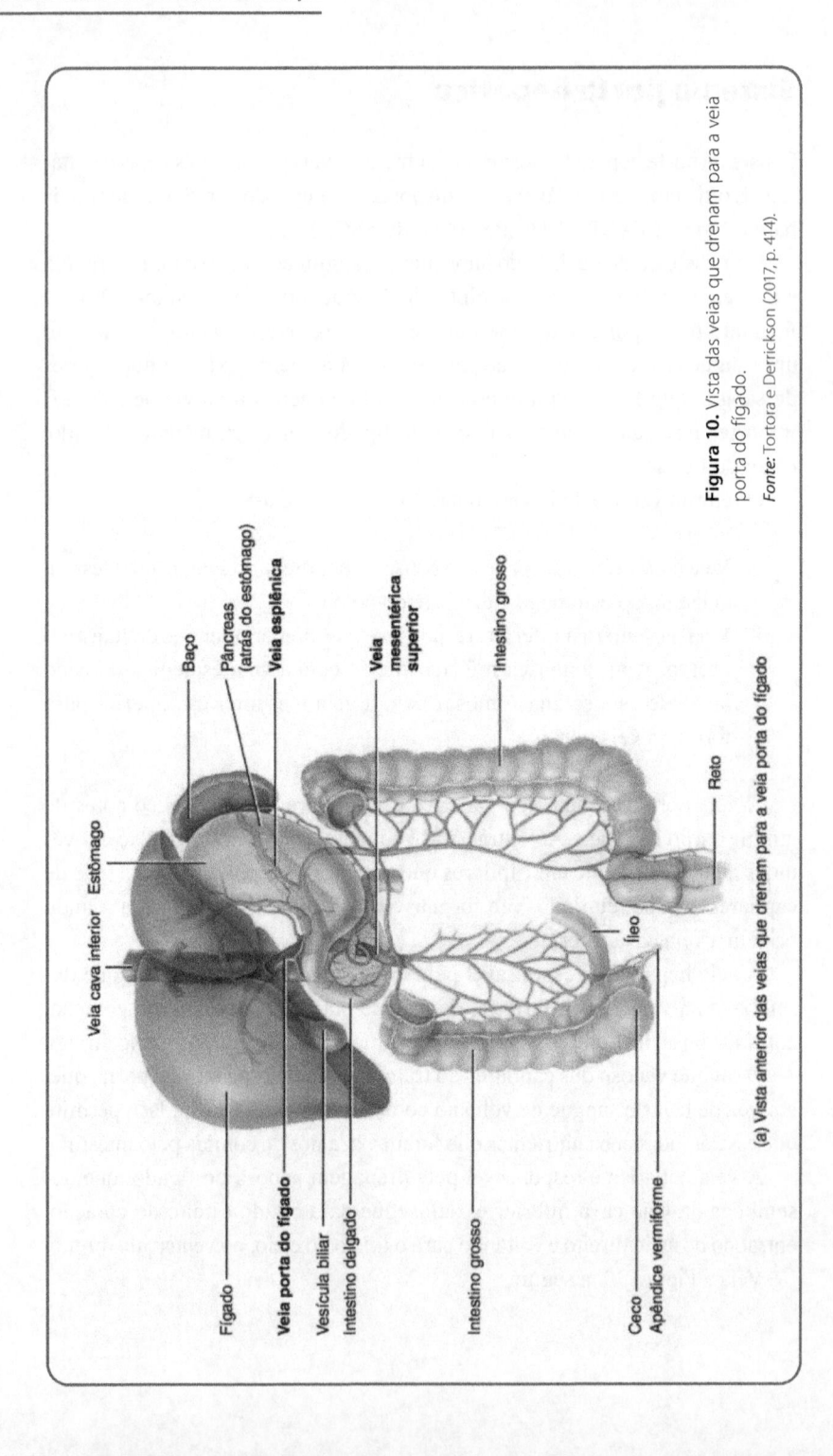

Figura 10. Vista das veias que drenam para a veia porta do fígado.
Fonte: Tortora e Derrickson (2017, p. 414).

(a) Vista anterior das veias que drenam para a veia porta do fígado

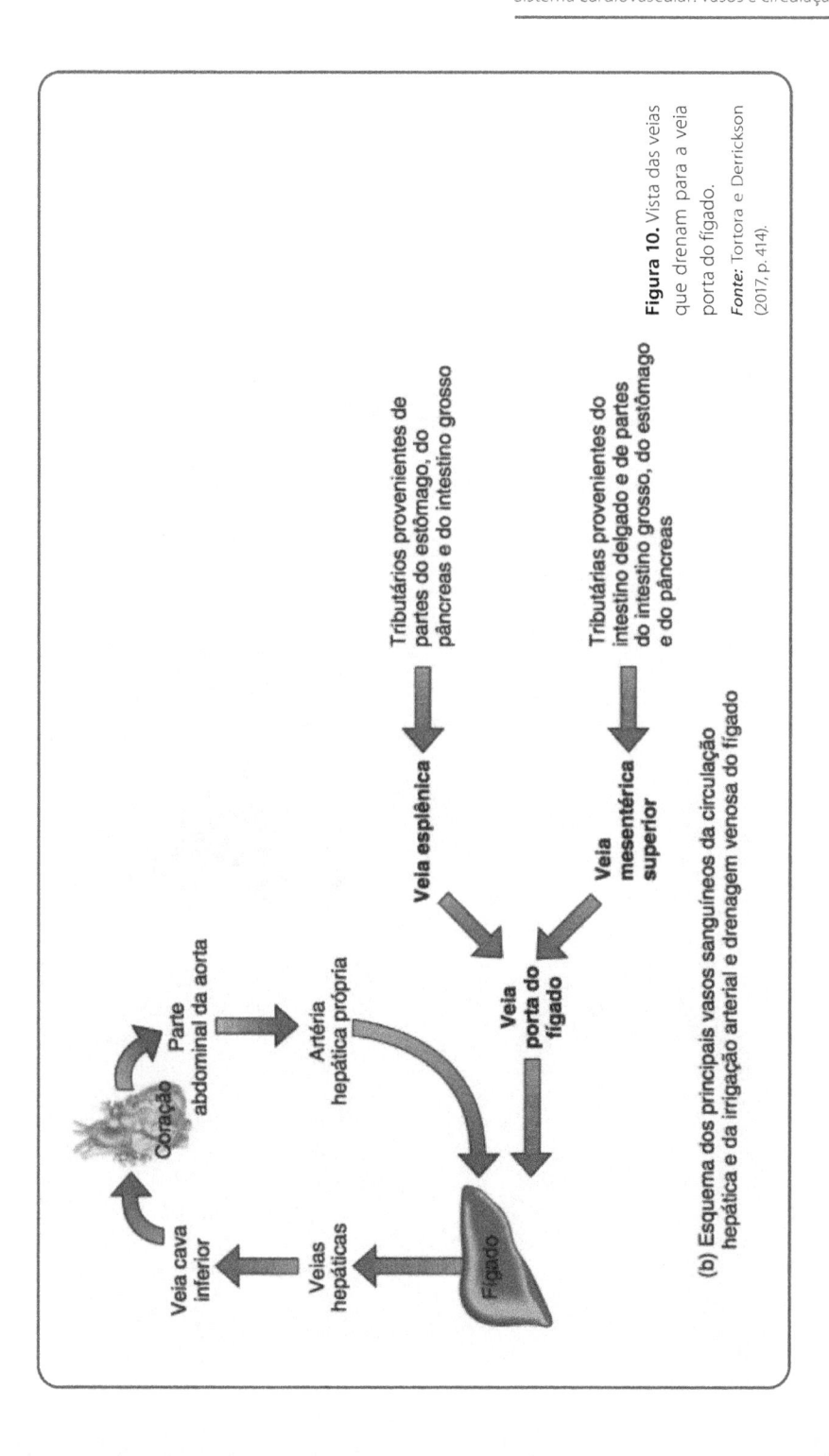

(b) Esquema dos principais vasos sanguíneos da circulação hepática e da irrigação arterial e drenagem venosa do fígado

Figura 10. Vista das veias que drenam para a veia porta do fígado.
Fonte: Tortora e Derrickson (2017, p. 414).

Link

Veja no *link* a seguir a importância do estudo da anatomia vascular sanguínea e biliar do segmento lateral esquerdo do fígado e sua aplicação cirúrgica.

https://goo.gl/FMdHBS

Exercícios

1. Indique a alternativa correta sobre os vasos sanguíneos.
   a) As artérias contêm a camada média, muscular, menos espessa do que as veias.
   b) É nos capilares arteriais e venosos que ocorre a difusão de gases nas trocas gasosas entre o sistema circulatório e os tecidos do corpo.
   c) O sistema arterial é chamado de convergente, pois o sangue converge e é drenado nas artérias.
   d) Leito capilar diz respeito somente aos capilares venosos do sistema circulatório.
   e) As veias apresentam menor diâmetro, quando comparadas às artérias.

2. A artéria aorta sai do ventrículo esquerdo à frente do coração, ascende (sobe), faz uma curva (arco) e depois descente (desce) posterior ao coração. O arco da aorta se ramifica, originando artérias calibrosas que levarão o sangue arterial para os braços e para a cabeça. A imagem a seguir mostra um exame de imagem, chamado angiografia, das ramificações do arco da aorta. Indique a alternativa correta.

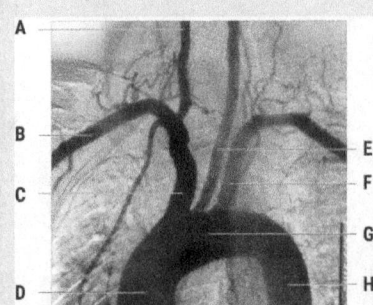

   a) A letra E representa o tronco braquiocefálico.
   b) A letra H representa a parte ascendente do arco da aorta.
   c) A letra B representa o arco da aorta.
   d) A letra C representa a artéria subclávia.
   e) A letra A representa a artéria carótida comum.

3. A imagem a seguir mostra vasos sanguíneos cortados. Analise as figuras e marque a alternativa correta.

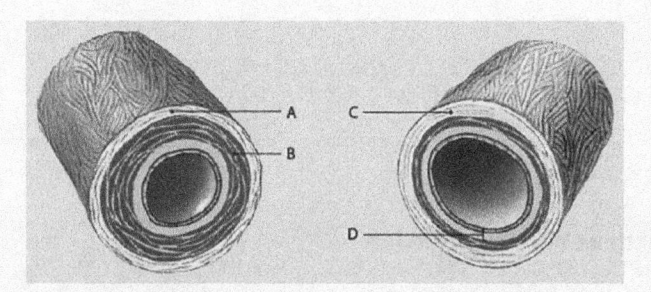

a) A letra C representa a túnica média do vaso sanguíneo.
b) As letras C e D indicam camadas de uma veia, pois este vaso apresenta a camada muscular mais espessa.
c) A letra D representa a túnica íntima do vaso sanguíneo.
d) A letra B representa uma camada de músculo esquelético que compõe o vaso sanguíneo.
e) Comparando os dois vasos, não há como concluir qual é a artéria e qual é a veia.

4. Na altura do joelho, a artéria femoral se torna a artéria:
a) poplítea.
b) tibial.
c) ilíaca externa.
d) ilíaca comum.
e) circunflexa femoral medial.

5. O sangue venoso é drenado das veias ilíacas comuns direita e esquerda diretamente para qual vaso?
a) Veia basílica.
b) Veias renais.
c) Veias ilíacas externas.
d) Veia cava superior.
e) Veia cava inferior.

Referências

MARIEB, E. N.; HOEHN, K. *Anatomia e fisiologia*. 3. ed. Porto Alegre: Artmed, 2009.

TORTORA, G. J.; DERRICKSON, B. *Corpo humano:* fundamentos de anatomia e fisiologia. 10. ed. Porto Alegre: Artmed, 2017.

VANPUTTE, C.; REGAN J.; RUSSO, A. *Anatomia e fisiologia de Seeley*. 10. ed. Porto Alegre: AMGH, 2016.

Leituras recomendadas

JUNQUEIRA, L. C.; CARNEIRO, J. *Histologia básica*: texto e atlas. 13. ed. Porto Alegre: Artmed, 2017.

NETTER, F. H. *Atlas de anatomia humana*. 6. ed. Porto Alegre: Artmed, 2015.

SILVERTHORN, D. U. *Fisiologia humana*: uma abordagem integrada. 5. ed. Porto Alegre: Artmed, 2010.

Sistema linfático: linfonodos, circulação linfática e baço

Objetivos de aprendizagem

Ao final deste texto, você deve apresentar os seguintes aprendizados:

- Identificar as funções do sistema linfático.
- Descrever as características de capilares, vasos e linfonodos, bem como a localização dos principais gânglios linfáticos do corpo.
- Reconhecer a anatomia do baço.

Introdução

O sistema linfático é formado por uma rede de órgãos que geram e transportam o líquido linfático, também chamado de linfa. Os vasos sanguíneos dão origem a um sistema inteiramente fechado e o sangue que nele corre não tem contato direto com os tecidos. Entre os tecidos e o sangue existe um líquido intermediário, a linfa, que se forma graças a duas substâncias, os elementos que atravessam e saem pelas paredes dos vasos e os elementos rejeitados e excretados pelas células.

Neste capítulo, você vai aprender sobre o sistema linfático, conhecendo os órgãos que o compõem, além de entender suas características e seu funcionamento.

Funções do sistema linfático

O sistema linfático provavelmente é um dos últimos dos sistemas a ser lembrado pelos estudantes nos estudos da anatomia. Isso se dá pelo fato de que ele trabalha "silenciosamente" e é um dos mais discretos e esquecidos. Porém, você sempre deverá ter em mente que sem o sistema linfático poderia haver uma pane em nosso sistema circulatório, além de um prejuízo em todo o funcionamento de nosso sistema imunológico (MARTINI; TIMMONS; TALLITSCH, 2009). Esse humilde sistema é formado por duas partes semi-independentes:

- uma vasta rede de vasos linfáticos;
- inúmeros órgãos e tecidos linfáticos que percorrem nosso corpo.

Uma das funções dos vasos linfáticos é devolver ao sangue aqueles líquidos que porventura tenham saído do sistema vascular. Os órgãos linfáticos, por sua vez, contêm células de defesa que desempenham papéis essenciais para manter os mecanismos regulatórios de defesa do nosso organismo, além de atuar na resistência ao ataque de doenças. A Figura 1 apresenta uma visão geral do sistema linfático.

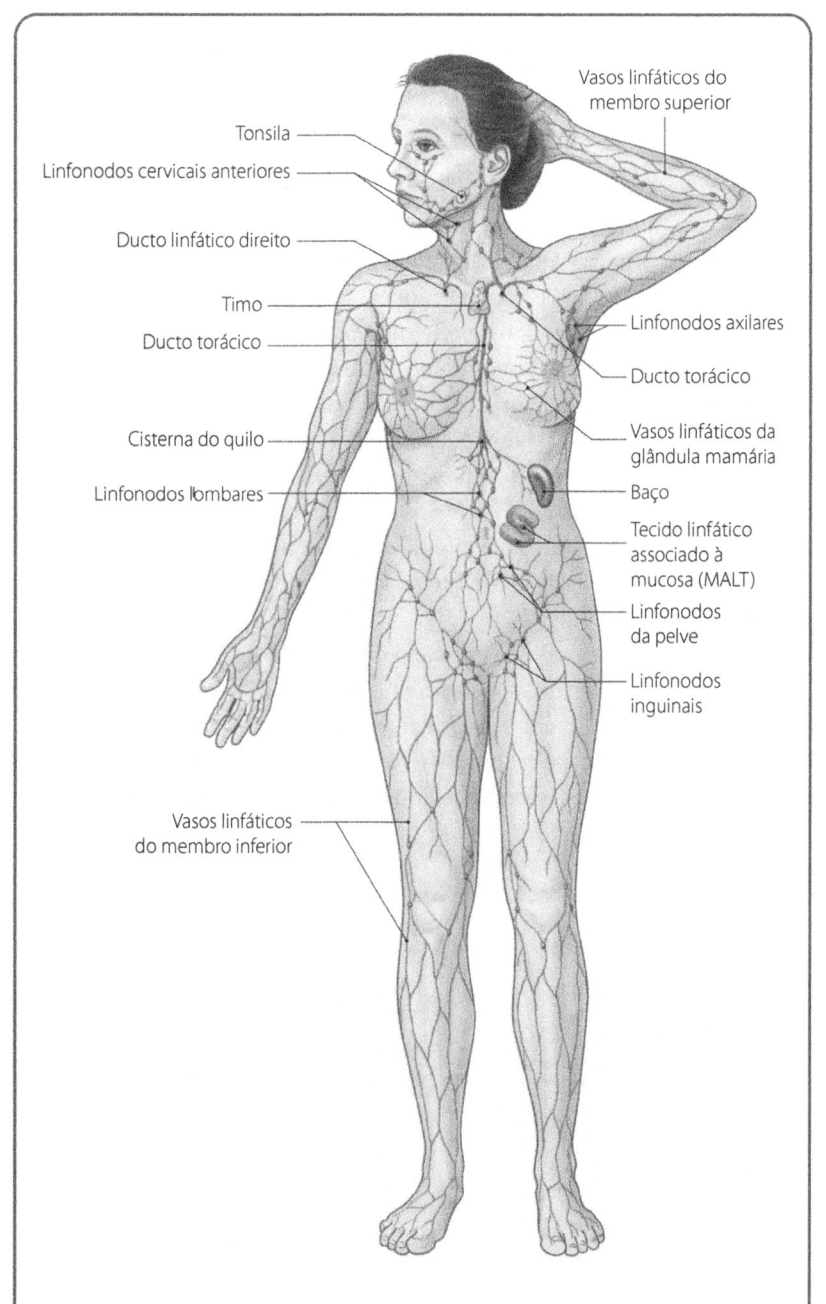

Figura 1. Sistema linfático: uma visão geral da organização dos vasos linfáticos, linfonodos e órgãos linfáticos.
Fonte: Martini, Timmons e Tallitsch (2009, p. 609).

Capilares, vasos linfáticos e linfonodos

Funções

Sempre que o sistema circulatório trabalha fazendo o sangue circular pelo corpo, gases, nutrientes e excretas são recombinados entre sangue e meio intersticial das células (líquido intersticial). Isso ocorre graças aos diferenciais de pressões hidrostática e coloidosmótica, que fazem com que os capilares sanguíneos liberem forçadamente líquido para fora das extremidades arteriais, levando consigo tudo aquilo necessário para alimentar as células, e, em contrapartida, estimulam a reabsorção da maior parte deste líquido nas extremidades venosas, trazendo as excretas celulares. Mas o processo de reabsorção não ocorre por completo e, com isso, três litros de líquido, em média, por dia se acumulam no meio intersticial, gerando a necessidade de reabsorção deste para o sistema circulatório, garantindo o volume sanguíneo suficiente para nosso organismo funcionar de forma adequada (TORTORA; DERRICKSON, 2017).

Essa reabsorção é possível por meio da atuação dos vasos linfáticos, que é determinada por um sofisticado sistema de vasos de drenagem que carrega o excesso de líquido intersticial proteico, conduzindo-o de volta à corrente sanguínea. Você deve saber que toda vez que o líquido intersticial entra nos vasos linfáticos ele recebe o nome de linfa, que significa "água clara" (Figura 2).

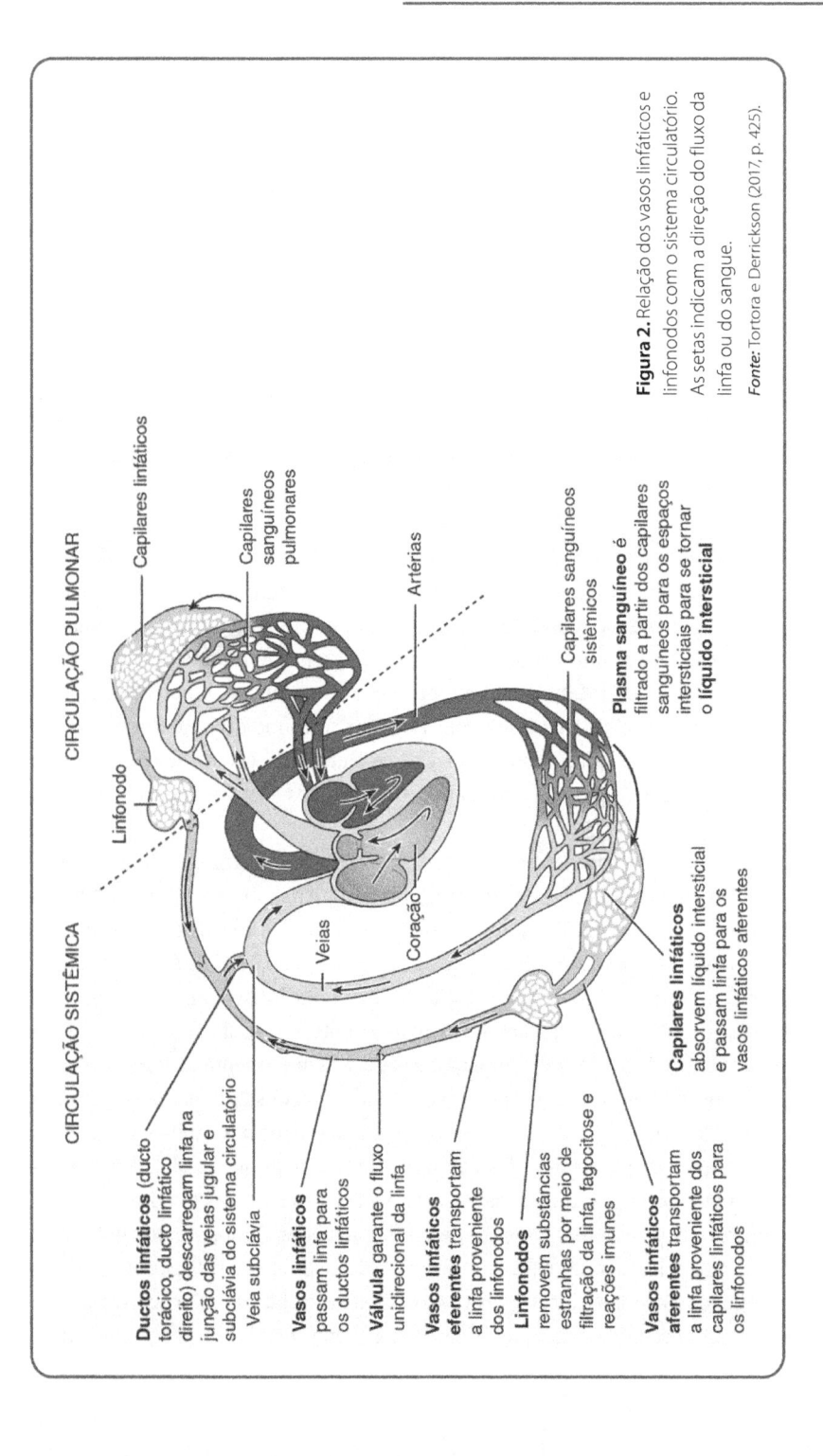

Figura 2. Relação dos vasos linfáticos e linfonodos com o sistema circulatório. As setas indicam a direção do fluxo da linfa ou do sangue.
Fonte: Tortora e Derrickson (2017, p. 425).

CIRCULAÇÃO SISTÊMICA

CIRCULAÇÃO PULMONAR

Capilares linfáticos

Capilares sanguíneos pulmonares

Linfonodo

Artérias

Capilares sanguíneos sistêmicos

Veias

Coração

Ductos linfáticos (ducto torácico, ducto linfático direito) descarregam linfa na junção das veias jugular e subclávia do sistema circulatório

Veia subclávia

Vasos linfáticos passam linfa para os ductos linfáticos

Válvula garante o fluxo unidirecional da linfa

Vasos linfáticos eferentes transportam a linfa proveniente dos linfonodos

Linfonodos removem substâncias estranhas por meio de filtração da linfa, fagocitose e reações imunes

Vasos linfáticos aferentes transportam a linfa proveniente dos capilares linfáticos para os linfonodos

Capilares linfáticos absorvem líquido intersticial e passam linfa para os vasos linfáticos aferentes

Plasma sanguíneo é filtrado a partir dos capilares sanguíneos para os espaços intersticiais para se tornar o **líquido intersticial**

Estrutura e distribuição

A cadeia de vasos linfáticos é formada por um sistema de único sentido, no qual a linfa flui somente em direção ao coração. Tudo isso tem início nos capilares linfáticos, que apresentam diâmetros microscópicos e que se distribuem entre células teciduais e capilares sanguíneos em tecidos conectivos frouxos do organismo. Embora esses capilares linfáticos tenham um espalhamento amplificado, estão ausentes em ossos, dentes, medula óssea e sistema nervoso central. Neste último, o excesso de líquido intersticial é drenado pelo líquido cerebrospinal (MARIEB; HOEHN, 2009).

Os capilares linfáticos são muito semelhantes aos capilares sanguíneos, porém apresentam uma permeabilidade muito superior, em razão de duas modificações estruturais únicas dos capilares linfáticos:

- Capilares linfáticos têm paredes formadas por células endoteliais que as deixam firmemente unidas e, em contraponto, as bordas das células adjacentes se sobrepõem umas sobre as outras frouxamente, originando minivalvas em forma de abas que se abrem facilmente.
- Células endoteliais são ancoradas em estruturas adjacentes graças aos filamentos de colágeno, fazendo com que qualquer aumento no volume de líquido intersticial force a abertura das minivalvas em vez de provocar colapso dos capilares linfáticos.

O que temos com isso é um sistema correlato a portas de vaivém que só abrem na direção da parede dos capilares linfáticos, pois se a pressão líquida do espaço intersticial for maior do que a pressão dos capilares linfáticos, as abas das minivalvas se abrem, deixando a entrada de líquido livre para o capilar linfático. Porém, se a pressão for de maior intensidade no interior do capilar linfático, as abas das minivalvas endoteliais serão forçadas a fechar para evitar refluxo de linfa enquanto a pressão a movimenta ao longo do vaso.

As proteínas livres no líquido intersticial não conseguem entrar sozinhas nos capilares sanguíneos, porém entram com facilidade nos capilares linfáticos. Essa manobra importante dos capilares linfáticos promove aberturas endoteliais que permitem a entrada e a circulação de partículas maiores, comuns em processos inflamatórios (patógenos, microrganismos, restos celulares, vírus, bactérias, células cancerígenas, etc.). Esse processo permite que agentes patógenos e células cancerígenas usem os vasos linfáticos para percorrer todo o corpo, porém, essa ameaça fica parcialmente resolvida quando a linfa é desviada para os linfonodos, recebendo uma limpeza desses restos celulares, realizada pelas várias células do sistema imunológico.

Nas vilosidades da mucosa intestinal, com formatos de dedos, podemos encontrar capilares linfáticos extremamente especializados, batizados de lactíferos ou lácteos. Eles recebem esse nome pelo fato de drenarem a linfa das vísceras digestivas, que apresenta uma cor branca tal qual o leite, graças às gorduras digeridas pelo intestino. A linfa gordurosa dessa localidade é chamada de quilo e também é direcionada ao sangue pelo sistema linfático.

Toda a linfa percorre capilares linfáticos, fluindo para canais maiores e com paredes mais grossas, perpassando vasos coletores até os troncos e, finalmente, chegando aos ductos os maiores em diâmetro. Os vasos coletores linfáticos têm as mesmas três túnicas das veias, porém os vasos coletores têm paredes mais delgadas, apresentando mais valvas internas e maior número de anastomoses. De uma maneira geral, os vasos linfáticos epiteliais seguem ao longo das veias superficiais, ao mesmo tempo em que os vasos linfáticos profundos do tronco do corpo e dos órgãos digestórios seguem junto das artérias profundas. Anatomicamente, a distribuição dos vasos linfáticos varia consideravelmente entre os indivíduos, muito mais que os vasos venosos.

A união dos vasos coletores maiores forma os troncos linfáticos, que drenam grandes áreas do corpo. Neles, encontramos os troncos principais, que são denominados de acordo com as regiões de onde eles coletam linfa: troncos pareados lombar, broncomediastinal, subclávio e jugular e tronco intestinal.

Finalmente, a linfa será liberada em um dos dois grandes ductos da região torácica. Para isso, ocorre a drenagem de linfa do braço direito superior, do lado direito da cabeça e do tórax pelo ducto linfático direito, enquanto o ducto torácico recebe a linfa do restante do corpo, por ter maior calibre e, com isso, maior capacidade de drenagem. O ducto torácico surge anteriormente às vértebras L1 e L2 na forma de um saco alargado (cisterna de quilo), coletando a linfa de dois grandes troncos lombares que, por sua vez, drenam os membros inferiores e o tronco intestinal (responsável pela drenagem dos órgãos digestórios). Assim que o ducto torácico percorre a parte superior, recebe linfa do lado esquerdo do tórax, do membro superior esquerdo e da região encefálica. Tudo se encerra com cada ducto terminal esvaziando sua linfa na circulação venosa, no encontro da veia jugular interna com a veia subclávia (Figura 3).

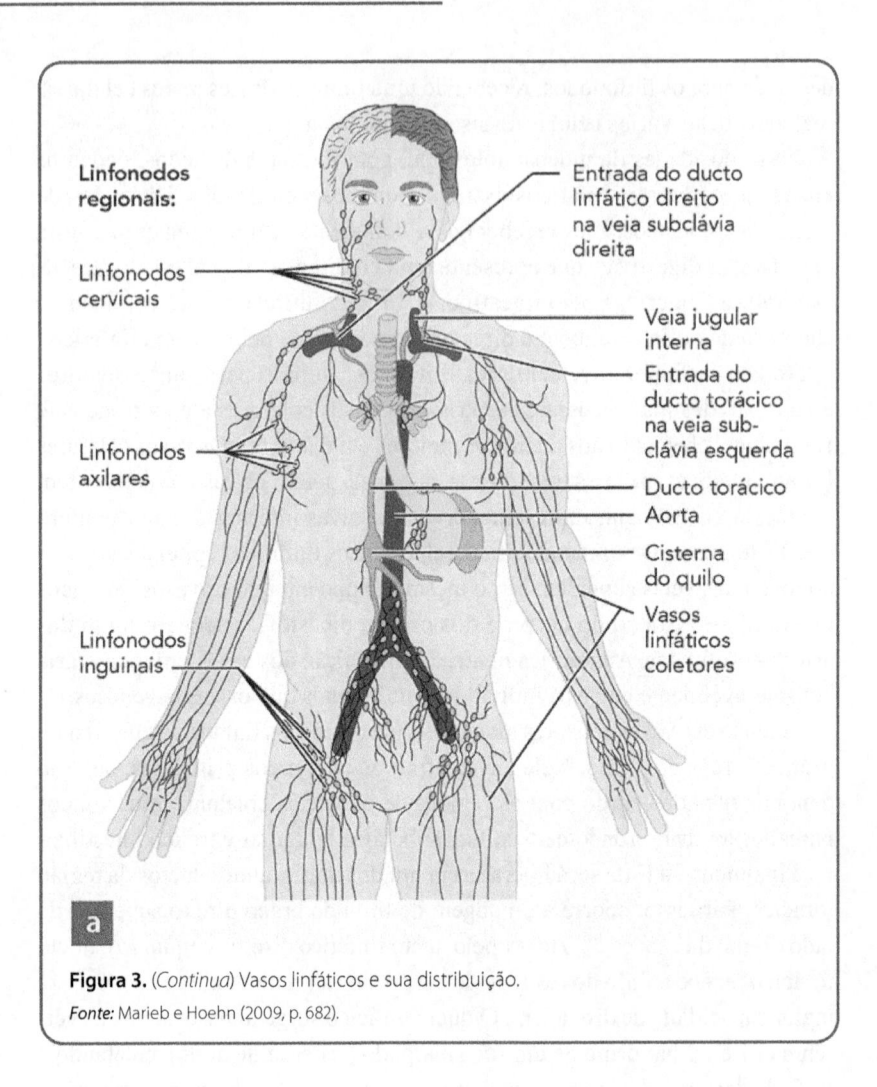

Figura 3. (*Continua*) Vasos linfáticos e sua distribuição.
Fonte: Marieb e Hoehn (2009, p. 682).

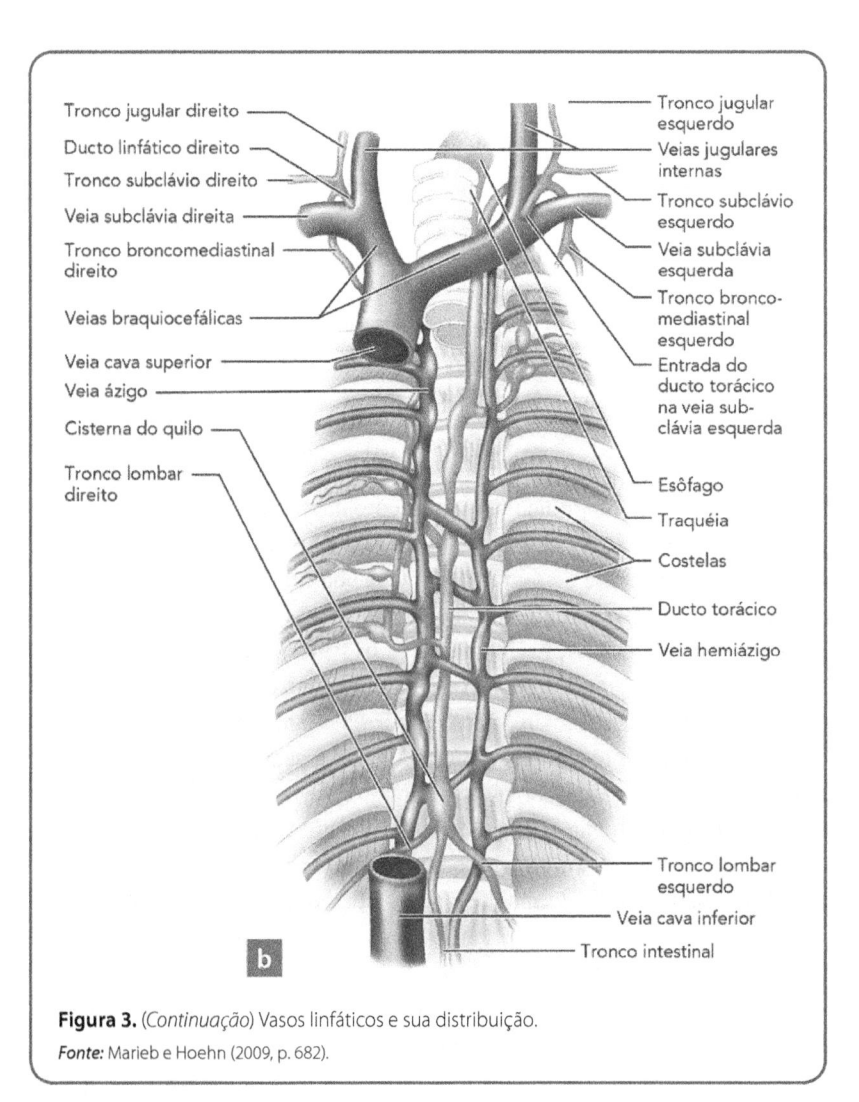

Figura 3. (*Continuação*) Vasos linfáticos e sua distribuição.
Fonte: Marieb e Hoehn (2009, p. 682).

Transporte de linfa

O sistema linfático, ao contrário do sistema circulatório, não tem nenhum órgão que executa a função de bomba. Quando em condições normais, os vasos linfáticos são canos de baixa pressão e os mesmos mecanismos que realizam o retorno venoso nos vasos sanguíneos também agem nos vasos linfáticos, que são:

- ação de "ordenha" dos músculos esqueléticos ativos;
- alterações de pressão no tórax durante a respiração;
- valvas que evitam o fluxo retrógrado.

Os vasos linfáticos são geralmente envolvidos em bainhas de tecido conectivo junto aos vasos sanguíneos e as pulsações das artérias próximas auxiliam no fluxo linfático. Fora desses mecanismos, a musculatura lisa das paredes dos troncos linfáticos e do ducto torácico se contrai ritmicamente, ajudando a bombear a linfa. No entanto, mesmo com isso tudo, o deslocamento da linfa é eventual e vagaroso. Aproximadamente três litros de linfa passam para a corrente sanguínea por dia e esse volume é idêntico à quantidade de líquido perdida para os espaços teciduais desde a corrente sanguínea no mesmo espaço de tempo. Tecidos próximos, com os seus movimentos, são extremamente importantes para impulsionar a linfa ao longo dos vasos linfáticos. Se o corpo aumenta seus movimentos, por meio de atividade física ou do aumento dos movimentos passivos, a linfa flui com mais rapidez, compensando a maior taxa de perda de líquido do sangue em tais situações. Sendo assim, a imobilização de uma parte do corpo inflamada auxilia a retardar o fluxo de material inflamatório que partiria dessa região.

Com isso, completamos a descrição dos vasos linfáticos, cujas funções podem ser resumidas da seguinte maneira:

- conduzir o excesso de líquido intersticial de volta para a corrente sanguínea;
- carregar proteínas que vazaram de volta ao sangue;
- transportar gordura absorvida do intestino para o sangue, por meio dos lactíferos.

Células linfáticas

Com a penetração de microrganismos infecciosos nas barreiras da pele, ocorre a proliferação rápida destes no tecido conectivo subjacente. Os microrganismos são combatidos pela atividade inflamatória por meio dos macrófagos e dos linfócitos (MARIEB; HOEHN, 2009).

A primeira linha de defesa é formada pelos linfócitos. Eles são originados na medula óssea vermelha junto a outros elementos figurados do sangue, como os eritrócitos. Após o amadurecimento dos linfócitos, eles se diferenciam em células T/linfócitos T e/ou células B/linfócitos B e exercem a função de proteção contra qualquer corpo estranho identificado pelo nosso corpo, como bactérias, vírus, fungos e até mesmo células cancerígenas. A ativação das células T geralmente dá conta da resposta imunológica, atacando e destruindo diretamente as células infectadas. As células B realizam a proteção do nosso organismo por meio da produção de plasmócitos, células que secretam anticorpos no sangue e em outros líquidos corpóreos. A função dos anticorpos será a de imobilizar os antígenos até a sua total destruição, que ocorre com a ação dos fagócitos e também por meio de outros meios de defesa celular imunitária (Figura 4).

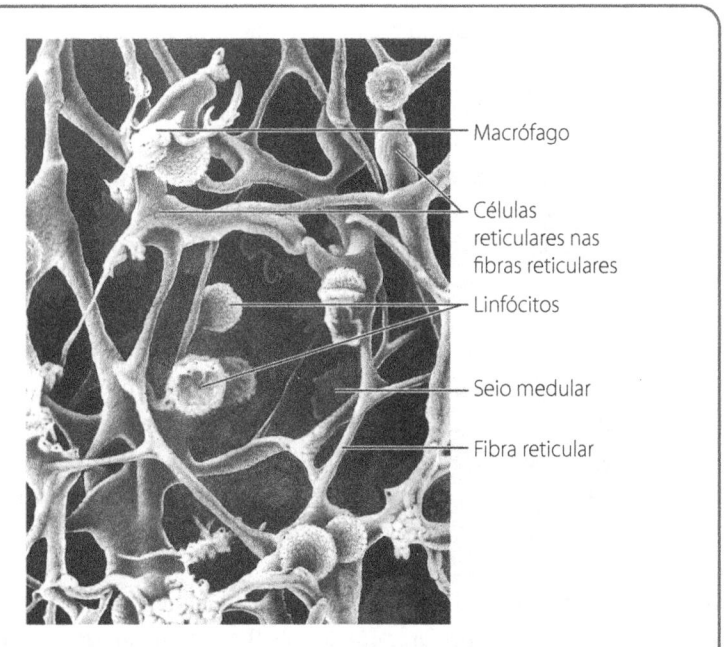

Figura 4. Tecido reticular em um linfonodo humano. Micrografia eletrônica de varredura (1.100×).

Fonte: Marieb e Hoehn (2009, p. 683).

Um papel essencial é exercido pelos macrófagos linfáticos, pois estes atuam na proteção do corpo e na resposta imunológica, fagocitando substâncias adversas ao organismo e ajudando a ativar os linfócitos T. Da mesma forma atuam as células dendríticas, de formato espinhoso, que capturam antígenos e os trazem de volta para os linfonodos. Finalizando, as células reticulares, semelhantes a fibroblastos, formam uma rede que sustenta os outros tipos de células nos órgãos linfáticos.

Tecido linfático

O tecido linfático, ou tecido linfoide, é parte fundamental do sistema imunológico, principalmente porque:

- abriga e alimenta um sítio de proliferação para os linfócitos;
- oferece aos linfócitos e aos macrófagos um local ideal de vigilância.

A composição do tecido linfático ocorre, principalmente, por tecido conectivo frouxo, denominado tecido reticular, que predomina em todos os órgãos linfáticos, com exceção do timo. Nas fibras reticulares, abrigam-se os macrófagos; nos espaços da rede fibrótica, existe um número grande de linfócitos que se esguiam pelas justas paredes das vênulas pós-capilares, favorecendo a travessia por esse tecido. O tecido linfático abriga temporariamente os linfócitos que saem para realizar sua busca por trabalho pelo nosso organismo. Sua circulação entre os vasos linfáticos e tecidos conectivos frouxos do corpo assegura que os linfócitos alcancem locais infectados ou danificados com rapidez.

Nas lâminas das membranas mucosas dos órgãos linfoides e também nos órgãos linfáticos, estão distribuídos diversos depósitos de tecidos linfáticos. Seus folículos linfáticos, também chamados de nodos, representam uma forma alternativa de organização linfática. Eles não apresentam uma cápsula como o tecido linfático difuso apresenta, mas seus folículos se apresentam como corpos sólidos e esféricos, com células e elementos reticulares empacotados. Os folículos, na maioria das vezes, apresentam centros pouco corados, chamados de centros germinativos. Esses centros germinativos abrigam com propriedade as células dendríticas foliculares e as células B e se alargam bastante quando as

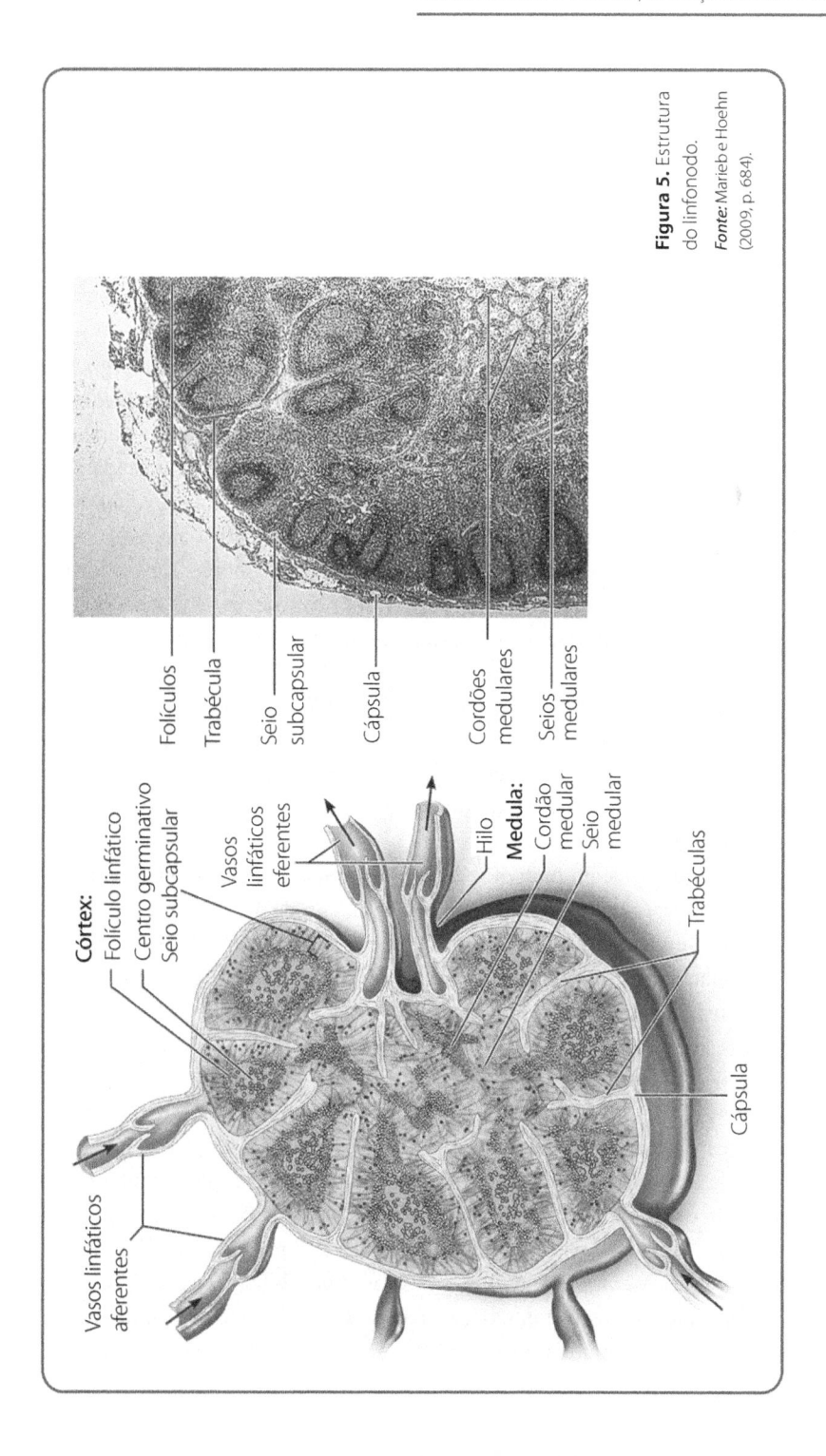

Sistema linfático: linfonodos, circulação linfática e baço | **451**

Figura 5. Estrutura do linfonodo. *Fonte:* Marieb e Hoehn (2009, p. 684).

células B se dividem rapidamente para a produção de plasmócitos. Na maioria das vezes, os folículos são encontrados integrando parte de órgãos linfáticos maiores, como os linfonodos. Porém, podem acontecer aglomerações isoladas de folículos linfáticos, como na parede intestinal, formando placas de Peyer, e no apêndice vermiforme.

Linfonodos

Os linfonodos formam os principais órgãos linfáticos do corpo humano, agrupando-se ao longo dos vasos linfáticos. Para que a linfa seja devolvida para o sangue, ela deve ser filtrada pelos linfonodos. Existem centenas de linfonodos espalhados pelo corpo, mas sua visualização é prejudicada pelo fato de estarem inseridos no tecido conectivo. Nas regiões inguinal, axilar e cervical, eles podem ser melhor observados, por estarem em maiores grupos e também por estarem mais aproximados da superfície corpórea. Nesses locais, os vasos linfáticos são convertidos para formar os troncos linfáticos.

Os linfonodos apresentam duas funções básicas, como vemos a seguir.

- Filtrar a linfa: nos linfonodos, os macrófagos destroem e removem microrganismos e os demais resíduos celulares que adentram na linfa a partir do tecido conectivo frouxo. Com isso, eles evitam que essas substâncias nocivas sejam liberadas no sangue e se espalhem ao longo do corpo.
- Ativar o sistema imunológico: nos linfonodos, estão alojados estrategicamente os linfócitos. Eles têm a função de monitorar a existência de antígenos na corrente linfática, organizando um ataque contra eles quando necessário. Veja, na Figura 5, como a estrutura de um linfonodo sustenta essas atividades defensivas.

Estrutura dos linfonodos

Sua estrutura varia em forma e tamanho, porém, a maior parte deles tem a forma de um grão de feijão com menos de 2,5 cm de comprimento. Cada linfonodo é revestido por uma forte cápsula de tecido fibroso a partir da qual trabéculas (tiras de tecido conectivo) se estendem para dentro, dividindo o nodo em vários compartimentos. O estroma de fibras reticulares forma a estrutura interna dos linfonodos, sustentando fisicamente os linfócitos que estão em contínua mudança (Figura 5).

Histologicamente, um linfonodo se apresenta em duas regiões distintas: córtex e medula. O córtex, parte mais superficial, abriga folículos agrupados densamente com diversos centros germinativos cheios de células B. As células dendríticas quase isolam os folículos e fazem contato com a parte mais profunda do córtex, em que estão abrigadas, principalmente, as células T em trânsito. Essas células T circulam continuamente entre o sangue, os linfonodos e a linfa, realizando sua função de vigília constante.

A medula é caracterizada pela presença de ambos os tipos de linfócitos e de plasmócitos, que são formados por finas extensões de tecido linfático cortical, chamados de cordões medulares. Ao longo de todo o linfonodo, encontram-se os seios linfáticos, grandes capilares linfáticos cruzados por fibras reticulares. Muitos macrófagos estão nesse local fagocitando matéria estranha da linfa a partir do momento que ela flui pelos seios. Para trabalhar junto a esses macrófagos antígenos da linfa circulante, vazam para o tecido linfático adjacente, ativando linfócitos que organizam um ataque imunológico contra eles (MARIEB; HOEHN, 2009).

Link

Acesse o link a seguir ou o código ao lado e entenda de onde vêm os líquidos do corpo – o sangue, o líquido intersticial e a linfa.

https://goo.gl/iKovk9

Circulação de linfa nos linfonodos

A circulação nos linfonodos se dá pela entrada de linfa no lado convexo do linfonodo, por meio de diversos vasos linfáticos aferentes. Com isso, ela se move pelo seio subescapular, um seio grande em forma de bolsa, para outros seios menores que atravessam o córtex e entram na medula. Seguindo, a linfa corre pelos seios, saindo do linfonodo no hilo, uma região endentada no lado côncavo do nodo, através de vasos linfáticos eferentes. Como existem menos vasos eferentes realizando a drenagem do linfonodo do que vasos aferentes o alimentando, o fluxo de linfa através do linfonodo se torna um pouco mais lento, dando oportunidade aos linfócitos e aos macrófagos de desempenhar suas funções protetoras. A adequada limpeza da linfa só ocorre após a sua passagem por vários linfonodos e somente assim ela pode ser completamente limpa.

Você ainda deve entender que, às vezes, nossos linfonodos não conseguem defender com excelência nosso organismo, sendo vencidos pelos microrganismos que estão nos atacando. Isso acontece quando certo número de bactérias é preso dentro dos linfonodos, causando inflamação, edema e sensibilidade tátil, o que popularmente é chamado de "ínguas", infecções do linfonodo que sofreu o ataque. Os linfonodos também podem ser locais secundários que abrigam células de câncer, principalmente nos tipos de câncer nos quais as metástases entram nos vasos linfáticos e ficam aprisionadas nos linfonodos. O fato de que os linfonodos infiltrados pelo câncer incham, mas normalmente não doem, ajuda a distinguir os linfonodos cancerosos daqueles infectados por microrganismos, já que estes últimos apresentam dor durante a palpação.

Órgãos linfáticos

Os linfonodos anteriormente estudados são apenas um exemplo de muitos outros órgãos ligados ou agregados ao sistema linfático do corpo humano. Outros exemplos de órgãos linfáticos são o baço, as tonsilas e as placas de Peyer. Com exceção do timo, esses órgãos têm uma constituição tecidual de tecido conectivo reticular. Vale ressaltar: mesmo que todos os órgãos linfáticos tenham o objetivo de proteger o corpo, somente os linfonodos realizam a filtragem da linfa. Os demais órgãos e tecidos linfáticos têm eferentes linfáticos que os drenam e não dispõem de vias linfáticas aferentes. Todos esses órgãos são apresentados a seguir (Figura 6), porém, nos aprofundaremos apenas no baço que é o mais importante dentre os órgãos do sistema linfático.

Figura 6. Órgãos linfáticos.
Fonte: Marieb e Hoehn (2009, p. 685).

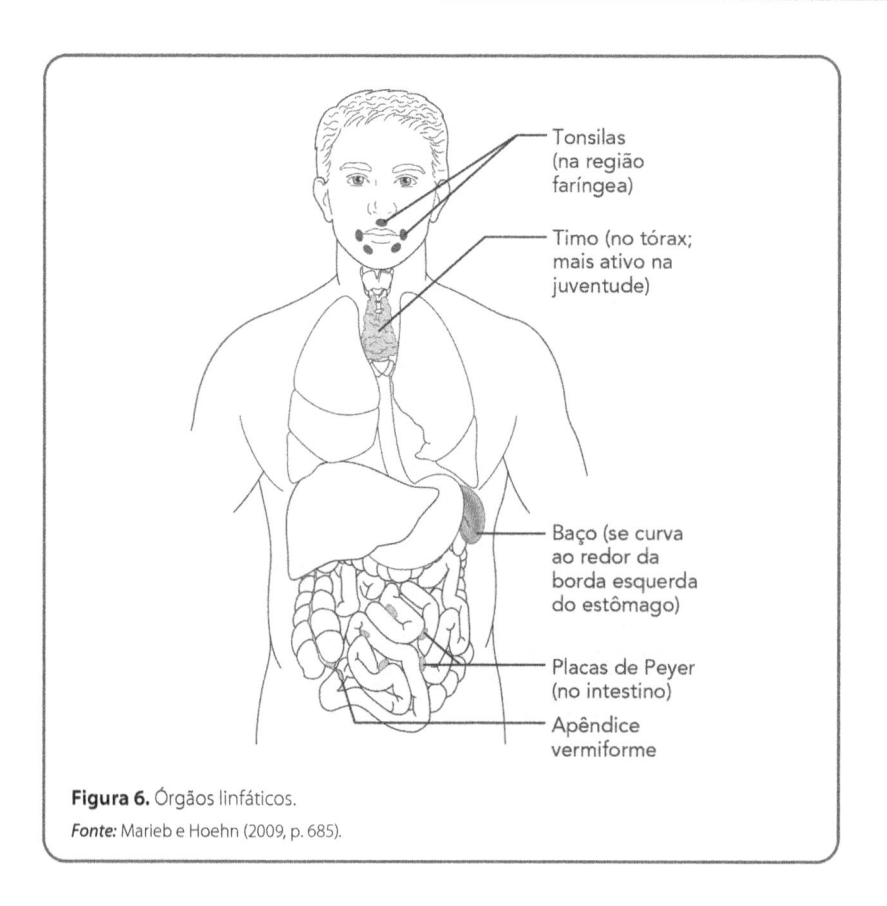

Baço

Órgão amolecido e bastante vascularizado, apresenta tamanho aproximado de uma mão fechada e é o maior órgão linfático. Fica localizado no lado esquerdo da cavidade abdominal, abaixo do diafragma, curvando-se na face posterior do estômago, e recebe suprimento sanguíneo via artéria e veia esplênica, que saem do hilo na sua superfície anterior côncava.

Esse órgão oferece um local ideal para a proliferação de linfócitos e para a vigília/resposta de processos imunológicos. Além disso, tem uma função ímpar, a de purificar o sangue. Isso se dá por meio da remoção de células velhas ou defeituosas do sangue mediante um processo de macrófagos que removem restos celulares e matérias estranhas do sangue que fluem pelos seus seios.

O baço ainda realiza três funções adicionais e relacionadas:

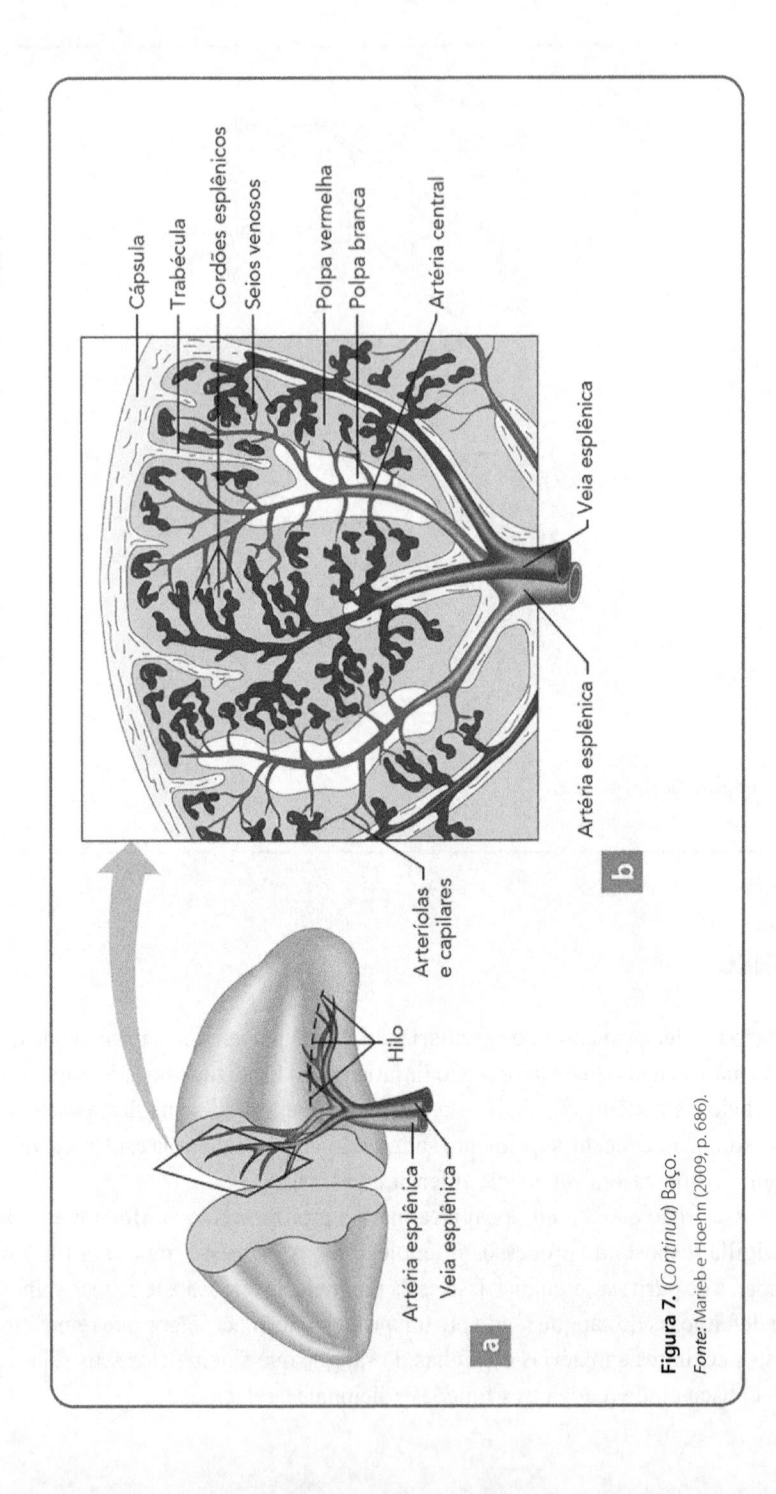

Figura 7. *(Continua)* Baço.
Fonte: Marieb e Hoehn (2009, p. 686).

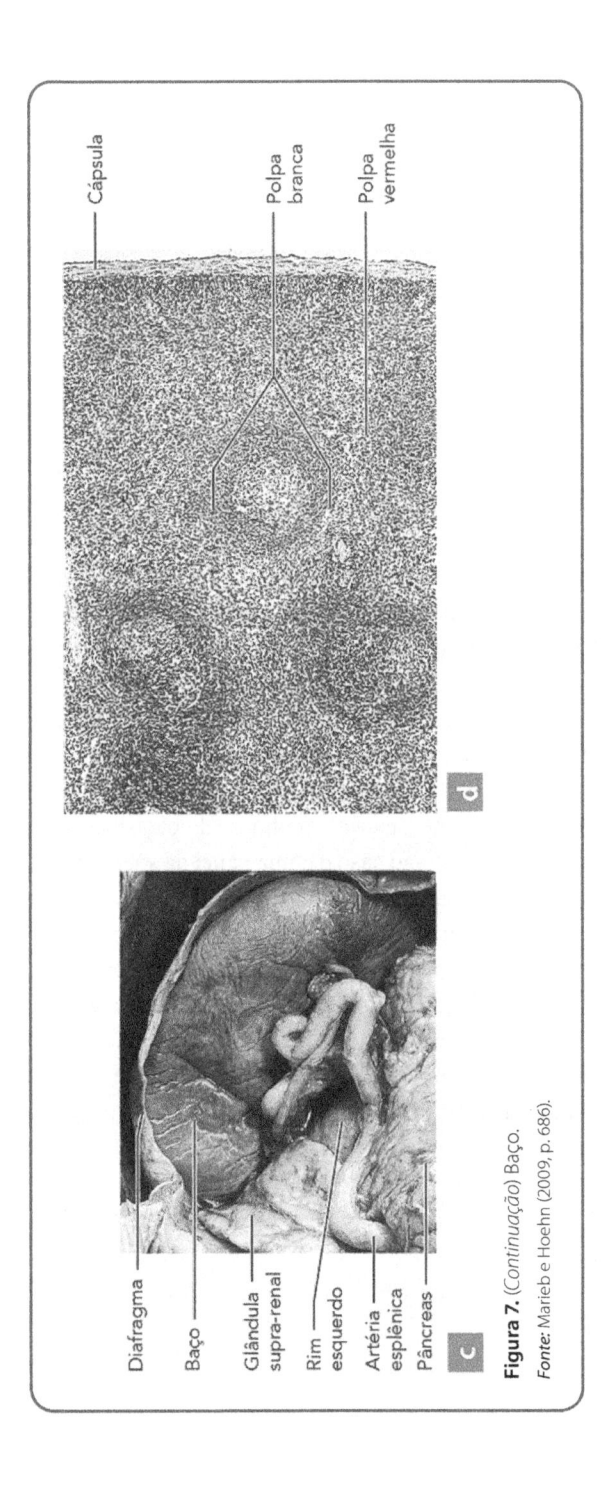

Figura 7. (*Continuação*) Baço.
Fonte: Marieb e Hoehn (2009, p. 686).

- Estoque de alguns produtos da degradação dos eritrócitos para posterior reutilização: por meio da recuperação do ferro para fazer hemoglobina e da liberação de outros produtos para o sangue a serem metabolizados pelo fígado.
- Produção de eritrócitos no feto: capacidade que normalmente para depois do nascimento do recém-nascido.
- Estoque de plaquetas: faz um controle para manter equilibrada a quantidade de plaquetas circulantes na corrente sanguínea.

O baço, assim como os linfonodos, é envolto por um tecido capsular fibroso, que contém trabéculas que se estendem para o seu interior e também linfócitos e macrófagos. Nesse órgão também temos a "polpa branca", definida por áreas formadas de linfócitos suspensos em fibras reticulares. Ela se organiza em forma de bainhas em volta das artérias centrais, formadas por pequenos ramos da artéria esplênica, dando origem ao que chamamos de "ilhas em um mar de polpa vermelha". Com isso, definimos a polpa vermelha essencialmente como tecido esplênico remanescente por causa de seus seios venosos e dos cordões esplênicos, sendo uma região de tecido conectivo reticular rica em macrófagos. A polpa vermelha tem basicamente a função de descartar as hemácias velhas e os demais patógenos circulantes, enquanto que a polpa branca está envolvida nas funções imunológicas do baço (Figura 7).

Você deve entender que a cápsula protetora do baço é bastante fina, o que favorece o seu rompimento no caso de uma pancada sobre ele ou mesmo uma infecção grave nesse órgão. Essa ruptura do órgão leva à hemorragia na cavidade peritoneal, situação nada desejada no corpo humano. Para o tratamento dessa situação, o médico poderá realizar a retirada do baço, chamada de esplenectomia. Essa intervenção cirúrgica era praxe médica na grande maioria dos traumas do baço, porém, nos últimos 20 anos, ocorreu uma significativa queda nesses procedimentos, pois foi descoberto que o baço, em muitas situações, consegue "autorreparar-se". Com isso, a frequência de esplenectomias caiu de 70% para 40%. Se realmente for necessária a remoção do baço, o fígado e a medula óssea assumem a maior parte das suas funções. Em crianças com menos de 12 anos, o baço pode ser regenerado se for removida uma pequena parte do órgão.

Link

Acesse o link abaixo e conheça mais sobre o sistema linfático. O artigo apresenta mais detalhes sobre o baço, o timo e as tonsilas.

https://goo.gl/mk4GH3

Exercícios

1. Antes de a linfa alcançar a corrente sanguínea, ela passa pelo interior de estruturas responsáveis pela remoção de material estranho e que pode ocasionar algum dano ao corpo humano. Essas estruturas recebem o nome de:
   a) linfa.
   b) vasos linfáticos.
   c) linfonodos.
   d) linfoma.
   e) linfócitos.

2. O baço é um local para a proliferação dos linfócitos e para a vigilância e as respostas imunológicas. Talvez seja ainda mais importante a sua função de purificação do sangue. Além de células e plaquetas velhas e defeituosas do sangue, seus macrófagos removem restos e matérias estranhas do sangue que fluem através de seus seios. Dentre as funções do baço, podemos destacar:
   a) produzir linfa.
   b) produzir alguns dos constituintes da linfa.
   c) drenar os lipídios que se encontram na linfa.
   d) produzir glóbulos vermelhos.
   e) destruir glóbulos vermelhos.

3. Quando uma pessoa está doente, pode ocorrer o aparecimento de um pequeno inchaço na região do pescoço, nas axilas ou na região inguinal. Esse fato ocorre por:
   a) um inchaço nos gânglios linfáticos.
   b) um aumento generalizado dos vasos linfáticos.
   c) um aumento da deposição de linfa no pescoço.
   d) uma multiplicação exagerada e descontrolada de células nessa região.
   e) um deslocamento dos gânglios linfáticos.

4. O sistema linfático, ao contrário do sistema circulatório, não tem nenhum órgão que executa a função de bomba. Quando em condições normais, os vasos linfáticos são canos de baixa pressão e os mesmos mecanismos que realizam o retorno venoso nos vasos sanguíneos também agem nos vasos linfáticos. Marque a alternativa que responde quais são os mecanismos que realizam o retorno venoso.
   a) Ação de relaxamento dos músculos esqueléticos inativos, diminuição de pressão no tórax

durante a respiração e valvas que facilitam o refluxo retrógrado.
b) Ação de ordenha dos músculos esqueléticos ativos, alterações de pressão no tórax durante a respiração e valvas que evitam o refluxo retrógrado.
c) Ação de ordenha dos músculos lisos ativos; aumento de pressão no tórax durante a respiração e valvas que evitam o refluxo retrógrado.
d) Ação de ordenha dos músculos esqueléticos ativos, equilíbrio de pressão no tórax durante a inspiração e valvas que direcionam o refluxo retrógrado.
e) Força de repuxo dos músculos esqueléticos, alterações de pressão no tórax e valvas que evitam o refluxo retrógrado.

5. Os linfonodos formam os principais órgãos linfáticos do corpo humano, agrupando-se ao longo dos vasos linfáticos. Para que a linfa seja devolvida para o sangue, ela deve ser filtrada pelos linfonodos. Existem centenas de linfonodos espalhados pelo corpo, mas sua visualização é prejudicada pelo fato de estarem inseridos no tecido conjuntivo. Em quais das regiões a seguir os linfonodos podem ser melhor observados?
a) Nas regiões braquial, axilar e cervical.
b) Nas regiões inguinal, poplítea e cervical.
c) Nas regiões inguinal, axilar e encefálica.
d) Nas regiões inguinal, axilar e cervical.
e) Nas regiões abdominal, axilar e cervical.

Referências

MARIEB, E. N.; HOEHN, K. *Anatomia e fisiologia*. 3. ed. Porto Alegre: Artmed, 2009.

MARTINI, F. H.; TIMMONS, M. J.; TALLITSCH, R. B. *Anatomia humana*. 6. ed. Porto Alegre: Artmed, 2009. (Coleção Martini). E-book.

TORTORA, G. J.; DERRICKSON, B. *Corpo humano*: fundamentos de anatomia e fisiologia. 10. ed. Porto Alegre: Artmed, 2017.

Leituras recomendadas

ARAUJO, W. J. B. *O que são vasos linfáticos e qual a sua função?*. [2017?]. Disponível em: <http://vascularbr.com/doencas-do-sistema-linfatico.html>. Acesso em: 19 out. 2017.

GOZZI, R. Sistema linfático: plasma, líquido intersticial e linfa: anatomia humana: videoaula 028. *Youtube*, 02 set. 2013. Disponível em: <https://www.youtube.com/watch?v=Nsetk6Pe1lo>. Acesso em: 19 out. 2017.

MIGUEL JUNIOR, A. *Medicina geriátrica, geriatria e gerontologia*: drenagem linfática, sistema linfático. 2009. Disponível em: <http://www.medicinageriatrica.com.br/tag/linfa/>. Acesso em: 19 out. 2017.

MIRANDA-VILELA, A. L. *Sistema linfático*. [201-?]. Disponível em: <http://www.afh.bio.br/imune/linfa1.asp>. Acesso em: 19 out. 2017.

MONTANARI, T. *Histologia*: texto, atlas e roteiro de aulas práticas. 3. ed. Porto Alegre: Ed. da Autora, 2016. Disponível em: <http://www.ufrgs.br/livrodehisto>. Acesso em: 19 out. 2017.

MORAES, P. L. *Sistema linfático*. 2018. Disponível em: <http://mundoeducacao.bol.uol.com.br/biologia/sistema-linfatico.htm>. Acesso em: 19 out. 2017.

PEREZ, G. *Gânglios linfáticos*: doenças do sistema linfático. [201-?]. Disponível em: <https://www.ganglioslinfaticos.com/pt/doenas_do_sistema_linftico>. Acesso em: 19 out. 2017.

VANPUTTE, C.; REGAN, J.; RUSSO, A. *Anatomia e fisiologia de Seeley*. 10. ed. Porto Alegre: AMGH, 2016.

Sistema ventilatório: vias aéreas superiores

Objetivos de aprendizagem

Ao final deste texto, você deve apresentar os seguintes aprendizados:

- Reconhecer as funções das vias aéreas superiores.
- Identificar as características anatômicas das cavidades e das estruturas que compõem as vias aéreas superiores.
- Descrever alterações clínicas relacionadas às vias aéreas superiores.

Introdução

Respirar é um processo vital porque todas as células vivas do corpo necessitam de oxigênio e produzem dióxido de carbono. O sistema respiratório é o responsável pela troca de gases entre o ar e o sangue, enquanto o sistema circulatório os transporta entre os pulmões e as células do corpo. Se os sistemas respiratório e circulatório não estiverem saudáveis, a capacidade para executar as atividades normais será reduzida, colocando em risco o bom funcionamento do nosso organismo.

Todo o processo de troca de gases no corpo, chamado de respiração, ocorre em três etapas básicas: ventilação pulmonar, respiração externa e respiração interna. Para entender melhor, o sistema respiratório é dividido em duas partes: a parte superior do sistema respiratório e a parte inferior do sistema respiratório.

Neste capítulo, você vai conhecer as vias aéreas superiores, formadas pelo nariz, pela cavidade nasal e pela faringe. Com isso, você vai ser capaz de aprender sobre suas funções, identificar suas estruturas anatômica e descrever alterações clínicas relacionas a essas estruturas.

Funções das vias aéreas superiores (VAS)

Funcionalmente, o sistema respiratório é dividido em duas regiões:

- Zona condutora: utilizada para a passagem do ar e se estende do nariz até os brônquios. Consiste em uma série de tubos e cavidades interligadas, tanto fora quanto dentro dos pulmões, que tem a finalidade de filtrar, aquecer e umedecer o ar inspirado. Órgãos envolvidos: nariz, cavidade nasal, faringe, laringe, traqueia, brônquios, bronquíolos e bronquíolos terminais.
- Zona respiratória: localizada dentro dos pulmões, sendo o local onde ocorrem as trocas gasosas entre o ar e o sangue. Consiste em tecidos no interior dos pulmões nos quais ocorre a hematose. Órgãos envolvidos: bronquíolos respiratórios, ductos alveolares, sacos alveolares e alvéolos.

As diferentes estruturas presentes nas VAS são responsáveis pela grande importância das suas funções (MARTINI; TIMMONS; TALLITSCH, 2009):

- Principal via de passagem do ar inalado e expirado.
- Limpeza do ar inalado.
- Aquecimento e umidificação do ar.
- Olfato e paladar.
- Ressonância da voz.
- Proteção contra microrganismos.

Veja na Figura 1 os órgãos do sistema respiratório.

Figura 1. Órgãos do sistema respiratório.
Fonte: Tortora e Derrickson (2017, p. 450).

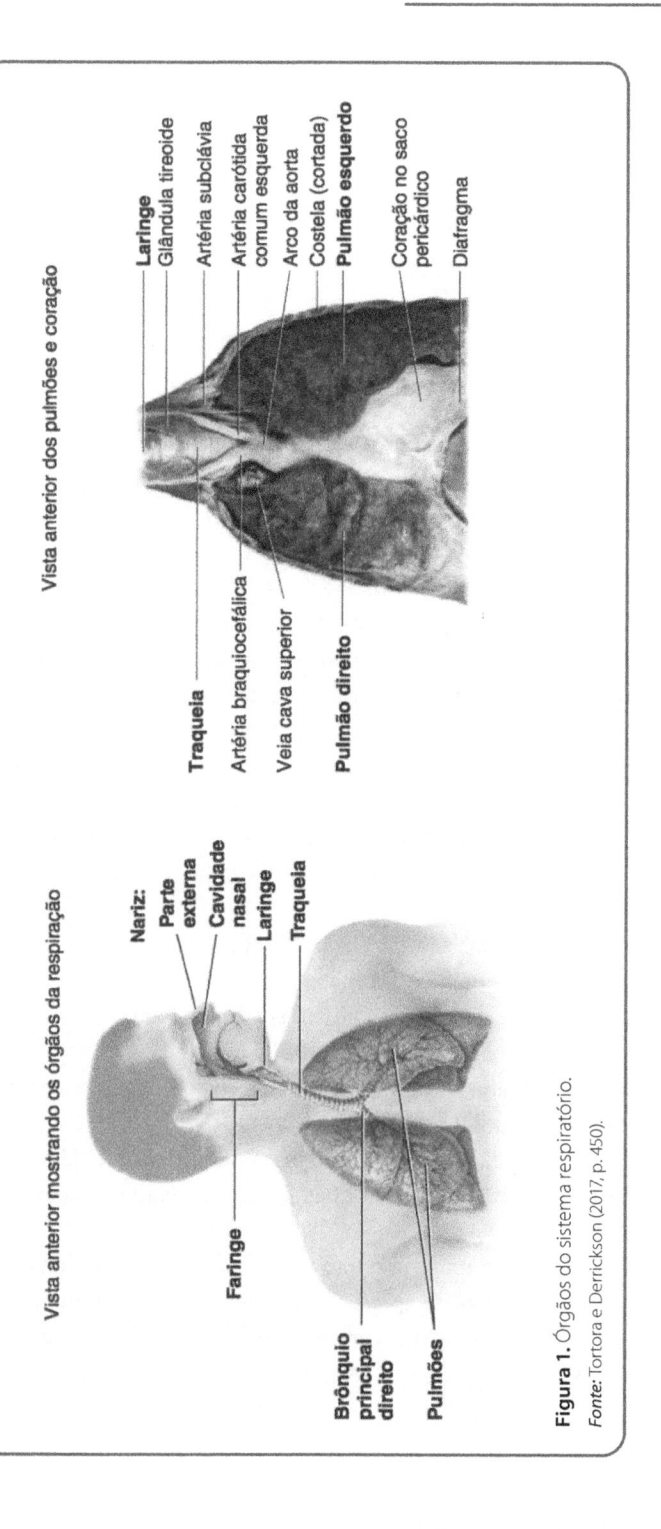

> **Link**
>
> Acesse o link para saber mais sobre abordagem morfofuncional do sistema respiratório.
>
> https://goo.gl/Qo9B6m

Características anatômicas das vias aéreas superiores

Nariz e cavidade nasal

O nariz, órgão especializado para a entrada de ar no sistema respiratório, é formado por nariz externo (parte externa) e cavidade nasal (parte interna no interior do crânio). O nariz externo é a estrutura visível que forma a parte proeminente da face. Ele é formado em sua maioria por placas de tecido cartilaginoso hialino. O nariz tem duas aberturas chamadas narinas.

Já a cavidade nasal é um espaço amplo, como uma galeria, situada abaixo do osso nasal e acima da cavidade oral. Ela se liga com a faringe por meio de duas aberturas denominadas coanas nasais. Junto à cavidade nasal se conectam quatro seios paranasais e também os ductos lacrimonasais (MARIEB; HOEHN, 2009).

Os seios paranasais são cavidades revestidas por mucosa que existem na espessura dos ossos da face e da cabeça.

Designam-se de acordo com o osso correspondente:

- Seios maxilares: localizam-se dos dois lados do nariz, na espessura dos ossos do maxilar superior.
- Seios etmoidais: são constituídos por múltiplas cavidades que se localizam na região superior das fossas nasais (no osso etmoide), entre as órbitas.
- Seio frontal: é um seio muito inconstante, localizado na espessura do osso frontal, e pode apresentar tamanho e forma muito diversa.
- Seio esfenoidal: é o mais profundo dos seios, situa-se na base do crânio, no osso esfenoide.

Os seios perinasais contribuem para a humidificação e o aquecimento do ar, além de ter papel importante na modulação da qualidade da voz.

A cavidade nasal é dividida verticalmente pelo septo nasal, dando origem aos lados direito e esquerdo do septo nasal. Esse septo é constituído por lâmina perpendicular do etmoide, vômer e cartilagem.

As estruturas internas do nariz realizam três funções básicas:

- Filtrar, aquecer e umedecer o ar inspirado.
- Captar estímulos olfatórios, como odores.
- Modificar as vibrações dos sons da fala.

O processo de entrada do ar inicia pelas narinas, sendo filtrado por pelos grossos que capturam as partículas maiores de poeira. Em seguida, esse ar passa por três ossos formados pelas conchas nasais superior, média e inferior, que se projetam da parede da cavidade nasal, sendo revestidos por uma túnica mucosa. Ao ser inspirado, o ar gira ao redor das conchas, sendo aquecido pelo sangue que circula nos capilares abundantes nesses locais.

Receptores olfatórios, responsáveis pelo olfato, estão localizados na membrana que reveste as conchas nasais superiores e o septo adjacente, recebendo o nome de epitélio olfatório.

O revestimento da cavidade nasal se dá pelo epitélio colunar ciliado pseudoestratificado e também por células calciformes que revestem a cavidade nasal. Nesse local, o muco secretado pelas células calciformes umedece o ar e aprisiona as partículas de poeira. Os cílios movem o muco saturado de poeira em direção à faringe e este é deglutido ou cuspido, removendo as partículas do trato respiratório (TORTORA; DERRICKSON, 2017).

Faringe

A faringe é um órgão que recebe a abertura comum de dois sistemas, o digestório e o respiratório. Por parte do digestório recebe e conduz a alimentos e líquidos da cavidade oral, enquanto que por parte do respiratório recebe o ar da cavidade nasal. A faringe está conectada ao sistema respiratório pela laringe e ao sistema digestório pelo esôfago (VANPUTTE; REGAN; RUSSO, 2016).

A faringe está dividida em três regiões: nasofaringe, orofaringe e laringofaringe.

- Nasofaringe: também chamada de rinofaringe ou faringe superior. Fica situada atrás das coanas e acima do palato mole. Nela temos a úvula, que é a extensão posterior do palato mole, que tem a função de impedir que o alimento deglutido entre na nasofaringe e na cavidade nasal. Ela é revestida por membrana mucosa contendo epitélio colunar pseudoestratificado ciliado com células caliciformes. O muco formado pela cavidade nasal chega à nasofaringe cheio de resíduos, sendo nela deglutido, e o suco digestivo ajuda a eliminar qualquer patógeno engolido. Na nasofaringe também se abrem duas tubas auditivas da orelha média, onde o ar passa para equalizar a pressão entre o ar atmosférico e a orelha média. A superfície posterior da nasofaringe apresenta a tonsila faríngea, ou comumente chamada de adenoide, que ajuda a defender contra infecções.
- Orofaringe: também conhecida por faringe média, se estende do palato mole até a epiglote. Nela se abre a cavidade oral por meio das fauces, com isso, ar, alimento e líquido passam pela orofaringe. Ela é revestida por um epitélio escamoso estratificado úmido, tendo a função de protegê-la contra a abrasão que a passagem dos alimentos pode causar. Próximos às fauces estão localizados dois tipos de tonsilas: tonsilas paulatinas e tonsilas linguais.
- Laringofaringe: também chamada de faringe inferior, é denominada a continuação da orofaringe ou faringe média. Estende-se da extremidade da epiglote até o esôfago e passa pela porção posterior da laringe. Alimentos e líquidos ingeridos passam pela laringofaringe até o esôfago. É normal ocorrer a deglutição de uma pequena quantidade de ar junto com a alimentação. Ela é revestida por epitélio escamoso estrificado úmido.

Observe a cavidade nasal e a faringe na Figura 2.

Link

Saiba mais sobre mucosa nasal, suas funções e sua importância acessando o link a seguir.

https://goo.gl/YxGzRr

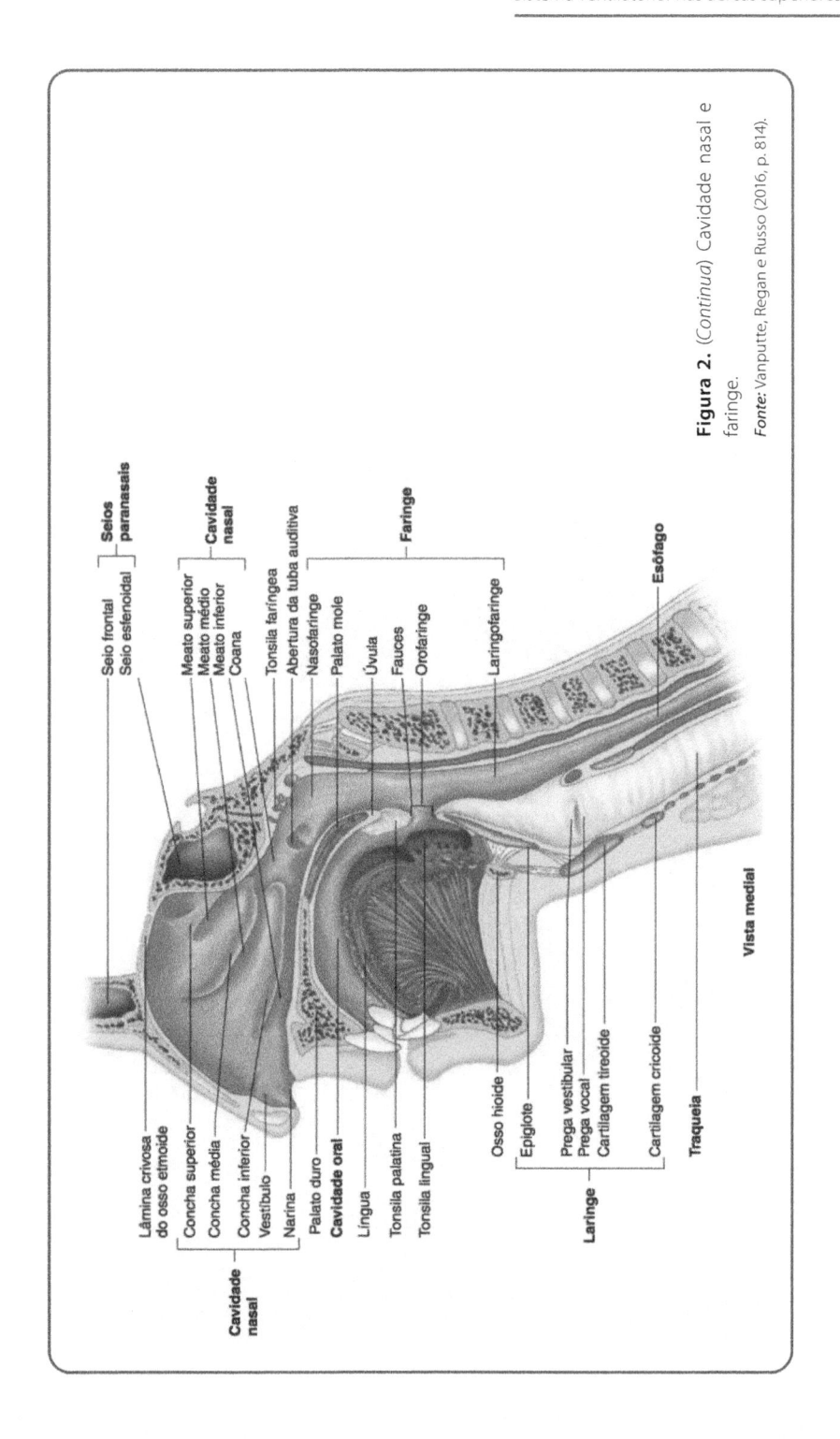

Figura 2. *(Continua)* Cavidade nasal e faringe.
Fonte: Vanputte, Regan e Russo (2016, p. 814).

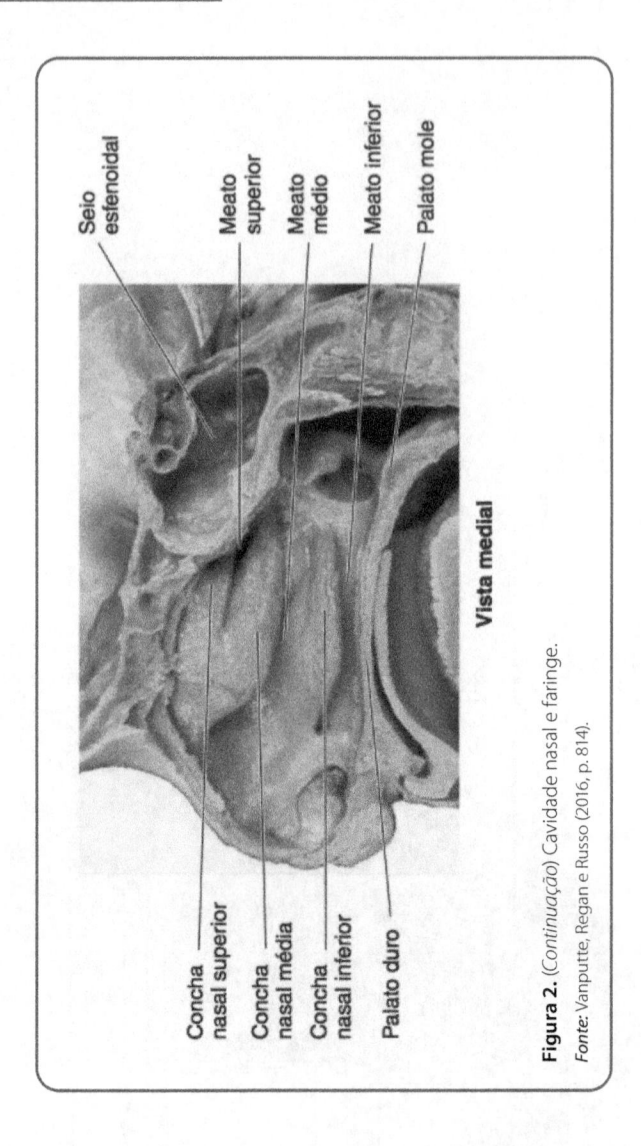

Figura 2. *(Continuação)* Cavidade nasal e faringe.
Fonte: Vanputte, Regan e Russo (2016, p. 814).

Principais alterações clínicas das VAS

Rinite alérgica

É a doença crônica mais comum no mundo. No Brasil, tem prevalência média em torno dos 28% entre crianças e jovens. Ela pode ser classificada como persistente, se durar mais que quatro dias na mesma semana e por mais de quatro dias seguidos, ou intermitente, quando se apresenta em menos de quatro dias por semana ou em período menor que quatro semanas seguidas. A gravidade pode ser classificada em leve ou grave, dependendo do impacto na qualidade do sono e nas atividades de lazer e trabalho (MELLO JR; MION, 2003).

Veja na Figura 3 as classificações da rinite alérgica.

Como definição, a rinite alérgica é uma inflamação do tecido do nariz e de suas estruturas adjacentes, que ocorre por exposição a alérgenos. Apresenta os seguintes sintomas: rinorreia, espirros, prurido e congestão nasal. A rinite pode se iniciar em qualquer faixa etária, com pico de incidência na infância e na adolescência.

Seu diagnóstico é essencialmente clínico, levando-se em conta o tempo de evolução, os sintomas, a história familiar e as características dos ambientes de habitação e trabalho do paciente. Também pode se utilizar história clínica e testes diagnósticos para confirmação da doença. Os testes diagnósticos baseiam-se na presença de antígenos alérgenos específicos em testes realizados na pele e no sangue.

Rinite não alérgica

São rinites de origens infeciosas e não infecciosas não alérgicas. As infecciosas são divididas em virais, bacterianas e fúngicas e estão relacionadas a resfriados e gripes. As não infeciosas não alérgicas podem ser divididas em idiopática, eosinofílica não alérgica, irritativa, ocupacional, medicamentosa, induzida por fármacos, hormonal, gestacional, do idoso, do atleta e gustativa.

Estas rinites apresentam os mesmos sintomas das rinites alérgicas, porém são desencadeadas por fatores não imunes, fatores não alérgicos (MION; MELLO JR., 2011).

Quanto aos sintomas:

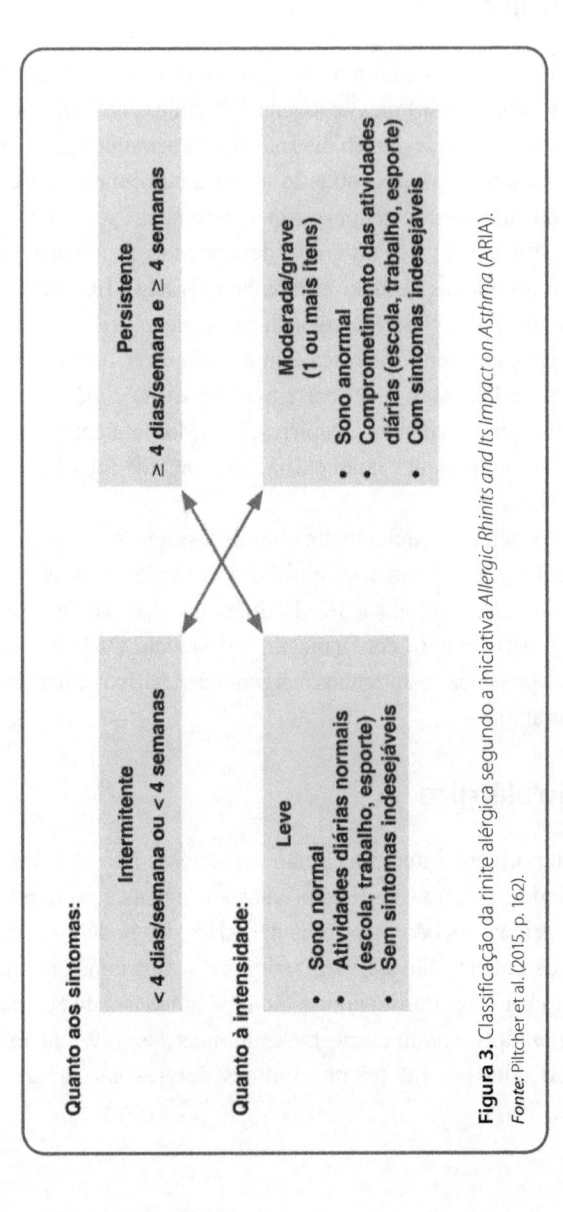

Intermitente	Persistente
< 4 dias/semana ou < 4 semanas	≥ 4 dias/semana e ≥ 4 semanas

Quanto à intensidade:

Leve	Moderada/grave (1 ou mais itens)
• Sono normal • Atividades diárias normais (escola, trabalho, esporte) • Sem sintomas indesejáveis	• Sono anormal • Comprometimento das atividades diárias (escola, trabalho, esporte) • Com sintomas indesejáveis

Figura 3. Classificação da rinite alérgica segundo a iniciativa *Allergic Rhinits and Its Impact on Asthma* (ARIA).
Fonte: Pilcher et al. (2015, p. 162).

Infecção das vias aéreas superiores (IVAS)

As IVAS, popularmente conhecidas por resfriado e gripe, são as doenças mais diagnosticadas em serviços de urgência e emergência. Os adultos têm em média dois a quatro episódios ao ano e as crianças têm em torno de seis a oito episódios por ano.

O resfriado comum, como é popularmente conhecida a nasofaringite aguda, e a gripe, afecção causada pela infecção pelo vírus influenza, são síndromes respiratórias com sintomas comuns, causados por infecções virais do trato respiratório superior. É muito difícil definir exatamente as síndromes em razão da grande variação na gravidade, na duração e no tipo de sintomas. Dentre os agentes causadores do resfriado comum, podemos citar uma grande variedade de vírus, incluindo coronavírus, parainfluenza e vírus sincicial respiratório, mas o principal agente etiológico é o rinovírus humano (HRV), sendo o responsável por cerca de metade dos casos. O vírus influenza, responsável pela gripe, responde também por 5 a 15% dos casos de resfriado comum, demonstrando que existe muita intersecção na etiologia e na sintomatologia de ambas as síndromes.

Apesar de o resfriado comum, em indivíduos saudáveis, estar associado à baixa morbidade, é fato que as infecções podem precipitar ou exacerbar outras doenças, incluindo otite média, rinossinusite, asma e doença pulmonar obstrutiva crônica.

As infecções pelo vírus influenza do tipo A podem ser responsáveis por quadros mais dramáticos, como as gripes pandêmicas. É preciso destacar a importância dessa infecção, principalmente pelo subtipo H1N1, que foi responsável por uma grande quantidade de síndromes respiratórias graves e mortes em todos os continentes.

Como sinais e sintomas das IVAS, temos: congestão nasal, prurido ou lacrimejamento ocular, espirros, dor ou irritação na garganta, tosse produtiva, rouquidão, cefaleia, astenia, dor no corpo e febre (BRASIL, 2010).

Veja as infecções das vias aéreas superiores na Figura 4.

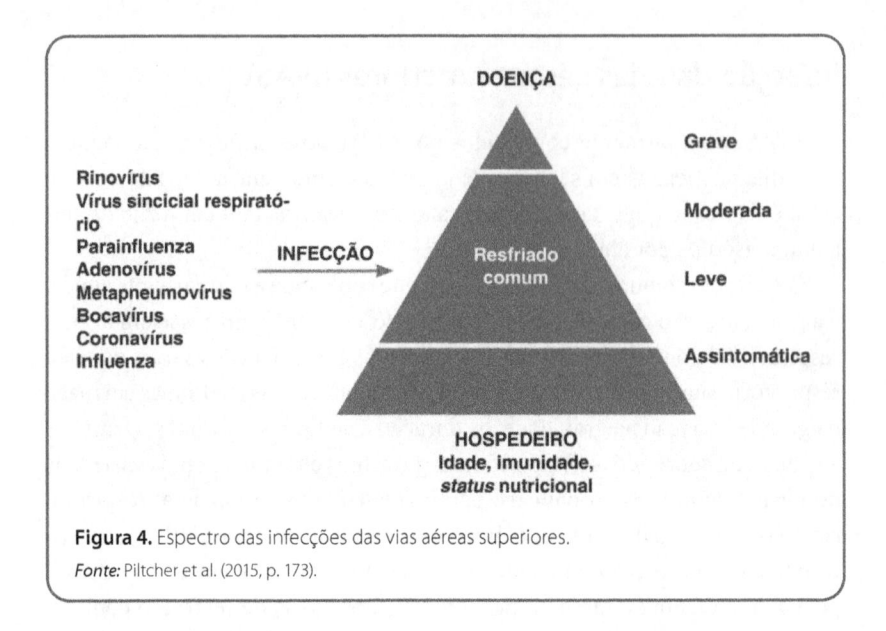

Figura 4. Espectro das infecções das vias aéreas superiores.
Fonte: Piltcher et al. (2015, p. 173).

Faringotonsilites

Também conhecida por amigdalite, esse tipo de "dor de garganta" é a terceira principal queixa nos serviços de emergência. As faringotonsilites são consideradas um tipo de IVA. Na maioria das vezes, os pacientes acometidos por essa patologia se recuperam rapidamente, entre três e quatro dias, de uma infecção faringotonsilar, mas podem desenvolver complicações decorrentes de uma infecção mais severa. Elas apresentam uma etiologia costumeiramente de origem viral, mas também podem ser caudas por bactérias.

As tonsilas têm a função de atuar como tecido de defesa por meio da secreção de imunoglobulinas e, com isso, impedem a replicação bacteriana e vital no trato respiratório superior, representando com maestria a primeira linha de defesa contra doenças infecciosas dessa região.

O abscesso peritonsilar é o processo mais grave da faringotonsilite aguda. Produz dor de garganta unilateral intensa, sialorreia, trismo, febre e comprometimento do estado geral. Na maioria das vezes, é causado por estafilococos ou por flora bacteriana múltipla de germes anaeróbios. Em alguns casos, pode ser necessária a realização da tonsilectomia, ou amigdalectomia, que é a retirada das tonsilas. Diretrizes atualizadas indicam esse procedimento nos seguintes casos: infecções recorrentes, que se repetem mais que sete vezes ao ano, ou cinco vezes por ano nos últimos dois anos, ou três vezes anuais nos últimos três anos e que se acompanharam de uma ou mais das seguintes manifestações ou testes: febre > 38 °C, adenopatia cervical dolorosa e exsudato tonsilar (PILTCHER et al., 2015).

Rinossinusites

A rinossinusite aguda é uma inflamação sintomática da cavidade nasal e dos seios paranasais que pode durar até 4 semanas. A denominação rinossinusite é melhor do que apenas sinusite, uma vez que é muito raro que uma inflamação sinusal ocorra sem manifestações de mucosa nasal. As etiologias mais comuns são infecções virais associadas com vírus causadores de resfriados e a maior parte dos casos se resolve em sete a dez dias. Complicação com infecção bacteriana ocorre em 0,5 a 2% dos casos. Mesmo a infecção bacteriana tende a ser autolimitada e raramente evolui com complicações.

Seus sintomas classicamente apresentam congestão nasal, descarga nasal purulenta, desconforto dentário maxilar, dor facial, sensação de pressão na face, febre baixa, tosse seca, hiposmia ou anosmia, halitose e cefaleia.

A rinossinusite é classificada principalmente de acordo com sua duração, segundo Bailey (JOHNSON; ROSEN, 1998):

- Aguda: menor que quatro semanas e os sintomas se resolvem completamente.
- Subaguda: quatro semanas a três meses e os sintomas se resolvem completamente.
- Crônica: maior que três meses e há sintomas persistentes residuais, como tosse, rinorreia e obstrução nasal.
- Aguda recorrente: duram menos de 30 dias, com remissão completa nos intervalos, sendo de, no mínimo, 10 dias. Caracterizada por três episódios em seis meses ou quatro episódios em 12 meses.
- Crônica agudizada: os pacientes têm sintomas respiratórios residuais que são adicionados com novos e após tratamento antimicrobiano os últimos resolvem, permanecendo os primeiros.

Trata-se de uma doença de alta prevalência. A compreensão da anatomia nasossinusal e da fisiologia da região a partir da unidade mucociliar é um passo essencial tanto para os profissionais de saúde determinarem condutas terapêuticas adequadas como para os pacientes cooperarem e aceitarem o processo de cura dos processos nessa região.

Epistaxe

É definida por um sangramento oriundo das fossas nasais, sendo secundário a uma alteração na hemostasia da mucosa nasal. O nariz tem uma mucosa ricamente vascularizada, o que, além de permitir as suas funções de aquecimento, umidificação e filtração do ar, também facilita a origem de sangramentos.

A vascularização nasal é oriunda de vasos provenientes dos sistemas carotídeos interno e externo. Clinicamente, a epistaxe pode ser dividida em anterior ou posterior.

A epistaxe anterior é a mais comum (90 a 95% dos casos) e tende a ser de menor intensidade e mais autolimitada. É o tipo mais comum em crianças. Na grande maioria das vezes, esse sangramento anterior é proveniente de uma rica rede de anastomoses na região anterior do septo nasal, chamada de plexo de Kiesselbach, localizado na área de Little. Nessa região, ocorre a confluência de quatro principais artérias: o ramo nasal lateral da artéria esfenopalatina, o ramo septal da artéria etmoidal anterior, a artéria labial superior, ramo da artéria facial, e a artéria palatina maior.

Os sangramentos posteriores são mais raros (5 a 10%), porém, tendem a ser mais volumosos e a necessitar de atendimento especializado para a sua resolução. São mais comuns em pacientes acima de 40 anos. A artéria mais comumente envolvida nos sangramentos posteriores é a artéria esfenopalatina (GASPAR SOBRINHO; LESSA, M.; LESSA, H., 2006).

Na Figura 5, a seguir, observe a vascularização do septo nasal.

Figura 5. Vascularização do septo nasal.
Fonte: Piltcher et al. (2015, p. 199).

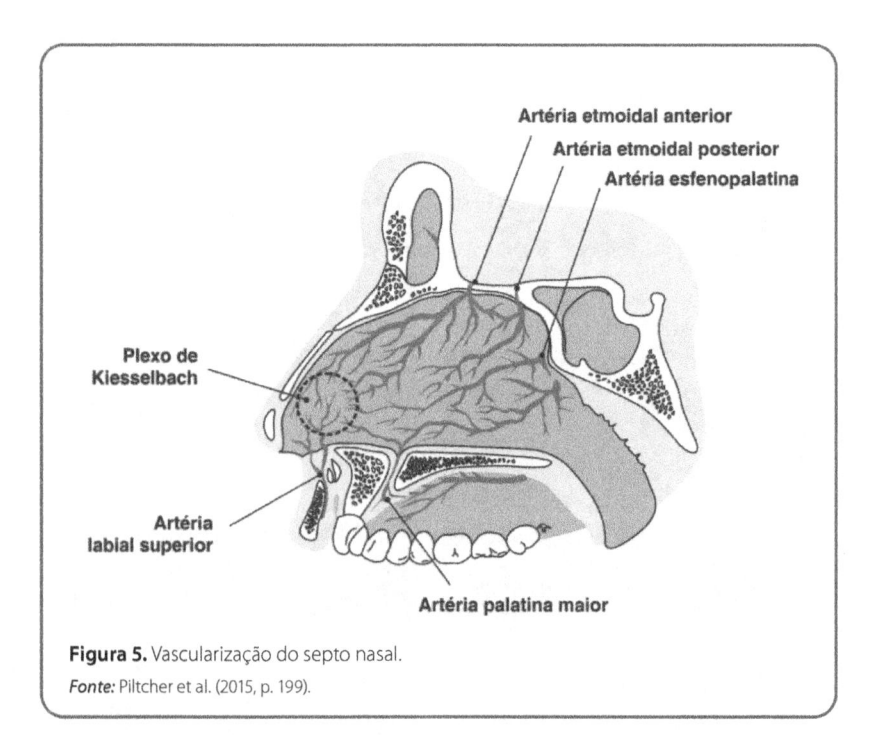

Obstrução nasal relacionada às adenoides

Também conhecida como doença do anel de Waldeyer, é caracterizada pelo aumento das tonsilas palatinas (amígdalas) e da tonsila faríngea (adenoide). O crescimento exagerado adenotonsilar pode se relacionar com causas de origens inflamatória, alérgica, infecciosa, neoplásica ou idiopática. Na maioria dos casos de obstrução respiratória, o tecido linfoide adenotonsilar ocupa quantidade desproporcional de espaço na via aérea superior.

Está muito mais presente em crianças. Pessoas com hiperplasia das adenoides apresentam manifestações clínicas associadas às alterações do padrão respiratório. Outros problemas nasais, como rinite alérgica, também podem mimetizar e intensificar essas manifestações. O tratamento geralmente recorre para uma cirurgia chamada adenoidectomia, que é a retirada das adenoides (FORTINI; GUERRA; GODINHO, 2010).

Acompanhe na Figura 6 a evolução do crescimento facial.

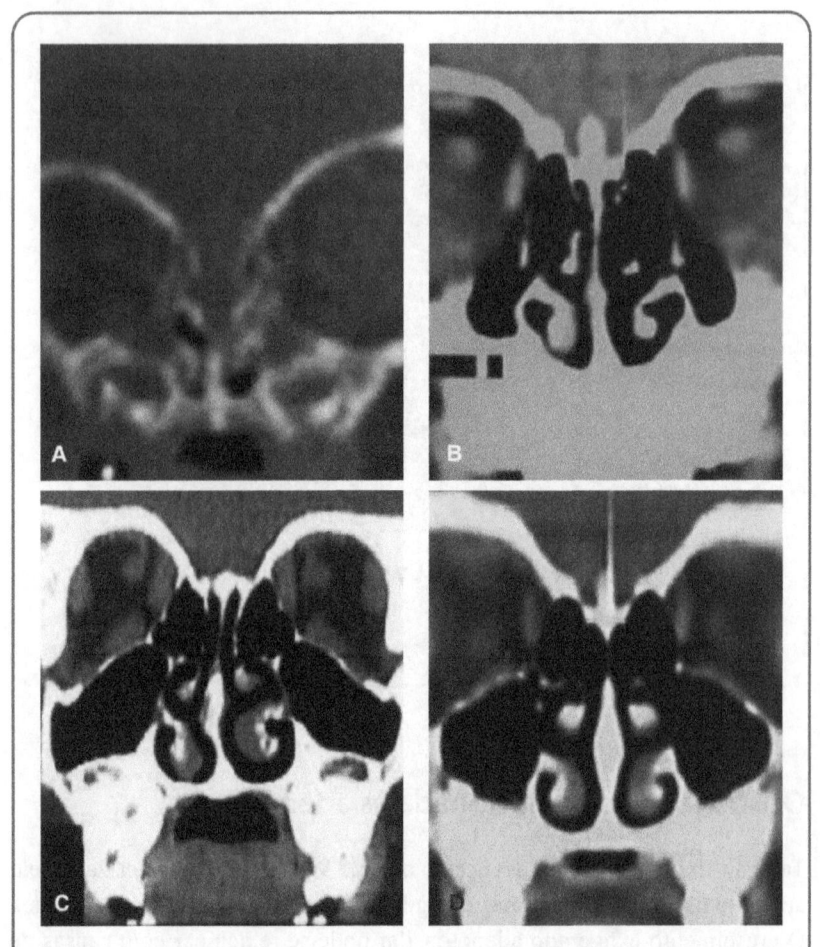

Figura 6. Crescimento facial. (A) Recém-nascido. (B) Um ano. (C) Quatro anos. (D) Oito anos.
Fonte: Piltcher et al. (2015, p. 216).

Obstrução nasal por problemas de válvula e septo nasal

Popularmente, essa patologia é chamada de "desvio de septo". É uma doença altamente prevalente na população mundial e estima-se que um terço da população adulta conviva com esse problema em algum grau. Em grau mais elevado, torna-se uma obstrução nasal crônica associando-se a sintomas extranasais, como cefaleia, fadiga, sonolência diurna e distúrbios do sono. Pacientes portadores de obstrução nasal consequentemente apresentam respiração oral de suplência na fase de crescimento facial e, com isso, têm maior prevalência de alterações no desenvolvimento craniofacial e alterações na oclusão dentária, tais como terço inferior da face alongado, palato ogival, mordida cruzada posterior e sobremordida horizontal.

Cabe ressaltar que a obstrução nasal é um sintoma, e não um diagnóstico, pois múltiplos fatores estruturais da mucosa e fatores psicológicos podem estar envolvidos no processo. Duas características estruturais mais prevalentes na obstrução nasal são o desvio de septo e a insuficiência de válvula nasal. Essa patologia pode levar a tratamentos cirúrgicos como cirurgia de desvio de septo ou rinoplastia reparadora (Figura 7) (PILTCHER et al., 2015).

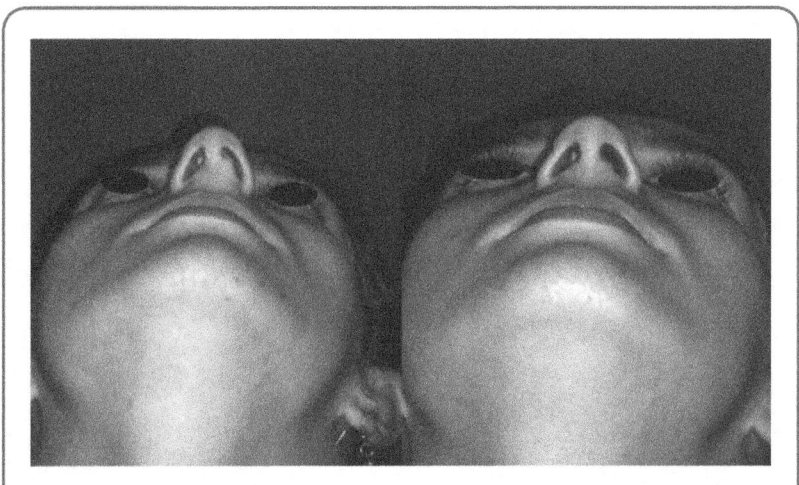

Figura 5. Vascularização do septo nasal.
Fonte: Piltcher et al. (2015, p. 199).

Existe ainda um grande número de alterações clínicas relacionadas às VAS que apresentam menor ocorrência na população. Com isso, convidamos você, aluno, a seguir estudando e conhecendo essas patologias menos recorrentes para enriquecer seu conhecimento, por meio das referências indicadas logo a seguir.

Exercícios

1. A laringe é um tubo de cartilagem que atua como condutor de ar na inspiração e na expiração e também como importante órgão da fonação. Ela é composta por várias cartilagens e tem relação anatômica com o osso hioideo e com a traqueia. Analise a figura e indique a alternativa correta.

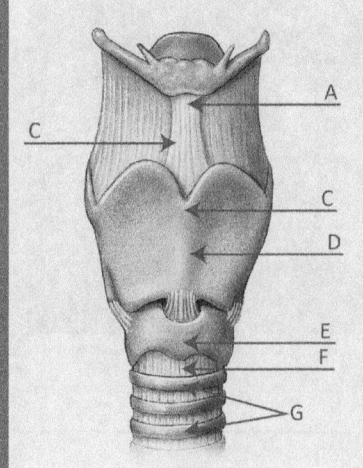

a) A letra D representa a cartilagem cricóidea.
b) A letra I indica uma das cartilagens aritenoideas.
c) A Figura 1 representa a laringe em vista posterior.
d) A letra D indica proeminência laríngea.
e) A letra F indica o ligamento vestibular.

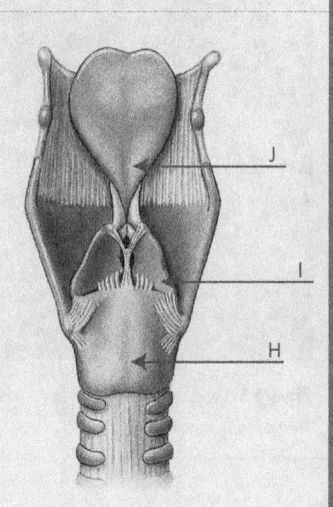

2. Qual é a função da úvula palatina?
a) Não apresenta função conhecida.
b) Faz parte da faringe.
c) Forma uma barreira entre a cavidade oral e a parte nasal da faringe, prevenindo a

entrada prematura de materiais na região da faringe.
d) Faz parte da laringe.
e) Não tem papel na fonação.

3. Indique a alternativa correta sobre os ligamentos e os músculos da laringe.
   a) Os músculos extrínsecos da laringe regulam a tensão nas pregas vocais.
   b) As pregas vestibulares atuam na produção dos sons.
   c) Os ligamentos extrínsecos unem as nove cartilagens que compõem a laringe.
   d) Os ligamentos intrínsecos unem a cartilagem tireoide ao osso hioide.
   e) Os ligamentos vestibulares e os ligamentos vocais estendem-se entre as cartilagens tireoidea e aritenoidea.

4. Qual é a cartilagem que constitui a base da laringe?
   a) Cartilagem tireoidea.
   b) Cartilagem cuneiforme.
   c) Cartilagem corniculada.
   d) Cartilagem cricóidea.
   e) A base da laringe não apresenta cartilagem.

5. Que aspecto da função da laringe seria comprometido em caso de uma eventual lesão das cartilagens aritenoidea e corniculada?
   a) A entrada de ar estaria impossibilitada.
   b) A movimentação vertical da laringe durante a deglutição para facilitar a passagem do bolo alimentar estaria impossibilitada.
   c) A produção de sons estaria prejudicada.
   d) O indivíduo provavelmente se sufocaria.
   e) Nenhum aspecto ficaria comprometido.

Referências

BRASIL. Ministério da Saúde. Secretaria de Vigilância em Saúde. Departamento de Vigilância Epidemiológica. *Doenças infecciosas e parasitárias*: guia de bolso. 8. ed. Brasília, DF: Ministério da Saúde, 2010.

FORTINI, M. S.; GUERRA, A. F. M.; GODINHO, R. Garganta. In: MARTINS, M. A. et al. *Semiologia da criança e do adolescente*. Rio de Janeiro: Med Book, 2010. p. 255-262.

GASPAR SOBRINHO, F. P.; LESSA, M. M.; LESSA, H. A. Epistaxe. In: FIGUEREIDO, R. (Org.). *Urgências e emergências em otorrinolaringologia*. Rio de Janeiro: Revinter, 2006. v. 1. p. 87-101.

JOHNSON, J. T.; ROSEN, C. A. *Bailey's head & neck surgery*: otolaryngology. St. Louis: J.B.Lippiincott, 1998

MARIEB, E. N.; HOEHN, K. *Anatomia e fisiologia*. 3. ed. Porto Alegre: Artmed, 2009.

MARTINI, F. H.; TIMMONS, M. J.; TALLITSCH, R. B. *Anatomia humana*. 6. ed. Porto Alegre: Artmed, 2009. (Coleção Martini). E-book.

MELLO JR, J. F.; MION, O. Rinite alérgica. In: CAMPOS, C. A. H.; COSTA, H. O. O. (Coord.). *Tratado de otorrinolaringologia*. São Paulo: Roca, 2003. v. 3. p. 68-87.

MION, O.; MELLO JR, J. F. Rinites não alérgicas. In: CALDAS NETO, S. et al. (Coord.). *Tratado de otorrinolaringologia*. 2. ed. São Paulo: Roca, 2011. p. 401-411.

PILTCHER, O. B. et al. *Rotinas em otorrinolaringologia*. Porto Alegre: Artmed, 2014.

TORTORA, G. J.; DERRICKSON, B. *Corpo humano*: fundamentos de anatomia e fisiologia. 10. ed. Porto Alegre: Artmed, 2017.

VANPUTTE, C.; REGAN J.; RUSSO, A. *Anatomia e fisiologia de Seeley*. 10. ed. Porto Alegre: AMGH, 2016.

Leitura recomendada

COSTA, S. S.; CRUZ, O. L. M.; OLIVEIRA, J. Á. *Otorrinalaringologia*: princípios e prática. Porto Alegre: Artmed, 2006.

Vias aéreas inferiores

Objetivos de aprendizagem

Ao final deste texto, você deve apresentar os seguintes aprendizados:

- Identificar a anatomia e o funcionamento da laringe e das estruturas da produção da voz.
- Reconhecer a anatomia e as funções da traqueia e da árvore brônquica e a organização do tecido pulmonar.
- Descrever sobre os fatores de envelhecimento do sistema ventilatório inferior.

Introdução

As vias aéreas inferiores (VAI) são formadas por um conjunto de condutos que permitem a passagem do ar inspirado e expirado necessários para a realização da hematose, sendo esta a troca de gases do sangue do corpo humano. As vias aéreas inferiores são constituídas por laringe, traqueia, brônquios, bronquíolos e alvéolos.

Neste capítulo, você vai ter a oportunidade de estudar e aprender sobre a anatomia e as funções da laringe, da traqueia, da árvore brônquica, dos pulmões e de estruturas adjacentes, além de conhecer sobre o processo de envelhecimento do sistema ventilatório inferior.

Laringe e estruturas da produção da voz

A laringe é um órgão do sistema respiratório pertencente às VAIs, que é constituído por cartilagens, músculos e membranas que conectam a faringe à traqueia. Exerce função respiratória e também fonatória, permitindo a passagem de ar para a traqueia e abrigando estruturas que são responsáveis pela fala.

Laringe

Conhecida também como "caixa de voz", a laringe é um tubo curto cartilaginoso revestido por uma túnica mucosa, servindo de conexão para a faringe com a traqueia. Fica localizada na parte mediada do pescoço, anterior à quarta, quinta e sexta vértebras cervicais (TORTORA; DERRICKSON, 2017).

Em sua parte anterior, a laringe é constituída pela cartilagem tireoidea, sendo formada por cartilagem hialina. Recebe popularmente o nome de "pomo de Adão", dando referência de que em homens é geralmente maior que em mulheres, graças à influência dos hormônios sexuais masculinos durante a puberdade.

Na laringe existe uma estrutura chamada epiglote, sendo um pedaço foliado de cartilagem elástica recoberto por epitélio. Tem uma parte chamada pecíolo da epiglote, que fica preso na margem anterior da cartilagem tireoidea e no osso hioide. Sua porção superior não é fixa, estado livre para se mover para cima e para baixo, fazendo o trabalho de um alçapão, sendo uma peça fundamental para a deglutição, pois esse alçapão consegue fechar a laringe durante a deglutição de alimentos ou líquidos, impedindo que produtos alimentares entrem para o trato respiratório inferior, local que deve receber apenas ar, e nunca produtos sólidos ou líquidos. Com isso, os produtos alimentares obrigatoriamente descem em direção ao esôfago. Se, eventualmente, alguma coisa diferente de ar passar para a laringe, ocorre o reflexo de tosse, no intuito de expelir o corpo estranho daquele local (TORTORA; DERRICKSON, 2017).

Formando a parede inferior da laringe, encontramos a cartilagem cricoidea, sendo um anel de cartilagem hialina, estando fixada ao primeiro anel de cartilagem da traqueia. Acima da cartilagem cricoidea podemos encontrar as cartilagens aritenoideas pares, constituídas principalmente por cartilagem hialina. Essas cartilagens estão fixadas às pregas vocais e aos músculos da faringe, tendo atuação na produção da voz (Figura 1). Se caso for preciso acessar uma abertura para a passagem de ar de emergência, chamada traqueostomia, esta acontecerá na cartilagem cricoidea (TORTORA; DERRICKSON, 2017).

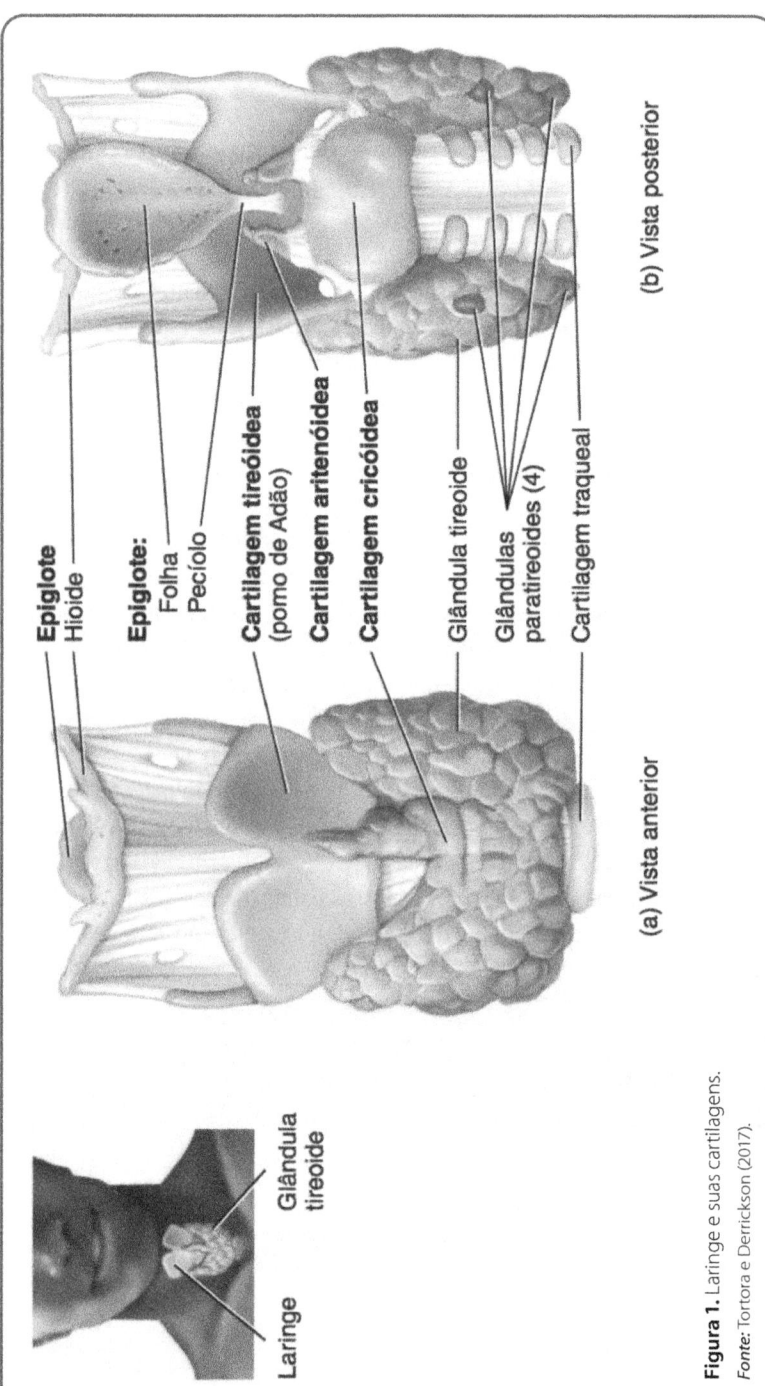

Figura 1. Laringe e suas cartilagens.
Fonte: Tortora e Derrickson (2017).

Estruturas da produção de voz

A produção da voz se dá por meio de dois pares de pregas formadas pela túnica mucosa da laringe: um ar superior, chamado de pregas vestibulares, ou pregas vocais falsas, e um par inferior, chamado de pregas vocais, ou pregas vocais verdadeiras (TORTORA; DERRICKSON, 2017).

- Pregas vocais vestibulares: mantêm a respiração sob pressão na cavidade torácica quando fizemos força para levantar um objeto pesado. Elas não produzem som.
- Pregas vocais verdadeiras: são as responsáveis pela produção do som durante a fala e o canto. Têm ligamentos elásticos estendidos entre pedaços de cartilagem rígida, tais como as cordas de um violão (Figura 2).

Existem músculos que se inserem tanto na cartilagem quanto nas pregas vocais, e a contração destes acaba tracionando fortemente os ligamentos elásticos, movendo as pregas vocais em direção à via respiratória. Com isso, o ar empurrado contra as pregas vocais as faz vibrar e produzir ondas sonoras na faringe, no nariz e na boca. Quanto mais alta a pressão do ar oriundo da caixa torácica, mais alto poderá ser o som.

Já o tom da voz é controlado pela tensão das pregas vocais. Se estas estiverem mais esticadas, vibram mais rapidamente, dando origem a um som mais alto. Enquanto isso, os tons mais baixos são produzidos pela redução da tensão muscular. Nos homens, graças à influência hormonal masculina, as pregas vocais geralmente são mais espessas e mais longas que nas mulheres. Com isso, elas vibram mais lentamente, dando a eles um tom de voz mais grave (TORTORA; DERRICKSON, 2017).

Link

Confira no vídeo disponível no link a seguir a anatomia da laringe.

https://goo.gl/pN3LDG

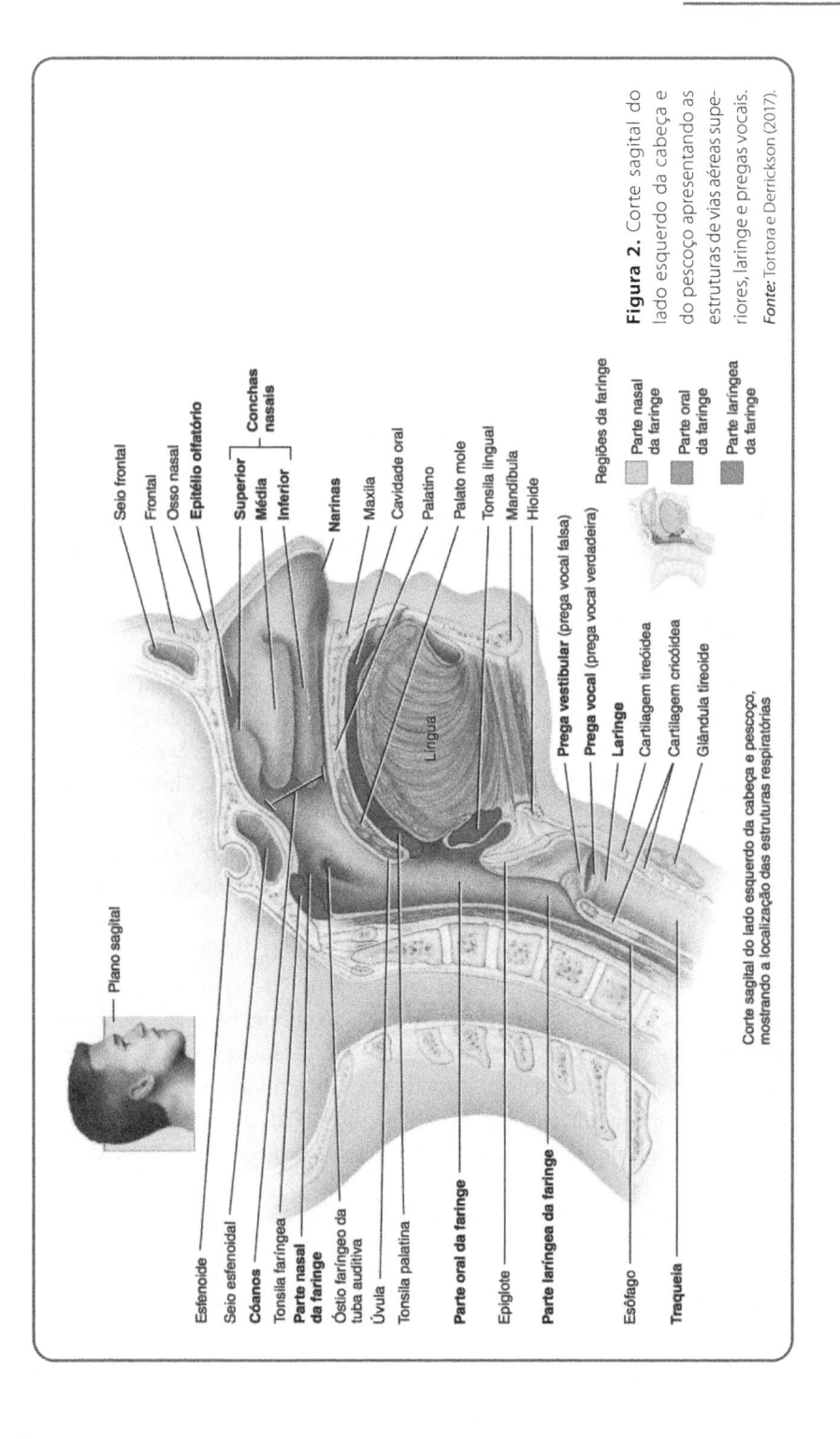

Figura 2. Corte sagital do lado esquerdo da cabeça e do pescoço apresentando as estruturas de vias aéreas superiores, laringe e pregas vocais. *Fonte:* Tortora e Derrickson (2017).

Traqueia, árvore brônquica e tecido pulmonar

Traqueia

É um órgão cilíndrico formado por anéis cartilaginosos bastante flexíveis e móveis, apresentando 10 a 12 cm de comprimento e 2 cm de diâmetro, que desce a partir da laringe até o mediastino, terminando com uma bifurcação em dois brônquios principais no tórax medial (MARIEB; HOEHN, 2009).

A parede traqueal é constituída por várias camadas comuns a muitos órgãos, com estrutura tubular-mucosa, submucosa e adventícia.

A camada tubular-mucosa se estrutura com um epitélio pseudoestratificado ciliado e células caliciformes na maior parte do trato respiratório. Essa camada apresenta cílios que propelem continuamente o muco que abriga partículas residuais em direção à faringe, na qual de lá será eliminada. Esse epitélio está sobreposto a uma camada ligeiramente espessa da membrana basal, rica em fibras elásticas.

A submucosa é uma camada de tecido conectivo mais profunda que a anterior, tubular-mucosa, e contém glândulas seromucosas, que ajudam na produção do muco protetor da traqueia. Sua camada adventícia mais externa é também formada por tecido conectivo e reforçada por 16 a 20 anéis com formato de C formados por cartilagem hialina. Graças a sua elasticidade, a traqueia se forma flexível o suficiente para se estirar e se mover inferiormente durante a inspiração e retornar durante a expiração (Figura 3).

O colamento da traqueia é evitado pelos anéis cartilaginosos que mantêm as vias aéreas abertas, mesmo sob influência direta das mudanças de pressão durante o ciclo ventilatório. As partes abertas posteriores dos anéis de cartilagem que estão adjacentes ao esôfago são preenchidas por fibras de músculo liso do músculo traqueal e por tecido conectivo mole. Nesta porção, a parede da traqueia não é rígida para permitir que o esôfago seja ampliado anteriormente enquanto há a deglutição dos alimentos. A contração do músculo traqueal diminui o diâmetro da traqueia, fazendo que o ar expirado seja exalado dos pulmões com maior intensidade. Esse processo exalatório auxilia a expelir o muco da traqueia durante a tosse pela aceleração do ar exalado a velocidades aproximadas de 160 km/h.

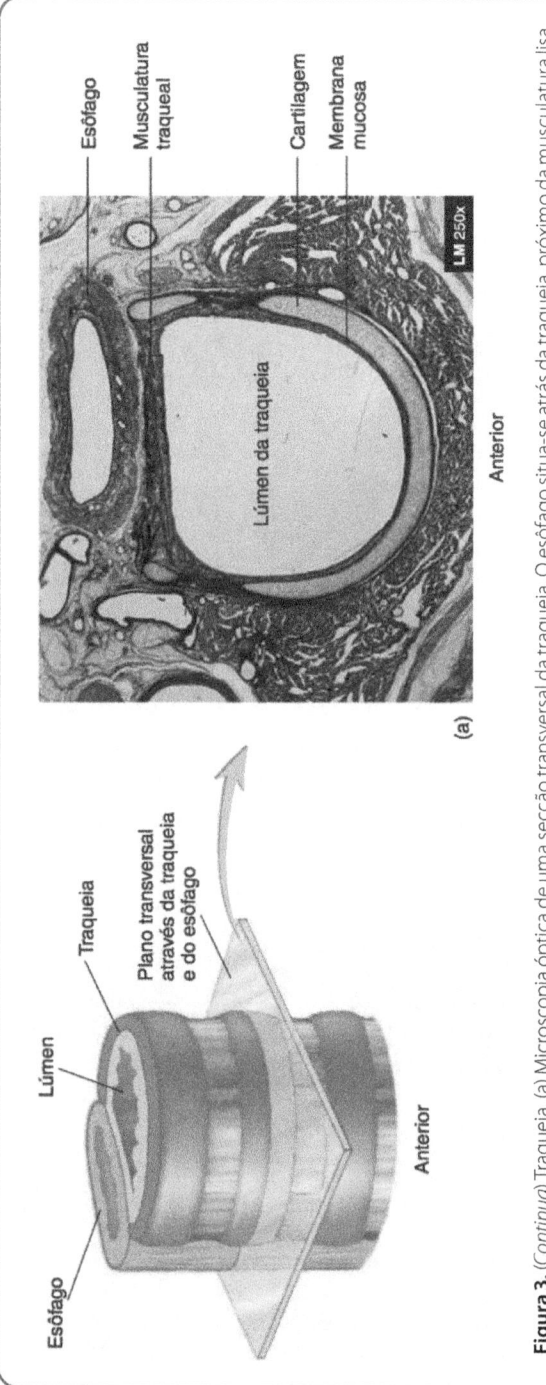

Figura 3. *(Continua)* Traqueia. (a) Microscopia óptica de uma secção transversal da traqueia. O esôfago situa-se atrás da traqueia, próximo da musculatura lisa que liga as extremidades das cartilagens em formato de C da traqueia. (b) O muco, produzido pelas células caliciformes, captura partículas do ar. O movimento dos cílios direciona o muco e as partículas para a laringofaringe. (c) Microscopia óptica da superfície da membrana mucosa que recobre a traqueia. As células caliciformes estão intercaladas entre as células ciliadas.

Fonte: Vanputte, Regan e Russo (2016).

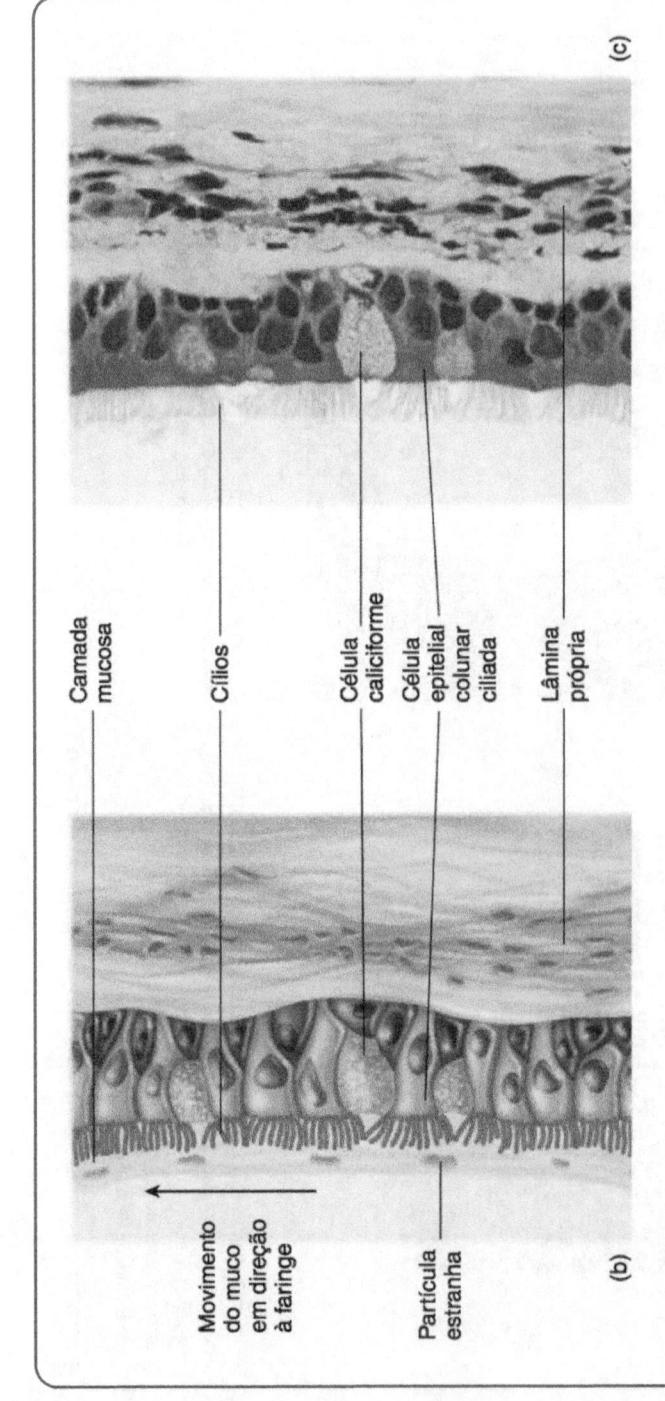

Figura 3. (*Continuação*) Traqueia. (a) Microscopia óptica de uma secção transversal da traqueia. O esôfago situa-se atrás da traqueia, próximo da musculatura lisa que liga as extremidades das cartilagens em formato de C da traqueia. (b) O muco, produzido pelas células caliciformes, captura partículas do ar. O movimento dos cílios direciona o muco e as partículas para a laringofaringe. (c) Microscopia óptica da superfície da membrana mucosa que recobre a traqueia. As células caliciformes estão intercaladas entre as células ciliadas.

Fonte: Vanputte, Regan e Russo (2016).

Ao final da traqueia, a última cartilagem traqueal é maior que os anéis antecessores, formando uma coluna de cartilagem chamada de carina, marcando, então, o ponto em que a traqueia se bifurca, dando origem aos dois brônquios principais. A mucosa da carina é mais sensível, fazendo com que, quando um objeto estranho entra em contato com essa região, automaticamente estimule um reflexo violento de tosse.

O ato de fumar produtos oriundos do tabaco inibe e destrói os cílios traqueais, fazendo com que a tosse se torne a única forma de proteção contra o acúmulo de muco nos pulmões. Com isso, pessoas que têm o habito de fumar aumentam a chance de ocorrência de doenças pulmonares (MARIEB; HOEHN, 2009).

Brônquios e bronquíolos

A parte final da traqueia divide-se em brônquio principal direito (primário), que parte para o pulmão direito, e brônquio principal esquerdo (primário), que parte para o pulmão esquerdo. Acompanhando o tecido traqueal, os brônquios principais apresentam anéis incompletos de tecidos cartilaginosos, sendo revestidos por epitélio colunar ciliado pseudoestratificado. Existe grande circulação de vasos sanguíneos pulmonares, vasos linfáticos e nervos que entram e saem dos pulmões junto aos dois brônquios. Entrando nos pulmões, os brônquios principais se dividem para formar os brônquios lobares (secundários), sendo um para cada pulmão. Logo mais adiante, vamos ver que o pulmão direito tem três lobos e o esquerdo tem dois lobos. Com isso, os brônquios lobares continuam a se ramificar, formando brônquios ainda menores, sendo chamados de brônquios segmentares (terciários), que, com suas divisões, dão origem aos bronquíolos. Por sua vez, os bronquíolos se ramificam em tubos ainda menores, formando os bronquíolos terminais (TORTORA; DERRICKSON, 2017).

Como as vias respiratórias se assemelham a uma árvore com galhos de cabeça para baixo, sua organização é conhecida como árvore bronquial (Figura 4).

Ramificação da árvore bronquial

Traqueia → Brônquio principal → Brônquio lobar → Brônquio segmentar → Bronquíolos → Bronquíolos terminais

- Laringe
- Traqueia
- Ápice do pulmão
- Pulmão esquerdo
- Brônquio principal esquerdo
- Brônquio lobar esquerdo
- Brônquio segmentar esquerdo
- Bronquíolo esquerdo
- Bronquíolo terminal esquerdo
- Diafragma
- Base do pulmão
- Incisura cardíaca
- Pulmão direito
- Pleura visceral
- Pleura parietal
- Cavidade pleural
- Brônquio principal direito
- Brônquio lobar direito
- Brônquio segmentar direito
- Bronquíolo direito
- Bronquíolo terminal direito

Vista anterior

Figura 4. Ramificação das vias respiratórias da traqueia e lobos dos pulmões. *Fonte:* Tortora e Derrickson (2017).

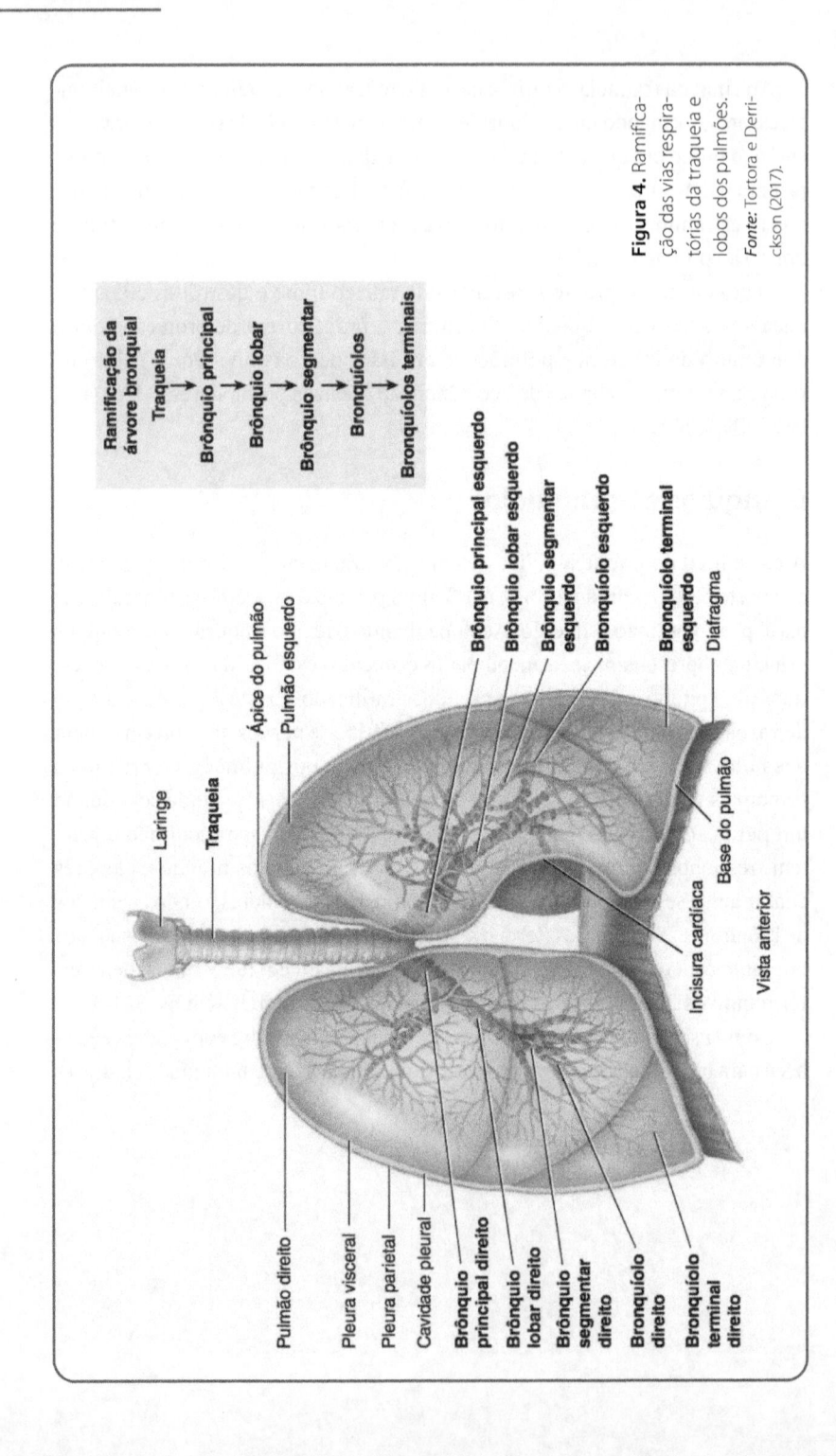

À medida que a ramificação se torna mais extensa na árvore bronquial, percebe-se diversas mudanças estruturais, que serão vistas a seguir:

- A primeira mudança se refere à túnica mucosa que muda de epitélio colunar ciliado pseudoestratificado, nos brônquios principais, nos lobares e nos segmentados, para um epitélio colunar ciliado simples, apresentando algumas células caliciformes nos bronquíolos maiores para epitélio cuboide simples não ciliado, na sua maioria, nos bronquíolos terminais. O epitélio ciliado da túnica respiratória remove partículas inspiradas de duas formas. O muco produzido pelas células caliciformes adere às partículas e os cílios movem o muco e as partículas presas em direção à faringe para sua remoção. Em locais em que o epitélio cuboide simples não ciliado existe, as partículas inspiradas são removidas por macrófagos.
- A segunda mudança ocorre nas lâminas de cartilagem que substituem os anéis incompletos nos brônquios principais e, finalmente, desaparecem nos brônquios distais.
- A terceira mudança aparece em relação à diminuição de cartilagem. Nesse momento, a quantidade de músculo liso aumenta, envolvendo o lúmen nas faixas espirais, ajudando a manter a abertura das estruturas. Porém, como não existe mais cartilagem de sustentação, espasmos musculares podem ocorrer, causando o estreitamento e até mesmo o fechamento das vias respiratórias distais. Esse processo pode ser claramente exemplificado durante uma crise de asma.

Pulmões

Nossos pulmões são dois órgãos esponjosos que funcionam dentro da cavidade torácica. Eles estão separados pelo coração e por demais estruturas do mediastino. Os pulmões são revestidos pela pleura, que é uma túnica serosa bilaminada que envolve e protege cada pulmão. A pleura, por ser bilaminada, apresenta duas lâminas, a lâmina externa e a lâmina parietal. A lâmina externa fica presa à parede da cavidade torácica e ao diafragma, sendo também chamada de pleura parietal. Já a lâmina interna, chamada também de pleura visceral, está aderida aos pulmões. Entre as lâminas existe um pequeno espaço, denominado de cavidade pleural. Nele contém um líquido lubrificante que é secretado pelas túnicas. O objetivo desse líquido é reduzir o atrito entre as lâminas, permitindo o deslizamento de uma sobre a outra durante o processo da respiração (TORTORA; DERRICKSON, 2017).

Os pulmões se apresentam no espaço entre a parte superior das clavículas até o diafragma, ficando justapostos às costelas. A parte inferior e mais alargada dos pulmões é chamada de base dos pulmões, enquanto a parte superior e mais estreita é conhecida como ápice dos pulmões.

No pulmão esquerdo existe uma depressão, chamada de incisura cardíaca, onde o coração fica situado. Em razão do espaço ocupado pelo coração, o pulmão esquerdo é aproximadamente 10% menor que o direito. Profundos sulcos, denominados fissuras, dividem cada pulmão em lobos. A fissura oblíqua divide o pulmão esquerdo em lobos superior e inferior, enquanto as fissuras oblíqua e horizontal dividem o pulmão direito em lobos superior, médio e inferior. Cada lobo recebe seu próprio brônquio lobar.

Cada um dos lobos pulmonares é dividido em segmentos menores, sendo supridos pelos brônquios segmentares. Os segmentos são subdivididos em muitos compartimentos menores, chamados lóbulos. Cada um dos lóbulos é irrigado por um vaso linfático, uma arteríola, uma vênula e um ramo de um bronquíolo terminal. Com maior distância, os bronquíolos terminais se dividem em ramos microscópicos chamados bronquíolos respiratórios, sendo estes revestidos por epitélio cuboide simples não ciliado. Por sua vez, os bronquíolos respiratórios se subdividem em vários ductos alveolares. Dois ou mais alvéolos que compartilham uma abertura em comum com o ducto alveolar são chamados sacos alveolares. Cada lóbulo está envolvido em tecidos conectivos elásticos (Figura 5).

Alvéolos

Os alvéolos são uma projeção caliciforme de um saco alveolar. São constituídos basicamente por células alveolares tipo I finas, que são células epiteliais escamosas. Cada ducto alveolar é circundado por muitos alvéolos e sacos alveolares. Nos alvéolos estão os principais locais de trocas gasosas. Entre as células tipo I estão as células alveolares tipo II que secretam líquido alveolar para manter a superfície entre as células e o ar umidificada. Esse líquido alveolar contém surfactante, sendo este uma mistura de fosfolipídios e lipoproteínas, que reduz a tendência de os alvéolos sofrerem colapsos (Figura 6).

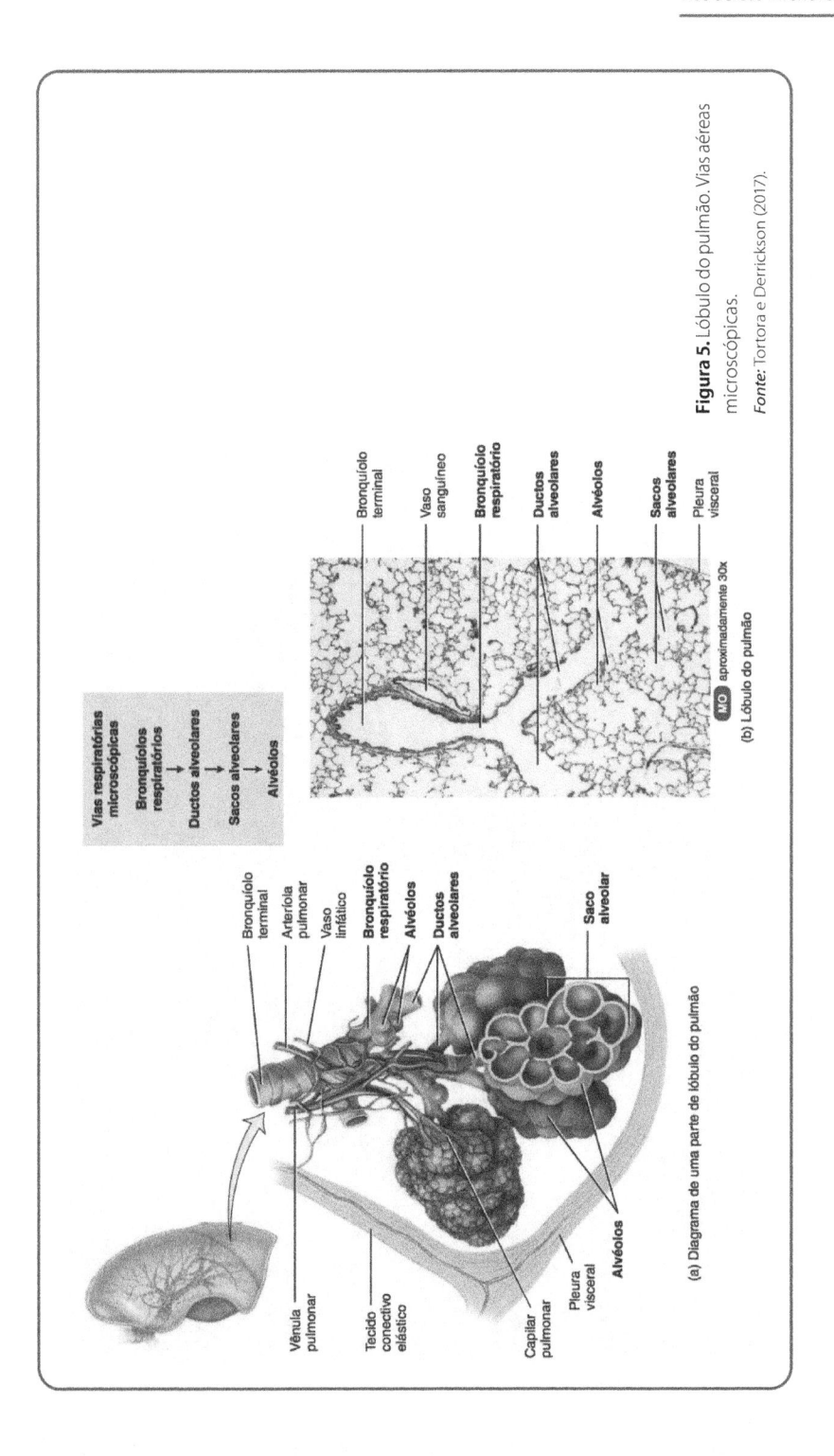

Figura 5. Lóbulo do pulmão. Vias aéreas microscópicas.
Fonte: Tortora e Derrickson (2017).

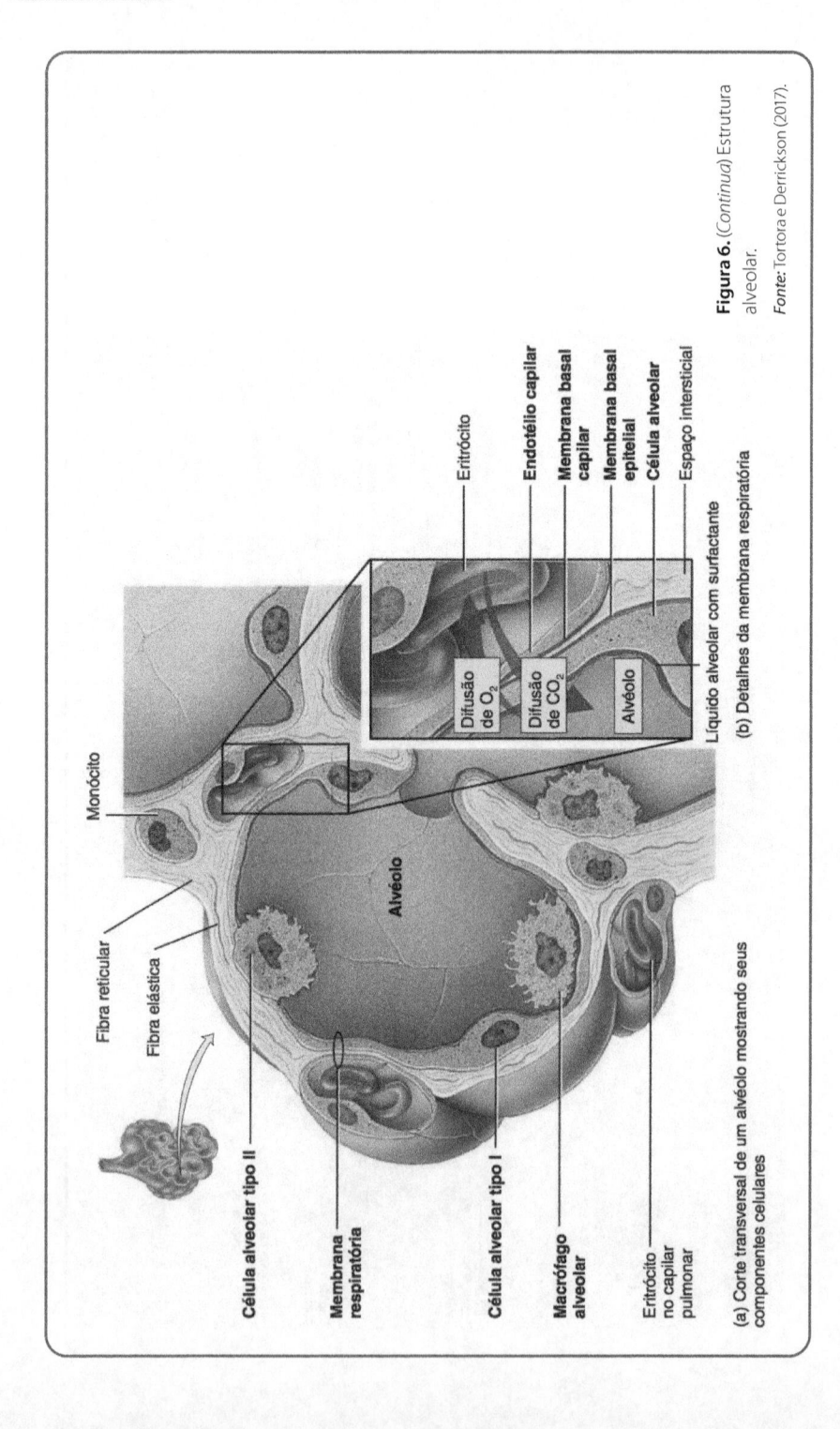

Figura 6. (*Continua*) Estrutura alveolar.
Fonte: Tortora e Derrickson (2017).

(a) Corte transversal de um alvéolo mostrando seus componentes celulares

(b) Detalhes da membrana respiratória

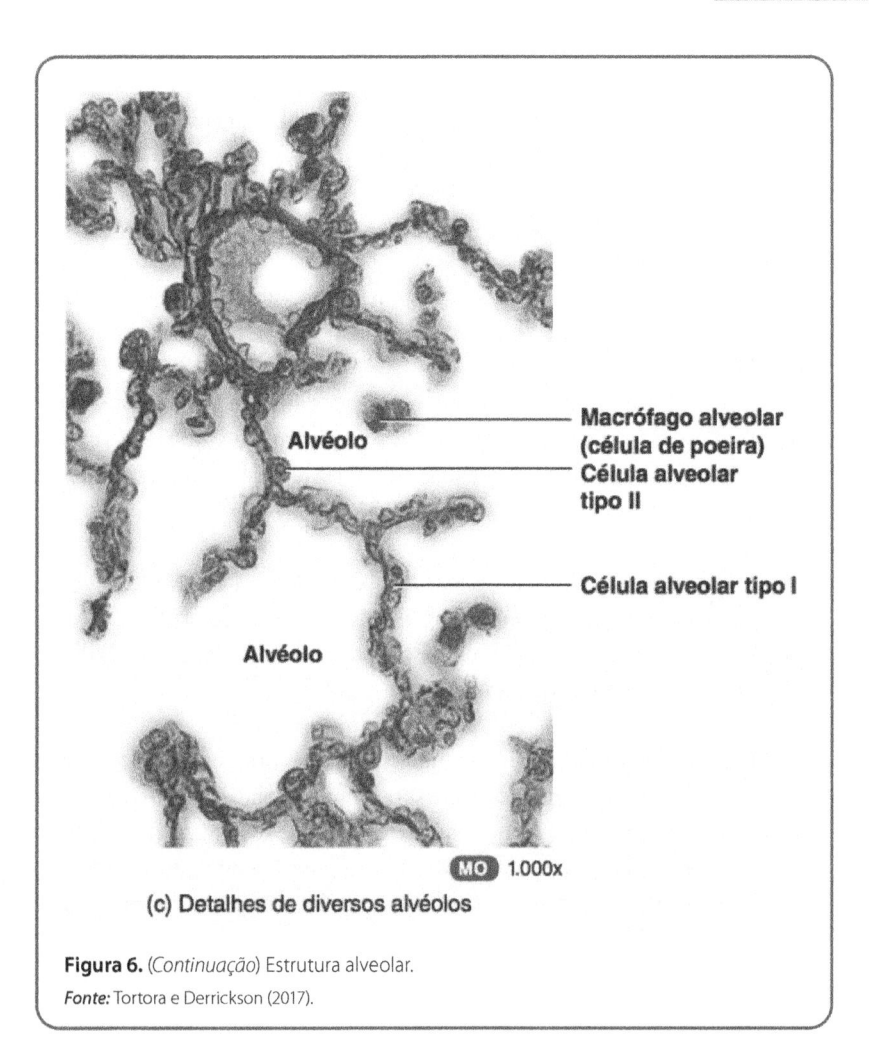

Labels on figure:
- Alvéolo
- Macrófago alveolar (célula de poeira)
- Célula alveolar tipo II
- Célula alveolar tipo I
- Alvéolo
- MO 1.000x

(c) Detalhes de diversos alvéolos

Figura 6. (*Continuação*) Estrutura alveolar.
Fonte: Tortora e Derrickson (2017).

Também existem presentes nos alvéolos os macrófagos alveolares, conhecidos como células de poeira, sendo fagócitos nômades que retiram pequenas partículas de poeira e de outros detritos de dentro dos espaços alveolares. Subjacentes à camada de células alveolares existem uma membrana basal elástica e uma fina camada de tecido conectivo, que contém fibras elásticas e reticulares abundantes que serão apresentadas logo mais. Ao redor dos alvéolos, a arteríola e a vênula pulmonar formam redes exuberantes de vasos capilares sanguíneos. Os milhões de alvéolos respondem pelo aspecto esponjoso dos pulmões.

Trocas de O_2 e CO_2 entre os espaços aéreos nos pulmões e no sangue ocorrem por difusão através das paredes alveolar e capilar, que, juntas, formam a membrana respiratória. A membrana respiratória apresenta-se nas seguintes câmaras:

- Parede de um alvéolo, formadas por células alveolares tipo I.
- Membrana basal epitelial subjacente às células alveolares.
- Membrana basal capilar fundida com a membrana basal epitelial.
- Células endoteliais da parede de um capilar.

Mesmo apresentando muitas camadas, a membrana respiratória tem a espessura de apenas 0,5 μm. Essa espessura é muito menos que a de uma folha de papel de seda, com isso, permite que o O_2 e CO_2 se difundam ligeiramente entre sangue e os espaços aéreos alveolares. Os pulmões contêm cerca de 300 milhões de alvéolos, fornecendo uma superfície imensa para a troca de gases (TORTORA; DERRICKSON, 2017).

Parede torácica e músculos da respiração

A parede torácica é formada por vértebras torácicas, costelas, cartilagens costais, esterno e músculos acessórios da respiração. Apresenta um espaço delimitado pela parede torácica e o diafragma. Diafragma e músculos esqueléticos acessórios da respiração associados à parede torácica são os responsáveis pela ventilação. Os músculos da inspiração incluem o diafragma, intercostais externos, peitoral manos e os escalenos. Durante a inspiração, a contração do diafragma chega a ser responsável por cerca de dois terços do aumento do volume torácico durante a inspiração. Já os intercostais externos, peitoral maior e escalenos também aumentam o volume torácico por meio da elevação das costelas. O processo de expiração envolve os músculos que rebaixam as costelas e o esterno, por meio dos intercostais internos e o transverso do tórax que são auxiliados pelos músculos abdominais. Embora estes últimos sejam mais ativos durante a expiração e os intercostais externos sejam mais ativos durante a inspiração, a principal função desses músculos é enrijecer a parede torácica pela contração simultânea. Dessa maneira, eles impedem que a caixa torácica entre em colapso durante a inspiração (VANPUTTE; REGAN; RUSSO, 2016).

O músculo diafragma, principal músculo respiratório, apresenta um formato de cúpula, tendo sua base ligada à circunferência interna da porção inferior da caixa torácica, e seu topo é uma lâmina achatada de tecido conectivo denominado tendão central. O movimento de contração continuado do diafragma promove seu achatamento, enquanto as costelas inferiores se elevem. Além destes, outros músculos inspiratórios podem elevar as costelas. Com sua elevação, as cartilagens costais permitem o movimento lateral das costelas e a expansão lateral da cavidade torácica (Figura 7).

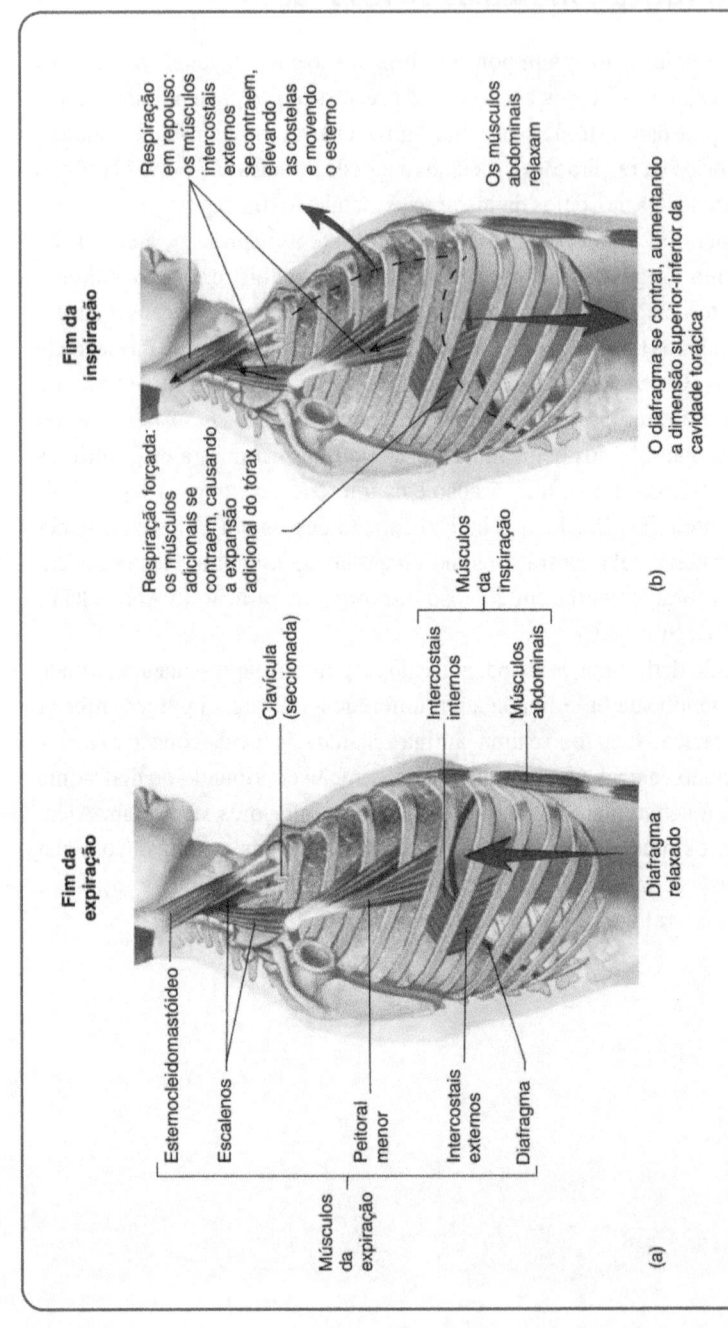

Figura 7. Efeito dos músculos respiratórios sobre o volume torácico. (a) Músculos da respiração ao fim da expiração. (b) Músculos da respiração ao fim da inspiração.

Fonte: Vanputte, Regan e Russo (2016).

Durante uma respiração em repouso, a expiração acontece quando houver o relaxamento do diafragma e dos músculos intercostais externos, e as propriedades elásticas do tórax e dos pulmões causam diminuição passiva do volume torácico. Além disso, as contrações dos músculos abdominais ajudam a empurrar os órgãos abdominais e o diafragma para cima. Diversas diferenças são vistas entre uma respiração normal e em repouso e uma respiração forçada, pois durante a respiração forçada os músculos inspiratórios estão ativos e suas contrações são mais intensas que durante a respiração em repouso. Com isso, se promove maior aumento no volume torácico. Se ocorrer uma respiração forçada, a contração dos músculos intercostais e dos músculos abdominais produzirá uma diminuição maior e mais rápida do volume da caixa torácica do que ocorreria a partir da retração passiva do tórax e dos pulmões (VANPUTTE; REGAN; RUSSO, 2016).

Suprimento sanguíneo pulmonar

Você já deve saber que o sangue que sai dos pulmões após a hematose é chamado de sangue oxigenado, enquanto o sangue que retorna do corpo em direção aos pulmões para passar pelo processo de troca é chamado de sangue desoxigenado. Com isso, dentro dos pulmões existem dois tipos de circulação sanguínea, sendo que a maior leva sangue desoxigenado para os pulmões para lá então ser oxigenado. Esse sangue desoxigenado flui pelas artérias pulmonares até os capilares pulmonares, tornando-se oxigenado, retornando ao coração pelas veias pulmonares e sendo assim distribuído ao corpo. (VANPUTTE; REGAN; RUSSO, 2016).

Outro tipo de circulação é a que garante o suprimento sanguíneo aos pulmões e demais estruturas. Essa circulação leva o sangue oxigenado ao tecido bronquial e até os bronquíolos respiratórios. O sangue oxigenado flui da aorta torácica para as artérias brônquicas até os capilares, onde o oxigênio é liberado. Após isso, o sangue desoxigenado da porção proximal dos brônquios retorna ao coração por meio das veias brônquicas e pelas veias do sistema ázigo. Em parte mais distal, a drenagem venosa dos brônquios entra nas veias pulmonares. Com isso, o sangue oxigenado que retorna dos alvéolos pelas veias pulmonares se mistura a uma pequena quantidade de sangue desoxigenado, que retoma aos brônquios. (VANPUTTE; REGAN; RUSSO, 2016).

> **Link**
>
> Confira na matéria disponível no link a seguir uma descoberta que pode mostrar uma nova função dos pulmões.
>
> https://goo.gl/dqEzvN

Envelhecimento e sistema respiratório

Acredita-se que o sistema respiratório seja o sistema do organismo que envelhece mais rápido. Isso se deve a sua maior exposição a poluentes ambientais ao longo dos anos. Suas mudanças fisiológicas em decorrência disso são clinicamente relevantes porque a deterioração da função pulmonar está associada ao aumento da taxa de mortalidade e, além disso, conhecer esses mecanismos contribui para a detecção e a prevenção precoce de disfunções respiratórias em idosos (BELINI, 2004).

Biologicamente, o organismo envelhece e, com isso, a morfologia da parede torácica sofre importantes alterações conducentes ao tórax senil e consequentemente ao pulmão senil. Afirma-se que a perda da elasticidade é a alteração estrutural mais predominante nos idosos, causando ainda alterações na complacência pulmonar. Com o envelhecimento, os bronquíolos tornam-se menos resistentes, facilitando o colapso expiratório. A diminuição do número de alvéolos em razão da ruptura dos septos interalveolares e da consequente fusão alveolar também fica evidente condicionando a diminuição da superfície total respiratória e o aumento do volume residual (BELINI, 2004).

Além das alterações fisiológicas já citadas, as alterações corporais que acompanham o avançar dos anos provocam alterações pulmonares e merecem ser observadas. O peso corporal e a estatura sofrem alterações que acompanham o envelhecimento e que condicionam a *performance* respiratória do idoso, pois a diminuição da altura e a substituição do músculo pelo tecido adiposo, sobretudo à volta do abdômen, causam alterações no índice de massa corporal. Além disso, devemos lembrar da má nutrição, que, frequentemente, conduz à fraqueza dos músculos respiratórios e dos músculos mais suscetíveis à fadiga e, portanto, a alterações na mecânica pulmonar.

Outro fator importante deve ser apresentado: a imobilidade. Idosos com mobilidade reduzida têm diretamente o sistema pulmonar afetado. Estudos comprovam que idosos que realizam exercícios físicos apresentam melhor capacidade funcional e respiratória. Já está claro que a prática de atividade física pode retardar o declínio da função pulmonar relacionada ao envelhecimento.

Com o envelhecimento do sistema respiratório, o idoso fica mais propenso a doenças respiratórias, como a doença pulmonar obstrutiva crônica (DPOC), o enfisema pulmonar, as pneumonias, a tosse e as gripes. Todo esse processo pode ser potencialmente piorado se o idoso for usuário de tabaco.

Com isso, se sabe que o processo de envelhecimento é o resultado da interação de múltiplas influências e fatores internos e externos. É necessário distinguir os efeitos inerentes ao próprio envelhecimento e os afeitos de influências externas, que vão antecipar ou retardar as doenças. Uma avaliação adequada da função pulmonar poderá mostrar o que é causa do envelhecimento biológico (senescência), causa patológica (senilidade) ou causa determinada por outros fatores não patológicos (influências externas), podendo, ainda, se tratar de uma associação de mais de um fator (BRITTO et al., 2005).

Link

Veja no artigo disponível no link ou código a seguir as alterações fisiológicas relacionadas ao envelhecimento no sistema respiratório e as patologias associadas.

https://goo.gl/4CV1nL

Exercícios

1. O sistema ventilatório, ou respiratório, é responsável pela realização do processo de hematose, sendo responsável pela aquisição e pela eliminação dos gases do organismo. Com isso, é aquele que obtém e transfere oxigênio do meio ambiente para as hemácias e elimina gás carbônico das hemácias para o meio ambiente,

sendo que esse vital processo ocorre nas milhões de pequenas unidades funcionais chamadas de alvéolos. Ele é composto pelas vias aéreas superiores e pelas vias aéreas inferiores (VAIs), sendo estas últimas constituídas por:
a) nariz, fossas nasais e laringe.
b) faringe, laringe e esôfago.
c) seios nasais, fossas nasais e esôfago.
d) laringe, traqueia, brônquios, bronquíolos e alvéolos.
e) faringe, traqueia, brônquios, bronquíolos e alvéolos.

2. A produção da voz se dá por meio de dois pares de pregas formadas pela túnica mucosa da laringe: um par superior e um par inferior. Que nomes recebem as pregas responsáveis pela produção da fala?
a) Pregas vocais vestibulares e pregas vocais verdadeiras.
b) Pregas vocais estratificadas e pregas vocais verdadeiras.
c) Pregas vocais estratificadas e pregas vocais legítimas.
d) Pregas vocais vestibulares e pregas vocais originais.
e) Pregas vocais sonoras e pregas vocais tonais.

3. No pulmão esquerdo existe uma depressão, chamada de _____, na qual o coração fica situado. Graças ao espaço ocupado pelo coração, o pulmão esquerdo é aproximadamente _____ menor que o direito. Com isso, o pulmão direito é dividido em _____ lobos, enquanto que o pulmão esquerdo tem _____ lobos. Quais das alternativas a seguir completa corretamente as lacunas?
a) Mediastino; 10%; três; dois.
b) Incisura cardíaca; 10%; três; dois.
c) Incisura cardíaca; 30%; três; três.
d) Incisura cardíaca; 20%; dois; dois.
e) Pericárdio; 10%; três; dois.

4. Em qual estrutura pulmonar citada a seguir estão os principais locais de trocas gasosas?
a) Brônquios.
b) Traqueia.
c) Bronquíolos.
d) Laringe.
e) Alvéolos.

5. Acredita-se que o sistema respiratório seja o sistema do organismo que envelhece mais rápido. Por que isso acontece? Além disso, afirma-se que a perda da elasticidade é a alteração estrutural mais predominante nos idosos, causando, ainda, alterações na complacência pulmonar. Quais outras importantes alterações estruturais ocorrem com o envelhecimento pulmonar?
a) Porque é o sistema corporal que mais trabalha ao longo da vida. Podem ocorrer barotraumas e aumento da complacência torácica.
b) Isso se deve ao fato de ser um sistema que trabalha em conjunto com o sistema circulatório. Com o envelhecimento, os bronquíolos tornam-se menos resistentes, facilitando o colapso expiratório.
c) Isso se deve a sua maior exposição a poluentes ambientais ao longo dos anos. Com o envelhecimento, os bronquíolos tornam-se

menos resistentes, facilitando o colapso expiratório.
d) Isso se deve ao fato de a maioria das pessoas realizarem muitos exercícios físicos ao longo da vida, causando sobrecarga a esse sistema. Com o envelhecimento, o sistema respiratório dificilmente apresenta alguma alteração estrutural profunda.
e) Isso se deve a sua maior exposição a poluentes ambientais ao longo dos anos. Com o passar dos anos, a traqueia tende a ter maior maleabilidade, dificultando a passagem de ar.

Referências

BELINI, M. A. V. *Força muscular respiratória em idosos submetidos a um protocolo de cinesioterapia respiratória em imersão e em terra*. 2004. 94 fls. Monografia (Graduação em Fisioterapia)- Centro de Ciências Biológicas e da Saúde, Universidade Estadual do Oeste do Paraná, Cascavel, 2004.

BRITTO, R. R. et al. Comparação do padrão respiratório entre adultos e idosos saudáveis, *Revista Brasileira de Fisioterapia*, v. 9, n. 3, p. 281-287, 2005.

MARIEB, E. N.; HOEHN, K. *Anatomia e fisiologia*. 3. ed. Porto Alegre: Artmed, 2009.

TORTORA, G. J.; DERRICKSON, B. *Corpo humano:* fundamentos de anatomia e fisiologia. 10. ed. Porto Alegre: Artmed, 2017.

VANPUTTE, C.; REGAN J.; RUSSO, A. *Anatomia e fisiologia de Seeley*. 10. ed. Porto Alegre: AMGH, 2016.

Leitura recomendada

MARTINI, F. H.; TIMMONS, M. J.; TALLITSCH, R. B. *Anatomia humana*. 6. ed. Porto Alegre: Artmed, 2009. (Coleção Martini). E-book.

Sistema digestório: trato gastrintestinal

Objetivos de aprendizagem

Ao final deste texto, você deve apresentar os seguintes aprendizados:

- Identificar a anatomia das estruturas e dos órgãos que compõem o trato gastrintestinal.
- Reconhecer as funções de cada órgão do trato gastrintestinal.
- Relacionar os aspectos anatômicos a doenças que acometem o trato gastrintestinal.

Introdução

O alimento passa por processos de digestão químicos e mecânicos desde a boca até o ânus, para que ocorra a formação do produto final desse metabolismo, gerando, assim, as fezes. Muitos órgãos e estruturas têm grande importância nesse processo, tais como a cavidade oral, a faringe, o esôfago, o estômago, o intestino delgado e o intestino grosso.

Conhecer a morfologia e a fisiologia desses órgãos ajuda a entender como os processos como a deglutição e o peristaltismo estão relacionados ao mecanismo de digestão e às características anatômicas de cada órgão.

Neste capítulo serão abordados os aspectos anatômicos e funções das estruturas e órgãos que compõem o trato gastrintestinal bem como as patologias que acometem o trato gastrintestinal.

Trato gastrintestinal

O trato gastrintestinal (TGI), também conhecido por sistema digestório, apresenta-se em um tubo muscular conhecido por tubo digestório. O tubo digestório é composto por boca, esôfago, estômago, intestino delgado e intestino grosso (Figura 1). Demais órgãos anexos são os dentes, a língua, as glândulas salivares, o fígado e o pâncreas. Essas três últimas estruturas liberam secreções glandulares através de ductos no trato digestório, atuando na preparação e digestão dos nutrientes para a devida absorção pelo epitélio do trato digestório (TORTORA; DERRICKSON, 2017).

As funções do TGI e dos órgãos acessórios incluem:

- **Ingestão:** ato de entrada de alimentos e líquidos no trato digestório pela boca.
- **Processamento mecânico:** os sólidos ingeridos precisam passar por esse processo antes de serem deglutidos. Ele acontece por meio da ação da língua e dos dentes, que pressionam e trituram os alimentos. A continuidade do processo mecânico se dá pelos movimentos peristálticos que misturam e empurram os alimentos digeridos.
- **Digestão:** se dá pela quebra química e enzimática de carboidratos, lipídeos e proteínas. Essa quebra é necessária para que ocorra a absorção destes.
- **Secreção:** o processo digestivo também envolve a ação de ácidos, enzimas e soluções-tampão. Algumas delas são produzidas pelo revestimento do trato digestório, porém a maioria vem dos órgãos acessórios.
- **Absorção:** se dá pelo processo de movimento de eletrólitos, nutrientes, vitaminas e água por meio do epitélio digestório para o líquido intersticial do trato digestório.
- **Excreção:** ato de secretar produtos residuais pelo trato digestório, por glândulas acessórias como o fígado.
- **Compactação:** se dá pela desidratação progressiva de resíduos orgânicos e matérias não digeridas antes de serem eliminadas pelo corpo. Seu produto são as fezes, que são eliminadas do corpo pela defecação.

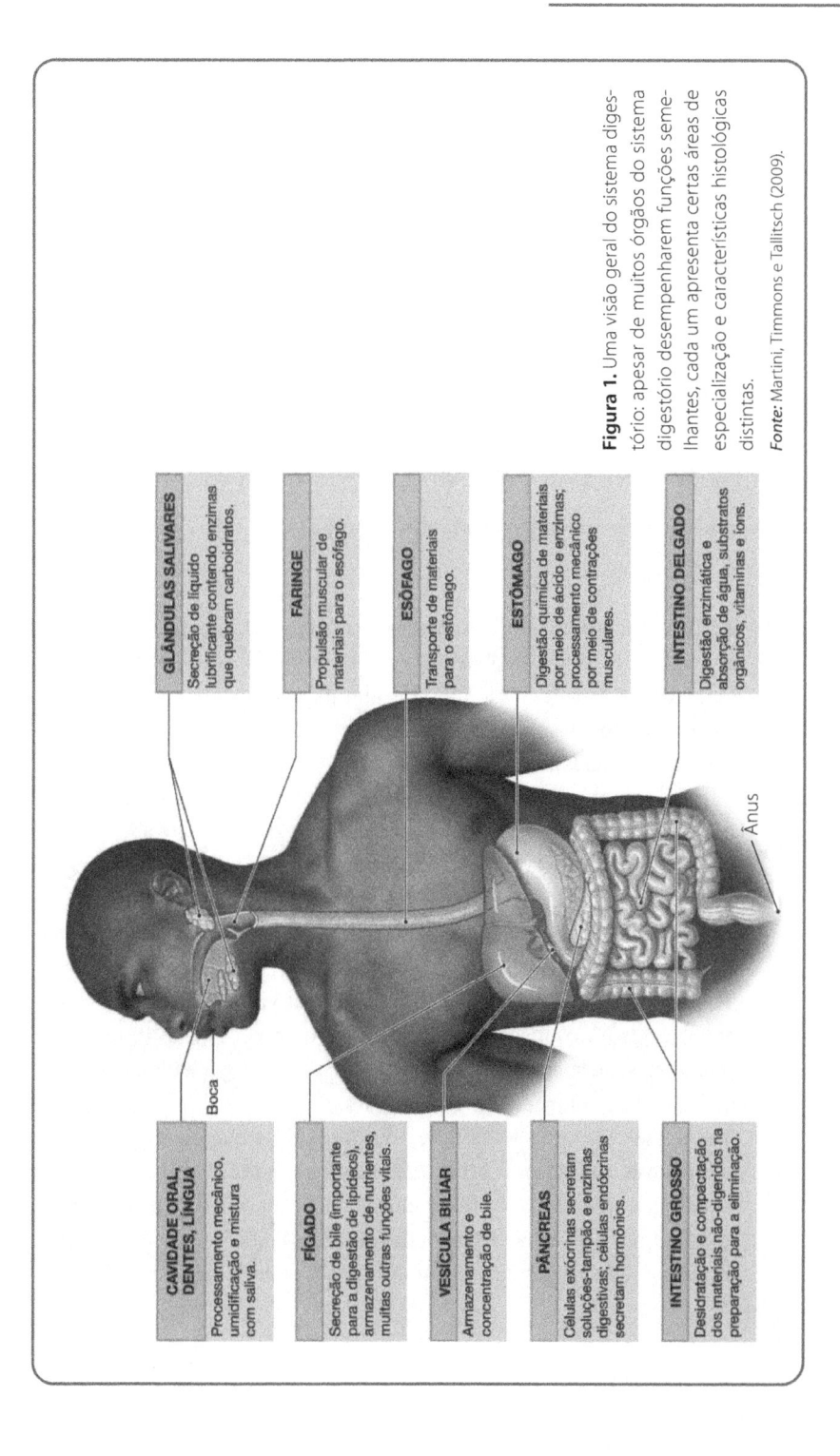

Sistema digestório: trato gastrintestinal | 509

GLÂNDULAS SALIVARES
Secreção de líquido lubrificante contendo enzimas que quebram carboidratos.

FARINGE
Propulsão muscular de materiais para o esôfago.

ESÔFAGO
Transporte de materiais para o estômago.

ESTÔMAGO
Digestão química de materiais por meio de ácido e enzimas; processamento mecânico por meio de contrações musculares.

INTESTINO DELGADO
Digestão enzimática e absorção de água, substratos orgânicos, vitaminas e íons.

CAVIDADE ORAL, DENTES, LÍNGUA
Processamento mecânico, umidificação e mistura com saliva.

FÍGADO
Secreção de bile (importante para a digestão de lipídeos), armazenamento de nutrientes, muitas outras funções vitais.

VESÍCULA BILIAR
Armazenamento e concentração de bile.

PÂNCREAS
Células exócrinas secretam soluções-tampão e enzimas digestivas; células endócrinas secretam hormônios.

INTESTINO GROSSO
Desidratação e compactação dos materiais não-digeridos na preparação para a eliminação.

Boca

Ânus

Figura 1. Uma visão geral do sistema digestório: apesar de muitos órgãos do sistema digestório desempenharem funções semelhantes, cada um apresenta certas áreas de especialização e características histológicas distintas.
Fonte: Martini, Timmons e Tallitsch (2009).

O TGI é dotado de um revestimento que desempenha funções de defesa em prol de tecidos vizinhos contra efeitos corrosivos das enzimas e dos ácidos digestivos, agressões mecânicas causadas pela abrasão e patógenos e proteção contra patógenos possivelmente ingeridos por meio de alimentos ou mesmo os presentes no trato digestório.

Em síntese, o sistema gastrintestinal atua nos processos mecânicos e químicos dos alimentos ingeridos que passam ao longo do trato digestivo, tendo a finalidade de reduzir estruturas químicas complexas pelo revestimento epitelial do trato digestório e transferidas para o sangue circulante (MARTINI; TIMMONS; TALLITSCH, 2009).

Histologia do trato digestório

O TGI tem quatro camadas principais (Figura 2) (VANPUTTE; REGAN; RUSSO, 2016):

- **Túnica mucosa:** membrana mucosa formada por uma camada de tecido conectivo frouxo e recoberta por epitélio lubrificado por secreções glandulares. Esse epitélio mucoso tem partes estratificadas e outras partes simples, isso dependerá da localização e do tipo de agressão envolvida. Cavidade oral e esôfago são revestidos por epitélio escamoso estratificado que pode resistir à agressão e à abrasão. Já o estômago e o intestino apresentam epitélio colunar simples especializado em secretar e absorver substâncias. A túnica mucosa é organizada em pregas transversas ou longitudinais (Figura 2). Essas pregas são semelhantes a tecidos plissados com o intuito de aumentar substancialmente a área de absorção.
- **Tela submucosa:** camada de tecido conectivo denso irregular que envolve a lâmina muscular da mucosa. Tem grandes vasos linfáticos e sanguíneos, além de apresentar em algumas regiões glândulas exócrinas que secretam soluções-tampão e enzimas.
- **Túnica muscular:** são fibras musculares lisas que envolvem a tela submucosa. Essas fibras estão dispostas em uma camada helicoidal de passo curto, circular e interna, e uma camada helicoidal de passo longo, longitudinal e externa. As camadas de tecido muscular liso atuam no processamento mecânico e na propulsão dos materiais ao longo do TGI.

Figura 2. (*Continua*) Estrutura histológica do trato digestório: (a) vista tridimensional da organização histológica do tubo digestório em geral; (b) fotomicrográfica do íleo, mostrando aspectos da organização histológica do intestino delgado.

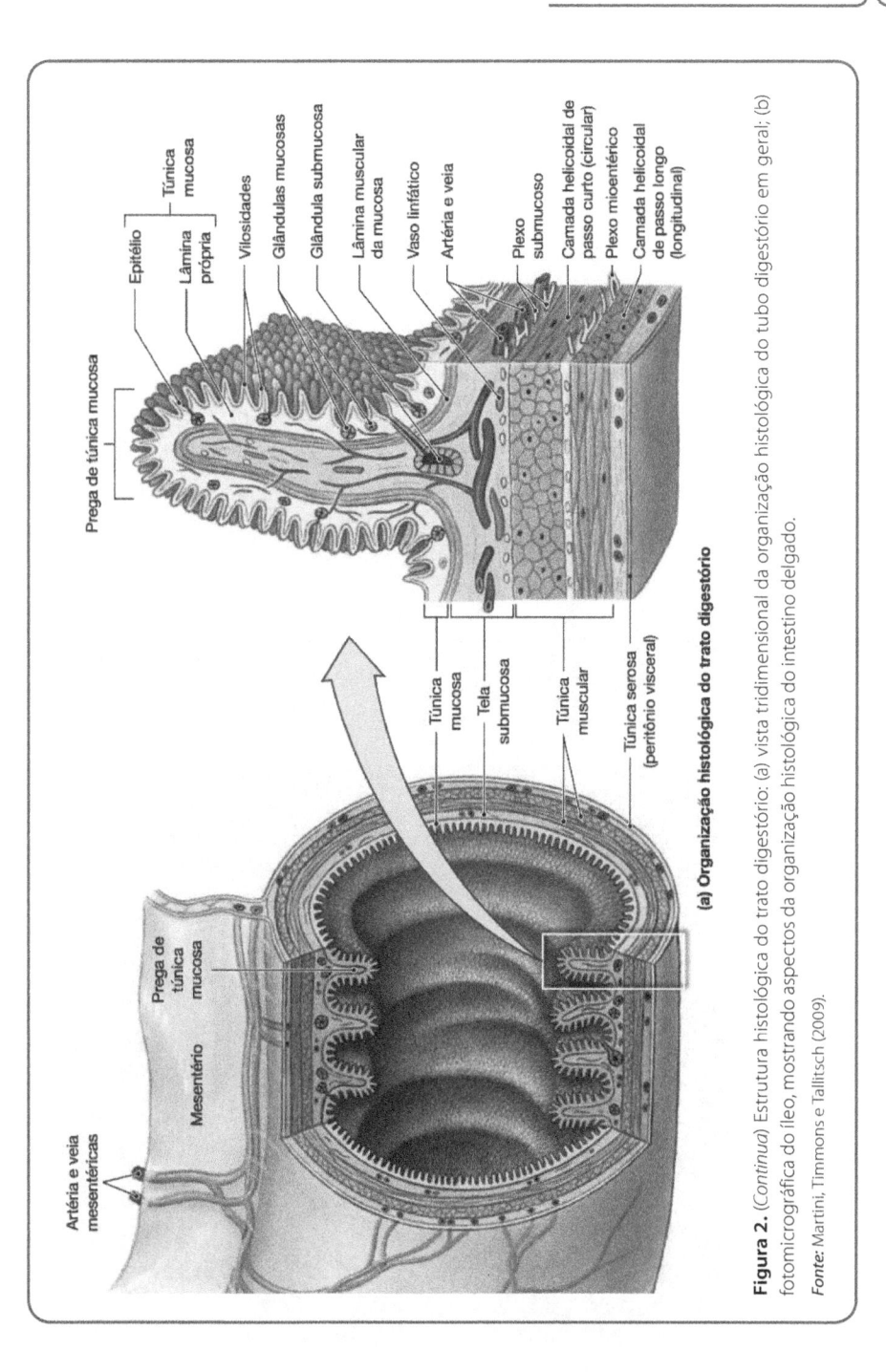

Fonte: Martini, Timmons e Tallitsch (2009).

Figura 2. (*Continuação*) Estrutura histológica do trato digestório: (a) vista tridimensional da organização histológica do tubo digestório em geral; (b) fotomicrográfica do íleo, mostrando aspectos da organização histológica do intestino delgado.
Fonte: Martini, Timmons e Tallitsch (2009).

(b) Fotomicrografia do íleo — ML × 160

Legendas: Prega mucosa; Lâmina muscular da mucosa; Túnica mucosa; Tela submucosa; Túnica muscular (Camada helicoidal de passo curto (circular); Camada helicoidal de passo longo (longitudinal)); Túnica serosa.

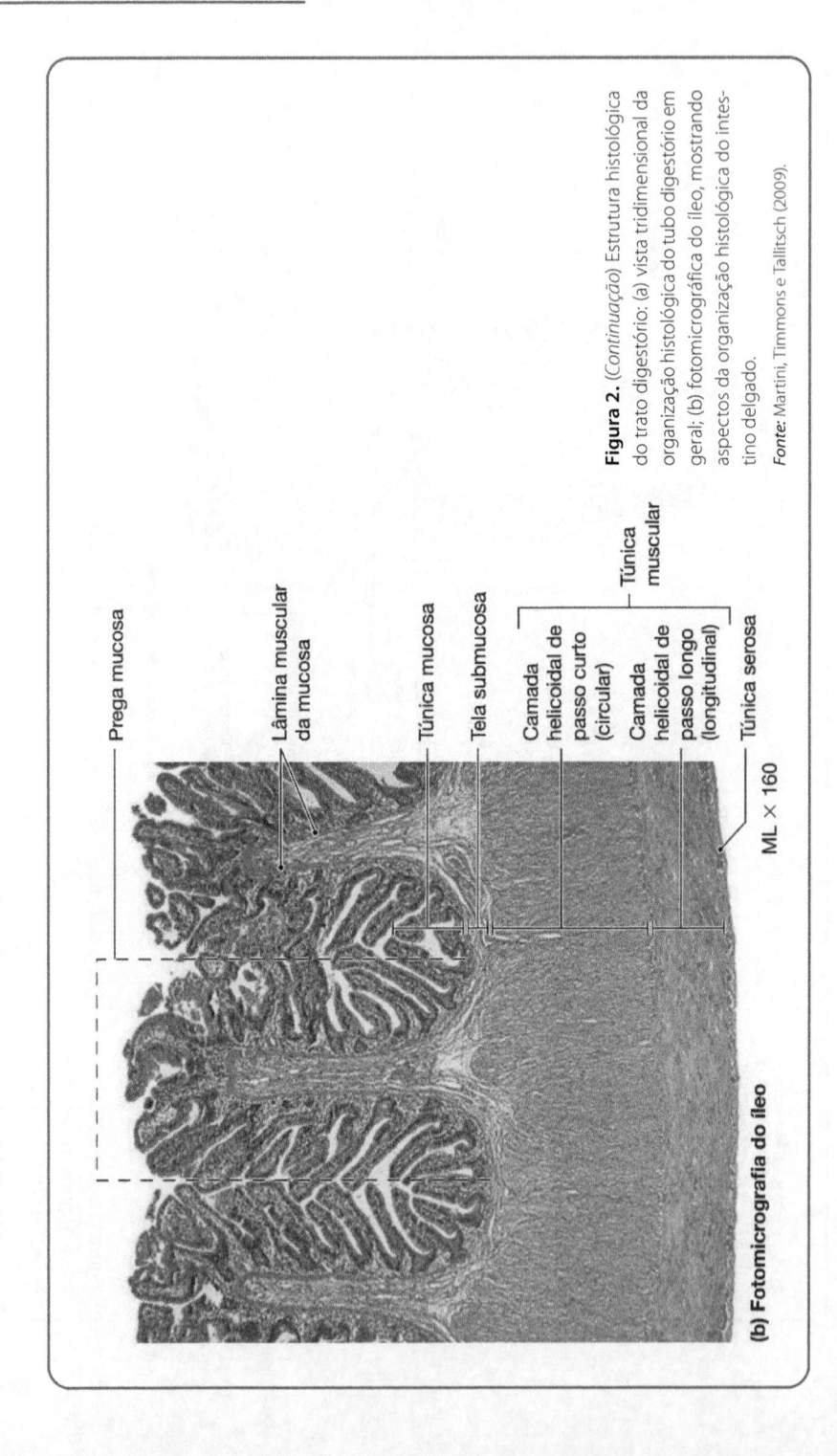

- **Túnica serosa:** na maior parte das regiões do TGI na cavidade abdominopélvica, a túnica muscular está recoberta pela túnica serosa. Ela só não está presente na boca e faringe, maior parte do esôfago e reto. Nesses locais, a túnica muscular é revestida por uma densa rede de fibras colágenas que aderem firmemente o trato digestório a estruturas adjacentes, em que essa bainha fibrosa recebe o nome de túnica adventícia.

TGI: camadas musculares e movimentação

O trato digestório é provido de tecido muscular liso visceral (músculo não estriado e involuntário). Esse tecido tem camadas musculares que são circundadas por tecido conectivo. Mesmo não sendo células musculares estriadas, tem contrações tão fortes quanto dos músculos esqueléticos e cardíaco. Essa musculatura lisa apresenta ciclos rítmicos de atividade por causa da presença de células autoajustáveis. Essas células se encontram tanto na lâmina muscular quanto na túnica muscular, passando por despolarização espontânea, desencadeando contrações em ondas que se propagam por toda túnica muscular, facilitando, assim, a propulsão e a mistura dos conteúdos ao longo do trato digestório (MARTINI; TIMMONS; TALLITSCH, 2009).

Peristalse e segmentação

Peristalse, ou peristaltismo, trata-se de contrações que propelem materiais ao longo do trato digestório, por meio de contrações ou movimentos peristálticos. São ondas de contração muscular que movimenta o bolo alimentar por toda a extensão do trato digestório (Figura 3). A onda peristáltica se dá pela contração da região imediatamente anterior ao do conteúdo do trato, em seguida a camada muscular se contrai encurtando os segmentos adjacentes e, com isso, a onda de contração da camada circular força o material digestório na direção desejada (Figura 3a).

A segmentação um processo que ocorre na maioria das regiões do intestino delgado e em algumas regiões do intestino grosso (Figura 3b). Os movimentos intestinais revolvem e fragmentam os materiais digestivos, realizando a mistura dos conteúdos com as secreções intestinais. A segmentação não produz movimentos de rede em nenhuma direção específica, essa tarefa fica a cargo da peristalse.

Segmentação e peristalse são desencadeadas por células autoajustáveis, hormônios, agentes químicos e estimulação física. Ondas peristálticas também podem ser produzidas pela estimulação dos nervos glossofaríngeo, vago ou pélvico (MARTINI; TIMMONS; TALLITSCH, 2009).

Peristalse

ESTADO INICIAL

Camada muscular longitudinal
Camada muscular circular
A partir da boca → → Até o ânus

ETAPA 1

Contração
Contração da camada muscular circular na região imediatamente anterior ao bolo alimentar

ETAPA 2

Contração da camada muscular longitudinal na região imediatamente posterior ao bolo alimentar
Contração
Contração

ETAPA 3

A contração da camada muscular circular prolele o bolo alimentar

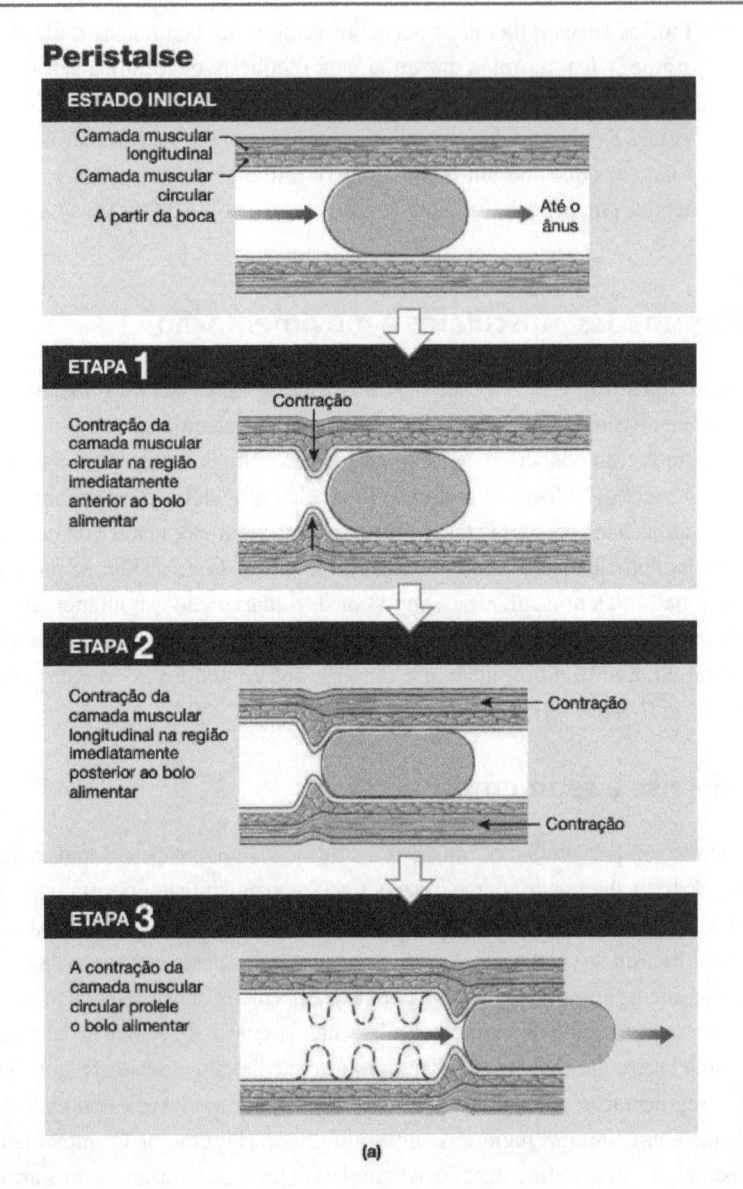

(a)

Figura 3. (*Continua*) Peristalse e segmentação: (a) a peristalse propele materiais ao longo da extensão do trato digestório por meio de contrações coordenadas das camadas musculares circular e longitudinal; (b) os movimentos de segmentação envolvem principalmente a camada muscular circular. Essas atividades misturam e homogeneízam o conteúdo do trato digestório, mas não produzem movimento de rede em uma direção específica.

Fonte: Martini, Timmons e Tallitsch (2009).

Segmentação

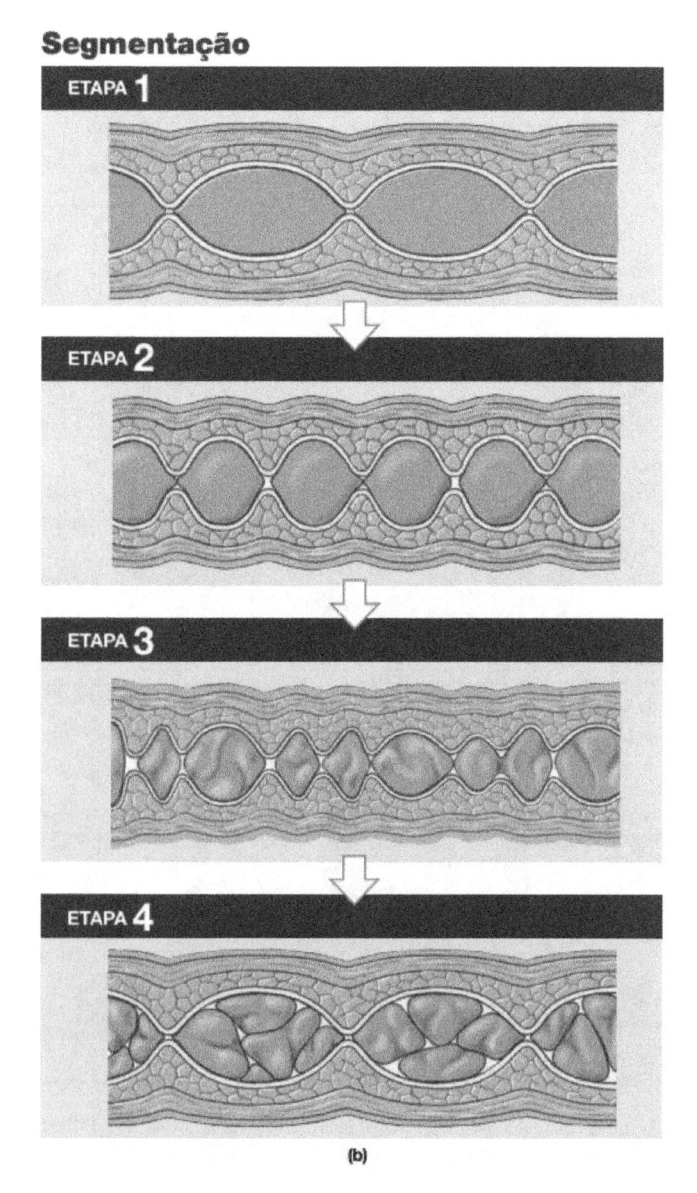

ETAPA 1

ETAPA 2

ETAPA 3

ETAPA 4

(b)

Figura 3. (*Continuação*) Peristalse e segmentação: (a) a peristalse propele materiais ao longo da extensão do trato digestório por meio de contrações coordenadas das camadas musculares circular e longitudinal; (b) os movimentos de segmentação envolvem principalmente a camada muscular circular. Essas atividades misturam e homogeneízam o conteúdo do trato digestório, mas não produzem movimento de rede em uma direção específica.

Fonte: Martini, Timmons e Tallitsch (2009).

Peritônio e mesentérios

O peritônio (Figura 4) é uma túnica serosa, ou membrana serosa, que recobre as paredes do abdome e a superfície dos órgãos digestivos.

(a) **Fixações das projeções de peritônio (margens seccionadas), vista anterior**

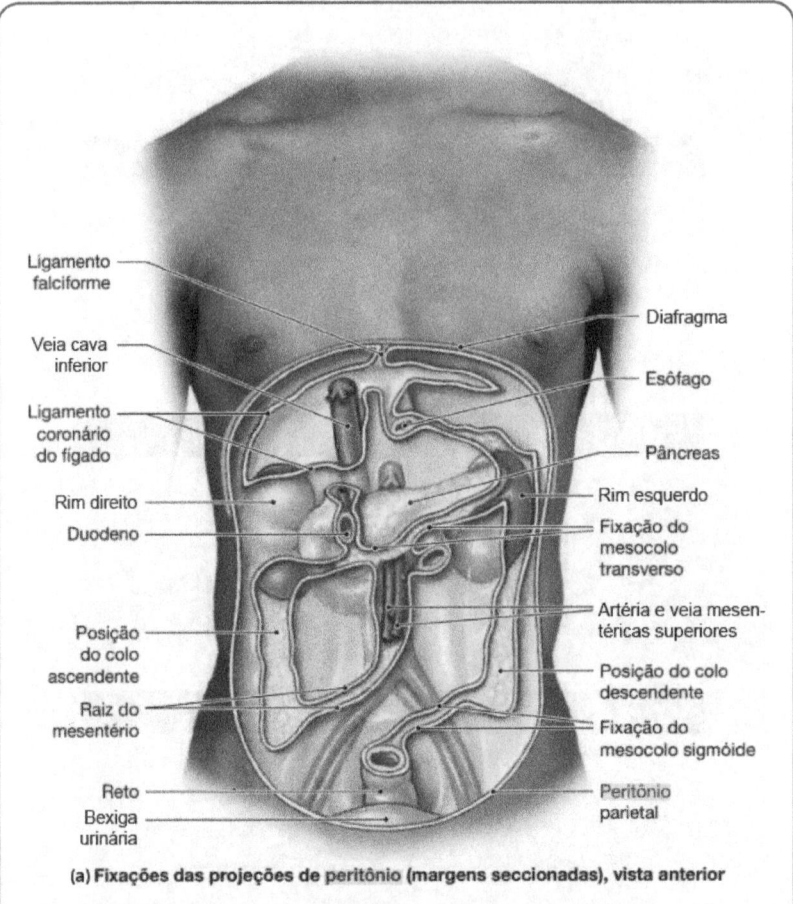

Figura 4. (*Continua*) Projeções do peritônio: (a) vista anterior de cavidade peritoneal vazia, mostrando as fixações das projeções de peritônio e das vísceras à parede posterior da cavidade abdominal; (b) organização das projeções de peritônio no adulto. Essa é uma vista estilizada; o comprimento do intestino delgado foi muito reduzido.
Fonte: Martini, Timmons e Tallitsch (2009).

(b) Organização das projeções de peritônio, vista anterior

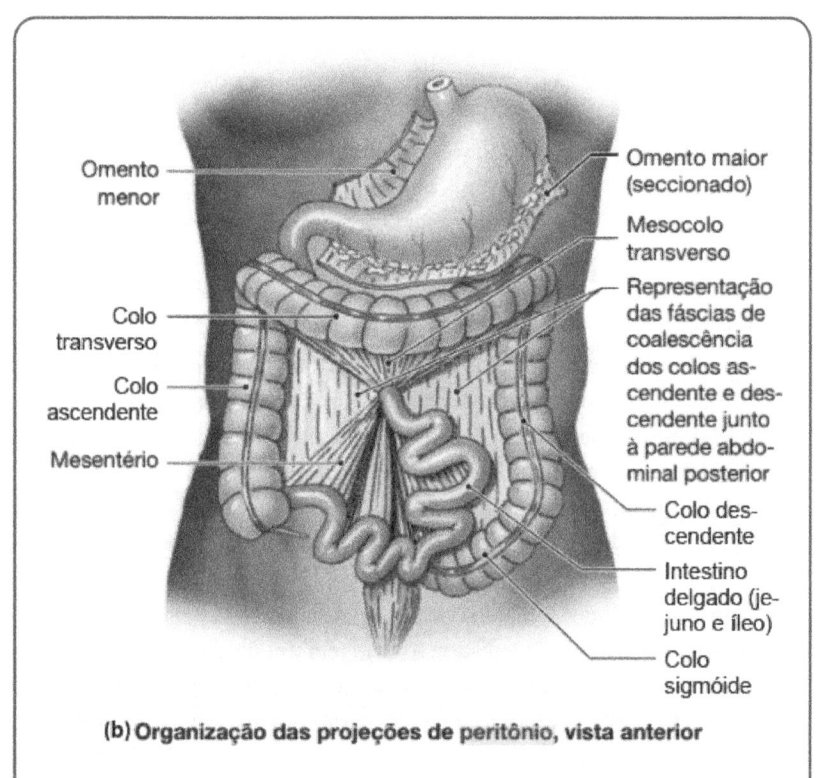

Figura 4. (*Continuação*) Projeções do peritônio: (a) vista anterior de cavidade peritoneal vazia, mostrando as fixações das projeções de peritônio e das vísceras à parede posterior da cavidade abdominal; (b) organização das projeções de peritônio no adulto. Essa é uma vista estilizada; o comprimento do intestino delgado foi muito reduzido.
Fonte: Martini, Timmons e Tallitsch (2009).

O revestimento peritoneal produz continuamente líquido peritoneal aquoso que lubrifica as superfícies peritoneais. Cerca de 7 litros de líquido são secretados e reabsorvidos diariamente, apesar de o volume interno da cavidade peritoneal ser pequeno e permanecer inalterado em um determinado momento de avaliação em condições normais. Sob condições anormais, como em casos de doenças hepáticas, insuficiência cardíaca ou desajustes do equilíbrio hidroeletrolítico, o volume de líquido peritoneal pode aumentar de modo significativo. Isso resulta em uma redução perigosa do volume de sangue e na distorção de vísceras (MARIEB; HOEHN, 2009).

Os mesentérios são lâminas duplas fundidas de peritônio situadas no anterior da cavidade peritoneal. Consistem numa dobra dupla no revestimento interno abdominal (peritônio) e têm a principal função de manter a união entre o intestino e a parede do abdome, além de permitir a irrigação sanguínea das vísceras. Eles também estabilizam as posições dos órgãos anexos e evitam o envelopamento dos intestinos perante os movimentos peristálticos ou modificações posturais súbitas do corpo.

O intestino delgado, com exceção dos seus primeiros 25 cm, está suspenso pelo mesentério próprio. O intestino grosso tem um mesentério denominado mesocolo. O cólon transverso do intestino grosso é suspenso pelo mesocolo transverso. Já o colo sigmoide, que liga o cólon descendente ao reto e ao canal anal, é suspenso pelo mesocolo sigmoide (MARTINI; TIMMONS; TALLITSCH, 2009).

Link

Acesse o link a seguir para ler sobre a motilidade intestinal.

https://goo.gl/5AJykg

Anatomia funcional do sistema digestório

O sistema digestivo apresenta essencialmente um tubo de 10 a 12 metros de comprimento, situado em frente à coluna vertebral e aberto nas duas extremidades, boca e ânus. Estudaremos agora a boca, a faringe, o esôfago, o estômago, o intestino delgado e o intestino grosso, tanto anatômica como fisiologicamente.

Boca

A cavidade oral (Figura 5) apresenta basicamente quatro funções:

- Análise do material antes da deglutição.
- Processamento mecânico por meio da ação de dentes, língua e superfície do palato.
- Lubrificação por meio da mistura de secreções salivares e mucosas.
- Digestão limitada de carboidratos por meio das enzimas salivares.

A boca é revestida pela túnica mucosa oral que apresenta epitélio escamoso estratificado que exerce proteção contra abrasão durante a ingestão de alimentos.

O palato duro e o palato mole formam o teto da cavidade oral e a língua preenche seu assoalho. O palato duro tem a função de separar a cavidade oral da cavidade nasal, enquanto o palato mole separa a cavidade oral da parte nasal da faringe, fechando essa passagem durante a deglutição, auxiliada pela úvula palatina, que pende do centro da margem posterior do palato mole, impedindo a entrada prematura de alimento na faringe.

A manipulação de materiais fica a cargo da língua. Suas funções envolvem:

- Processo mecânico por compressão, abrasão e distorção.
- Movimentação para auxiliar a mastigação e a preparação do alimento para a deglutição.
- Análise sensitiva por receptores de tato, temperatura e gustação.
- Secreção de mucina e de enzima que auxilia a digestão de gorduras.

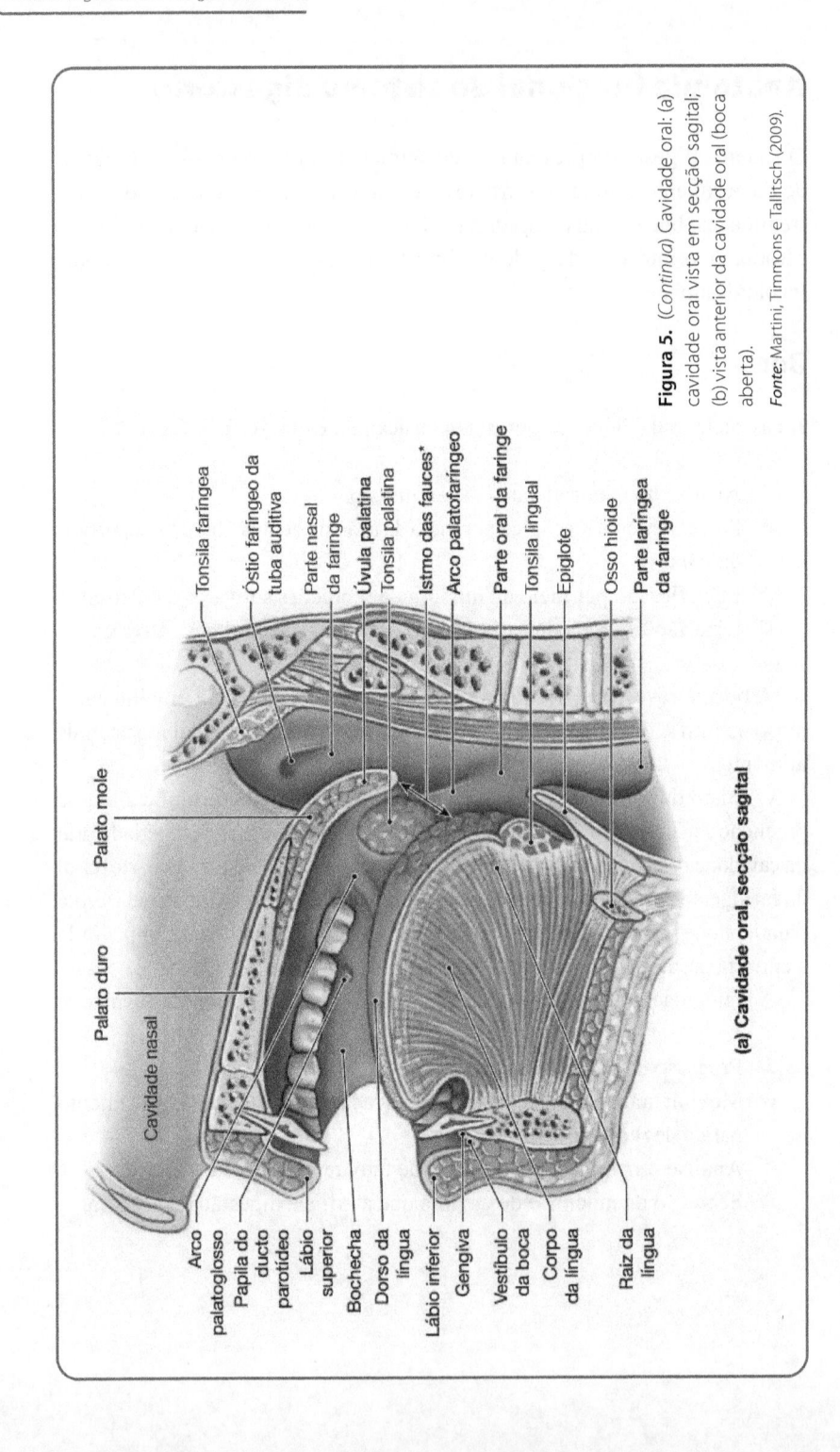

Figura 5. *(Continua)* Cavidade oral: (a) cavidade oral vista em secção sagital; (b) vista anterior da cavidade oral (boca aberta).
Fonte: Martini, Timmons e Tallitsch (2009).

(a) Cavidade oral, secção sagital

(b) Cavidade oral, vista anterior

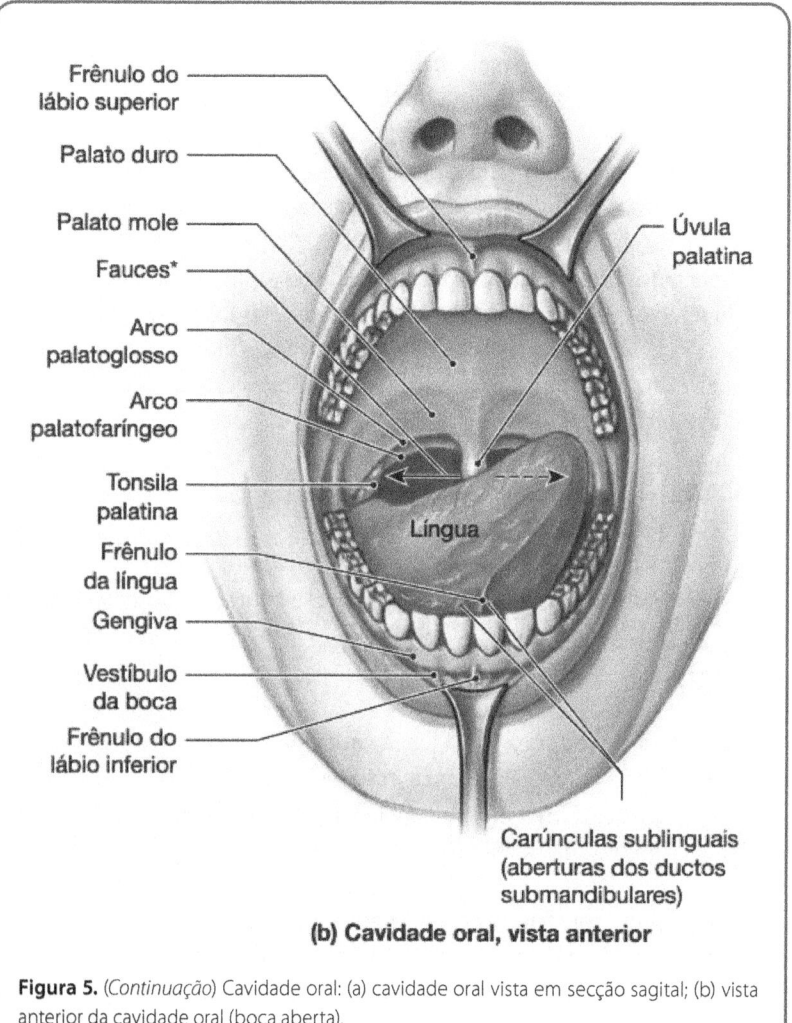

Figura 5. (*Continuação*) Cavidade oral: (a) cavidade oral vista em secção sagital; (b) vista anterior da cavidade oral (boca aberta).
Fonte: Martini, Timmons e Tallitsch (2009).

As glândulas salivares são as responsáveis por secretar saliva para o interior da boca. Estão em pares e recebem os nomes de glândulas parótidas, glândulas sublinguais e glândulas submandibulares. Cada uma delas apresenta uma organização celular distinta e produz saliva com propriedades diferentes. As refeições fazem com que grandes quantidades de saliva sejam produzidas para lubrificar, hidratar o alimento e dissolver substâncias químicas que estimulam os receptores gustatórios (VANPUTTE; REGAN; RUSSO, 2016).

Também fazem parte da cavidade oral os dentes que executam a mastigação dos alimentos. Seu principal efeito está em romper os tecidos conectivos resistentes e fibras vegetais contribuindo na saturação do alimento com secreções salivares e enzimas. Existem quatro tipos diferentes de dentes que executam distintas funções:

- Incisivos: utilizados para agarrar e cortar.
- Caninos: usados para rasgar e lacerar.
- Pré-molares: utilizados para amassar e triturar.
- Molares: também usados para amassar e triturar os alimentos.

Faringe

Essa estrutura serve para a passagem de alimentos, líquidos e ar. Seu revestimento e divisão anatômica garoam apresentados sobre vias aéreas superiores. A faringe apresenta três músculos específicos envolvidos no processo de deglutição (Figura 6), estando resumidos a seguir:

- Músculos constritores da faringe (superior, médio e inferior): agem empurrando o bolo alimentar em direção ao esôfago.
- Músculos palatofaríngeo e estilofaríngeo: elevam a faringe e a laringe.
- Músculos do palato mole: elevam o palato mole e porções adjacentes da parede da faringe.

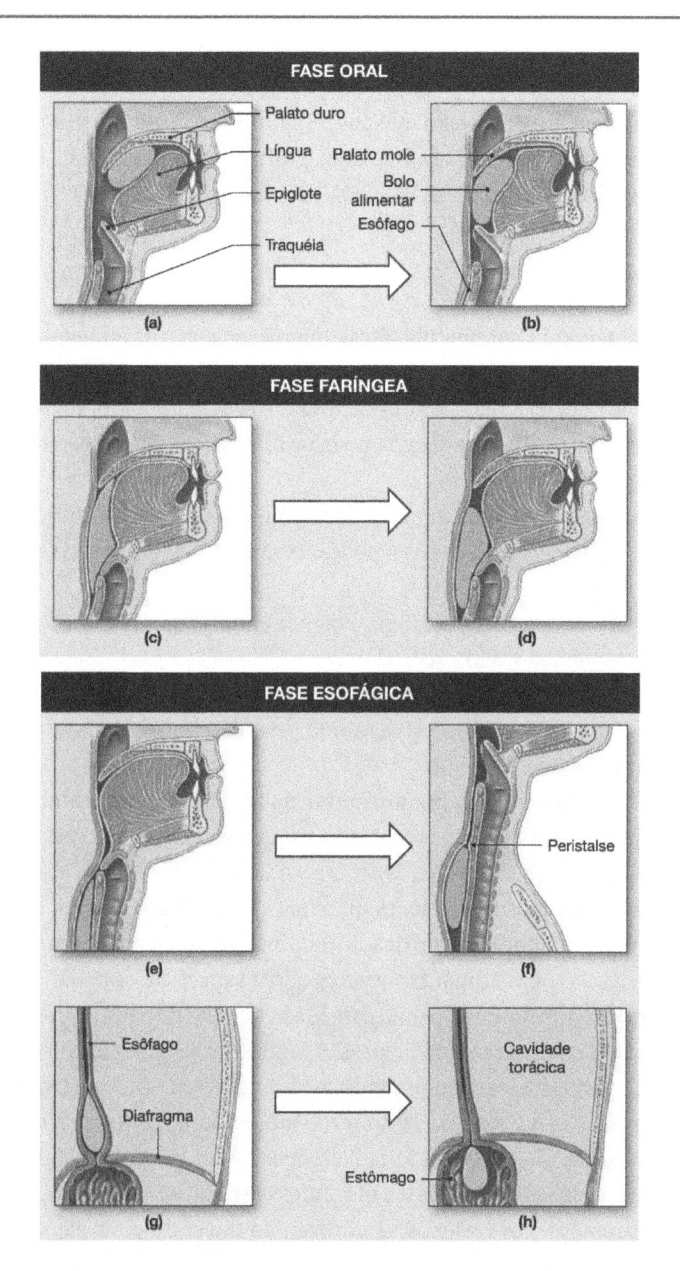

Figura 6. O processo da deglutição. A sequência, baseada em uma série de imagens radiográficas, mostra os estágios da deglutição e a movimentação de materiais da boca ao estômago: (a-b) fase oral; (c-d) fase faríngea; (e-h) fase esofágica.

Fonte: Martini, Timmons e Tallitsch (2009).

No processo de deglutição, agem sinergicamente em conjunto aos músculos da cavidade oral e do esôfago para garantir o processo de deglutição. A deglutição é um processo complexo que envolve um início voluntário e prossegue involuntariamente sempre que iniciado. É dividido em fase oral, faríngea e esofágica (TORTORA; DERRICKSON, 2017).

Esôfago

Órgão caracterizado por um tubo muscular oco que leva os alimentos ao estômago. Fica posicionado posterior à traqueia, passando ao longo do mediastino junto à parede posterior do tórax e adentrando a cavidade abdominal por meio de uma abertura no diafragma, chamada de hiato esofágico, chegando, então, no estômago.

Sua histologia apresenta túnica mucosa, tela submucosa e túnica muscular. Existem diferenças específicas da parede esofágica que agora serão presentadas:

- **Túnica mucosa do esôfago:** contém epitélio escamoso estratificado resistente à abrasão.
- **Túnica mucosa e tela submucosa:** ambas formam grandes pregas ao longo da extensão do esôfago que permitem sua expansão durante a passagem dos alimentos.
- **Músculo liso da lâmina muscular da mucosa:** tem estrutura delgada ou até mesmo ausente próxima à faringe. Aumenta sua espessura ao se aproximar do estômago.
- **Tela submucosa:** apresenta glândulas esofágicas esparsas duplas tubulares ou simples ramificadas que produzem secreção mucosa que lubrifica o bolo alimentar, protegendo a superfície epitelial.
- **Túnica muscular:** tem uma camada helicoidal de passo curto interna e circular e outra camada de passo longo externa e longitudinal. Ambas as camadas no terço superior do esôfago apresentam fibras musculares estriadas esqueléticas. Já no terço médio há uma mistura de tecidos musculares liso e estriado esquelético. Ao longo do terço inferior fica apenas músculo liso. Esses músculos estriados e lisos do esôfago são controlados por reflexos viscerais, não havendo controle voluntário sobre suas contrações.
- **Ausência de túnica serosa:** o esôfago é fixado na parede posterior do corpo por uma camada de tecido conectivo. Essa camada recebe o nome de túnica adventícia (HANKIN; MORSE; BENNETT-CLARKE, 2015).

Estômago

O estômago é um órgão intraperitoneal em formato da letra J, que ocupa as regiões do hipocôndrio esquerdo, e do epigástrio e partes das regiões umbilical e lateral esquerda (Figura 7). Seu tamanho e seu formato variam de pessoa pra pessoa. Esse órgão é responsável por três funções:

- Armazenamento de alimento ingerido.
- Quebra mecânica de alimento digerido.
- Digestão química do alimento por meio de quebra de ligações químicas realizada por enzimas gástricas. A mistura do alimento digerido com os ácidos e enzimas digestivos secretados pelas glândulas do estômago produz uma massa chamada de quimo.

O estômago é dividido em quatro regiões: súpero-medial, fundo gástrico, corpo gástrico e pilórica.

Súpero-medial: fica a 3 cm da junção esofagogástrica, parte que abriga a cárdia, esfíncter de entrada do estômago.

- Fundo gástrico: parte que faz contato com a superfície do diafragma.
- Corpo gástrico: a maior parte do estômago, funcionando como compartimento para a mistura de alimentos ingeridos e secreções gástricas.
- Pilórica: ultima porção do estômago, subdividida em antro pilórico e canal pilórico. O músculo esfíncter do piloro regula a liberação do quimo para o duodeno, primeira porção do intestino delgado.

O suprimento sanguíneo ao estômago se dá por meio dos três ramos do tronco celíaco: artéria gástrica esquerda, que irriga a curvatura menor e a cárdia; artéria esplênica, que irriga o fundo gástrico e a curvatura maior por meio da artéria gastromental esquerda; e artéria hepática comum, que irriga a parte pilórica por meio da artéria gástrica direita, da artéria gastromental direita e da artéria gastroduodenal. Para a drenagem desse sangue, atuam as veias gástricas e gastromentais, conduzindo o fluxo sanguíneo para a veia porta do fígado.

A musculatura do estômago se organiza a partir de lâmina muscular da mucosa e da túnica muscular do estômago, contendo camadas adicionais de músculo liso circular e longitudinal. As camadas adicionais de músculo liso fortalecem a parede do estômago e desempenham atividades essenciais para misturar e amassar o material ingerido na formação do quimo.

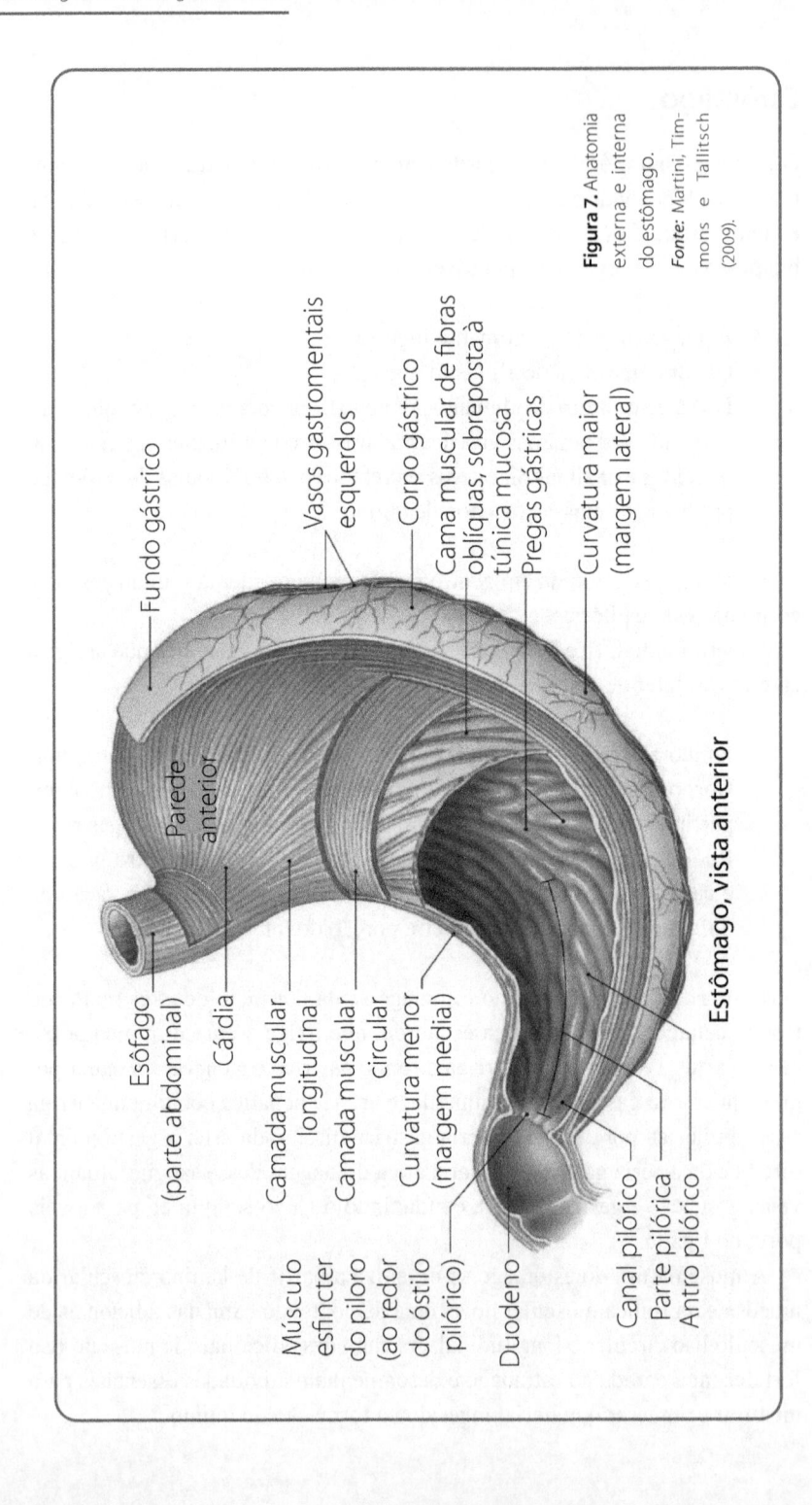

Figura 7. Anatomia externa e interna do estômago.
Fonte: Martini, Timmons e Tallitsch (2009).

Histologicamente, o estômago é revestido por epitélio colunar simples. Esse epitélio secreta e produz uma cobertura de muco que reveste a superfície interna do estômago, realizando função protetora contra as enzimas e os ácidos gástricos.

No corpo e no fundo gástrico existem comunicações com glândulas gástricas tubulares ramificadas simples, contendo três tipos de células secretoras: células parietais, células principais e células enteroendócrinas. Todas essas células trabalham na secreção de aproximadamente 1.500 ml de suco gástrico por dia (MARTINI; TIMMONS; TALLITSCH, 2009).

Intestino delgado

Órgão que está ligado diretamente à saída do estômago, recebendo dele o quimo, que tem aproximadamente 6 metros, com variação entre 5 e 8 metros. Fica localizado dentro da região abdominal, com exceção das regiões do epigástrio e do hipocôndrio esquerdo.

Sua principal função é absorver nutrientes, pois 90% da absorção ocorrem nele, os 10% restantes ocorrem na porção proximal do intestino delgado. Para cumprir essa tarefa absortiva, o intestino delgado apresenta revestimento de pregas transversais denominadas pregas circulares. Em torno de 800 pregas circulares são observadas ao longo da extensão de um intestino delgado, e a presença dessas pregas aumenta significativamente a área de superfície disponível para absorção.

O intestino delgado é dividido em três partes (Figura 8):

- **Duodeno:** é a porção mais curta e mais larga do intestino delgado. Tem cerca de 25 cm de comprimento, estando imediatamente ligado ao piloro do estômago. É considerado um recipiente para mistura do quimo com as secreções digestivas do pâncreas e do fígado.
- **Jejuno:** porção imediata posterior ao duodeno, marcada por uma curva abrupta, chamada de flexura duodenojejunal. Tem aproximadamente 2,5 metros de comprimento, ocorrendo nele a maior parte da digestão química e da absorção de nutrientes.
- **Íleo:** terceiro e último segmento do intestino delgado, sendo o mais longo deles, medindo cerca de 3,5 metros de comprimento. Seu término é marcado pela valva ileocecal que controla o fluxo de matérias do íleo ao ceco do intestino grosso.

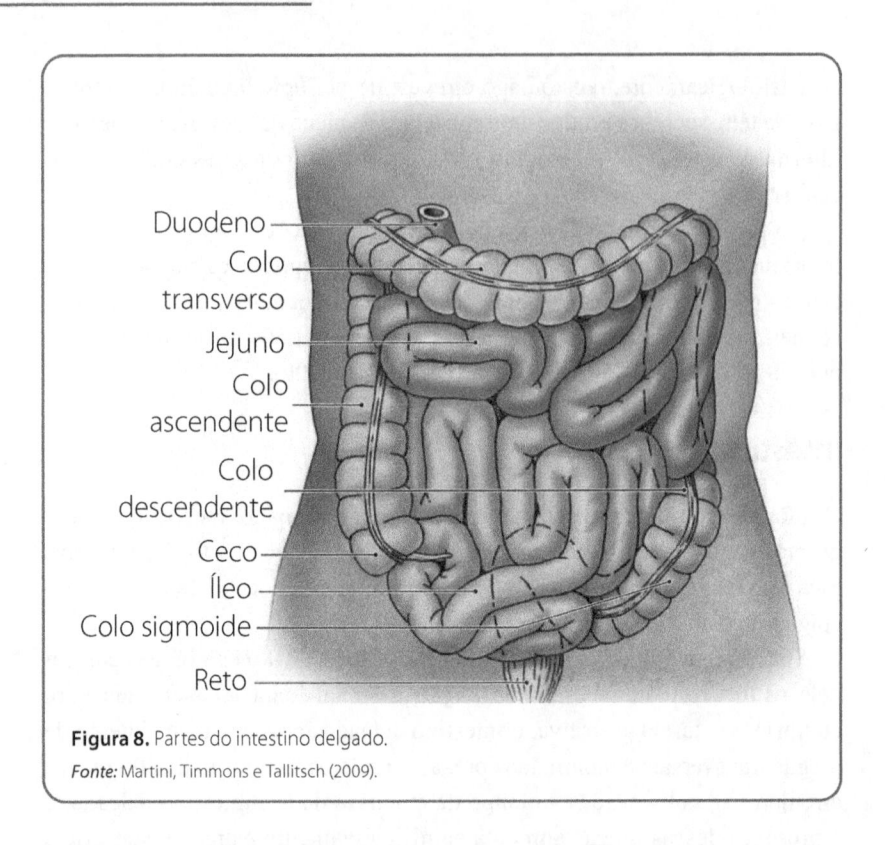

Figura 8. Partes do intestino delgado.
Fonte: Martini, Timmons e Tallitsch (2009).

O epitélio do intestino delgado apresenta uma série de projeções digitiformes projetadas para o interior da cavidade, chamadas de vilosidades intestinais. Essas vilosidades são revestias por epitélio colunar simples, sendo as superfícies apicais dessas células cobertura de microvilosidades, que também são chamadas de margem de escova. Se o intestino delgado fosse um tubo simples com paredes lisas, ele apresentaria uma área total de absorção de aproximadamente 0,33 m². Entretanto, em vez disso, o epitélio contém pregas circulares. Cada prega sustenta um conjunto de vilosidades, e cada vilosidade é recoberta por células epiteliais, cujas superfícies expostas contêm microvilosidades. Essa organização amplia a área total de absorção para mais de 200 m². Os nutrientes são absorvidos pela lâmina própria, uma extensa rede de capilares que conduz os nutrientes para a circulação hepática.

Conforme ocorre a absorção, contrações peristálticas fracas movimentam o material ao longo do intestino delgado. Essas contrações e esses movimentos, que promovem a mistura do conteúdo intestinal, são geralmente limitados a alguns centímetros a partir do estímulo original. Movimentos intestinais coordenados ocorrem quando o alimento entra no estômago. Esses movimentos tendem a propelir o material a partir do duodeno na direção do intestino grosso. Durante esses períodos, a papila ileal permite a passagem de material para o intestino grosso (MARIEB; HOEHN, 2009).

Intestino grosso

Intestino grosso (Figura 9) é órgão em formato de ferradura que se inicia na parte terminal do íleo e se estende até o ânus. Localiza-se inferior ao estômago e ao fígado circundando quase que todo o intestino delgado. Suas principais funções incluem a absorção de agua e eletrólitos, compactação do conteúdo intestinal em fezes e absorção de importantes vitaminas produzidas por ação bacteriana e o armazenamento de material fecal antes da defecação. Seu suprimento sanguíneo se dá através dos ramos das artérias mesentéricas superior e inferior, enquanto que a drenagem do sangue se faz pelas veias mesentéricas superior e inferior. Tem comprimento médio de 7,5 metros e se divide em três partes:

- **Ceco:** primeira parte do intestino grosso que recebe o material oriundo do íleo por meio da valva ileocecal. Essa porção do intestino grosso recebe e armazena o bolo alimentar iniciando seu processo de compactação. O apêndice vermiforme, oco e delgado, encontra-se conectado à superfície póstero-medial do ceco. O apêndice vermiforme mede aproximadamente 9 cm de comprimento, porém apresenta uma grande variabilidade em termos de formato e tamanho e a inflamação do apêndice produz os sintomas de apendicite.
- **Colo:** maior porção do intestino grosso. É subdividido em colo ascendente, colo transverso, colo descendente e colo sigmoide.
- **Reto:** os últimos 15 cm do intestino grosso e parte terminal do trato digestório.

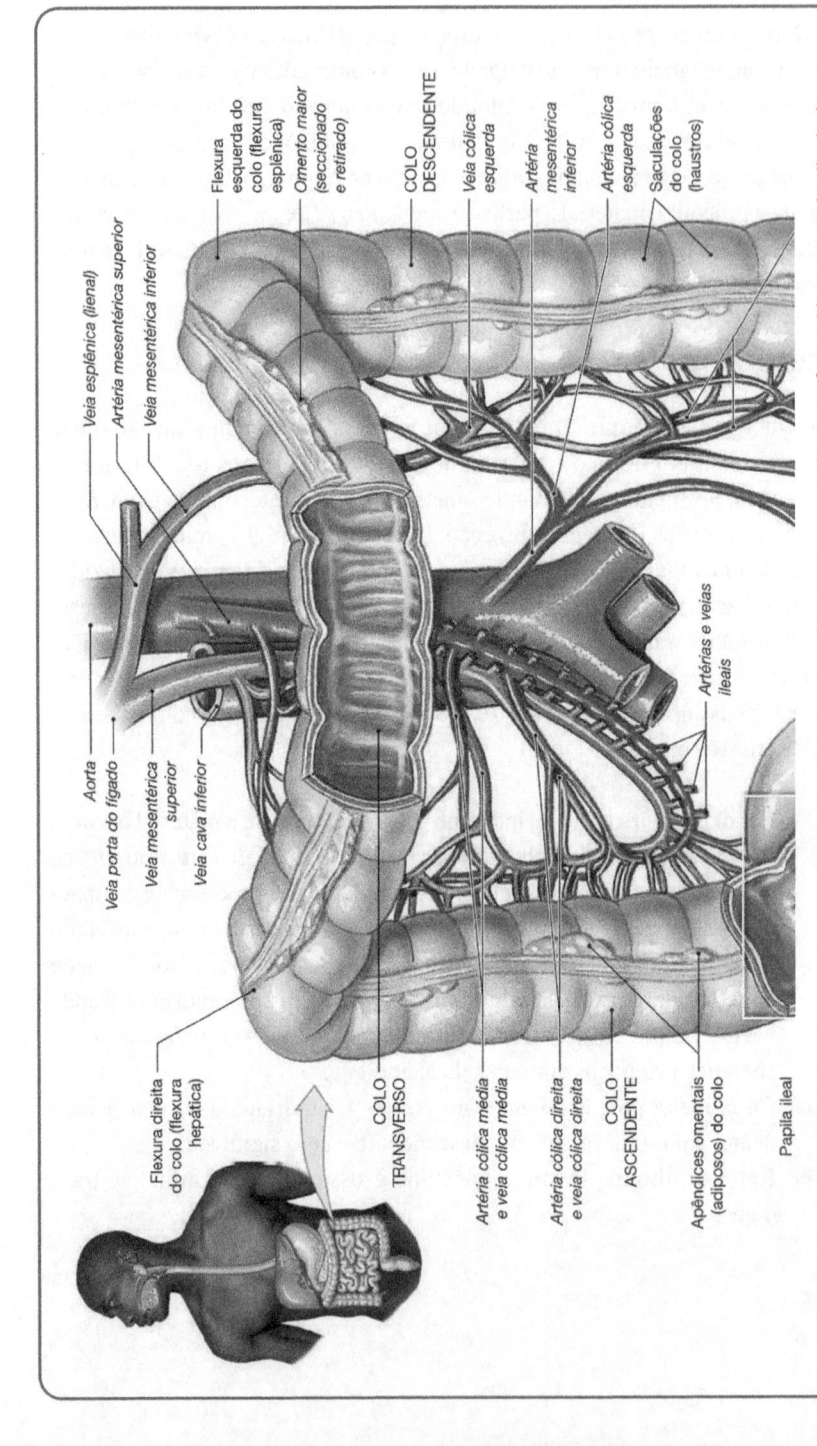

Figura 9. *(Continua)* Intestino grosso: (a) anatomia macroscópica do intestino grosso; (b) o ceco e o apêndice vermiforme; (c) anatomia detalhada do reto e do canal anal.

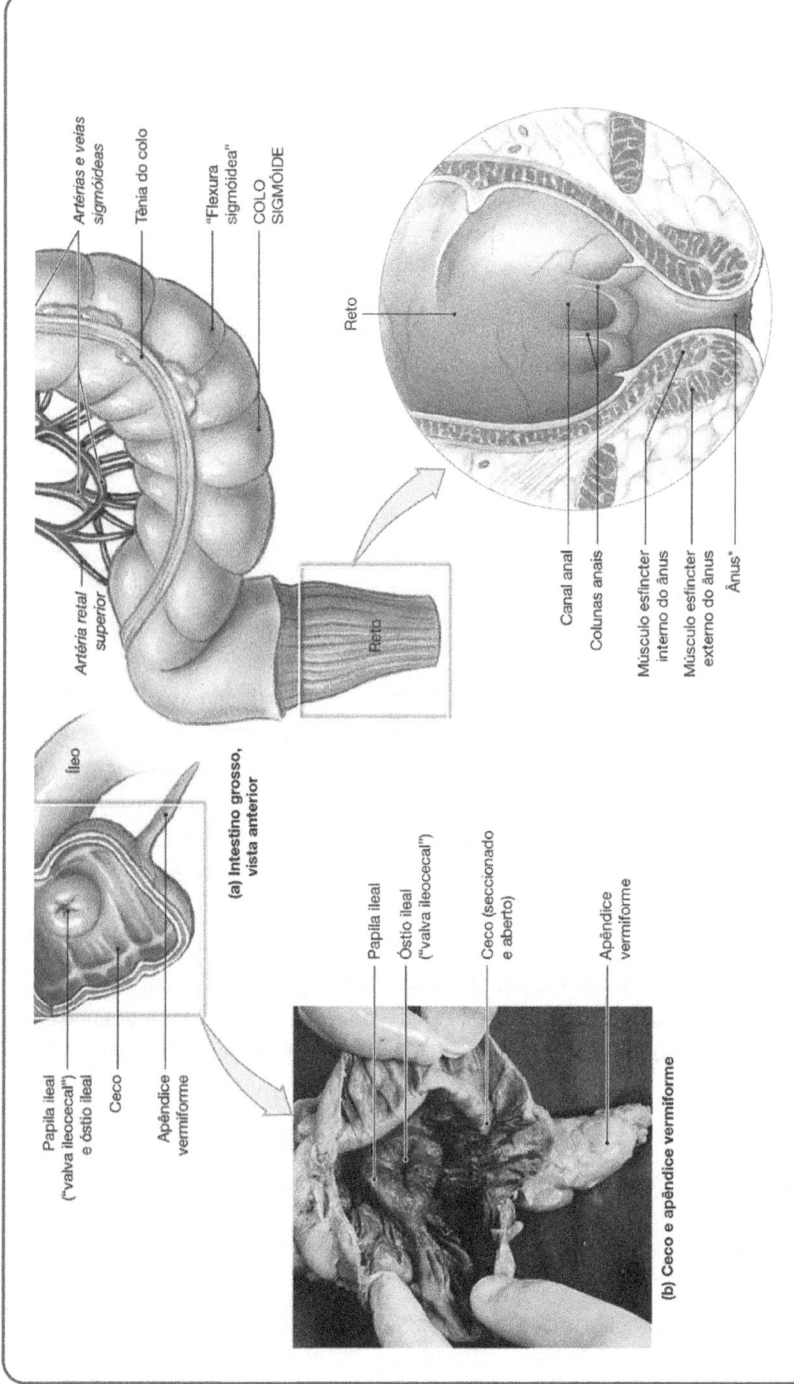

Figura 9. (*Continua*) Intestino grosso: (a) anatomia macroscópica do intestino grosso; (b) o ceco e o apêndice vermiforme; (c) anatomia detalhada do reto e do canal anal.

Histologicamente, o intestino grosso se diferencia do intestino delgado da seguinte maneira:

- A parede do intestino grosso é relativamente delgada.
- O intestino grosso não apresenta vilosidades intestinais.
- Células caliciformes apresentam-se em número muito superior em relação ao intestino delgado.
- O intestino grosso apresenta glândulas intestinais específicas. As glândulas do intestino grosso são mais profundas do que as do intestino delgado e são dominadas por células caliciformes. A secreção ocorre conforme estímulos locais deflagram reflexos que envolvem os plexos nervosos locais, resultando na produção de grandes quantidades de muco para promover a lubrificação durante a compactação de resíduos não digeridos.
- A túnica muscular difere daquela de outras regiões do intestino, pois a camada longitudinal se apresenta reduzida às fitas musculares das tênias do colo. Contudo, suas contrações propulsivas e de mistura se assemelham àquelas do intestino delgado.

Os materiais ingeridos se movimentam muito lentamente do ceco ao colo transverso. Isso se dá tanto por atividade peristáltica quanto por movimentos de mistura de saculações do colo, movimentos de segmentação do intestino grosso. Esse tempo lento de passagem de material dá tempo necessário para transformar o material fecal em uma pasta lubrificada. A cavidade do reto encontra-se geralmente vazia, e quando ocupada a distensão das paredes do reto, gera a consciência da necessidade da defecação. Isso também leva ao relaxamento do músculo esfíncter interno do ânus por meio do reflexo da defecação, e as fezes são conduzidas para o interior do canal anal. Quando o músculo esfíncter externo do ânus é relaxado voluntariamente, a defecação pode ocorrer (MARTINI; TIMMONS; TALLITSCH, 2009).

Link

Acesse o link para conhecer melhor a morfologia do sistema digestório.

https://goo.gl/u7RSvF

Doenças do TGI

As doenças que acometem o sistema digestório se manifestam, na maioria das vezes, por meio de alimentos contaminados e disfunções fisiológicas, ou, em outros casos, por problemas genéticos, causando mal-estar e desconforto. A seguir, conheça as principais doenças que a acometem o TGI (BARRET, 2014; LONGO; FAUCI, 2015).

Estomatite

É a inflamação e a ruptura da mucosa oral em razão de várias causas, podendo se localizar no lado interno do lábio, na bochecha ou na língua. Causa dor relacionada a lesão e nutrição inadequada. Pode ser causada por agentes tóxicos, como vírus ou fungos, trauma mecânico, produtos irritantes, estresse, fatores hormonais, alergias, sucos e alimentos ácidos ou, ainda, por deficiências nutricionais.

Pirose

Popularmente chamada de azia, é uma sensação de queimadura com origem na parte de trás do peito e que, por vezes, sobe, podendo irradiar até o pescoço e a garganta. Essa ardência é quase sempre provocada pelo refluxo do suco gástrico para o esôfago. O esfíncter esofágico inferior, a cárdia, uma espécie de válvula que está entre o esôfago e o estômago, só deveria abrir para a passagem dos alimentos durante as refeições, mas, por funcionamento deficiente, permite o fluxo do ácido do estômago em sentido inverso, causando o desconforto.

Úlcera péptica

Escavação que se forma na mucosa do estômago, duodeno ou esôfago, por processo evolutivo de gastrite, duodenite ou esofagite. Tem grande relação com a infecção pela bactéria *Helicobacter pylori*, sendo responsável por mais de 95% dos casos de úlcera duodenal e 80% dos casos de úlcera gástrica. Também está relacionada com predisposição genética, uso excessivo de álcool, cigarro, café e maus hábitos alimentares.

Gastrite

É uma versão um pouco mais branda da úlcera péptica, mas ainda assim perigosa. Trata-se de inflamação no revestimento do estômago. Diferente da úlcera, ela pode durar por pouco tempo, se bem controlada com medicamentos mais leves e reeducação alimentar. O consumo constante de bebidas alcoólicas e alimentos com alto teor de acidez e hábitos como o tabagismo são algumas das causas mais comuns da gastrite. O tratamento, conforme sugerido anteriormente, é feito à base de medicamentos e mudanças simples nos hábitos alimentares.

Doença de Crohn

Doença intestinal inflamatória crônica que se estende por toda a espessura da mucosa intestinal. É também conhecida como enterite regional ou colite granulomatosa. Doença de difícil diagnóstico. Acomete mais adolescentes e adultos jovens entre 10 e 30 anos. Como manifestações clínicas, apresenta dor abdominal, diarreia crônica, perda de peso, obstrução intestinal, febre, esteatorreia, etc.

Colite ulcerativa

Doença intestinal inflamatória e ulcerativa crônica do cólon e do reto. É de causa desconhecida, mas geralmente associada a fatores infecciosos, psicossomáticos, autoimunes, alérgicos e nutricionais. Se caracteriza por múltiplas lacerações, inflamações difusas e descamação ou desprendimento do epitélio do cólon.

Gastroenterite

Significa uma inflamação do estômago e dos intestinos que tipicamente tem sua presença reconhecida na forma de vômito e/ou diarreia. É geralmente causada por um vírus ou bactéria que ganha acesso às suas entranhas por meio da boca. A gastroenterite pode afetar qualquer um, em qualquer lugar, e é uma forma muito comum de doença no mundo todo. Seu maior dano é a desidratação, que pode ser fatal em alguns casos.

Apendicite

É a inflamação do apêndice fecal, ocorre por alimentos que ficam na cavidade do apêndice. Ela pode ser crônica ou aguda. Como tratamento, é recomendável que seja feita uma cirurgia, removendo as infecções. Se a cirurgia não for feita, uma doença chamada peritonite destrói o órgão.

Diverticulite

Se caracteriza por pequenas bolsas que se formam na parede do cólon, geralmente em pessoas com mais de 60 anos de idade, sendo, na maioria das vezes, assintomática (em 70% dos casos), sendo que apenas 10% apresentam sintomas. Também é conhecida por apendicite do lado esquerdo ou diverticulose. A principal causa da diverticulite é a obstrução do divertículo por pequenos pedaços de fezes, os quais favorecem a proliferação de bactérias dentro dele. O divertículo, pequena bolsa que se forma na parede do cólon, que é semelhante a um dedo de uma luva, pode levar o paciente ao quadro chamado diverticulite, que costuma apresentar febre, dores abdominais e alterações do trânsito intestinal. Em média, 30% das pessoas acima de 60 anos e mais de 60% das pessoas acima de 80 anos têm divertículos.

Peritonite

É a inflamação provocada por bactéria ou fungo do peritônio, o tecido que reveste a parede interna do abdome e recobre a maioria dos órgãos da região abdominal. A infecção do peritônio pode acontecer por uma variedade de razões. Na maioria dos casos, a causa é uma ruptura (perfuração) na parede abdominal, mas a doença também pode se desenvolver sem que tenha havido uma ruptura abdominal, embora seja raro. Esse tipo de peritonite é chamado peritonite espontânea. As causas mais comuns de rupturas que levam à peritonite incluem: procedimentos médicos como a diálise peritoneal, complicação de cirurgia gastrintestinal, ruptura do apêndice, presença de úlcera no estômago ou cólon perfurado, que permitem a entrada de bactérias que podem causar inflamação, pancreatite, diverticulite ou trauma.

Exercícios

1. Alguns órgãos apresentam relações anatômicas com o peritônio. Indique a alternativa que apresenta órgãos ou estruturas somente retroperitoneais.
   a) Rins e pâncreas.
   b) Pâncreas e baço.
   c) Rins e fígado.
   d) Pulmões.
   e) Fígado e baço.

2. As pregas e as vilosidades intestinais:
   a) ampliam a área de superfície da túnica mucosa do intestino delgado.
   b) conduzem produtos da digestão que não penetram nos vasos capilares.
   c) produzem novas células para a túnica mucosa do intestino delgado.
   d) secretam enzimas digestivas.
   e) fazem parte do sistema imunológico.

3. De que forma a lesão ou a remoção de parte do mesentério interferiria na função normal do intestino delgado?
   a) Aumentaria a peristalse.
   b) Aumentaria a secreção hormonal.
   c) Interferiria no suprimento sanguíneo e nervoso.
   d) Causaria certa diminuição da motilidade intestinal.
   e) O mesentério não tem relação com o intestino delgado.

4. Analise a imagem a seguir e indique a alternativa correta sobre o intestino grosso.

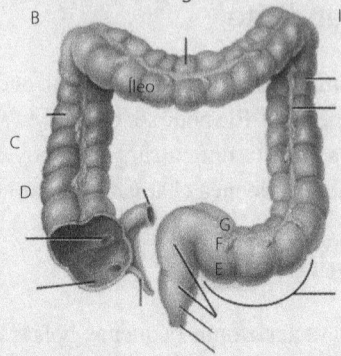

   a) A letra C indica o óstio ileal, que é circundado por músculos que constituem a valva ileocecal.
   b) A letra B indica o colo transverso, que é sustentado pelo mesocolo transverso.
   c) O intestino grosso, assim como o intestino delgado, apresenta vilosidades intestinais.
   d) A letra H indica o colo descendente, que é o segmento entre o colo sigmoide e o reto.
   e) A letra D indica o colo ascendente.

5. Analise a imagem a seguir e indique a alternativa correta sobre o estômago.

Músculos relaxados

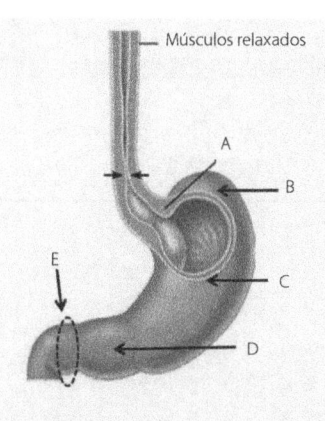

a) A letra A indica o esfíncter do piloro, um músculo em forma de anel que controla a passagem do alimento do esôfago para o estômago.
b) A porção entre o fundo gástrico e as curvaturas do estômago é o corpo gástrico, representada pela letra C.
c) A letra B indica o antro pilórico.
d) A letra E representa a região da cárdia, assim denominada pela proximidade ao coração.
e) O estômago é um órgão composto por duas camadas de músculo liso.

Link

Confira no link a seguir um vídeo sobre os distúrbios gastrintestinais.

https://goo.gl/adEvWG

Referências

BARRET, K. E. *Fisiologia gastrointestinal*. 2. ed. Porto Alegre: AMGH, 2014. (Lange).

HANKIN, M. H.; MORSE, D. E.; BENNETT-CLARKE, C. A. *Anatomia clínica*: uma abordagem por estudos de casos. Porto Alegre: AMGH, 2015

LONGO, D.; FAUCI, A. S. *Gastrenterologia e hepatologia de Harrison*. 2. ed. Porto Alegre: AMGH, 2014. E-book.

MARIEB, E. N.; HOEHN, K. *Anatomia e fisiologia*. 3. ed. Porto Alegre: Artmed, 2009.

MARTINI, F. H.; TIMMONS, M. J.; TALLITSCH, R. B. *Anatomia humana*. 6. ed. Porto Alegre: Artmed, 2009. (Coleção Martini). E-book.

TORTORA, J.; DERRICKSON, G. *Corpo humano*: fundamentos de anatomia e fisiologia. 10. ed. Porto Alegre: Artmed, 2016.

VANPUTTE, C.; REGAN J.; RUSSO, A. *Anatomia e fisiologia de Seeley*. 10. ed. Porto Alegre: AMGH, 2016.

Sistema digestório: estruturas e órgãos digestórios

Objetivos de aprendizagem

Ao final deste texto, você deve apresentar os seguintes aprendizados:

- Identificar as respectivas estruturas, regiões e segmentos do fígado, da vesícula biliar e do pâncreas.
- Relacionar as características anatômicas do fígado e do pâncreas com suas respectivas funções.
- Justificar as consequências anatomofisiológicas de patologias relacionadas ao fígado, à vesícula biliar e ao pâncreas.

Introdução

Neste capítulo, você vai identificar as respectivas estruturas, regiões e segmentos do fígado, da vesícula biliar e do pâncreas, buscando relacionar suas respectivas funções. Também serão abordadas as patologias relacionadas ao fígado, à vesícula biliar e ao pâncreas.

Estruturas, regiões e segmentos do fígado, da vesícula biliar e do pâncreas

O fígado é o maior órgão metabólico e o segundo maior órgão do corpo humano, representando cerca de 2,5% do peso de um adulto. É o único órgão que pode regenerar-se. Apresenta uma face diafragmática convexa e uma face visceral levemente côncava. A face diafragmática é lisa, enquanto que a face visceral tem inúmeras fissuras e impressões por contato com outros órgãos. A face diafragmática do fígado é recoberta por peritônio visceral, exceto na área nua do fígado, onde está em contato direto com o diafragma. A face visceral do fígado é recoberta por peritônio, exceto na fossa da vesícula biliar e na porta do fígado (onde os vasos, o plexo nervoso hepático e os ductos hepáticos entram e saem). A face visceral tem relação direta com o lado direito da porção anterior do estômago (áreas gástrica e pilórica), a parte superior do duodeno (área duodenal), o omento menor (estende-se até a fissura do ligamento venoso), a vesícula biliar, a flexura direita do colo e colo transverso direito (área cólica), o rim e a área suprarrenal direita (área renal e suprarrenal).

Em sua superfície, o fígado se divide em dois lobos anatômicos e dois lobos acessórios pelas reflexões de peritônio em sua superfície. Estes "lobos" superficiais não são lobos verdadeiros e têm apenas relação secundária com a arquitetura interna do órgão. O plano definido pela fixação do ligamento falciforme e fissura sagital esquerda separa o lobo direito (grande) do lobo esquerdo (muito menor). Na face visceral, as fissuras sagitais e a porta do fígado transversa demarcam dois lobos acessórios: lobo quadrado (ântero--inferior) e lobo caudado (póstero-superior) (Figura 1).

Sob o ponto de vista funcional, apesar de não ser distintamente demarcado, o fígado possui, em seu interior, lobos porta direito e esquerdo, independentes e cada um recebendo seu próprio ramo primário da artéria hepática e da veia porta e sendo drenado por seu próprio ducto hepático. O lobo caudado pode ser considerado um terceiro lobo porta, pois sua vascularização é independente da bifurcação da tríade portal e é drenado por uma ou duas pequenas veias hepáticas, entrando diretamente na porção distal da veia cava inferior. O fígado pode ser subdividido em oito segmentos hepáticos cirurgicamente ressecáveis, servidos independentemente por um ramo secundário ou terciário da tríade portal.

O fígado possui um suprimento sanguíneo duplo – uma fonte venosa dominante e uma arterial menor. A veia porta é responsável por 75% do sangue drenado para o fígado. O sangue porta sustenta o parênquima hepático, levando, além de oxigênio, praticamente todos os nutrientes absorvidos pelo trato gastrointestinal; possui 40% mais oxigênio do que o sangue venoso que retorna para o coração. O sangue da artéria hepática irriga estruturas não parenquimatosas, particularmente ductos biliares intra-hepáticos.

A veia porta é formada pela veia mesentérica superior e esplênica. A artéria hepática comum, ramo do tronco celíaco, divide-se em artéria gastroduodenal e artéria hepática própria. Na porta do fígado, a artéria hepática própria e a veia porta se dividem em ramos direito e esquerdo.

O fígado também é o maior produtor de linfa do corpo humano; sua face visceral drena por via abdominal, enquanto sua face diafragmática drena por via torácica.

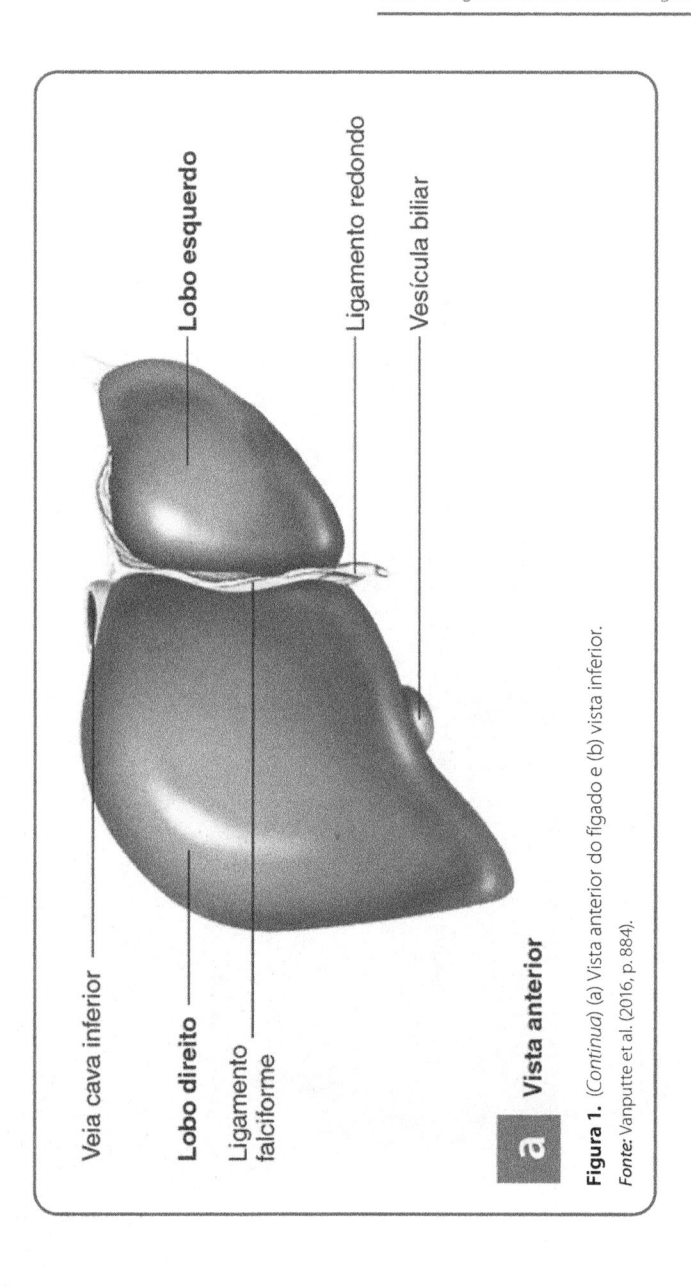

Figura 1. *(Continua)* (a) Vista anterior do fígado e (b) vista inferior.
Fonte: Vanputte et al. (2016, p. 884).

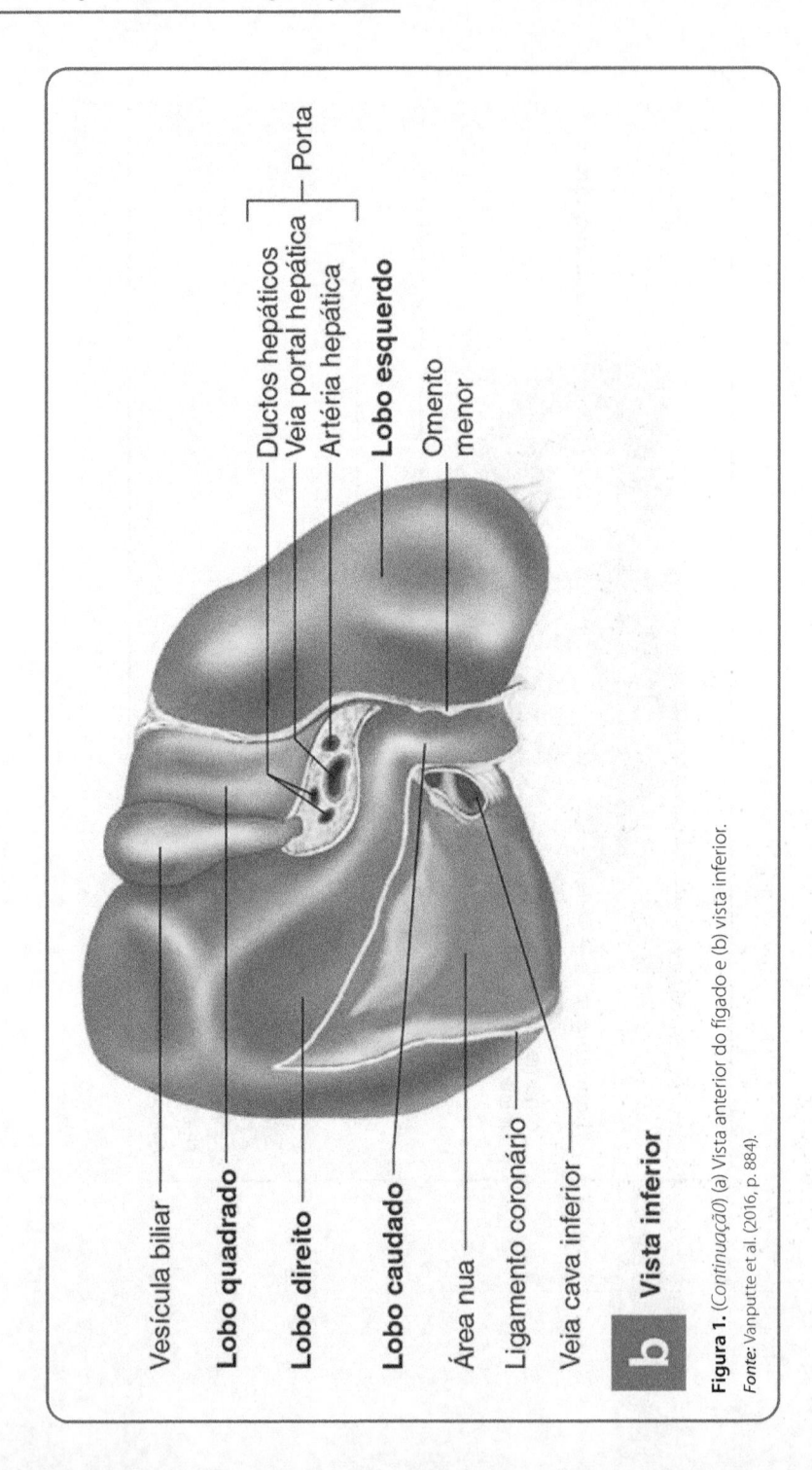

Figura 1. (*Continuação*) (a) Vista anterior do fígado e (b) vista inferior.
Fonte: Vanputte et al. (2016, p. 884).

O fígado produz bile continuamente e a armazena na vesícula biliar, que a libera na presença de gordura no duodeno. A bile emulsifica a gordura para que o intestino possa absorvê-la.

Os hepatócitos secretam bile pelos canalículos biliares, que drenam para os ductos biliares interlobulares e, então, para os ductos biliares coletores da tríade portal intra-hepática. Estes se fundem, formando os ductos hepáticos direito e esquerdo, que se unem, formando o ducto hepático comum que, ao receber no lado direito o ducto cístico, forma o ducto colédoco.

O colédoco desce posteriormente, onde, ao entrar em contato com o ducto pancreático, abre-se no duodeno, formando a ampola hepatopancreática na papila maior do duodeno. Na extremidade distal do ducto colédoco, há um espessamento muscular circunferencial que forma o esfíncter do ducto colédoco que, quando contraído, leva a bile a refluir de volta para a vesícula biliar, onde é concentrada e armazenada.

A vesícula biliar de formato piriforme está situada na face visceral do fígado, na junção das partes direita e esquerda. Em sua posição natural, a vesícula biliar está situada anteriormente ao duodeno. Pode ser dividida em três partes: fundo (extremidade larga do órgão), corpo (toca a face visceral do fígado, o colo transverso e a face superior do duodeno) e colo (estreito e afilado, orientado para a porta do fígado, faz uma curva em S, unindo-se ao ducto cístico). O ducto cístico une o colo da vesícula ao ducto hepático comum (Figura 2).

O pâncreas é uma glândula anexa do sistema digestório, alongada, retroperitoneal e transversa na parede posterior do abdômen, posterior ao estômago, entre o duodeno e o baço. O pâncreas produz secreção exócrina (suco pancreático), que chega ao duodeno por meio dos ductos pancreáticos principal e acessório, e secreções endócrinas (glucagon e insulina), que chegam ao sangue. O pâncreas é dividido anatomicamente em quatro partes: cabeça, colo, corpo e cauda.

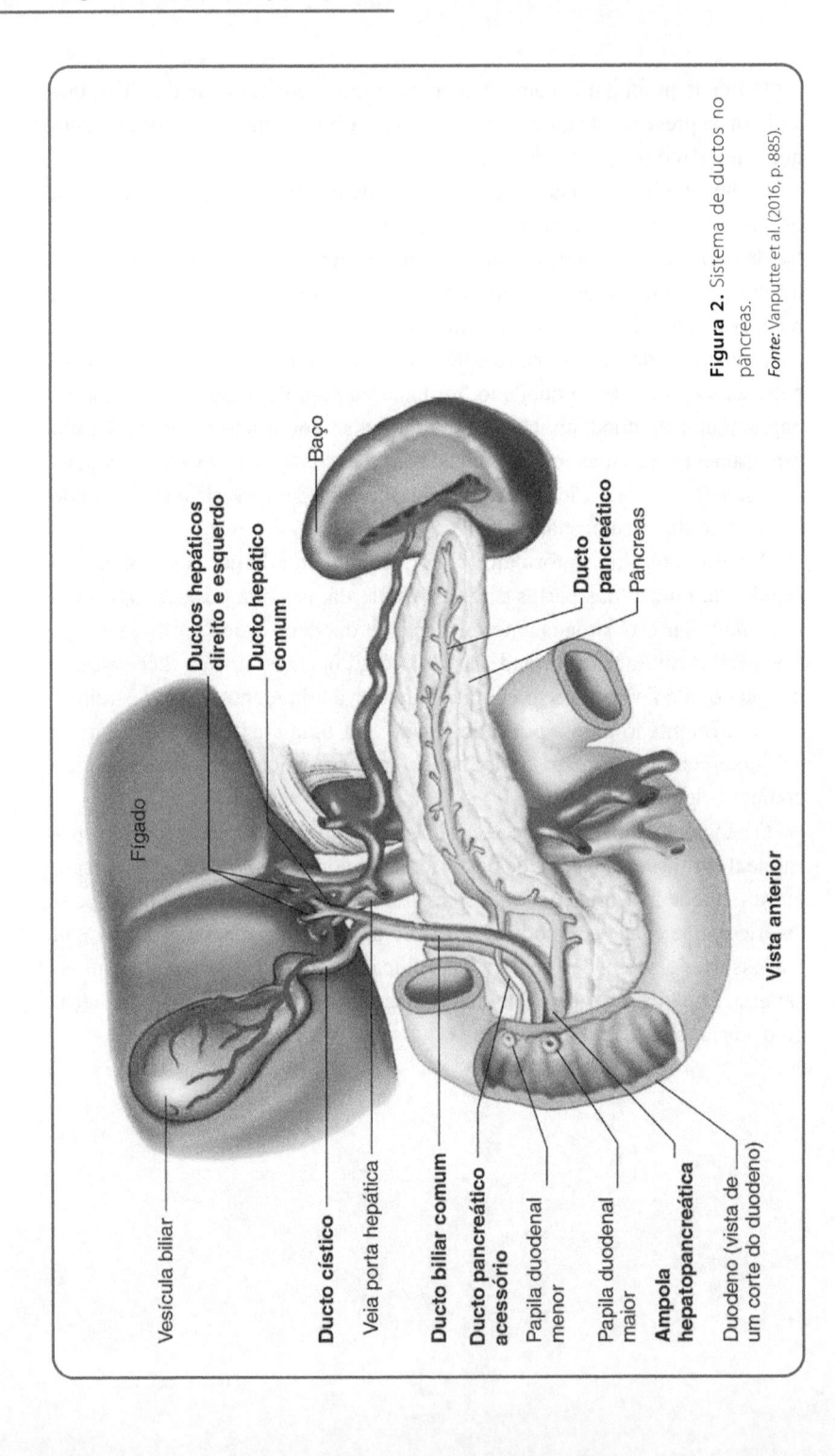

Figura 2. Sistema de ductos no pâncreas.
Fonte: Vanputte et al. (2016, p. 885).

A cabeça do pâncreas é a porção circundada pelo duodeno, à direita dos vasos mesentéricos superiores. O processo uncinado, uma projeção da porção inferior da cabeça do pâncreas, estende-se medialmente para a esquerda. O ducto colédoco, em seu trajeto até o duodeno, está situado na face póstero--superior da cabeça ou incrustado em sua substância. O colo do pâncreas está situado sobre os vasos mesentéricos superiores. Sua face anterior, coberta por peritônio, está situada junto ao piloro do estômago.

O corpo do pâncreas está à esquerda dos vasos mesentéricos superiores, passando sobre a aorta. Sua face anterior é coberta por peritônio e forma parte do leito do estômago. A face posterior é desprovida de peritônio. A cauda do pâncreas está situada anteriormente ao rim esquerdo; é relativamente móvel e passa entre as camadas do ligamento esplenorrenal com os vasos esplênicos.

O ducto pancreático principal se inicia na cauda e atravessa o parênquima até a cabeça do pâncreas, voltando-se inferiormente e unindo-se ao ducto colédoco, formando a ampola hepatopancreática (de Vater), que se abre na porção descendente do duodeno. Em um quarto das pessoas, os ductos se abrem no duodeno separadamente. Três esfíncteres de músculo liso controlam o fluxo de bile e de suco pancreático para o duodeno: esfíncter do ducto pancreático, esfíncter do ducto colédoco e esfíncter da ampola hepatopancreática (de Oddi). A porção exócrina do pâncreas raramente causa problemas clínicos; entretanto, o diabetes envolvendo o pâncreas endócrino é cada vez mais comum. A Figura 3 apresenta uma visão geral do sistema e a descrição dos processos em cada componente.

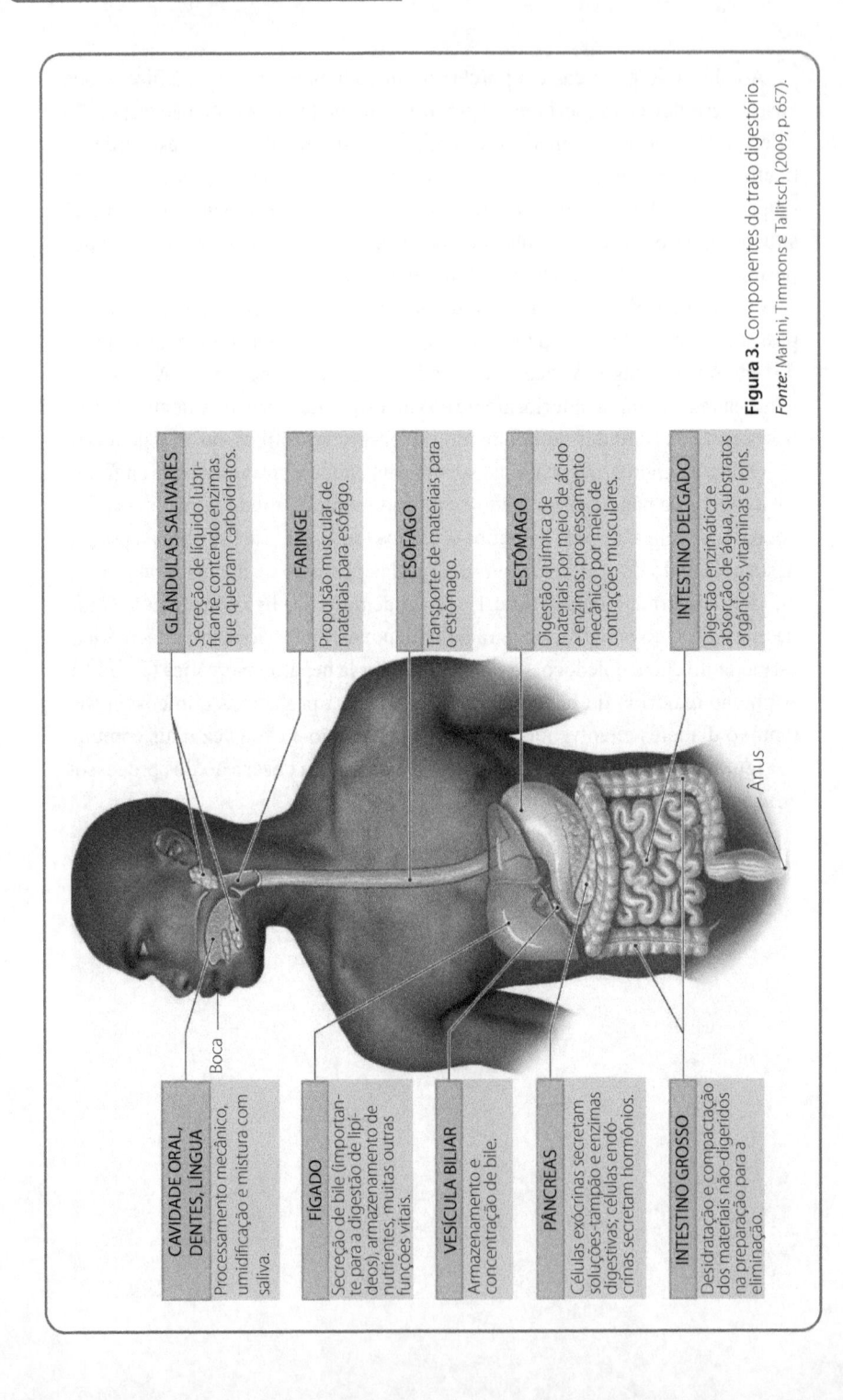

GLÂNDULAS SALIVARES
Secreção de líquido lubrificante contendo enzimas que quebram carboidratos.

FARINGE
Propulsão muscular de materiais para esôfago.

ESÔFAGO
Transporte de materiais para o estômago.

ESTÔMAGO
Digestão química de materiais por meio de ácido e enzimas; processamento mecânico por meio de contrações musculares.

INTESTINO DELGADO
Digestão enzimática e absorção de água, substratos orgânicos, vitaminas e íons.

CAVIDADE ORAL, DENTES, LÍNGUA
Processamento mecânico, umidificação e mistura com saliva.

FÍGADO
Secreção de bile (importante para a digestão de lipídeos), armazenamento de nutrientes, muitas outras funções vitais.

VESÍCULA BILIAR
Armazenamento e concentração de bile.

PÂNCREAS
Células exócrinas secretam soluções-tampão e enzimas digestivas; células endócrinas secretam hormônios.

INTESTINO GROSSO
Desidratação e compactação dos materiais não-digeridos na preparação para a eliminação.

Boca

Ânus

Figura 3. Componentes do trato digestório.
Fonte: Martini, Timmons e Tallitsch (2009, p. 657).

> **Fique atento**
>
> A hepatite é uma inflamação do fígado, causada por vírus, medicamentos e substâncias químicas, incluindo o álcool.
> - **Hepatite A:** é um tipo infeccioso, provocada pelo vírus da hepatite A; sua transmissão se dá por contaminação fecal de alimentos, roupas, brinquedos, louças e assim por diante (via fecal-oral). Sua lesão hepática não é duradoura.
> - **Hepatite B:** é provocada pelo vírus da hepatite B; sua disseminação é basicamente por contato sexual e contaminação de seringas e equipamentos de transfusão. Também se dissemina por meio de saliva e lágrimas. Esse tipo de hepatite produz uma inflamação hepática crônica. Já existem vacinas para a hepatite B, exigidas para os trabalhadores da área de saúde.
> - **Hepatite C:** é causada pelo vírus da hepatite C, clinicamente semelhante ao da hepatite B; sua transmissão acontece por transfusão de sangue, causando, na maioria dos casos, cirrose e câncer de fígado.
> - **Hepatite D:** é provocada pelo vírus da hepatite D; sua transmissão é como a da hepatite B. A pessoa precisa estar infectada com hepatite B para contrair a hepatite D. Esse tipo de vírus resulta em lesão hepática grave e apresenta uma alta taxa de mortalidade, maior do que a da hepatite B, em virtude da infecção com o vírus da hepatite B.
> - **Hepatite E:** é causada pelo vírus da hepatite E; sua disseminação é como a da hepatite A. Apesar de não causar doença hepática crônica, esse tipo de vírus é responsável por uma alta incidência de morte em mulheres grávidas.

Características anatômicas do fígado e do pâncreas com suas respectivas funções

O fígado tem importantes funções digestórias e excretoras, estocando e processando os nutrientes; sintetiza novas moléculas e degrada compostos químicos tóxicos. A bile não contém enzimas digestivas, é apenas um emulsificante para gorduras. A bile também é composta por produtos da excreção, como os pigmentos biliares, sendo um destes a bilirrubina, que resulta da quebra da hemoglobina. A bile também é composta por colesterol, lipídeos, hormônios lipossolúveis e lecitina.

Os hepatócitos removem o açúcar do sangue, estocando-o na forma de glicogênio, podendo também estocar lipídeos, vitaminas (A, B12, D, E e K), cobre e ferro. Essa função de estocar acontece por um curto período, sendo que a quantidade de material estocado nos hepatócitos (o seu tamanho) varia durante o dia. O fígado também pode converter alguns nutrientes em outros.

As secreções exócrinas do pâncreas, conhecidas como suco pancreático, apresentam um componente aquoso e um componente enzimático, sendo que o suco pancreático é liberado no intestino delgado pelos ductos pancreáticos, onde ele atua na digestão. Tanto mecanismos neurais quanto hormonais controlam as secreções exócrinas do pâncreas.

A parte endócrina do pâncreas consiste em ilhotas pancreáticas, ou ilhotas de Langerhans, que produzem insulina e glucagon. Estes são muito importantes no controle dos níveis sanguíneos de nutrientes, como glicose e aminoácidos, e somatostatina, que regula a secreção de insulina e glucagon, podendo inibir o hormônio do crescimento.

O pâncreas e o fígado atuam em conjunto no metabolismo da glicose. A insulina estimula a neoglicogênese (formação de glicogênio e abastecimento do mesmo no fígado), enquanto que o glucagon estimula a glicogenólise (metabolismo do glicogênio em glicose).

Saiba mais

Cálculos biliares: quando a bile se encontra com insuficiência de sais biliares ou de lecitina ou excesso de colesterol, este último pode cristalizar e formar cálculos biliares. Conforme o aumento do tamanho e quantidade, esses cálculos provocam a obstrução mínima ou completa do fluxo de bile proveniente da vesícula biliar para o duodeno. O tratamento é baseado em uso de medicamentos que dissolvem os cálculos biliares, litotripsia (terapia por ondas de choque) ou cirurgia. Em caso de histórico de cálculos biliares, ou quando os fármacos e litotripsia não são opções, indica-se a colecistectomia (remoção da vesícula biliar e de seu conteúdo).

Consequências anatomofisiológicas de patologias relacionadas ao fígado, à vesícula biliar e ao pâncreas

Dentre as patologias que acometem o fígado, citamos a hepatite, em seus variados tipos; a cirrose, que pode ser consequência de hepatite ou alcoolismo; e neoplasias. Nas patologias relacionas ao pâncreas, citamos pancreatite, neoplasias e diabete. A vesícula biliar e seus ductos podem ser acometidos por cálculos biliares e neoplasia.

A hepatite é uma inflamação aguda no fígado que pode vir a cronificar-se de acordo com seu tipo. Essa inflamação do fígado causa morte celular e substituição por tecido de cicatrização; quando não tratada, pode causar perda da função hepática evoluindo para morte do paciente; os sintomas comuns incluem náusea dor abdominal, febre, calafrios, mal-estar e icterícia. A hepatite pode ser causada por sete vírus diferentes.

A cirrose é o dano ou morte dos hepatócitos, caracterizada pela sua substituição por tecido conectivo, resultando na diminuição da função do fígado e na interferência sobre o fluxo sanguíneo para o fígado; é uma consequência comum do alcoolismo.

O câncer de pâncreas ocorre com mais frequência nos homens, com idade acima de 50 anos. São poucos os sintomas associados à doença antes que o distúrbio atinja um estágio avançado e, geralmente, ele acaba sendo diagnosticado quando já espalhado para outras partes do corpo, como linfonodos, fígado ou pulmões. É quase sempre fatal, sendo a quarta causa mais comum de morte por câncer nos Estados Unidos. Esse tipo de câncer está associado ao consumo de alimentos gordurosos, alcoolismo, fatores genéticos, tabagismo e pancreatite crônica.

A pancreatite é uma inflamação do pâncreas devido à obstrução do ducto pancreático, podendo ser causada por infecções bacterianas ou virais, ou ainda por reações a drogas. Pode ser aguda ou crônica.

A colelitíase é uma inflmação na vesícula biliar ou no ducto, causada pela presença de cálculos na vesícula biliar.

Link

Este vídeo aborda o tema *transplante de fígado* e suas particularidades. Acesse o link ou código a seguir.

https://goo.gl/5zY8q1

Exemplo

Os **testes de função hepática** são testes de sangue que determinam a presença de determinadas substâncias químicas (enzimas e proteínas) liberadas pelos hepatócitos. Esses testes são usados para **avaliar e monitorar doenças ou lesões no fígado**. Dentre as causas comuns do número elevado de enzimas do fígado estão: uso de medicamentos anti-inflamatórios não esteroides e de medicamentos que reduzem o colesterol, antibióticos e substâncias como álcool. Até mesmo o diabetes e outras infecções (hepatite viral e mononucleose), cálculos biliares, tumores do fígado, entre outros, estão relacionados a alterações no número de enzimas do fígado.

Esses testes são muito usados na prática para definir e tratar as doenças de base. É importante salientar que, em diversos casos, não são usados somente esses testes para diagnosticar a patologia do paciente, sendo necessários outros marcadores sanguíneos, exames físicos e de imagem.

Exercícios

1. Paciente masculino, 55 anos, apresenta perda ponderal de 10 kg em 2 meses, icterícia, colúria, prurido e aumento de bilirrubina total às custas de conjugada.
2. Com base no quadro clínico, qual o provável diagnóstico?
   a) Hemólise.
   b) Hepatite.
   c) Hepatocarcinoma.
   d) Adenocarcinoma de cauda de pâncreas.
   e) Neoplasia periampular.
3. A glicogenólise tem participação de quais estruturas acessórias do sistema digestório?
   a) Vias biliares.
   b) Pâncreas.
   c) Vesícula biliar.
   d) Fígado.
   e) Intestino delgado.
4. A tríade portal é formada por quais estruturas?
   a) Artéria hepática comum, veia porta e vesícula biliar.
   b) Ducto colédoco, ducto cístico e ducto pancreático.
   c) Artéria hepática própria, ducto colédoco e veia porta.
   d) Ducto hepático comum, veia cava inferior e ducto cístico.
   e) Esfíncter da ampola de Váter, esfíncter de Oddi e esfíncter do ducto pancreático.
5. Qual exame deve ser solicitado na suspeita de hepatite D?
   a) HBsAg.
   b) Anti-HCV.
   c) Anti-HIV.
   d) HBeAg.

- e) Amilase e lipase.
6. Qual a maior causa de colestase extra-hepática?
   a) Coledocolitíase.
   b) Neoplasia periampular.
   c) Neoplasia de cabeça de pâncreas.
   d) Cirrose.
   e) Hipertensão portal.

Referências

MARTINI, F. H.; TIMMONS, M. J.; TALLITSCH, R. B. *Anatomia humana*. 6. ed. Porto Alegre: Artmed, 2009.

VANPUTTE, C. L. et al. *Anatomia e fisiologia de Seeley*. 10. ed. Porto Alegre: AMGH, 2016.

Leituras recomendadas

GOSS, C.M. *Gray anatomia*. Rio de Janeiro: Guanabara Koogan, 1988.

HANKIN, M. H.; MORSE, D. E.; BENNETT-CLARKE, C. A. *Anatomia clínica*: uma abordagem por estudos de casos. Porto Alegre: AMGH, 2015. 432 p.

MEIRELLES JÚNIOR, R. F. et al. Transplante de fígado: história, resultados e perspectivas. *Einstein*, São Paulo, v. 13, n. 1, p.149-52, 2015. Disponível em: <http://www.scielo.br/pdf/eins/v13n1/pt_1679-4508-eins-13-1-149.pdf>. Acesso em: 19 out. 2017.

MOORE, K.L; DALLEY, A.F. *Anatomia orientada para clínica*. 5. ed. Rio de Janeiro: Guanabara Koogan, 2007.

PACHECO, L. Transplante de fígado no Brasil. *Revista do Colégio Brasileiro de Cirurgiões*, Rio de Janeiro, v. 43, n. 4, p. 223-224, 2016. Disponível em: <http://www.scielo.br/pdf/rcbc/v43n4/pt_0100-6991-rcbc-43-04-00223.pdf>.Acesso em: 19 out. 2017.

PUTZ, R.; PABST, R. *Atlas de anatomia SOBOTTA*. Rio de Janeiro: Guanabara Koogan, 2000.

SUA SAÚDE NA REDE – SPDM. Tudo o que você precisa saber sobre o Transplante de Fígado. *YouTube*, 2014. Disponível em: <https://www.youtube.com/watch?v=H_h3j4E-ALGE>. Acesso em: 19 out. 2017.

TORTORA, G. J.; DERRICKSON, B. *Corpo humano:* fundamentos de anatomia e fisiologia. 10. ed. Porto Alegre: Artmed, 2017.

UNIDADE 3

Sistema urinário: rins

Objetivos de aprendizagem

Ao final deste texto, você deve apresentar os seguintes aprendizados:

- Identificar a anatomia macroscópica dos rins, assim como a inervação e a vascularização desses órgãos.
- Reconhecer as funções dos rins.
- Descrever o impacto da insuficiência renal no organismo.

Introdução

Nossos rins trabalham em tempo integral e são responsáveis por filtrar cerca de 200 litros de líquido da corrente sanguínea diariamente, fazendo com que toxinas, resíduos metabólicos e íons em excesso deixem o corpo pela urina enquanto as substâncias necessárias retornam para o sangue.

Os rins são considerados os principais órgãos excretores, mesmo os pulmões e a pele também fazendo um papel de órgãos de excreção. Além da função de excreção, os rins atuam diretamente na regulação do volume e da composição química do sangue, adequando o balanço hídrico corpóreo e também o equilíbrio de sais, ácidos e bases, denominado equilíbrio hidroeletrolítico.

Neste capítulo, você vai conhecer a anatomia, a função e o impacto da insuficiência renal para a vida de um indivíduo.

Os rins

Os rins são órgãos que fazem parte do sistema urinário. O sistema urinário é formado por dois rins, dois ureteres, uma bexiga urinária e uma uretra (Figura 1). A principal função dos rins é filtrar o sangue e, após esse processo, devolver à corrente sanguínea a maior parte de água e muitos solutos. Essa água e os solutos remanescentes formam a urina que passa pelos ureteres e é armazenada na bexiga urinária até ser expelida do corpo pela uretra (TORTORA; DERRICKSON, 2017).

A principal função dos rins é manter a homeostasia hídrica do corpo, por meio da execução das seguintes ações:

- Regulação dos níveis de íons no sangue, ajudando a regular os níveis sanguíneos de vários íons, principalmente os íons de sódio, potássio, cálcio, cloretos e fosfatos.
- Regulação do volume e da pressão sanguínea por meio do ajuste do volume de sangue no corpo e eliminação do excesso pela urina.
- Regulação da pressão sanguínea pela secreção da enzima renina, que ativa o sistema renina-angiotensina-aldosterona, que ajusta o fluxo sanguíneo para dentro e para fora dos rins, regulando o volume sanguíneo.
- Regulação do pH do sangue por meio da concentração de íons H no sangue ao excretar uma quantidade variável de H na urina. Também regula o pH por meio da conservação de íons bicarbonato (HCO) no sangue.
- Produção de hormônios calcitriol, forma ativa da vitamina D, que auxilia na regulação do homeostasia do cálcio, e eritropoietina (EPO), que tem função primordial de estimular a produção de eritrócitos.
- Excreção de resíduos formados na urina que não têm função útil para o corpo. Alguns resíduos eliminados são resultados de reações metabólicas do corpo, como a ureia oriunda dos aminoácidos, a bilirrubina oriunda do catabolismo da hemoglobina, a creatinina oriunda da decomposição do fosfato de creatinina nas fibras musculares e o ácido úrico que é resultado do catabolismo de ácidos nucleicos. Demais resíduos excretados são substâncias provenientes da alimentação, fármacos ou toxinas ambientais.

Sistema urinário: rins | **555**

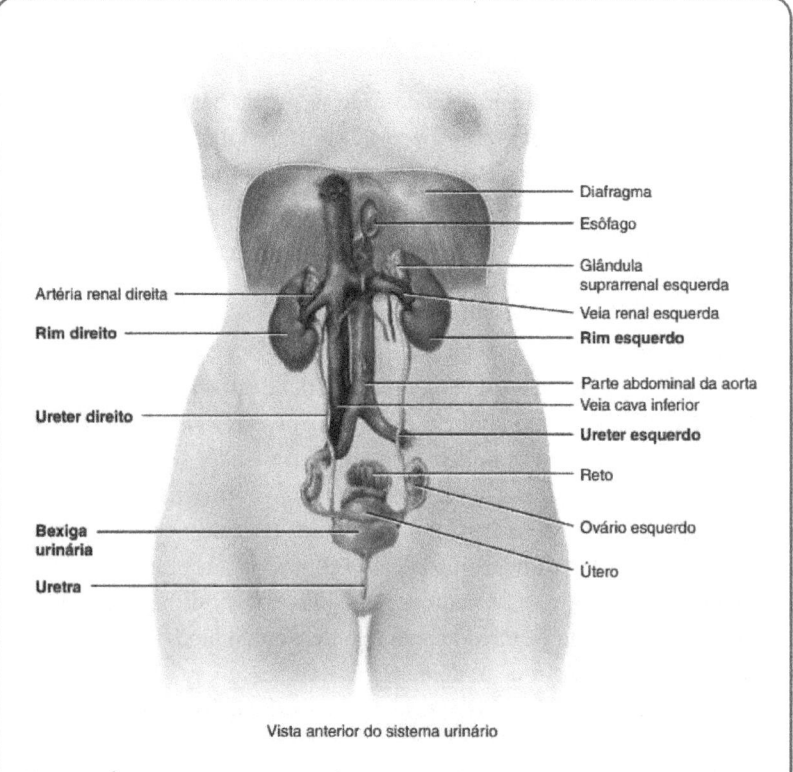

Figura 1. Órgãos do sistema urinário feminino em relação às estruturas adjacentes.
Fonte: Tortora e Derrickson (2017).

Vista anterior do sistema urinário

Labels: Diafragma, Esôfago, Glândula suprarrenal esquerda, Veia renal esquerda, Rim esquerdo, Parte abdominal da aorta, Veia cava inferior, Ureter esquerdo, Reto, Ovário esquerdo, Útero, Artéria renal direita, Rim direito, Ureter direito, Bexiga urinária, Uretra.

Fique atento

Funções dos rins:
- Regular a composição sanguínea.
- Manter a concentração constante de substâncias importantes.
- Manter volume hídrico constante.
- Remover resíduos do organismo (ureia, amônia, drogas e toxinas).
- Manter concentração constante do equilíbrio ácido-base.
- Ajudar na regulação da pressão sanguínea.
- Estimular a produção de glóbulos vermelhos.

Estrutura anatômica dos rins

Os rins são órgãos pares avermelhados que se situam em ambos os lados da coluna vertebral entre o peritônio e a parede posterior da cavidade abdominal ao nível da 12ª vertebra torácica e das três primeiras vértebras lombares. O rim direito fica um pouco mais baixo do que o esquerdo graças ao fígado, que ocupa uma grande área acima do rim direito. Ambos os rins têm proteção pelas costelas falsas (MARIEB; HOEHN, 2009).

Externamente, a anatomia dos rins se apresenta com o tamanho aproximado de 11 cm de comprimento, 5 a 7 cm de largura e em torno de 2,5 cm de espessura. Têm um centro de margem medial contendo o hilo renal, pela qual o ureter deixa o rim e também por onde os vasos sanguíneos, a artéria, as veias renais e os nervos também chegam ao rim.

Recobrindo cada rim, está presente uma camada fina e transparente denominada de cápsula renal, formada por uma bainha de tecido conectivo que ajuda a manter a forma do rim e atua como barreira contra traumas. Envolvendo cada cápsula renal existe um tecido adiposo eu ajuda a fixar os rins em conjunto com uma camada fina de tecido conectivo denso não modelado que ancora os rins à parede posterior do abdome (Figura 2).

A anatomia interna dos rins apresenta duas principais regiões:

- Região externa: chamada de córtex renal, tendo coloração vermelha-clara. As extensões do córtex renal, chamadas colunas renais, preenchem os espaços entre as pirâmides renais.
- Região interna: chamada de medula renal, tendo coloração vermelha-castanha escura. Dentro da medula renal, encontram-se várias pirâmides renais coniformes.

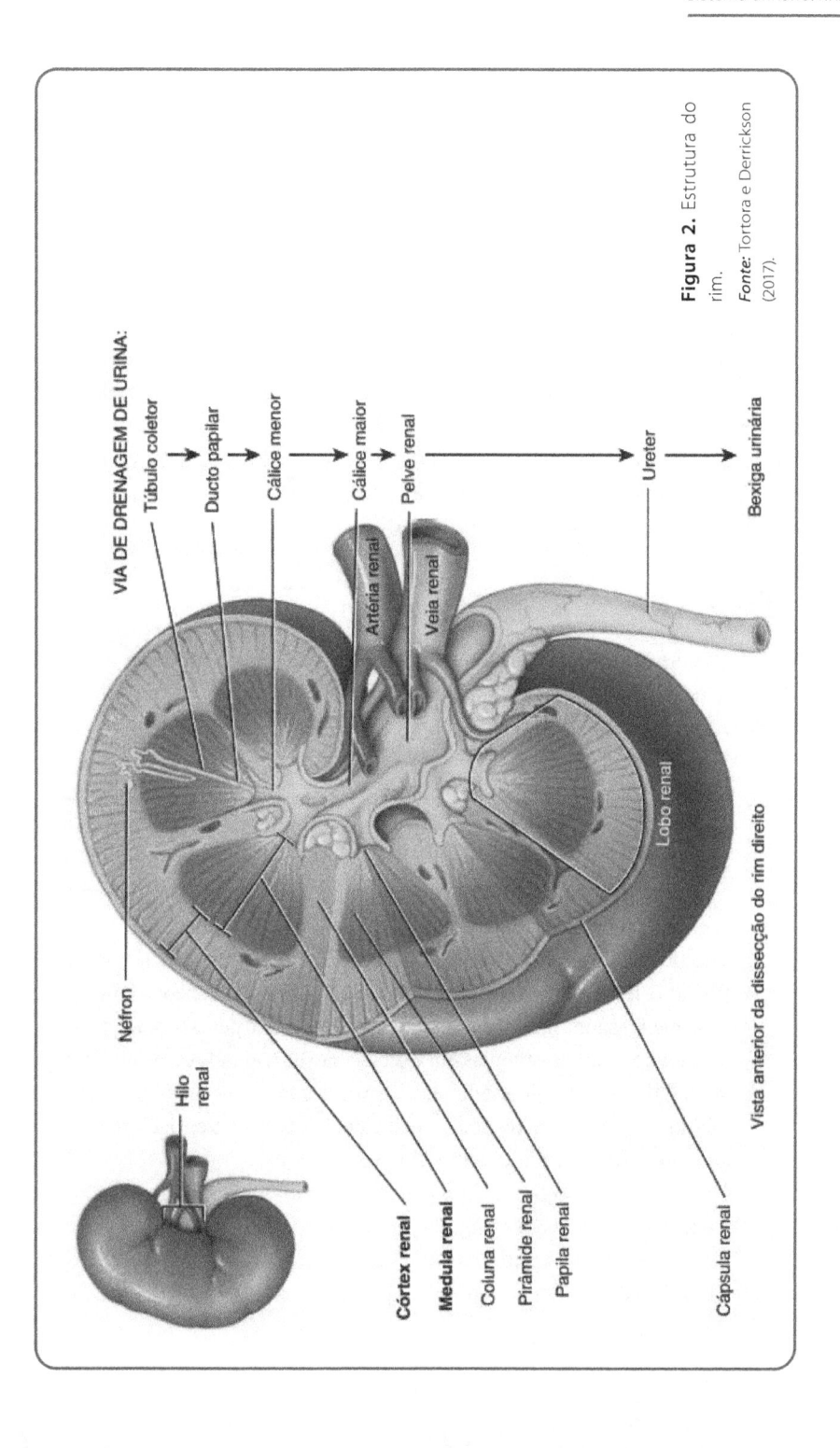

Figura 2. Estrutura do rim.
Fonte: Tortora e Derrickson (2017).

VIA DE DRENAGEM DE URINA:
Túbulo coletor → Ducto papilar → Cálice menor → Cálice maior → Pelve renal → Ureter → Bexiga urinária

Néfron
Hilo renal
Artéria renal
Veia renal
Lobo renal
Córtex renal
Medula renal
Coluna renal
Pirâmide renal
Papila renal
Cápsula renal
Vista anterior da dissecção do rim direito

A cápsula renal recobre o rim. Internamente, as duas principais regiões do rim são o córtex renal, superficial, e a medula renal, profunda.

O suprimento sanguíneo renal ocorre pelas artérias renais direita e esquerda, que fornecem cerca de 1.200 ml de sangue por minuto. No interior de cada rim, a artéria renal se divide em vasos de diâmetro cada vez menor, chamadas artérias do segmento, interlobares, arqueadas e interlobulares. Estas fornecem sangue para as arteríolas aferentes e as aferentes se dividem em uma rede capilar enovelada chamada glomérulo. Os vasos capilares do glomérulo se unem para formar uma arteríola eferente, que se divide para formar uma rede de vasos capilares ao redor dos túbulos renais. Na sequência, capilares peritubulares finalmente se reúnem para formar as veias peritubulares, se fundindo às veias interlobulares, arqueadas e interlobulares (Figura 3). Enfim, todas essas veias menores drenam e se direcionam para a veia renal que drena o sangue que sai do rim (TORTORA; DERRICKSON, 2017).

Néfrons

Os néfrons são as unidades funcionais dos rins. Estão presentes aproximadamente em número de 1 milhão em cada rim. Cada néfron é composto por duas partes:

- Corpúsculo renal: onde o plasma sanguíneo é filtrado. É formado pelo glomérulo e pela cápsula glomerular (de Bowman). Essa estrutura apresenta forma de taça bilaminada de células epiteliais que circunda os capilares glomerulares. O filtro glomerular entra na cápsula glomerular e, em seguida, passa para o túbulo renal.
- Túbulo renal: por onde passa o líquido filtrado, ganhando o nome de filtrado glomerular. Diretamente associado ao néfron, encontramos seu suprimento sanguíneo. Enquanto o líquido se move pelos túbulos renais, os resíduos e as substâncias em excesso são adicionados e os materiais úteis são devolvidos ao sangue pelos vasos capilares peritubulares. No túbulo renal existem três seções principais: túbulo contorcido proximal, alça do néfron e túbulo contorcido distal. A parte proximal se refere à parte do túbulo ligada à cápsula glomerular e o distal se refere à parte que está mais distante. Por último, o contorcido quer dizer que o túbulo é levemente retorcido ao invés de reto (VANPUTTE; REGAN; RUSSO, 2016).

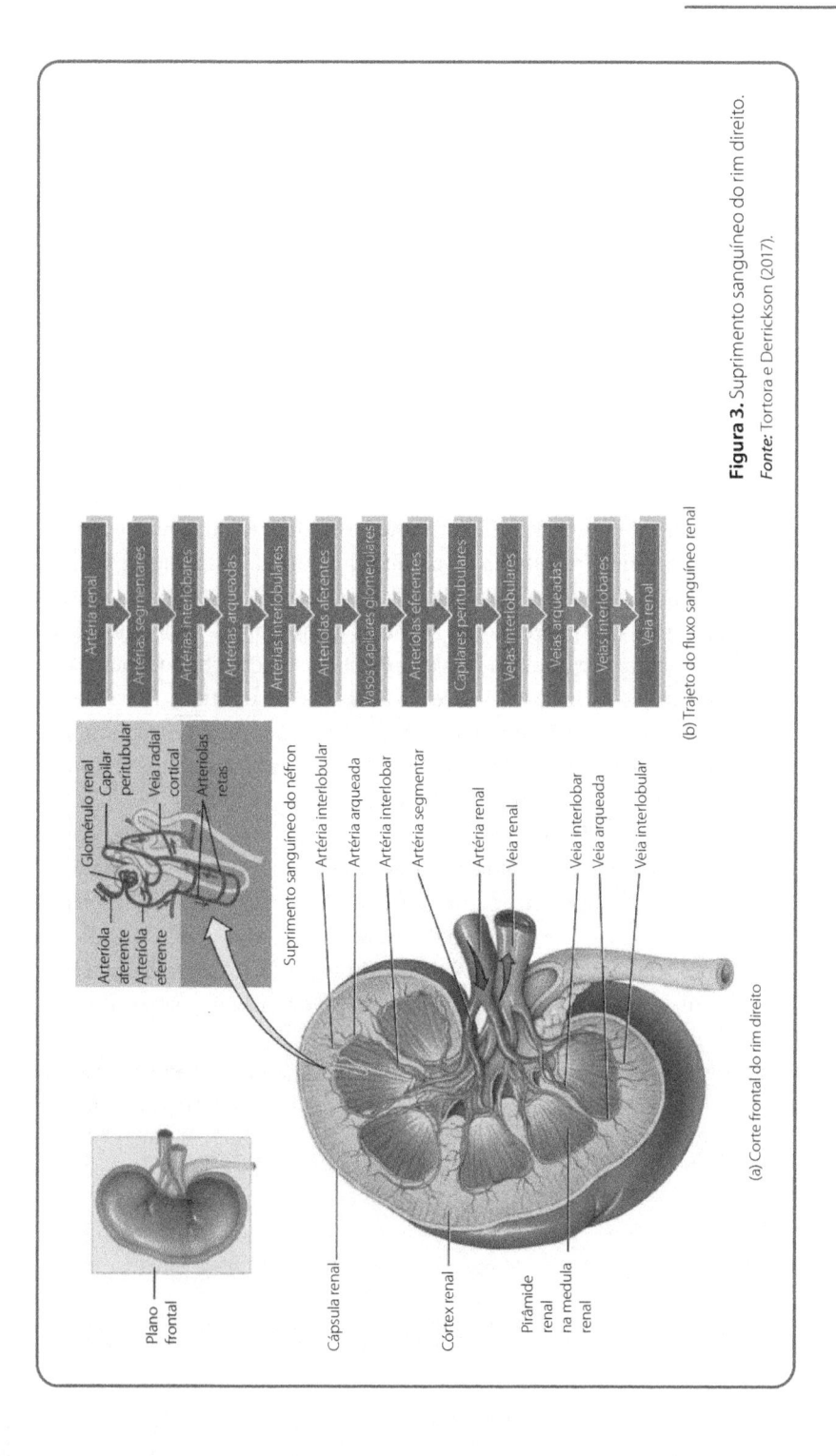

Figura 3. Suprimento sanguíneo do rim direito.
Fonte: Tortora e Derrickson (2017).

A primeira porção da alça do néfron se inicia no local em que o túbulo contorcido proximal faz sua curva descendente final, que começa no córtex renal e se estende para baixo até a medula renal, sendo chamada de ramo descendente da alça do néfron. Na sequência, acontece uma curva fechada para o retorno do córtex renal, em que termina no túbulo contorcido distal, sendo conhecido como ramo ascendente da alça do néfron. Os túbulos contorcidos distais de diversos néfrons são esvaziados em um túbulo coletor comum. Vários túbulos coletores se fundem para formar o ducto papilar, que leva a um cálice menor, um cálice maior, uma pelve renal e um ureter (Figura 4).

A função do néfron de produzir urina depende de ação dos túbulos coletores, realizando três processos básicos:

- Filtração: passagem forçada de líquidos e substâncias dissolvidas por uma membrana, sob pressão. Ocorre nessa etapa a filtração glomerular, que é o primeiro estágio da produção da urina, sendo que a pressão sanguínea força a saída da água e da maioria dos solutos do plasma sanguíneo pelas paredes dos capilares glomerulares. O líquido ali filtrado entra na cápsula glomerular e é chamado de filtrado glomerular.
- Reabsorção tubular: vai ocorrendo à medida que o filtrado flui ao longo do túbulo renal e pelo túbulo coletor. Os túbulos têm células e ductos que retornam cerca de 99% de água filtrada e muitos solutos úteis para o sangue e que convergem pelos capilares peritubulares.
- Secreção tubular: ocorre à medida que o líquido flui ao longo do túbulo e pelo túbulo coletor. Túbulos e ductos têm células que removem substâncias indesejadas, como resíduos, fármacos e excesso de íons do sangue nos capilares peritubulares, conduzindo-os para o líquido dos túbulos renais. Assim que o líquido filtrado sofre reabsorção e secreção tubulares e entra nos cálices menores e maiores, recebe o nome de urina.

Com todo esse processo, os néfrons realizam a tarefa de manter a homeostasia do volume e a composição do sangue (MARTINI; TIMMONS; TALLITSCH, 2009).

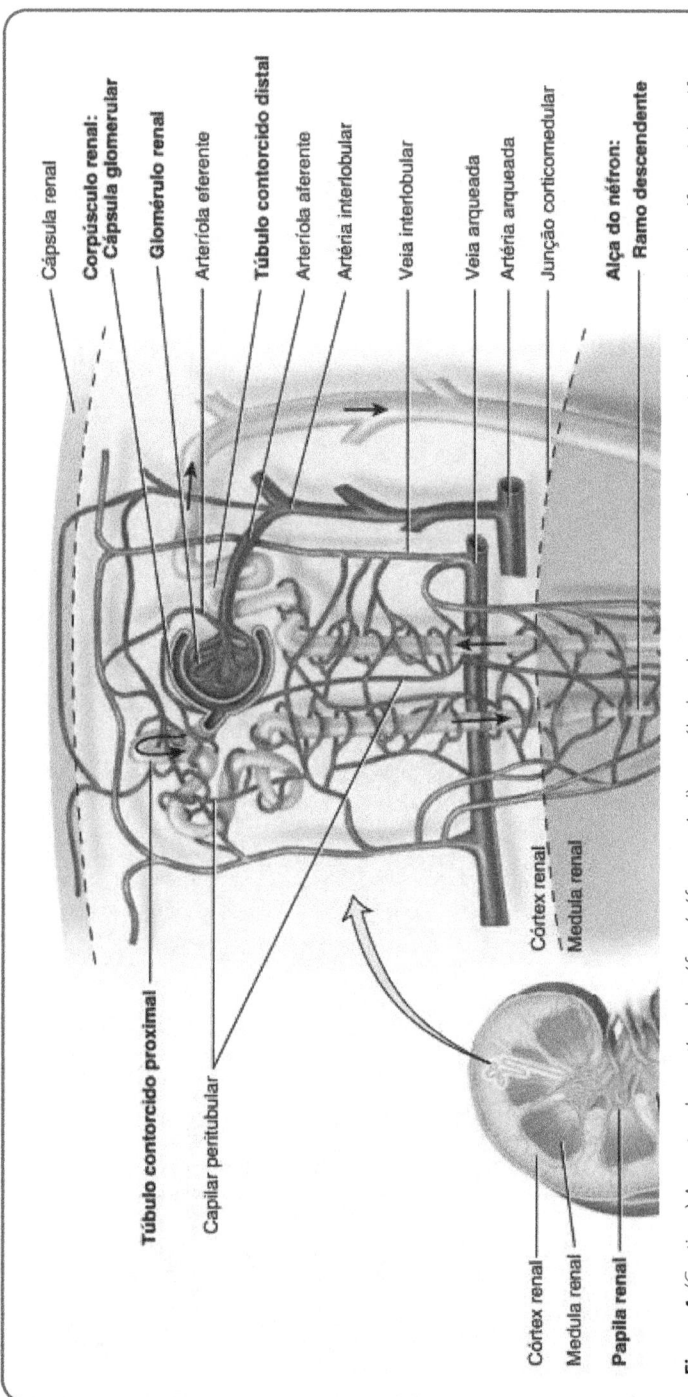

Figura 4. (*Continua*) As partes de um tipo de néfron (néfron cortical), um túbulo coletor e vasos sanguíneos associados. A maioria dos néfrons é de néfrons corticais; seus corpúsculos renais se situam no córtex renal externo e suas alças curtas de Henley estão localizadas, em sua maioria, no córtex renal.
Fonte: Tortora e Derrickson (2017).

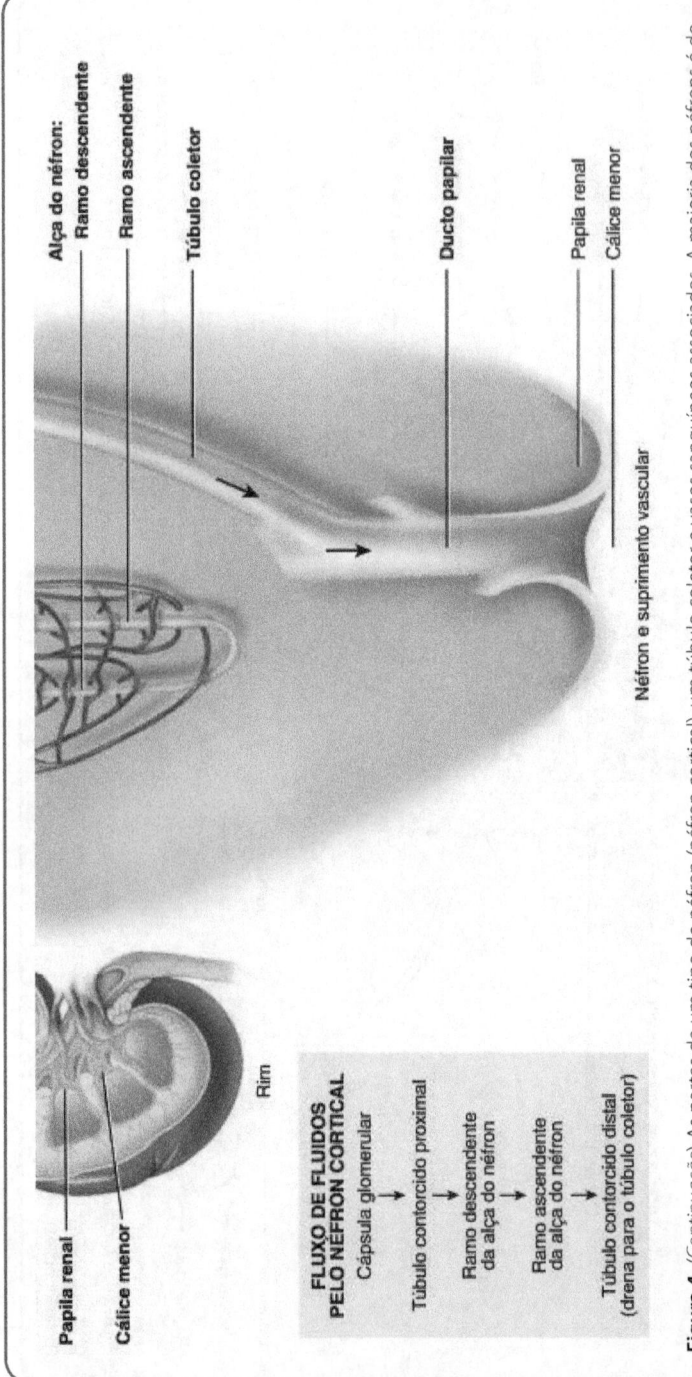

Figura 4. (*Continuação*) As partes de um tipo de néfron (néfron cortical), um túbulo coletor e vasos sanguíneos associados. A maioria dos néfrons é de néfrons corticais; seus corpúsculos renais se situam no córtex renal externo e suas alças curtas de Henley estão localizadas, em sua maioria, no córtex renal.

Fonte: Tortora e Derrickson (2017).

Hormônios sintetizados pelos rins

Um importante aspecto da fisiologia renal é que, além de ter as funções de filtrar substâncias resultantes de todo o nosso metabolismo celular, os rins exercem uma função endócrina. Os hormônios agem na reabsorção de sódio, cloro, cálcio e água, e também como a secreção de potássio pelos túbulos renais. Os dois hormônios reguladores mais importantes nessa ação são a angiotensina II e a aldosterona (TORTORA; DERRICKSON, 2017).

A angiotensina II aumenta a reabsorção de sódio e cloretos, além de estimular o córtex suprarrenal a liberar aldosterona, que, por sua vez, estimula as células tubulares na última parte do túbulo contorcido distal e ao longo dos túbulos coletores e reabsorve mais sódio e cloro para secretar mais potássio. Quanto mais sódio e cloro forem reabsorvidos, mais água também é reabsorvida por osmose. A secreção de potássio estimulada pela androsterona é o principal regulador do nível de potássio no sangue. Um nível elevado de potássio gera a hipercalemia no plasma sanguíneo, causando sérios distúrbios no ritmo cardíaco ou até mesmo parada cardíaca. A angiotensina II é um potente vasoconstrictor agindo na função circulatória e na pressão arterial de dois modos:

- Vasoconstrição: aumenta a resistência vascular periférica e causa aumento do retorno venoso por constrição de veias.
- Diminuição da excreção de sal e água pelos rins, aumentando o volume de líquido extracelular e, consequentemente, elevando a pressão arterial.

A angiostensina II age de duas maneiras nos rins:

- Promove a constrição das arteríolas renais, diminuindo o fluxo sanguíneo no rim. Esse fluxo sanguíneo lento possibilita o aumento da reabsorção de líquidos pelos túbulos.
- Atua sobre células tubulares, aumentando a reabsorção de sal e água.

Os resultados desses eventos são significativos, pois podem reduzir até 80% do débito urinário.

A angiotensina II também atua nas glândulas suprarrenais, fazendo com que elas secretem aldosterona. A aldosterona causa um aumento intenso da reabsorção de sódio pelos túbulos renais, elevando a quantidade de líquido extracelular e, consequentemente, aumentando a pressão arterial a longo prazo.

Resumidamente, os eventos do sistema renina-angiotensina-aldosterona são os seguintes:

- Quando a pressão é reduzida, os rins produzem renina.
- A renina cai na corrente sanguínea convertendo o angiotensinogênio em angiotensina I. A angiotensina I tem efeito vasoconstrictor leve.
- A angiotensina I é convertida em angiotensina II pela enzima conversora de angiotensina presente nos pulmões.
- A angiotensina II é um potente vasoconstrictor que irá promover o aumento da resistência vascular periférica e diminuir a excreção renal de sal e água, elevando a pressão sanguínea. A angiotensina II atua sobre as suprarrenais, fazendo com que elas secretem a aldosterona.
- A aldosterona causa um aumento intenso da reabsorção de sódio pelos túbulos renais.

Atuando em conjunto temos o principal hormônio regulador da reabsorção de água: o hormônio antidiurético (ADH), que atua por meio de retroalimentação negativa. Quando a concentração de água no sangue diminui aproximadamente 1%, osmorreceptores no hipotálamo estimulam a neuro-hipófise a liberar ADH. Um segundo estímulo poderoso para a secreção de ADH é a diminuição do volume de sangue, como ocorre na hemorragia ou na desidratação grave. O ADH age nas células tubulares presentes na parte final dos túbulos contorcidos distais e ao longo dos túbulos coletores. Na ausência do ADH, essas partes do túbulo renal têm pouca permeabilidade à agua. O ADH aumenta essa permeabilidade à água nas células tubulares ao inserir proteínas que funcionam como canais de água em suas membranas plasmáticas. Quando a permeabilidade à água das células tubulares aumenta, as moléculas de água se movem do líquido tubular para as células e, em seguida, para o sangue.

Os rins produzem aproximadamente 400 a 500 ml de urina concentrada por dia, quando a concentração de ADH é máxima, como durante a desidratação grave. No entanto, quando o nível de ADH diminui, os canais de água são removidos das membranas. Os rins produzem um grande volume de urina diluída, quando o nível de ADH é baixo.

Os túbulos renais também respondem a um hormônio que regula a composição de íons. Como exemplo, citamos o cálcio. Quando ele se encontra em nível abaixo do normal no sangue, as glândulas paratireoides liberam o paratormônio (PTH). Este, por sua vez, estimula as células dos túbulos contorcidos distais a reabsorverem mais cálcio no sangue. O PTH também ajuda a inibir a reabsorção de fosfato nos túbulos contorcidos proximais, promovendo, com isso, a excreção de fosfato pela urina (TORTORA; DERRICKSON, 2017).

Os rins também são responsáveis por sintetizar a EPO nos fibroblastos intersticiais, ou seja, no tecido conectivo renal. Pode correr eventualmente a síntese desse hormônio no fígado. A função mais conhecida da EPO se dá nos processos de estímulo à medula óssea para a síntese de células da série vermelha, os eritrócitos. Deficiência na síntese da EPO pode resultar em anemia.

Saiba mais

A especialidade médica que estuda a anatomia e a fisiologia dos rins se chama **nefrologia**, enquanto a **urologia** é aquela que estuda os sistemas urinários dos homens e das mulheres e o sistema genital masculino.

Doença renal

O volume excretado de urina por dia em um adulto normal varia de 1 a 2 litros. A maioria desse volume é formada por água (95%). Além de água, a urina ainda é formada por ureia, creatinina, potássio, amônia, ácido úrico, íons de sódio, cloreto, magnésio, sulfato, fosfato e cálcio (MARTINI; TIMMONS; TALLITSCH, 2009).

Se uma doença alterar o metabolismo do corpo ou a função renal, podem aparecer traços de substâncias que normalmente não estão presentes na urina, ou os próprios constituintes normais podem aparecer em quantidades anormais. A análise da urina se dá pela urinálise, que é a forma de analisar as características físicas, químicas e microscópicas presentes na urina. Veja no Quadro 1 os constituintes anormais da urina.

Doença renal nada mais é que um estado em que os rins apresentam perdas insidiosas da função e da capacidade renal, ou seja, os rins não têm mais condições para efetuar a função de filtrar o sangue. A insuficiência renal, que desde 2002 se chama doença renal ou lesão renal, pode ser classificada como doença ou lesão renal aguda (DRA/LRA) ou doença ou lesão renal crônica (DRC/LRC) (BASTOS; BREGMAN; KIRSZTAJN, 2010).

Quadro 1. Constituintes anormais da urina que podem ser detectados pela urinálise.

Resumo dos constituintes anormais da urina	
Constituinte anormal	**Comentários**
Albumina	Constituinte normal do plasma sanguíneo que geralmente aparece apenas em pequenas quantidades na urina, porque é muito grande para ser filtrada. A presença de albumina em excesso na urina, chamada albuminúria, indica um aumento na permeabilidade das membranas de filtração, decorrente de lesão ou doença, aumento na pressão sanguínea ou danos nas células dos rins.
Glicose	Glicosúira, a presença de glicose na urina, geralmente indica diabetes melito.
Eritrócitos	Hematúria, a presença de hemoglobina proveniente dos eritrócitos rompidos na urina, ocorre com inflamação aguda dos órgãos do sistema urinário, como resultado de doença ou irritação por cálculos nos rins, tumores, trauma e doença renal.
Leucócitos	A presença de leucócitos e outros componentes de pus na urina, chamada piúria, indica infecção nos rins ou em outros órgãos do sistema urinário.
Corpos cetônicos	Altos níveis de corpos cetônicos na urina, chamado cetonúria, podem indicar diabetes melito, anorexia, jejum ou simplesmente muito pouco carboidrato na dieta.

(Continua)

(Continuação)

Quadro 1. Constituintes anormais da urina que podem ser detectados pela urinálise.

Resumo dos constituintes anormais da urina	
Constituinte anormal	**Comentários**
Bilirrubina	Quando os eritrócitos são destruídos pelos macrófagos, a porção globina da hemoglobina é separada, e o heme é convertido em biliverdina. A maior parte da biliverdina é convertida em bilirrubina. Um aumento no nível de bilirrubina na urina, acima dos valores normais, é chamado de bilirrubinúria.
Urobilinogênio	A presença de urobilinogênio (produto da decomposição da hemoglobina) na urina é chamado de urobilinogenúria. Pequenas quantidades são normais, mas quantidades altas de urobilinogênio podem ser decorrentes de anemia hemolítica ou perniciosa, hepatite infecciosa, obstrução dos ductos biliares, icterícia, cirrose, insuficiência cardíaca congestiva ou mononucleose infecciosa.
Cilindros	Cilindros são massas minúsculas de material que endureceram e assumiram a forma do lúmen de um túbulo no qual foram formados. São eliminados do túbulo quando o filtrado glomerular se acumula atrás deles. Cilindros são denominados de acordo com as células ou com as substâncias que os compõem ou com base em seu aspecto. Por exemplo, existem cilindros leucocitários, eritrocitários e cilindros de células epiteliais (células dos túbulos renais).
Micróbios	O número e o tipo de bactérias variam de acordo com as infecções específicas do trato urinário. Uma das mais comuns é a *Escherichia coli*. O fungo mais comum na urina é a *Candida albicans*, uma causa da vaginite. O protozoário mais frequente é o *Trichomonas vaginalis*, uma causa de vaginite nas mulheres e de uretrite nos homens.

Fonte: Tortora; Derrickson (2014, p. 540).

Lesão renal aguda (LRA)

A LRA é uma doença caracterizada pela redução abrupta da função renal, causando retenção no organismo de substâncias nitrogenadas e outros oriundos residuais que normalmente são eliminados pelo rim e, consequentemente, pela urina. A gravidade da LRA pode variar de sutis alterações transitórias e assintomáticas dos parâmetros laboratoriais da taxa de filtração glomerular até os casos de desequilíbrios agressivos e rapidamente fatais da regulação do volume circulante e da composição de eletrólitos e de balanço ácido-base do plasma (EATON; POOLER, 2016).

As causas dessa doença estão divididas em três grupos gerais:

- LRA pré-renal (azotemia pré-renal): caracterizada pela concentração de ureia ou de creatinina em consequência a um fluxo plasmático renal baixo e inadequado, causando baixa pressão hidrostática intraglomerular, insuficiente para manter a filtração glomerular normal. Isso tudo geralmente é causado por hipovolemia, redução do débito cardíaco e fármacos que interferem com as respostas autorreguladoras renais, inclusive anti-inflamatórios não esteroidais (AINES) e inibidores da angiotensina II.
- LRA intrarrenal (doença renal parenquimatosa intrínseca): é a LRA causada por impactos intrarrenais, como sepse, isquemia e nefrotoxinas endógenas e exógenas. Também pode ocorrer como evolução da azotemia pré-renal que progride para lesão tubular.
- LRA pós-renal (obstrução pós-renal): ocorre quando o fluxo urinário é bloqueado repentinamente, parcial ou totalmente, causando aumento retrógrado da pressão hidrostática e interferindo com a filtração glomerular. A obstrução do fluxo urinário pode ser causada por distúrbios funcionais ou estruturais de qualquer estrutura desde a pelve renal até a extremidade da uretra. A obstrução do colo vesical é uma causa comum de LRA pós-renal e pode ser causada por doenças da próstata, como hipertrofia benigna ou câncer da próstata, bexiga neurogênica ou tratamento com agentes anticolinérgicos. Outras causas de obstrução das vias urinárias inferiores são trombos, cálculos e estenoses uretrais.

Lesão renal crônica (LRC)

A LRC é uma doença que engloba um espectro de processos fisiopatológicos diferentes associados à função renal anormal e ao declínio progressivo da taxa de filtração glomerular, ou seja, a perda progressiva irreversível significativa e contínua da função renal. Com isso, o rim não mais funciona, não executa mais suas funções (JAMESON; LOSCALZO, 2014). A Figura 5 apresenta a classificação das causas principais de lesão renal aguda.

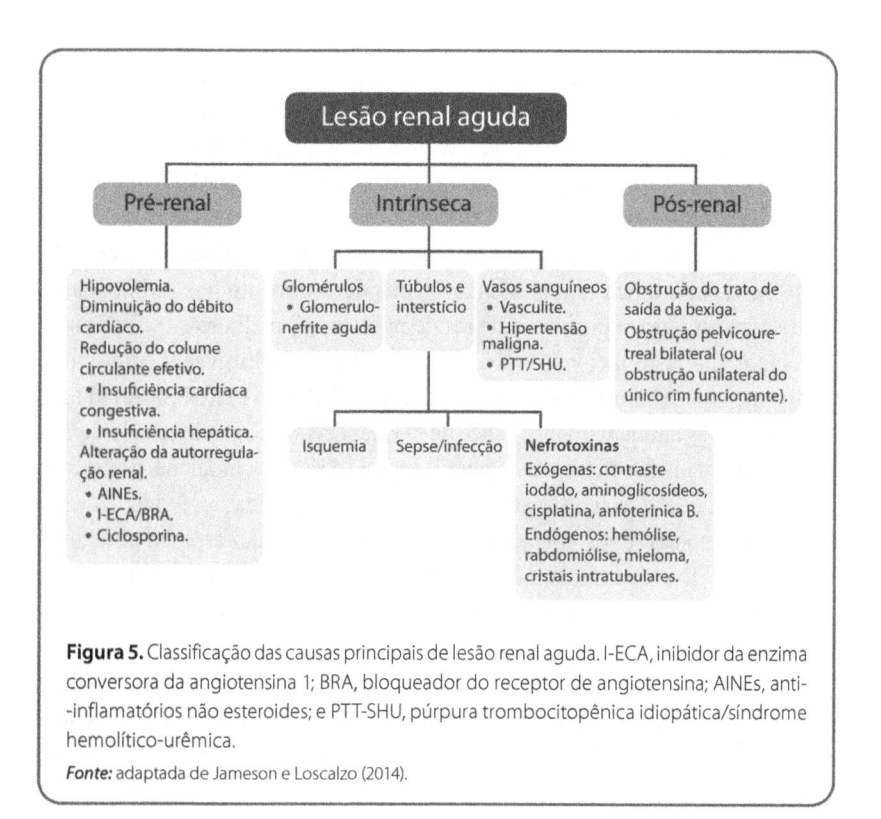

```
                          Lesão renal aguda
         ┌────────────────────┼────────────────────┐
      Pré-renal            Intrínseca           Pós-renal
```

Pré-renal:
Hipovolemia. Diminuição do débito cardíaco. Redução do colume circulante efetivo.
- Insuficiência cardíaca congestiva.
- Insuficiência hepática. Alteração da autorregulação renal.
- AINEs.
- I-ECA/BRA.
- Ciclosporina.

Intrínseca:
- Glomérulos
  - Glomerulonefrite aguda
- Túbulos e interstício
  - Isquemia
  - Sepse/infecção
  - Nefrotoxinas
    Exógenas: contraste iodado, aminoglicosídeos, cisplatina, anfoterinica B.
    Endógenos: hemólise, rabdomiólise, mieloma, cristais intratubulares.
- Vasos sanguíneos
  - Vasculite.
  - Hipertensão maligna.
  - PTT/SHU.

Pós-renal:
Obstrução do trato de saída da bexiga.
Obstrução pelvicoureteral bilateral (ou obstrução unilateral do único rim funcionante).

Figura 5. Classificação das causas principais de lesão renal aguda. I-ECA, inibidor da enzima conversora da angiotensina 1; BRA, bloqueador do receptor de angiotensina; AINEs, anti-inflamatórios não esteroides; e PTT-SHU, púrpura trombocitopênica idiopática/síndrome hemolítico-urêmica.
Fonte: adaptada de Jameson e Loscalzo (2014).

A LRC pode se instalar por uma LRA não tratada a tempo ou evoluir lentamente por meio de doenças crônicas que danificam progressivamente os néfrons, como é o caso da hipertensão arterial sistêmica e da diabetes melito, quando não tratadas e não controladas. O tratamento para essa doença está focado em realizar a filtragem do sangue de maneira artificial, podendo correr por meio da diálise peritoneal ou pela hemodiálise. Como cura para essa doença, o paciente pode ser submetido a transplante renal, procedimento que geralmente leva anos para acontecer pela dificuldade de encontrar órgãos compatíveis.

Essa doença traz um impacto bastante negativo na vida da pessoa acometida por ela. Os indivíduos portadores de LRC podem ter a sua sobrevida prolongada com o emprego da hemodiálise como método de substituição da sua função renal. Hemodiálise consiste no uso de uma máquina para realizar a função e filtrar o sangue, retirando dele substâncias maléficas ao organismo. As sessões costumam durar em torno de 4 horas, três vezes na semana.

Em todo o mundo, incluindo países em desenvolvimento, a prevalência da lesão renal crônica tem aumentado consideravelmente nos últimos anos, o que constitui grave problema de saúde pública. As melhorias tecnológicas, especialmente as relacionadas às terapias renais substitutivas, hemodiálise, diálise peritoneal e transplante renal, têm possibilitado maior sobrevida aos pacientes, mas também maior chance de permanecerem com algumas incapacidades funcionais. Os tratamentos geram grande desgaste emocional provocado pela doença, que gera significativo impacto sobre a qualidade de vida. Durante a fase de tratamento, os portadores de insuficiência renal crônica podem ter a qualidade de vida relacionada à saúde alterada, em razão de uma série de fatores, como a ansiedade prévia e, no momento do tratamento, a perda da autonomia, a dificuldade em lidar com uma doença irreversível e incurável, o deslocamento diário ou semanal para hospitais e unidades de hemodiálise, a queda dos níveis de vitalidade, a limitação para a realização das atividades da vida diária e, em muitos casos, a falta de suporte por parte dos familiares e amigos (TITAN, 2013).

Dessa forma, tanto a saúde física quanto a saúde psíquica do paciente são prejudicadas. Ainda, as mudanças no estilo de vida, acarretadas pela insuficiência renal crônica e pelo tratamento dialítico, ocasionam limitações físicas, sexuais, psicológicas, familiares e sociais, que podem afetar a qualidade de vida. Na vivência cotidiana desses pacientes, eles expressam sentimentos negativos, como medo do prognóstico, da incapacidade, da dependência econômica e da alteração da autoimagem.

Link

No link abaixo ou código ao lado, assista ao vídeo em que um médico especialista explica o que é a doença renal crônica (sintomas, tratamento, diagnóstico e prevenção) e a diferença entre ela e a insuficiência renal aguda.

https://goo.gl/bPeMdG

Exercícios

1. As artérias segmentares ramificam-se em:
   a) artérias renais.
   b) arteríolas glomerulares eferentes.
   c) artérias interlobulares.
   d) artérias arqueadas.
   e) arteríolas glomerulares aferentes.

2. O sistema urinário desempenha todas as seguintes funções, exceto:
   a) sintetizar calcitriol, um derivado da vitamina D.
   b) regular o volume sanguíneo.
   c) contribuir para estabilizar o pH sanguíneo.
   d) eliminar produtos orgânicos residuais.
   e) auxiliar a secreção das glândulas suprarrenais.

3. O seio renal é:
   a) o hilo renal.
   b) um conjunto de cálices menores.
   c) um espaço interno revestido pela cápsula fibrosa e localizado profundamente ao hilo renal.
   d) um grande ramo da pelve renal.
   e) uma região da camada medular dos rins.

4. Sobre os rins, indique a alternativa correta.
   a) O rim esquerdo é mais inferior do que o rim direito.
   b) São órgãos pélvicos.
   c) São retroperitoneais.
   d) Os néfrons somente conduzem a urina para a pelve renal.
   e) O ápice de cada pirâmide se volta para o córtex renal.

5. Todas as alternativas sobre a inervação dos rins estão corretas, exceto:
   a) os rins são inervados pelo plexo renal.
   b) os rins contribuem na atividade hepática de desintoxicação.
   c) as fibras nervosas são, em sua maioria, fibras pós-ganglionares do plexo mesentérico inferior.
   d) a inervação simpática dos rins libera renina.
   e) um ramo nervoso renal penetra em cada rim pelo hilo renal.

Referências

BASTOS, M. G.; BREGMAN, R.; KIRSZTAJN, G. M. Doença renal crônica: frequente e grave, mas também prevenível e tratável. *Revista da Associação Médica Brasileira*, v. 56, n. 2, p. 248-253, 2010.

EATON, D. C.; POOLER, J. P. *Fisiologia renal de Vander*. 8. ed. Porto Alegre: AMGH, 2016.

JAMESON, L.; LOSCALZO, J. *Nefrologia e distúrbios acidobásicos de Harrison*. 2.ed. Porto Alegre: AMGH, 2014.

MARIEB, E. N.; HOEHN, K. *Anatomia e fisiologia*. 3. ed. Porto Alegre: Artmed, 2009.

MARTINI, F. H.; TIMMONS, M. J.; TALLITSCH, R. B. *Anatomia humana*. 6. ed. Porto Alegre: Artmed, 2009. (Coleção Martini). E-book.

TITAN, S. (Org.). *Princípios básicos de nefrologia*. Porto Alegre: Artmed, 2013.

TORTORA, J.; DERRICKSON, G. *Corpo humano*: fundamentos de anatomia e fisiologia. 10. ed. Porto Alegre: Artmed, 2017.

VANPUTTE, C.; REGAN, J.; RUSSO, A. *Anatomia e fisiologia de Seeley*. 10. ed. Porto Alegre: AMGH, 2016.

Leitura recomendada

LERMA, V. E.; BERNS, J. S.; NISSENSON, A. R. *Current*: nefrologia e hipertensão. Porto Alegre: AMGH, 2011.

Sistema urinário: trato urinário

Objetivos de aprendizagem

Ao final deste texto, você deve apresentar os seguintes aprendizados:

- Identificar a anatomia macroscópica dos componentes do trato urinário.
- Explicar as características anatômicas macroscópicas dos rins e suas principais funções.
- Determinar as funções dos ureteres, da bexiga e da uretra.

Introdução

Semelhante a uma estação de purificação de água, que mantém a água da cidade potável e se desfaz dos resíduos, nossos rins filtram diariamente cerca de 200 litros de líquidos da corrente sanguínea. Dessa forma, permitem que as toxinas, os resíduos do metabolismo e o excesso de íons sejam excretados do corpo através da urina, enquanto as substâncias necessárias retornam para o sangue. Além dos rins, o sistema urinário também inclui a bexiga urinária, um reservatório temporário para a urina, os ureteres e a uretra, que servem como canais transportadores para a urina.

Neste capítulo, você vai identificar a anatomia das estruturas e dos órgãos que compõem o sistema urinário, assim como reconhecer seus aspectos funcionais.

Visão geral do sistema urinário

O sistema urinário é composto por dois rins, dois ureteres, uma bexiga urinária e uma uretra (Figura 1). Os rins filtram o sangue e devolvem a maior parte da água e dos solutos à corrente sanguínea. A água e os solutos remanescentes formam a urina, que passa pelos ureteres e é armazenada na bexiga urinária até ser expelida do corpo através da uretra (TORTORA; DERRICKSON, 2012).

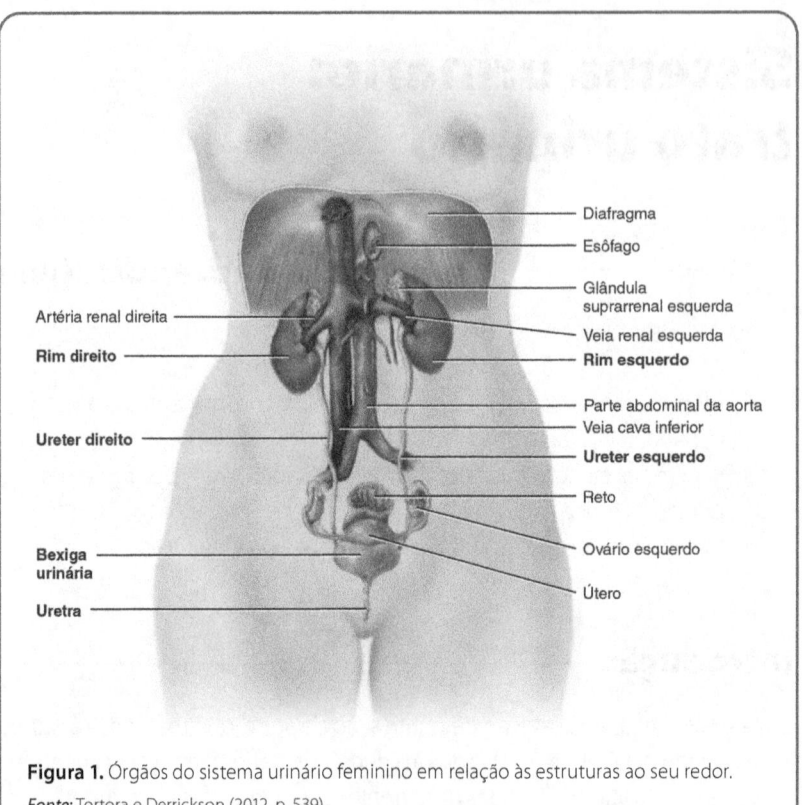

Figura 1. Órgãos do sistema urinário feminino em relação às estruturas ao seu redor.
Fonte: Tortora e Derrickson (2012, p. 539).

Os rins fazem o principal trabalho do sistema urinário. As outras estruturas do sistema constituem vias de passagem e locais de armazenamento temporário. As funções renais estão relacionadas a seguir.

- Manutenção das concentrações iônicas (sódio, potássio, cálcio, cloreto e fosfato) no sangue.
- Regulação do volume e da pressão sanguínea através do ajuste da eliminação de água na urina.
- Regulação do pH sanguíneo por meio do controle da concentração de íons H^+ no sangue, que ocorre ao ser excretada uma quantidade variável de íons H^+ na urina.
- Produção dos hormônios calcitriol, forma ativa da vitamina D, que regula a homeostase do cálcio, e eritropoietina, que estimula a produção de glóbulos vermelhos.

- Excreção de resíduos através da formação da urina, sendo que entre as substâncias excretadas estão: a amônia e a ureia, provenientes da quebra dos aminoácidos; a bilirrubina, da quebra da hemoglobina; a creatinina, da quebra do fosfato de creatina no músculo; o ácido úrico, da quebra de ácidos nucleicos; outros resíduos oriundos da dieta, como, por exemplo, os medicamentos (TORTORA; DERRICKSON, 2012).

Saiba mais

O revestimento adiposo renal é importante para a manutenção dos rins na posição correta no corpo. Durante um emagrecimento extremo ou uma rápida perda de peso, um ou ambos os rins podem cair para uma posição inferior, evento denominado nefroptose. Uma das consequências desse evento é o retorno da urina devido a uma dobra no ureter, o que pode levar a necrose e insuficiência renal (MARIEB; HOEHN, 2009).

Estrutura e função dos rins

Os rins apresentam o formato de um grão de feijão e estão dispostos no espaço retroperitoneal, entre a parede posterior do corpo e o peritônio parietal, na região lombar superior (Figura 2).

O rim direito é comprimido pelo fígado e está ligeiramente mais abaixo que o esquerdo. O rim adulto possui uma massa de cerca de 150 g e suas dimensões médias são 12 cm de comprimento, 6 cm de largura e 3 cm de espessura. A superfície lateral é convexa e a medial é côncava, sendo que medialmente no rim está localizado o hilo renal. A pelve renal, os vasos sanguíneos e linfáticos e os nervos se juntam no hilo em cada um dos rins (MARIEB; HOEHN, 2009).

A secção frontal do rim mostra três regiões distintas: o córtex, a medula e a pelve (Figura 2). A região mais superficial é o córtex renal e a mais profunda é a medula renal. Na medula renal, estão localizadas massas de tecido no formato de cone, denominadas pirâmides renais. As pirâmides são formadas por túbulos coletores de urina e capilares. As colunas renais, extensões de tecido cortical para dentro do rim, separam as pirâmides. A pelve renal, caracterizada por ser um tubo em formato de funil, é contínua com o ureter e deixa o rim pelo hilo. As ramificações da pelve formam os cálices, que são áreas em forma de taça que circundam as papilas renais. Os cálices coletam a urina, que drena continuamente das papilas, e a liberam na pelve renal.

A urina, então, flui pela pelve renal e para dentro do ureter, que a conduz até a bexiga, onde é armazenada. O músculo liso presente na parede dos cálices, da pelve e do ureter é responsável por propelir a urina por peristalse ao longo do seu trajeto (MARIEB; HOEHN, 2009).

Exemplo

As infecções ou inflamações que afetam todo o rim são as pielonefrites. Em casos graves, o rim incha, perde a forma e a pelve se enche de pus. Se não forem tratados, os rins podem ser gravemente danificados, mas um tratamento com antibióticos, em geral, trata com sucesso esse tipo de infecção (MARIEB; HOEHN, 2009).

As artérias renais provenientes da aorta abdominal, ao se aproximarem do rim, dividem-se em cinco artérias segmentares (Figura 2). Dentro do seio renal, cada artéria segmentar se ramifica para formar as diversas *artérias interlobares*. Na junção entre o córtex e a medula, as artérias interlobares se ramificam nas artérias arqueadas, que se curvam sobre as bases das pirâmides medulares. As artérias arqueadas dão origem às *artérias interlobulares*, as quais suprem o tecido cortical. As veias seguem praticamente o mesmo caminho que as artérias, só que no sentido inverso. O sangue que está deixando o córtex renal é drenado sequencialmente para as veias interlobulares, as arqueadas, as interlobares e as renais. As veias renais saem dos rins e desembocam na veia cava inferior (MARIEB; HOEHN, 2009).

Saiba mais

A nefropatia diabética é uma doença que acomete os rins e está associada ao diabetes melito. Como principal causa da insuficiência renal crônica, essa patologia causa danos aos glomérulos renais, destruindo os néfrons funcionais pela formação progressiva de tecido cicatricial. Os glomérulos danificados não filtram o sangue de forma eficaz, permitindo que as proteínas atravessem a membrana de filtração e sejam excretadas na urina. A presença significativa de proteínas na urina de pessoas que sofrem de diabetes tipo 2 sugere fortemente a presença de nefropatia diabética, o que pode levar à fase final da insuficiência renal (VANPUTTE et al., 2016).

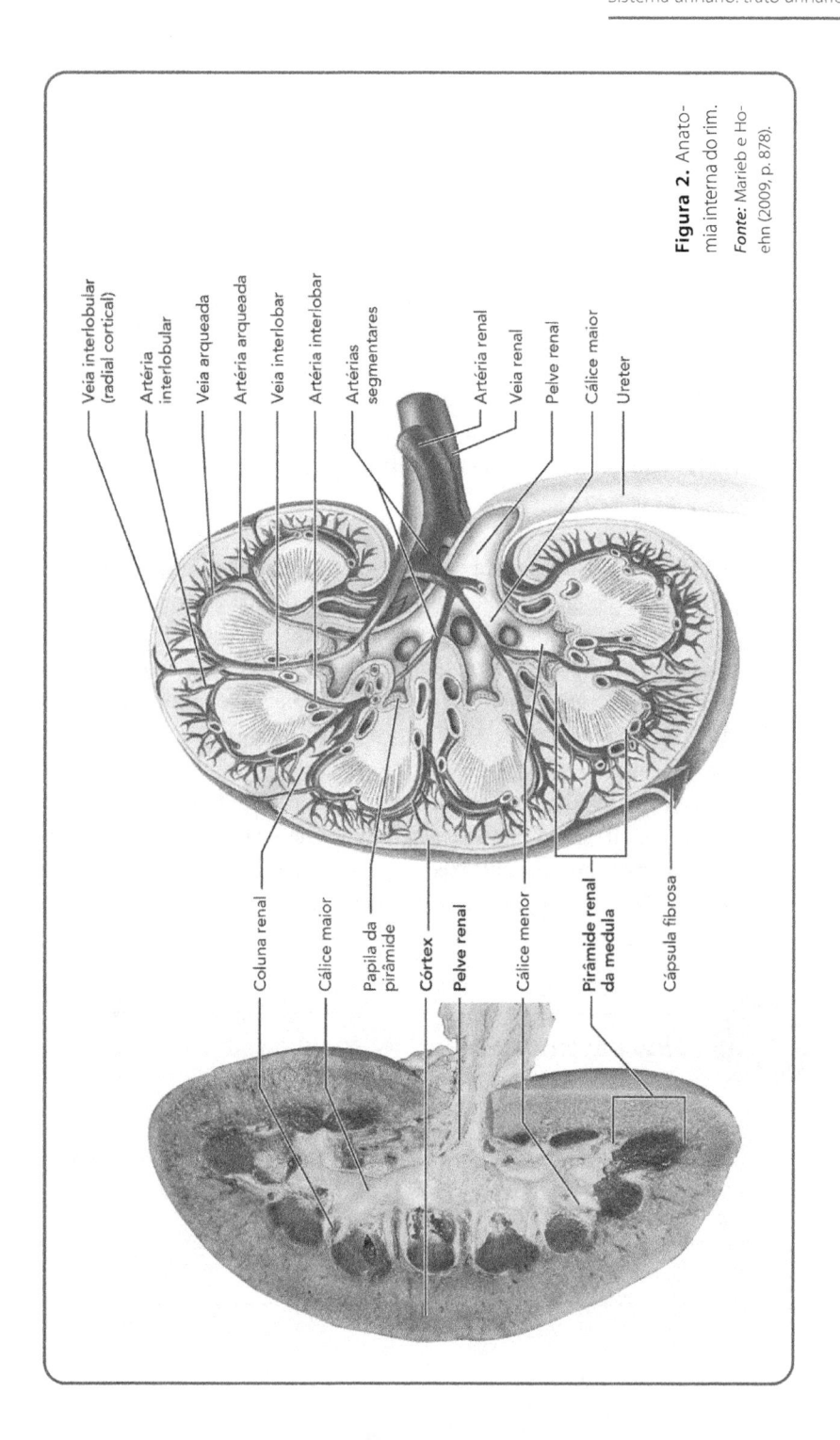

Figura 2. Anatomia interna do rim. *Fonte:* Marieb e Hoehn (2009, p. 878).

O néfron é a unidade histológica e funcional do rim (Figura 3). Os componentes básicos dos néfrons são os seguintes: um corpúsculo renal, que consiste em uma cápsula de Bowman, e uma rede de capilares chamados glomérulos, que representam a unidade de filtragem do néfron; um tubo convoluto proximal, que reabsorve as substâncias filtradas para o sangue; uma alça de Henle, que ajuda a conservar a água e os solutos; um tubo convoluto distal, que livra o sangue de resíduos adicionais. O fluido do tubo convoluto distal se esvazia em um ducto coletor, que transporta a urina recém-formada a partir do córtex do rim à papila renal. Perto da extremidade da papila renal, vários ductos coletores se fundem em um único tubo de maior diâmetro, chamado de ducto papilar, que deságua em um cálice menor (VANPUTTE et al., 2016). De forma geral, para produzir a urina, os néfrons e os túbulos coletores realizam três processos básicos:

- na filtração glomerular, a pressão sanguínea força a água e a maioria dos solutos no plasma sanguíneo através da parede dos vasos capilares glomerulares, formando o filtrado glomerular;
- a reabsorção tubular ocorre quando o líquido filtrado flui ao longo do túbulo renal para o túbulo coletor, sendo que as células de ambos os túbulos devolvem cerca de 99% da água filtrada e muitos solutos úteis para o sangue;
- a secreção tubular também ocorre quando o filtrado flui ao longo do túbulo renal para o túbulo coletor, de forma que as células de ambos os túbulos removem substâncias, como resíduos, medicamentos e íons em excesso do sangue, transportando essas substâncias até o filtrado nos túbulos renais (TORTORA; DERRICKSON, 2012).

Fique atento

Na hemodiálise, uma máquina de diálise que contém uma membrana artificial é utilizada para regularizar a composição do sangue e substituir a filtração glomerular normal. Conforme ocorre a difusão através da membrana, a composição do sangue é modificada. Íons potássio, fosfato e sulfato, além de ureia, creatinina e ácido úrico, difundem-se para o líquido de diálise. Íons bicarbonato e glicose se difundem para a corrente sanguínea (MARTINI; TIMMONS; TALLITSCH, 2009).

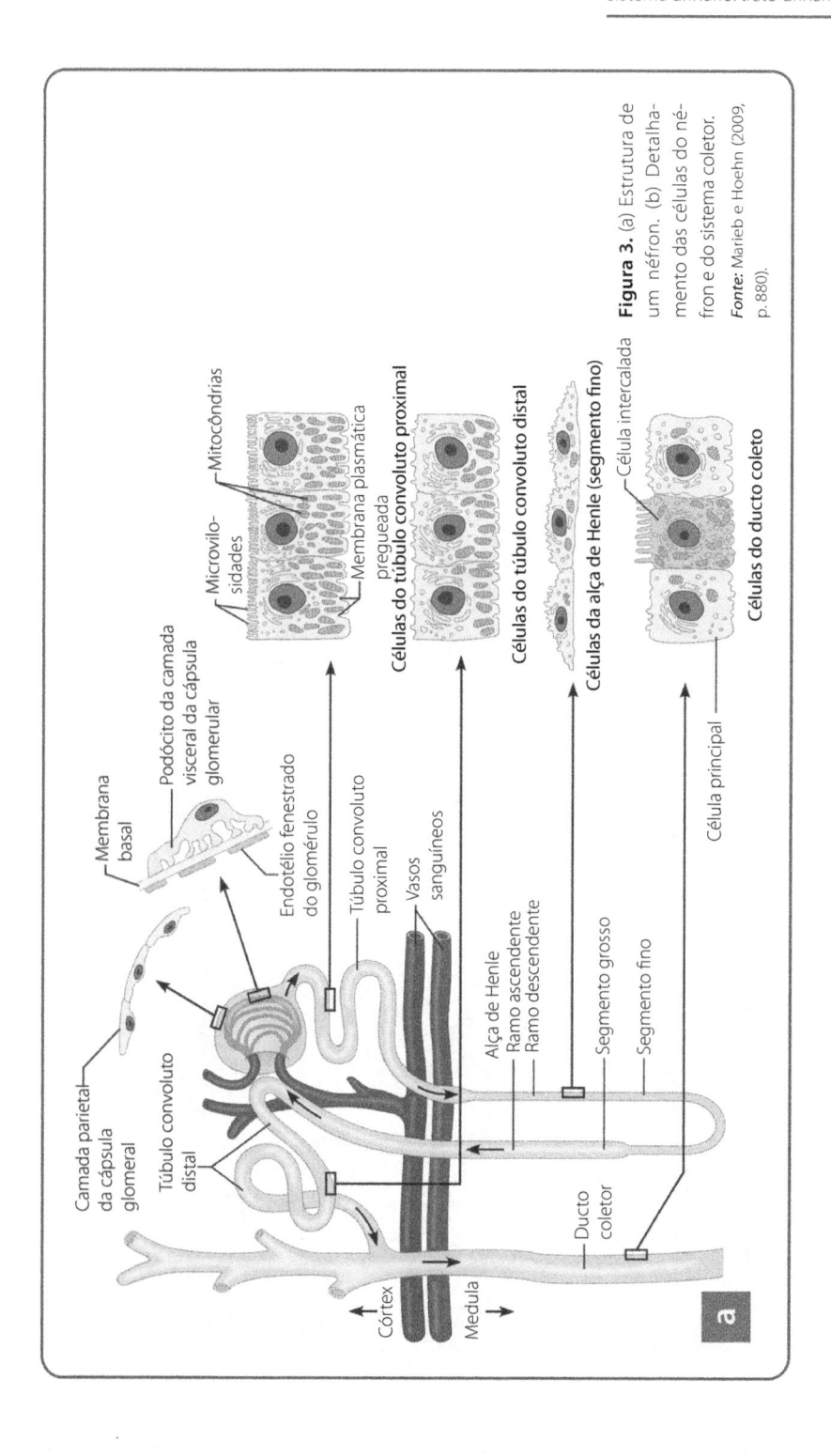

Figura 3. (a) Estrutura de um néfron. (b) Detalhamento das células do néfron e do sistema coletor. *Fonte:* Marieb e Hoehn (2009, p. 880).

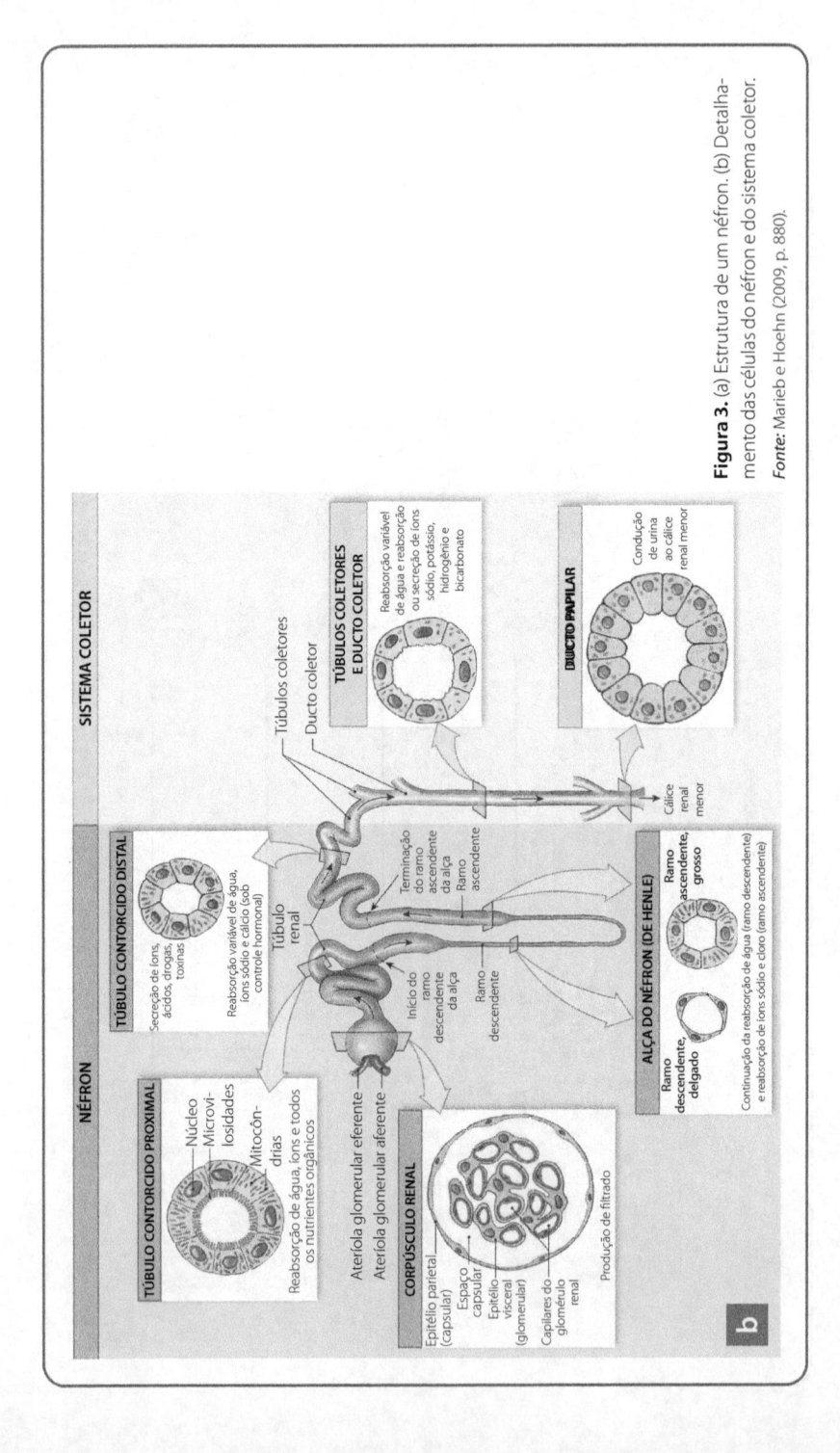

Figura 3. (a) Estrutura de um néfron. (b) Detalhamento das células do néfron e do sistema coletor.
Fonte: Marieb e Hoehn (2009, p. 880).

O filtrado formado no glomérulo contém tudo o que é encontrado no plasma sanguíneo menos as proteínas, mas, no momento em que flui para os ductos coletores, ele já perdeu a maior parte da sua água, de seus nutrientes (glicose) e de seus íons (sódio, potássio, cloreto e bicarbonato). O que permanece, agora chamado de urina, contém principalmente restos metabólicos e substâncias desnecessárias, como a creatinina, o ácido úrico e a ureia (VANPUTTE et al., 2016).

Exemplo

O transplante de rim é a transferência do rim de um doador para um receptor cujos rins não funcionam mais. Assim como em todos os outros tipos de transplante, os receptores do transplante renal devem sempre estar alerta para sinais de infecção ou rejeição do órgão. O receptor do transplante tomará fármacos imunossupressores para o resto de sua vida a fim de evitar a rejeição do órgão "estranho" (TORTORA; DERRICKSON, 2012).

Estrutura e função dos ureteres, da bexiga e da uretra

Ureteres

Os ureteres são um par de tubos musculares que se estendem inferiormente por cerca de 30 cm a partir dos rins, antes de atingir a bexiga urinária. Eles se iniciam na pelve renal, como uma espécie de funil que passa através do hilo renal, e terminam penetrando na parede posterior da bexiga urinária. O óstio do ureter evita o fluxo retrógado de urina em direção ao ureter e aos rins quando a bexiga urinária se contrai. O trajeto dos ureteres, ao se aproximarem da parede da bexiga urinária, difere-se entre homens e mulheres por causa de variações de natureza, dimensões e posição dos órgãos genitais (Figura 4) (MARTINI; TIMMONS; TALLITSCH, 2009).

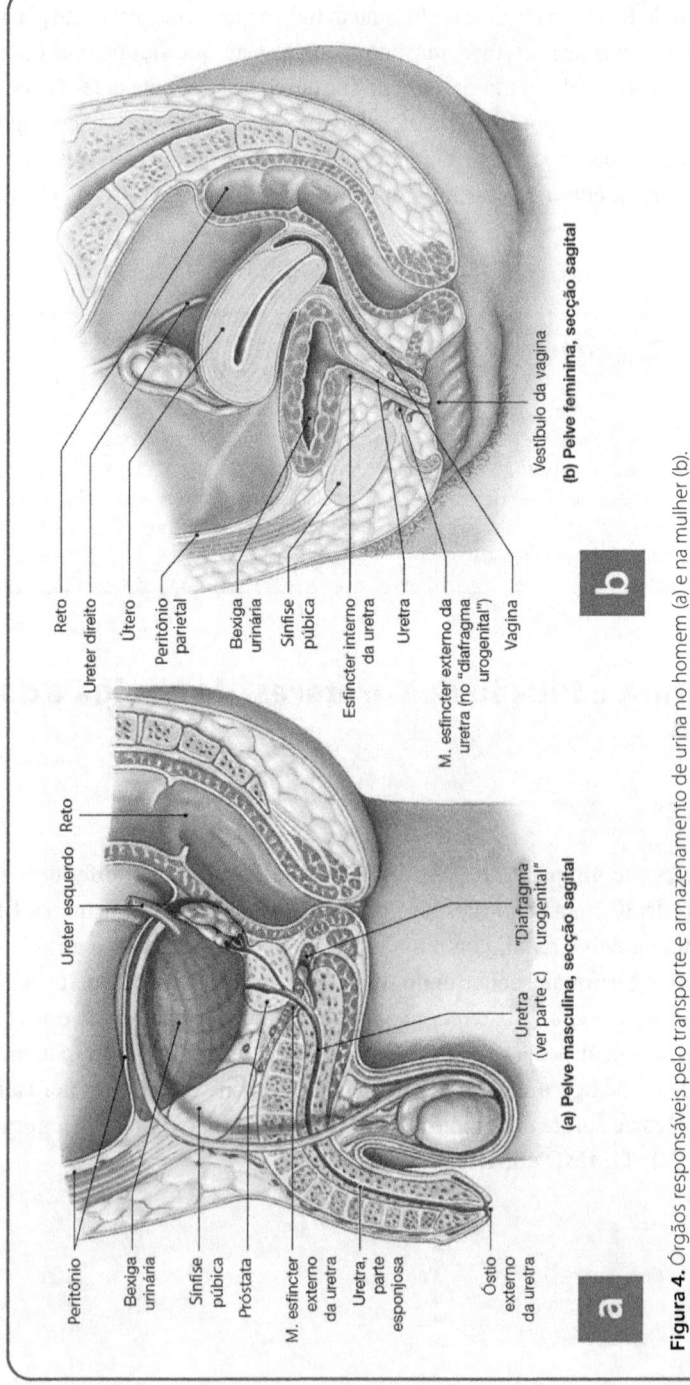

Figura 4. Órgãos responsáveis pelo transporte e armazenamento de urina no homem (a) e na mulher (b).

Fonte: Martini, Timmons e Tallitsch (2009, p. 706).

O ureter exerce um papel ativo no transporte da urina. A entrada da urina distende o ureter e estimula sua musculatura a contrair-se, propelindo a urina para dentro da bexiga. A força e a frequência das ondas peristálticas são ajustadas pela taxa de formação de urina. Ocasionalmente, os ureteres podem ser obstruídos por cálculos renais ou pedras nos rins, que são formadas por sais de cálcio, de magnésio ou de ácido úrico da urina que cristalizaram e precipitaram na pelve renal. Esse processo pode ocasionar um aumento da pressão interna nos rins e, consequentemente, dor muito forte, que irradia para a região do flanco e da parede abdominal anterior. As condições que predispõem a esse quadro são infecções bacterianas frequentes do trato urinário, retenção de urina, níveis sanguíneos de cálcio elevados e urina alcalina (MARTINI; TIMMONS; TALLITSCH, 2009).

Bexiga

A bexiga urinária é um saco muscular liso e colabável que armazena temporariamente a urina. Está localizada retroperitonealmente no soalho pélvico posterior à sínfise púbica. Nos homens, a próstata circunda a parte inferior do colo da bexiga, local onde ela esvazia para a uretra. Nas mulheres, a bexiga é anterior à vagina e ao útero (Figura 5). O interior da bexiga possui aberturas para os dois ureteres e para a uretra. A região lisa e triangular da base da bexiga delimitada por essas três aberturas é o trígono da bexiga, local frequentemente associado a processos infecciosos (MARTINI; TIMMONS; TALLITSCH, 2009).

O músculo da bexiga denominada detrusor é bastante distensível, o que garante a função primordial da bexiga, que é armazenar a urina. Uma bexiga moderadamente cheia apresenta cerca de 12 cm de comprimento e contém, aproximadamente, 500 ml de urina, mas pode comportar praticamente o dobro quando necessário. A capacidade máxima da bexiga é de 800 a 1.000 ml e, quando está superestendida, pode estourar (MARTINI; TIMMONS; TALLITSCH, 2009).

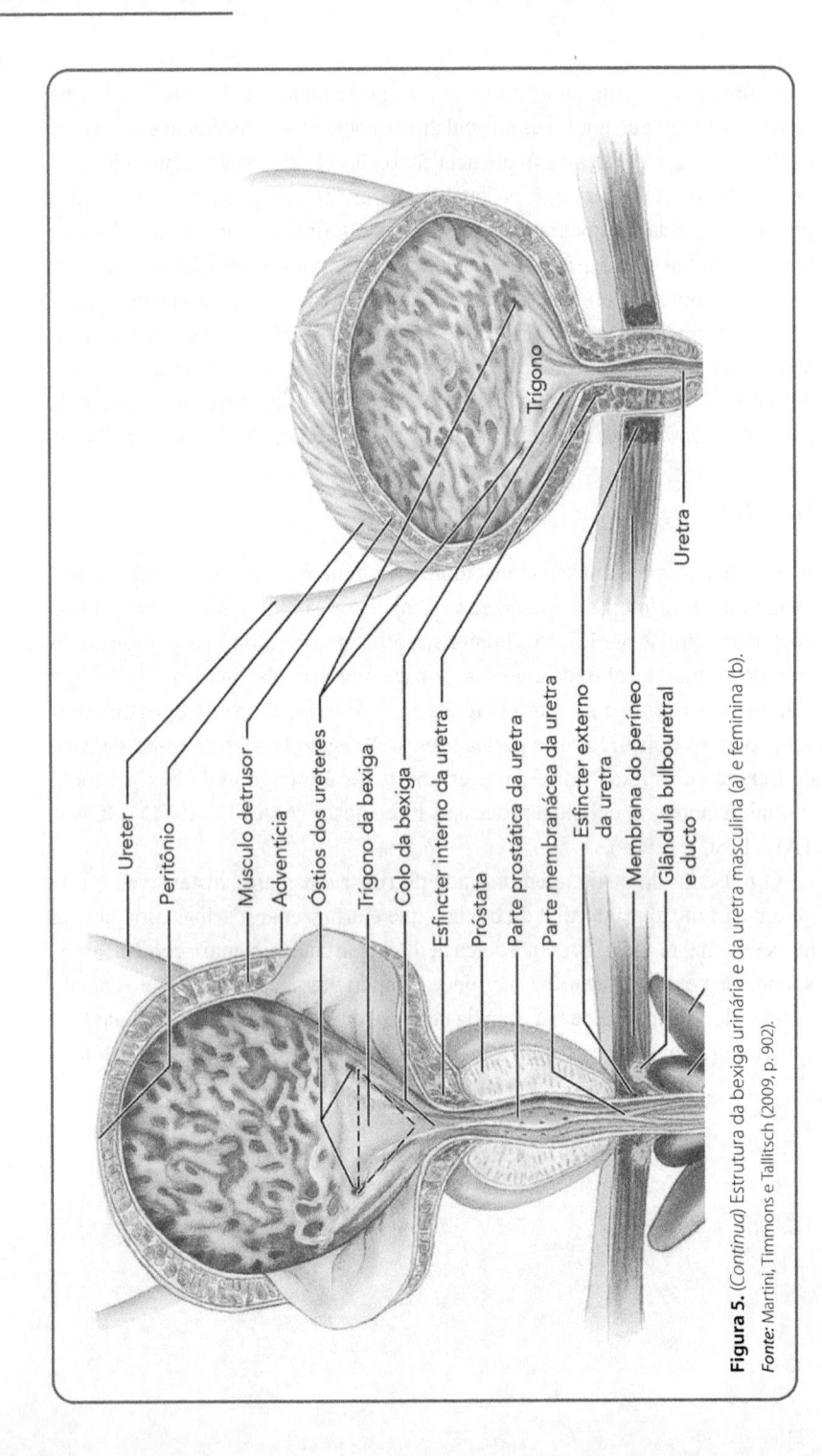

Figura 5. (*Continua*) Estrutura da bexiga urinária e da uretra masculina (a) e feminina (b).

Fonte: Martini, Timmons e Tallitsch (2009, p. 902).

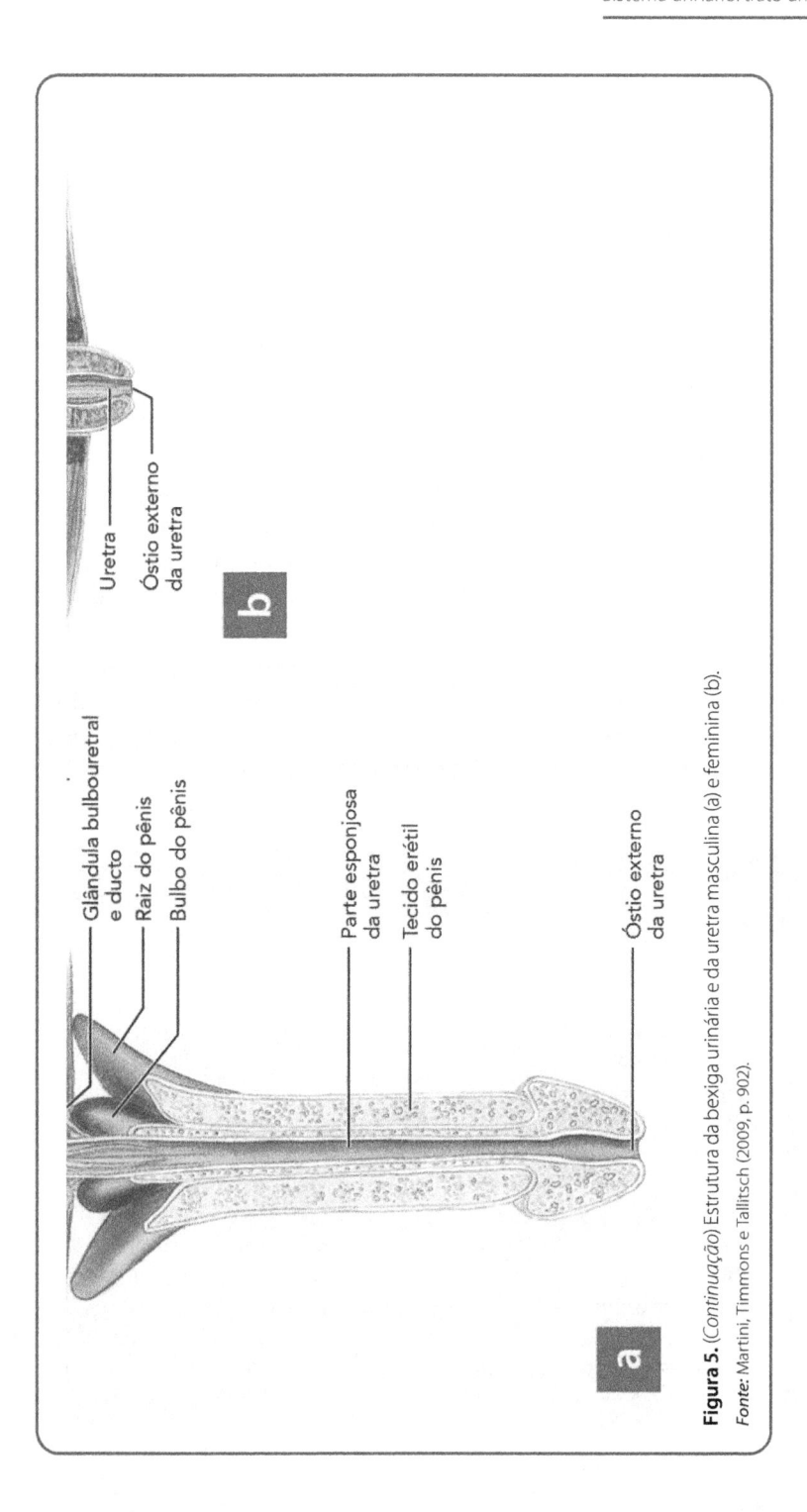

Figura 5. (*Continuação*) Estrutura da bexiga urinária e da uretra masculina (a) e feminina (b).
Fonte: Martini, Timmons e Tallitsch (2009, p. 902).

Uretra

A uretra é um tubo muscular de parede fina que drena a urina da bexiga e a conduz para fora do corpo. Na junção entre a bexiga e a uretra, um espessamento do músculo detrusor forma o esfíncter interno da uretra. Esse esfíncter involuntário mantém a uretra fechada quando a urina não está passando e evita que haja vazamento entre as micções. O esfíncter externo da uretra é formado por músculo esquelético, dessa forma, sendo controlado voluntariamente (MARTINI; TIMMONS; TALLITSCH, 2009).

Nas mulheres, a uretra tem apenas de 3 a 4 cm de comprimento e é ligada firmemente à parede vaginal anterior por tecido conectivo fibroso. Sua abertura externa, o óstio externo da uretra, fica anterior à abertura vaginal e posterior ao clitóris. Nos homens, a uretra mede aproximadamente 20 cm de comprimento e possui três regiões. A parte prostática da uretra, com cerca de 2,5 cm de comprimento, passa por dentro da próstata. A parte membranácea da uretra, que passa através da membrana do períneo, estende-se por cerca de 2 cm desde a próstata até o começo do pênis. A parte esponjosa da uretra, com cerca de 15 cm de comprimento, passa através do pênis e se abre na sua extremidade no óstio externo da uretra, por onde são eliminados o sêmen e a urina para fora do corpo (Figura 5; MARTINI; TIMMONS; TALLITSCH, 2009).

Exercícios

1. A hemodiálise é um procedimento utilizado por pacientes com insuficiência renal. Neste contexto, a função desse procedimento é a seguinte:
a) Oxigenação, uma vez que os pacientes com insuficiência renal apresentam menores quantidades de oxigênio na corrente sanguínea.
b) Nutrição, uma vez que os pacientes com insuficiência renal apresentam uma menor capacidade de absorver os nutrientes dos alimentos.
c) Excreção, uma vez que os pacientes com insuficiência renal apresentam uma menor capacidade de eliminar o excesso de íons e de compostos nitrogenados que acumulam no sangue.
d) Excreção, uma vez que os pacientes com insuficiência renal apresentam uma menor capacidade de eliminar o excesso de gás carbônico que acumula no sangue.
e) Excreção, uma vez que os pacientes com insuficiência

renal apresentam uma menor capacidade de eliminar o excesso de glicose e de proteínas que acumulam no sangue.

2. A cada dia, os rins filtram cerca de 200 litros de líquido da corrente sanguínea, permitindo que toxinas, resíduos metabólicos e excesso de íons deixem o corpo pela urina enquanto as substâncias necessárias retornam para o sangue. Assinale a alternativa que descreve corretamente o trajeto da urina até a sua eliminação do corpo:
   a) Bexiga urinária, uretra, rim e ureter.
   b) Rim, uretra, bexiga urinária e ureter.
   c) Rim, bexiga urinária e ureter.
   d) Rim, ureter, bexiga urinária e uretra.
   e) Rim, ureter, uretra e bexiga urinária.

3. A nefropatia diabética é uma doença que acomete os rins e está associada ao diabetes melito. Como principal causa da insuficiência renal crônica, essa patologia causa danos aos glomérulos renais, destruindo os néfrons funcionais pela formação progressiva de tecido cicatricial. Qual das substâncias abaixo, quando encontrada na urina de pacientes diabéticos, é um importante achado para o diagnóstico da nefropatia diabética?
   a) Ureia.
   b) Glicose.
   c) Ácido úrico.
   d) Proteínas.
   e) Bilirrubina.

4. O sistema urinário é composto por dois rins, dois ureteres, uma bexiga urinária e uma uretra. Sobre as estruturas que formam o sistema urinário, assinale a alternativa correta que representa a estrutura com sua respectiva função:
   a) Os rins filtram a urina e devolvem a maior parte da água e dos solutos à corrente sanguínea.
   b) O ureter drena a urina da bexiga e a conduz para fora do corpo.
   c) A uretra drena a urina do rim e a conduz para a bexiga.
   d) A bexiga armazena temporariamente a urina e participa do processo de reabsorção da água.
   e) A bexiga armazena temporariamente a urina.

5. Com relação à bexiga urinária, assinale a alternativa correta:
   a) O músculo estriado esquelético da bexiga é denominado detrusor.
   b) A bexiga está situada na cavidade abdominal.
   c) O interior da bexiga possui aberturas para as duas uretras e um ureter.
   d) O trígono da bexiga é uma região lisa e triangular na base da bexiga delimitada pelas aberturas dos ureteres e da uretra.
   e) A bexiga está ligada ao exterior do corpo pelo ureter.

Referências

MARIEB, E. N.; HOEHN, K. *Anatomia e Fisiologia*. 3. ed. Porto Alegre: Artmed, 2009.

MARTINI, F. H.; TIMMONS, M. J.; TALLITSCH, R. B. *Anatomia Humana*. 6. ed. Porto Alegre: Artmed, 2009. (Coleção Martini).

TORTORA, G. J.; DERRICKSON, B. *Corpo Humano:* fundamentos de anatomia e fisiologia. 10. ed. Porto Alegre: Artmed, 2017.

VANPUTTE, C. L. et al. *Anatomia e fisiologia de Seeley*. 10. ed. Porto Alegre: AMGH, 2016.

Leitura recomendada

TANK, P. W.; GEST, T.R. *Atlas de Anatomia Humana*. Porto Alegre: Artmed, 2008.

UNIDADE 4

Sistema genital feminino

Objetivos de aprendizagem

Ao final deste texto, você deve apresentar os seguintes aprendizados:

- Identificar a anatomia macroscópica das estruturas que compõem o sistema genital feminino.
- Explicar as funções da vulva e dos órgãos e as estruturas intrapélvicas do sistema genital feminino.
- Relacionar a anatomia topográfica do sistema genital feminino com a gravidez ectópica.

Introdução

Neste capítulo, você vai aprender sobre a anatomia e as funções do sistema genital feminino que, além de sua função reprodutora, também é importante na produção de hormônios e no desenvolvimento fetal. Você também vai aprender sobre algumas patologias que podem envolver o sistema e seus respectivos tratamentos.

Estruturas que compõem o sistema genital feminino

O sistema genital feminino pode ser dividido em estruturas externas e internas. O órgão genital externo é denominado vulva ou pudendo e inclui o monte do púbis, os lábios maiores e menores, o clitóris, os bulbos do vestíbulo e as glândulas vestibulares maiores e menores. Os órgãos internos são constituídos pela vagina, pelo útero, pelas tubas uterinas ou trompas e pelos ovários (Figura 1).

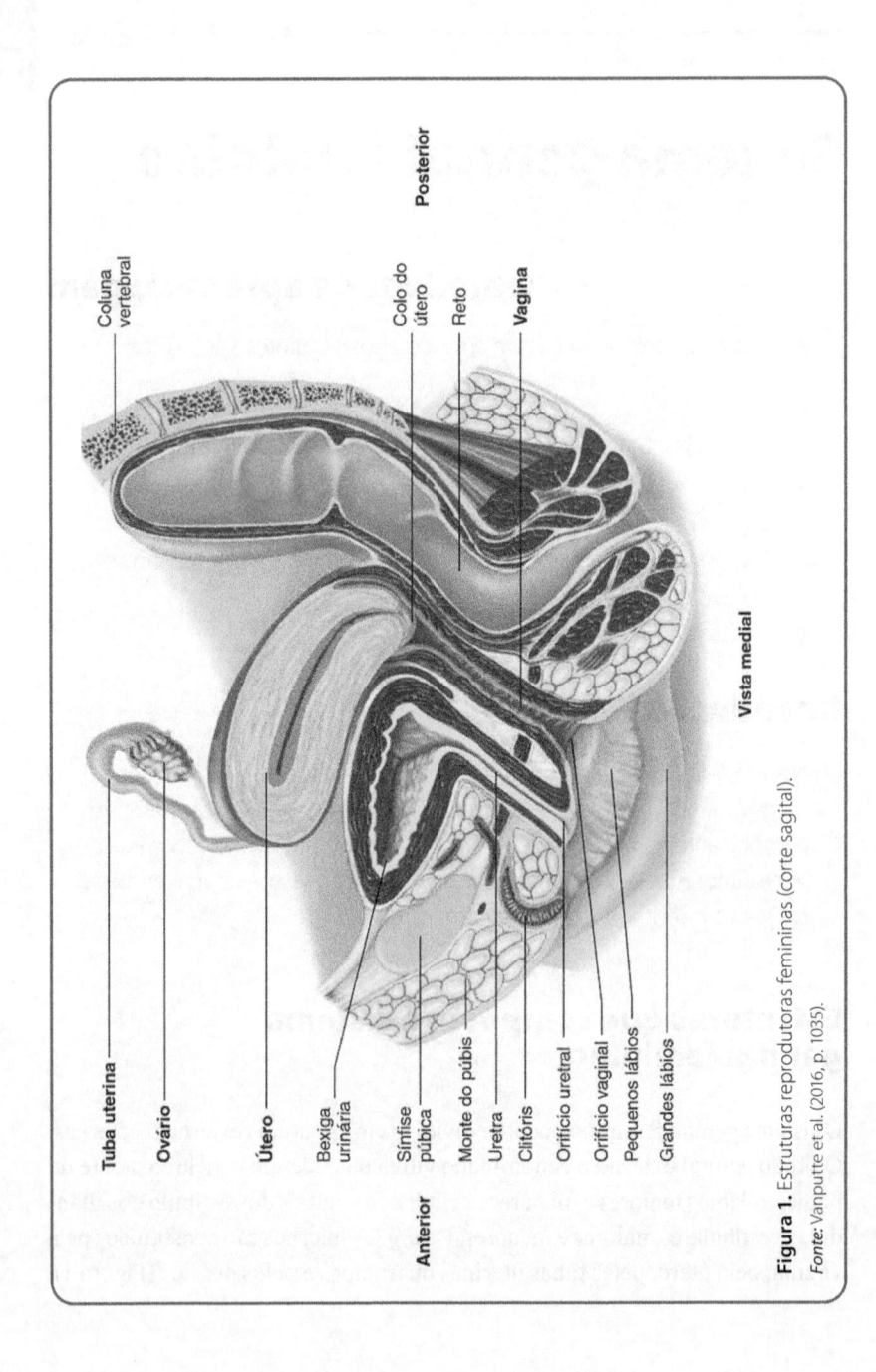

Figura 1. Estruturas reprodutoras femininas (corte sagital).
Fonte: Vanputte et al. (2016, p. 1035).

O monte do púbis é a porção adiposa anterior à sínfise púbica. Os lábios maiores são pregas cutâneas preenchidas por panículo adiposo que contém músculo liso e extremidades do ligamento redondo do útero. Os lábios menores são pregas arredondadas de pele sem pelos e gordura, cujas lâminas mediais formam o frênulo do clitóris e as lâminas laterais, o prepúcio do clitóris. O clitóris é um órgão erétil localizado anteriormente no ponto de encontro dos lábios menores.

O vestíbulo é o espaço circundado pelos lábios menores, onde se encontram os óstios da uretra e da vagina e os ductos das glândulas vestibulares maiores e menores. O óstio da uretra está localizado anteriormente ao da vagina.

O hímen é uma prega fina de mucosa que circunda a luz dentro do óstio da vagina, os bulbos vestibulares são massas de tecido erétil, alongados e pares, situados ao longo das laterais do óstio da vagina.

As glândulas vestibulares maiores estão situadas na porção superficial do períneo, e as vestibulares menores, entre os óstios da uretra e da vagina.

Os órgãos internos do sistema genital feminino atuam na produção de gametas funcionais, proteção e sustentação do embrião em desenvolvimento, além de propiciar a amamentação ao recém-nascido.

A vagina é um tubo músculo membranáceo que se estende do colo do útero até a fenda entre os lábios menores, é posterior à uretra e anterior ao reto. A Figura 2 a seguir apresenta a vista posterior do útero e suas estruturas e a vista de uma secção no ovário para observação de sua composição interior.

O útero é um órgão muscular oco de paredes espessas e piriformes, pode ser dividido em corpo do útero (dois terços superiores do órgão), que inclui o fundo do útero, parte arredondada acima dos óstios uterinos das tubas, e o colo do útero. O corpo é separado do colo pelo istmo do útero. O colo do útero é o terço inferior cilíndrico e estreito do útero. A quantidade de tecido muscular no colo é bem menor do que no corpo do útero, sendo constituído principalmente por tecido fibroso e colágeno.

A parede do corpo do útero é formada por três lâminas: perimétrio (serosa), miométrio (músculo liso) e endométrio (mucosa interna).

As tubas uterinas se estendem lateralmente a partir dos cornos uterinos e se abrem para a cavidade peritoneal próximo aos ovários. Os ovários são as gônadas femininas com formato e tamanho semelhantes a uma amêndoa, estão suspensos pelas duas pregas peritoneais e fixados ao útero pelos ligamentos útero-ováricos.

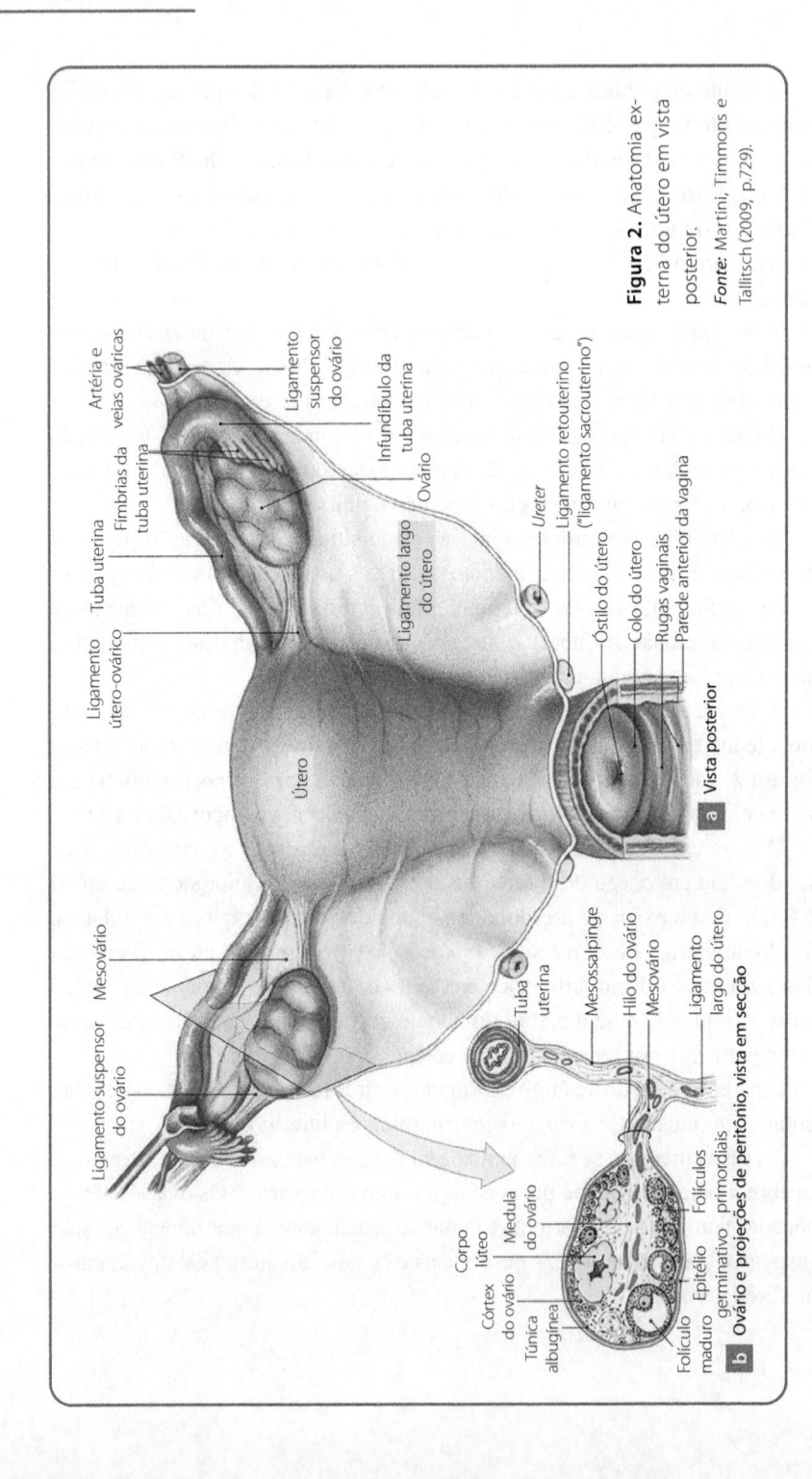

Figura 2. Anatomia externa do útero em vista posterior.
Fonte: Martini, Timmons e Tallitsch (2009, p.729).

> **Fique atento**
>
> *Endometriose* é o crescimento de tecido endometrial fora do útero. Essa formação de tecido ectópico geralmente ocorre na região pélvica, externo ao útero, nos ovários, no intestino, no reto, na bexiga e na delicada membrana que reveste a pélvis. Porém, esses crescimentos também podem ocorrer em outras partes do corpo. A endometriose é um problema comum, que pode transcorrer em gerações seguintes de uma mesma família. Geralmente, o diagnóstico acontece entre 25 e 35 anos, mas a doença provavelmente inicia após a menstruação regular. A endometriose é uma causa comum de infertilidade feminina, com prevalência em torno de 10%.
>
> As causas da endometriose ainda não são um consenso, porém algumas já foram identificadas:
> - menstruação retrógrada;
> - crescimento de células embrionárias;
> - sistema imunológico deficiente;
> - outras causas como histerectomia prévia e o transporte de células pelo sistema linfático.

Funções da vulva e dos órgãos e estruturas intrapélvicas do sistema genital feminino

A vulva tem como função evitar a entrada de material exógeno no trato urogenital, orientar o jato de micção e funcionar como tecido sensitivo e erétil para relação e excitação sexual (Figura 3). Os lábios maiores e os menores têm como função proteger as demais estruturas da vulva. O clitóris é uma estrutura para excitação sexual. As glândulas vestibulares têm função secretora para lubrificação do vestíbulo e da vagina durante a relação sexual.

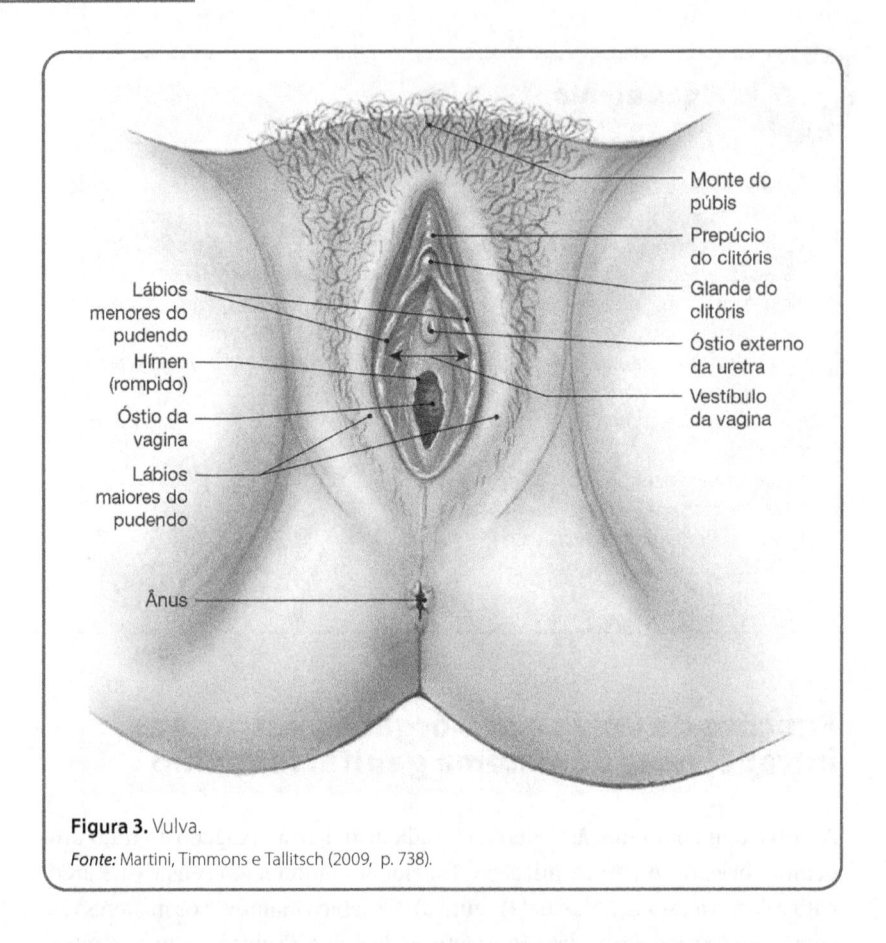

Figura 3. Vulva.
Fonte: Martini, Timmons e Tallitsch (2009, p. 738).

A vagina serve como canal para o líquido menstrual e como canal de parto, além de, na relação sexual, receber o pênis e o ejaculado.

O útero tem como função abrigar o embrião durante todo o seu desenvolvimento. As tubas uterinas servem como conduto e local de fertilização para os ovócitos liberados durante o ciclo menstrual. O infundíbulo é a porção distal afunilada da tuba uterina. A abertura do infundíbulo é o óstio, que é rodeado por fímbrias que se abrem na porção média do ovário. O infundíbulo se liga à ampola, que se estreita para se tornar o istmo, que é a parte da tuba uterina mais próxima do útero.

Os ovários têm como função a produção de hormônios reprodutivos e de células germinativas. O peritônio (epitélio do ovário) cobre a superfície dos ovários, que possuem uma cápsula externa denominada de túnica albugínea, dividida internamente em um córtex contendo folículos e uma medula, que recebe vasos sanguíneos e linfáticos e nervos.

> **Saiba mais**
>
> *Síndrome do ovário policístico:* é o distúrbio hormonal mais comum entre mulheres em idade fértil, afetando de 6 a 7% delas. A síndrome é caracterizada pela cessação permanente da ovulação e pela elevada produção de andrógenos. As mulheres afetadas podem apresentar alterações como menstruações irregulares, infertilidade, acne e perda de cabelos. Além disso, nas últimas décadas, várias complicações têm sido associadas à síndrome devido ao desequilíbrio metabólico e a inflamações, como diabetes melito tipo 2.

No miométrio, estão localizados os principais ramos dos vasos sanguíneos e nervos do útero; durante o parto, a contração do miométrio dilata o óstio do colo e expele o feto e a placenta.

O endométrio está em constante modificação durante o ciclo menstrual; se há concepção, o blastocisto se implanta nessa camada; se não houver concepção, a camada mais superficial é eliminada na menstruação.

O sangramento menstrual é sempre proporcional ao crescimento do endométrio uterino; este processo é fisiológico e quando esse sangramento excede a normalidade existe alguma alteração na mulher. Os distúrbios do útero podem incluir uma disfunção hormonal, miomas (fibroides, tumores benignos do miométrio subjacente) e o câncer de endométrio, sendo que todos apresentam um sangramento vaginal anormal.

As infecções pélvicas acabam produzindo aderências e cicatrizes do endométrio ou das tubas uterinas, podendo resultar em infertilidade. Os sintomas iniciais podem ser dor abdominal e pélvica (cervical e dos anexos) e febre, os leucócitos aparecem elevados e a cultura endocervical é positiva. Dentre os agentes infecciosos comuns estão a gonorreia, as bactérias anaeróbias e a clamídia.

Sabemos que uma das principais funções do sistema genital feminino é a fecundação, porém, existem problemas que podem impedir que a mulher fecunde ou que consiga manter uma gestação. Dentre as possíveis causas da infertilidade feminina estão: disfunção ovulatória (diminuição da reserva ovariana, oligo-ovulação ou amenorreia, síndrome dos ovários policísticos, amenorreia hipotalâmica); patologia tubária ou pélvica (endometriose; cicatrizes e aderências que podem ser causadas por doença inflamatória pélvica, infecção crônica, cirurgia tubária, gravidez ectópica ou ruptura de apêndice); doença da tireoide; doença da hipófise (hiperprolactinemia).

> **Saiba mais**
>
> A *histerectomia* é a excisão do útero por abordagem abdominal ou vaginal. Pode ser indicada para o tratamento de:
> - miomas;
> - endometriose;
> - doença inflamatória pélvica;
> - cistos de ovário recorrentes;
> - sangramento uterino excessivo;
> - câncer do colo do útero, do corpo do útero ou dos ovários, de acordo com o seu estadiamento.
>
> A histerectomia pode ser:
> - *parcial*: remoção do corpo do útero, mantendo-se o colo do útero.
> - *total*: ocorre a retirada do corpo e do colo do útero.

Gravidez ectópica

Cerca de 15% de todas as gestações acabam em aborto espontâneo; dentre as possíveis causas estão as genéticas ou ambientais, anterior ao período em que é possível ocorrer vida extrauterina (cerca de 24 semanas de gestação e 750 g de peso corporal). O aborto, quando inevitável, é manifestado com sangramento maciço, dor e dilatação do óstio interno. O aborto pode ser uma ameaça quando ocorre sangramento uterino indolor, com o colo do útero fechado e não apagado.

Gravidez ectópica é a nomenclatura utilizada para qualquer gravidez que ocorra fora do útero. A gravidez tubária é o tipo mais comum de gestação ectópica. Quando ocorre uma oclusão parcial da tuba, como nos casos de piossalpinge (coleção de pus na tuba uterina) ou aderências, o blastocisto pode não fazer o trajeto da tuba até o útero, podendo implantar-se na mucosa da tuba uterina. O local mais comum é na ampola.

Algumas das possíveis causas da gravidez ectópica incluem: uso de DIU, doença inflamatória pélvica, salpingite (inflamação ou deformação das trompas de falópio), complicações de infecção por clamídia e fertilização *in vitro*, entre outras.

O diagnóstico se dá pela ausência de elevação apropriada do nível sérico de β-hCG nas primeiras semanas de gravidez e também por ultrassonografia, quando não se localiza uma gravidez intrauterina.

Nos casos de *gravidez ectópica tubária*, ocorre apenas a formação de âmnio e cório, não se encontrando uma verdadeira decídua. Geralmente, a gestação termina com a expulsão do embrião para a cavidade abdominal. Se não for realizado o diagnóstico precoce, existe o risco de ruptura da tuba uterina e hemorragia grave durante as oito primeiras semanas da gestação, constituindo uma ameaça à vida materna e levando à morte do embrião. Quando ocorre na tuba direita, pode ser frequentemente confundida com um quadro de apendicite, com irritação do peritônio parietal e dor referida em fossa ilíaca direita. A implantação, em casos raros, também pode ocorrer no mesentério da cavidade abdominal. Embora o desenvolvimento do feto possa ocorrer normalmente, é considerada uma gravidez de altíssimo risco devido à grave ameaça à vida da mãe e do feto. As opções de tratamento incluem: utilização de metotrexato (age inibindo o metabolismo do ácido fólico) e cirurgia.

Link

Saiba como a endometriose pode afetar a qualidade de vida de mulheres neste artigo:
https://goo.gl/n5m7kQ

Assista ao vídeo a seguir para entender melhor o que é a endometriose:
https://goo.gl/St8HHP

Exemplo

A ida periódica ao ginecologista é importante para o cuidado da mulher com o seu corpo. Em geral, realiza-se uma consulta anual para a coleta do exame de Papanicolau e a verificação de alterações patológicas e morfológicas do colo do útero. Nessa consulta, também é realizado o exame das mamas. A consulta ginecológica é um momento propício para a mulher tirar dúvidas sobre possíveis alterações hormonais e menstruais, em um contexto de atenção integral à sua saúde. O Ministério da Saúde vem abordando, nos últimos anos, a importância da atenção primária à saúde da mulher como um forte indicador de prevenção de cânceres como o de ovário, o de mama e o de colo do útero. Não raras vezes, as mulheres acabam por acostumar-se com dores ou desconfortos na região pélvica, imaginando que podem passar ou que se tratam de sintomas normais do sistema genital feminino. Postergar a investigação nesses casos é um risco para saúde, de modo que a ida ao consultório do ginecologista ou ao posto de saúde é um importante meio para a investigação e para o tratamento desses tipos de problemas.

Exercícios

1. Em relação à vulva, é correto afirmar:
   a) O clitóris tem como função a secreção de muco na excitação sexual.
   b) O hímen tem função de proteção interna durante toda a vida da mulher.
   c) O intróito vaginal está situado posterior à uretra e anterior ao reto.
   d) Os lábios se constituem de músculo e tecido adiposo.
   e) A vulva é constituída pelos lábios (pequenos e grandes), clitóris e vagina.

2. A respeito do sistema genital feminino interno, marque a afirmativa correta:
   a) Os ovários estão ligados diretamente à tuba uterina.
   b) A fertilização do óvulo ocorre habitualmente nas tubas uterinas.
   c) A formação de cisto ovariano após a ovulação é uma condição patológica.
   d) O endométrio é constituído principalmente por tecido muscular liso.
   e) O colo do útero é formado por perimétrio, miométrio e endométrio.

3. Qual das alternativas sobre gravidez ectópica está correta?
   a) O tipo mais comum de gravidez ectópica é a abdominal.
   b) Gravidez psicológica é considerada um tipo de gravidez ectópica.
   c) O infundíbulo é o local mais comum onde ocorre gravidez tubária.
   d) O desfecho mais comum para a gravidez ectópica é a expulsão do embrião para o abdômen.
   e) A gravidez tubária não representa risco de vida para mãe.

4. Endometriose pode ser uma doença de difícil diagnóstico, podendo causar sintomas como dor pélvica crônica, sangramento digestivo e hematúria. Sobre endometriose, marque a alternativa correta:
   a) É a presença de miométrio fora da cavidade uterina.
   b) É a não proliferação do endométrio durante o ciclo menstrual.
   c) É a inflamação do endométrio dentro da cavidade uterina.
   d) É o crescimento diminuído do tecido endometrial.
   e) É o crescimento de tecido endometrial fora do útero.

5. Sobre o cisto ovariano, é correto afirmar que:
   a) É considerado uma condição sempre patológica.
   b) É uma bolsa ovariana com conteúdo neoplásico.
   c) Pode acarretar início abrupto de dor aguda na parte inferior do abdome.
   d) Seu tratamento é sempre cirúrgico.
   e) Os neoplásicos são comuns em mulheres entre 20 e 25 anos.

Referências

MARTINI, F. H.; TIMMONS, M. J.; TALLITSCH, R. B. *Anatomia humana*. 6. ed. Porto Alegre: Artmed, 2009.

TORTORA, G. J.; DERRICKSON, B. *Corpo humano:* fundamentos de anatomia e fisiologia. 10. ed. Porto Alegre: Artmed, 2017.

VANPUTTE, C. L. et al. *Anatomia e fisiologia de Seeley.* 10. ed. Porto Alegre: AMGH, 2016.

VARELLA, D. Endometriose: Drauzio Comenta #38. *YouTube,* 2017. Disponível em: <https://www.youtube.com/watch?v=P5G-ouo8T6o>. Acesso em: 19 out. 2017.

Leituras recomendadas

GOSS, C. M. *Gray anatomia*. Rio de Janeiro: Guanabara Koogan, 1988.

HAMMER, G. D.; MCPHEE, S. J. *Fisiopatologia da doença:* uma introdução à medicina clínica. 7. ed. Porto Alegre: AMGH, 2016.

HANKIN, M. H.; MORSE, D. E.; BENNETT-CLARKE, C. A. *Anatomia clínica*: uma abordagem por estudos de casos. Porto Alegre: AMGH, 2015. 432 p.

MOORE, K. L; DALLEY, A.F. *Anatomia orientada para clínica*. 5. ed. Rio de Janeiro: Guanabara Koogan, 2007.

PUTZ, R.; PABST, R. *Atlas de anatomia SOBOTTA*. Rio de Janeiro: Guanabara Koogan, 2000.

SOCIEDADE BRASILEIRA PARA ESTUDO DA DOR. *Endometriose*. São Paulo: SBED, 2017. Disponível em: <http://www.sbed.org.br/lermais_materias.php?cd_materias=491>. Acesso em: 19 out. 2017.

Sistema genital masculino

Objetivos de aprendizagem

Ao final deste texto, você deve apresentar os seguintes aprendizados:

- Diferenciar os órgãos genitais internos e externos.
- Identificar a anatomia macroscópica das estruturas que compõem o sistema genital masculino.
- Explicar as funções do sistema de condução dos espermatozoides e das estruturas externas do sistema genital masculino.

Introdução

Dentre as diversas funções do sistema genital masculino, composto por órgãos internos e externos, destacam-se a fertilização e a produção de hormônios masculinos.

Neste capítulo, você vai ler sobre o sistema genital masculino, suas estruturas e funções anatômicas, assim como sobre algumas malformações congênitas e patologias relacionadas a esse sistema genital.

Órgãos genitais internos e externos

Os órgãos genitais internos masculinos são compostos por testículos, epidídimos, ductos deferentes, glândulas seminais, ductos ejaculatórios, próstata e glândulas bulbouretrais. Apesar de estarem situados externamente no indivíduo adulto, os testículos e o epidídimo são considerados órgãos internos devido à sua posição durante o desenvolvimento embrionário e à sua correlação com as gônadas femininas internas. Os órgãos genitais externos incluem a uretra, o pênis e o escroto. A genitália masculina (Figura 1) tem como funções a reprodução e a micção.

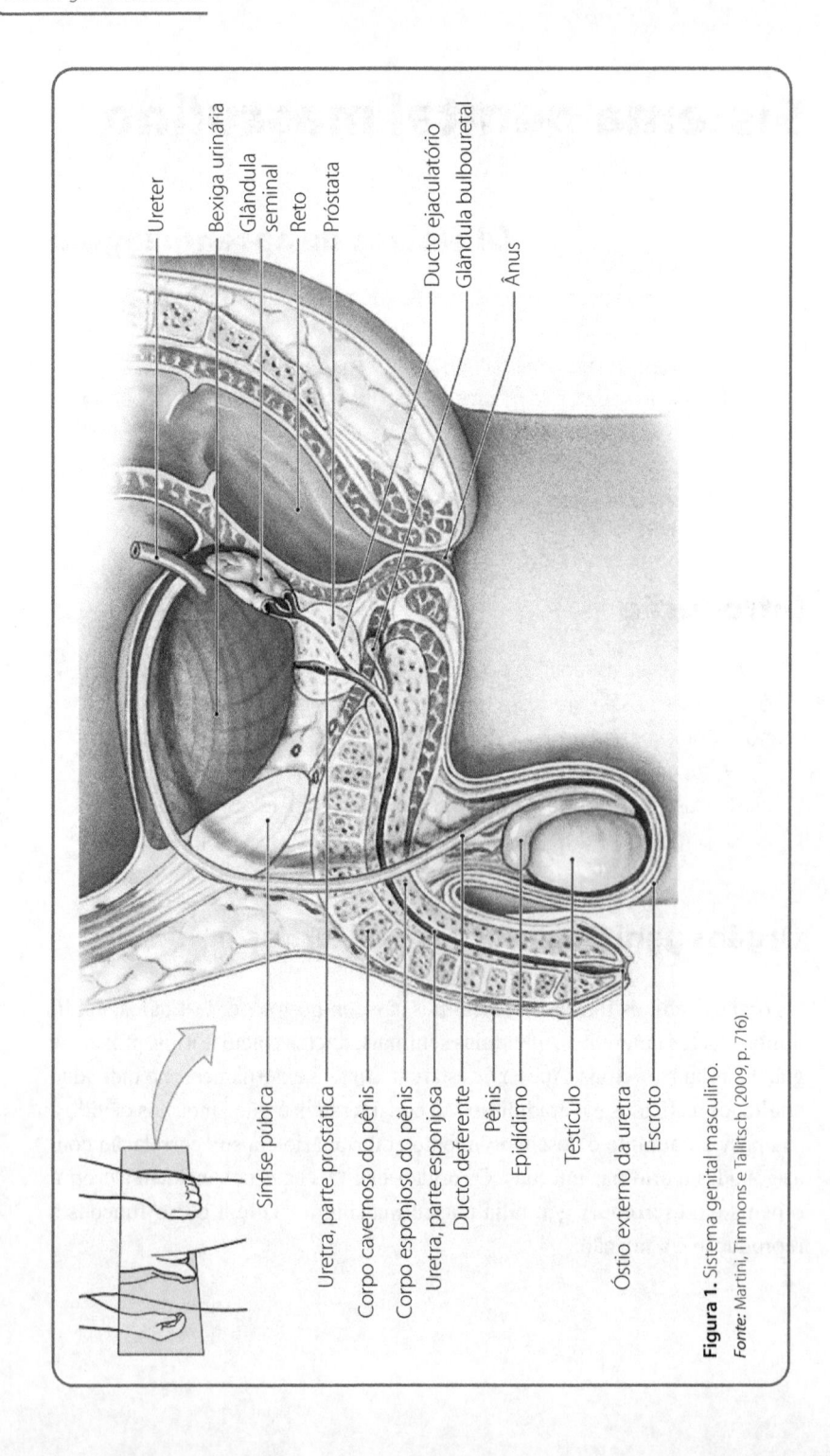

Figura 1. Sistema genital masculino.
Fonte: Martini, Timmons e Tallitsch (2009, p. 716).

Anatomia macroscópica do sistema genital masculino

Órgãos internos

O **epidídimo** é formado por dúctulos eferentes sinusoides, que têm forma de vírgula na porção posterior do testículo (Figura 2) e consistem em uma cabeça, um corpo e uma cauda longa. A cabeça contém os dúctulos eferentes que desembocam em um único tubo sinuoso, o ducto do epidídimo, localizado no interior do corpo do epidídimo, terminando na cauda do epidídimo, que se encontra na porção inferior do testículo.

> **Fique atento**
>
> A **criptorquidia** é uma patologia comum em recém-nascidos prematuros, caracterizada pela não migração do testículo da cavidade pélvica para a bolsa escrotal. Em 80% dos meninos, desce espontaneamente ao longo do primeiro ano de vida; quando isso não ocorre, deve ser corrigido cirurgicamente, preferencialmente antes dos 18 meses de idade. Quando não tratada, provoca esterilidade e a chance de câncer testicular chega a ser de 30 a 50 vezes maior em testículos com criptorquidia (provavelmente em decorrência da divisão anormal de células germinativas, devido a temperaturas mais elevadas da cavidade pélvica).

O ducto deferente é a continuação do ducto do epidídimo. É formado por paredes musculares espessas e uma luz estreita, que lhe dão a firmeza de um cordão. Inicia-se na cauda do epidídimo, ascendendo posteriormente ao testículo, medialmente ao epidídimo e penetrando na pelve pelo canal inguinal, cruzando sobre os vasos ilíacos externos. Corre ao longo da parede lateral da pelve, situando-se externamente ao peritônio parietal. Termina unindo-se ao ducto da glândula seminal logo após a ampola do ducto deferente, formando o ducto ejaculatório. É o componente primário do funículo espermático.

As **glândulas seminais** apresentam estrutura alongada e se situam entre o fundo da bexiga e o reto. Localizam-se topograficamente superiores à próstata e posteriores aos ureteres, onde o peritônio da escavação retovesical as separa do reto. São recobertas por peritônio em suas extremidades superiores e suas extremidades inferiores estão intimamente relacionadas ao reto, separadas apenas pelo septo retovesical.

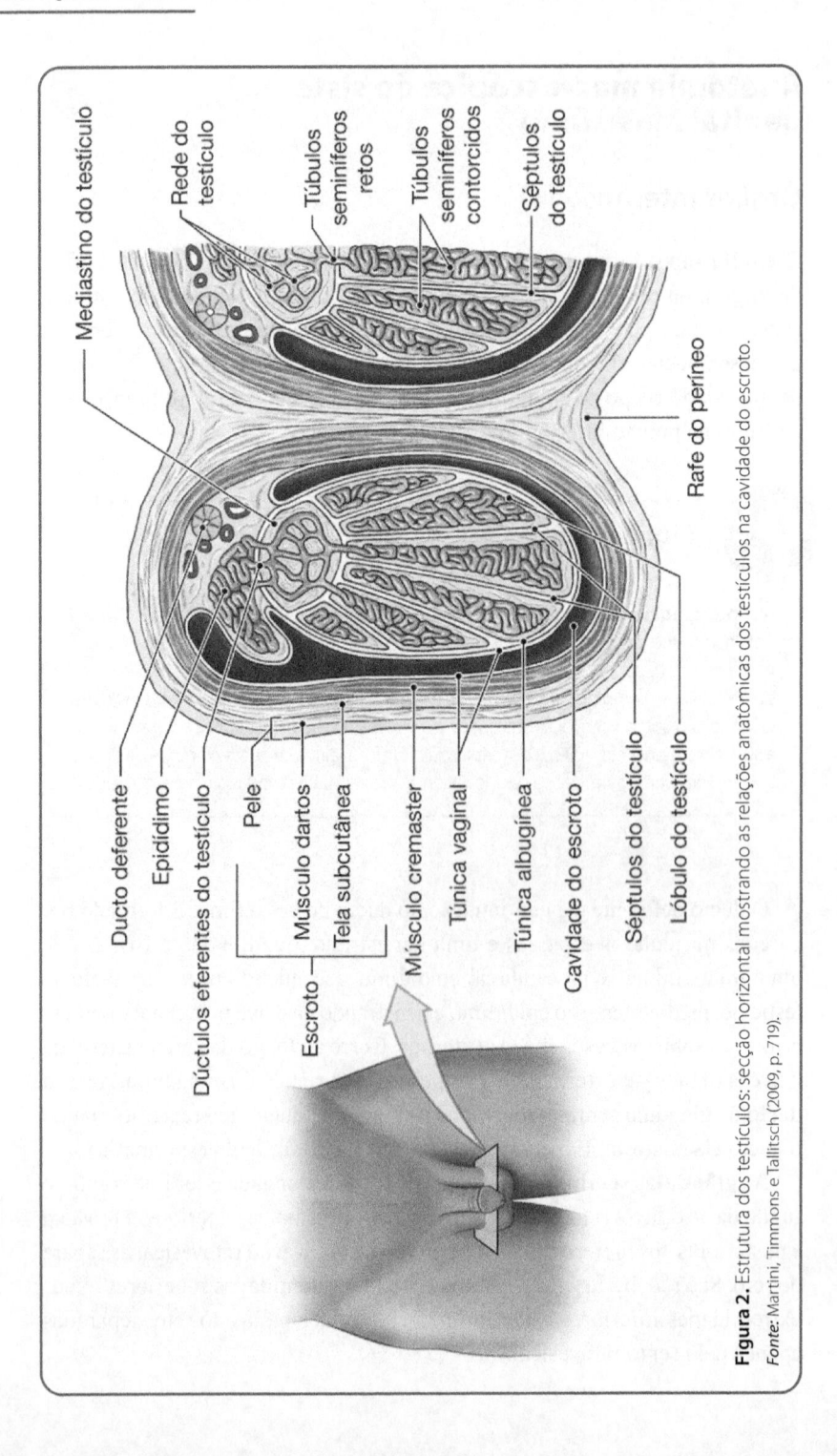

Figura 2. Estrutura dos testículos: secção horizontal mostrando as relações anatómicas dos testículos na cavidade do escroto.
Fonte: Martini, Timmons e Tallitsch (2009, p. 719).

Os **ductos ejaculatórios** são tubos delgados originados pela fusão do ducto deferente com as glândulas seminais. Originam-se próximo do colo da bexiga, seguindo ântero-inferiormente, atravessando a porção posterior da próstata, ao longo das laterais do utrículo prostático. Convergem para abrir-se no colículo seminal por meio de pequenas aberturas sobre o utrículo prostático ou dentro dele. As secreções prostáticas se unem ao líquido seminal na parte prostática da uretra, após o fim dos ductos ejaculatórios.

A **próstata** é a maior glândula acessória do sistema reprodutor masculino e se divide em porção glandular (que representa em torno de dois terços da próstata) e fibromuscular (um terço da próstata). A porção firme, do tamanho de uma noz, circunda a porção prostática da uretra. A cápsula fibrosa da próstata recebe todo o aporte neurovascular. Tudo isso é circundado pela lâmina visceral da fáscia da pelve, formando a bainha prostática fibrosa, que é fina anteriormente e densa posteriormente, na qual se funde ao septo retovesical. Possui uma base relacionada à bexiga; um ápice que está em contato com a fáscia na face superior dos músculos esfíncter, da uretra e o transverso profundo do períneo; uma face anterior muscular formando um hemisfíncter vertical deprimido (rabdoesfíncter), parte do esfíncter da uretra; uma face posterior relacionada à ampola do reto; e as faces ínfero-laterais, que estão relacionadas ao músculo levantador do ânus.

Apesar de não apresentar uma divisão anatômica distinta, tradicionalmente são descritos os seguintes lóbulos: istmo da próstata (historicamente, o lóbulo anterior é fibromuscular e contém pouco ou nenhum tecido glandular), o lobo ínfero-posterior (posterior à uretra e inferior aos ductos ejaculatórios, é facilmente palpável no exame retal), os lobos direito e esquerdo (laterais à uretra, formam a principal porção da próstata) e lobo médio (entre a uretra e os ductos ejaculatórios, tem íntima relação com o colo da bexiga). A próstata pode ser dividida, também, em zonas periférica e central – a zona central corresponde ao lobo médio.

Cada lobo é dividido em quatro lóbulos de acordo com a organização dos ductos e do tecido conectivo. Os ductos prostáticos se abrem principalmente nos seios prostáticos, situados lateralmente no colículo seminal, na parede posterior da porção prostática da uretra.

> **Link**
>
> O vídeo disponível no link a seguir aborda o câncer de próstata e suas particularidades (VARELLA, 2014).
>
> https://goo.gl/0Df0tq

> **Exemplo**
>
> Muito se tem discutido sobre como rastrear o câncer de próstata, que acomete, principalmente, homens com mais de 50 anos, sendo um indicador de risco quando se tem familiar com histórico deste tipo de câncer.
>
> O Instituto Nacional de Câncer (INCA), em seu site, explica que "de acordo com a Organização Mundial da Saúde (OMS), a detecção precoce de um câncer compreende duas diferentes estratégias: uma destinada ao diagnóstico em pessoas que apresentam sinais iniciais da doença (diagnóstico precoce) e outra voltada para pessoas sem nenhum sintoma e aparentemente saudáveis (rastreamento)". Portando, o INCA explica que a "decisão do uso do rastreamento do câncer de próstata por meio da realização de exames de rotina (geralmente toque retal e dosagem de PSA) em homens sem sinais e sintomas sugestivos de câncer de próstata, como estratégia de saúde pública, deve basear-se em evidências científicas de qualidade sobre possíveis benefícios e danos associados a essa intervenção. Por existirem evidências científicas de boa qualidade de que o rastreamento do câncer de próstata produz mais dano do que benefício, o INCA mantém a recomendação de que não se organizem programas de rastreamento para o câncer da próstata e que homens que demandam espontaneamente a realização de exames de rastreamento sejam informados por seus médicos sobre os riscos e provável ausência de benefícios associados a esta prática".
>
> Na prática, ainda existe uma discussão sobre essa orientação do INCA, já que muitos profissionais ainda indicam o rastreamento anual da doença com esses exames de rotina em seus pacientes.
>
> Acesse o site do INCA para informações adicionais no link a seguir.
>
> https://goo.gl/wwbt

As **glândulas bulbouretrais** apresentam um formato semelhante ao das ervilhas, dispondo-se póstero-lateralmente à porção membranácea da uretra, incrustadas no esfíncter externo da uretra. Os ductos das glândulas atravessam o períneo com a porção membranácea da uretra, abrindo-se na região proximal da porção esponjosa da uretra, no bulbo do pênis.

Órgãos externos

Os órgãos genitais externos incluem a uretra, o pênis e o escroto (Figura 3). A **uretra masculina** é subdividida em quatro segmentos: intramural (pré-prostática), prostática, membranácea e esponjosa. A parte membranácea começa no ápice da próstata e atravessa o espaço profundo do períneo (pelo esfíncter externo da uretra), penetrando na membrana do períneo e terminando ao entrar no bulbo do pênis. A porção esponjosa da uretra começa na porção distal da porção membranácea, terminando no óstio externo da uretra. A luz geralmente é expandida no bulbo do pênis, para formar a fossa intrabulbar, e na glande do pênis, para formar a fossa navicular. Na porção esponjosa, abrem-se os ductos bulbouretrais e as glândulas uretrais (de Littré) secretoras de muco.

O **escroto**, um saco fibromuscular cutâneo para os testículos e as estruturas associadas, situa-se póstero-inferiormente ao pênis e abaixo da sínfise púbica. Internamente, é dividido em dois compartimentos, um para cada testículo, pelo septo do escroto.

O pênis é um órgão tubular que comporta a maior parte da uretra e tem dupla função: conduzir para o ambiente externo a urina e introduzir sêmen na vagina durante o ato sexual, ambos através da uretra (MARTINI; TIMMONS; TALLITSCH, 2009). Este órgão se divide em três partes:

- raiz do pênis: porção fixa que liga o pênis aos ramos do ísquio;
- corpo do pênis: porção tubular móvel que abriga o tecido erétil;
- glande do pênis: é a extremidade distal expandida que circunda o óstio externo da uretra.

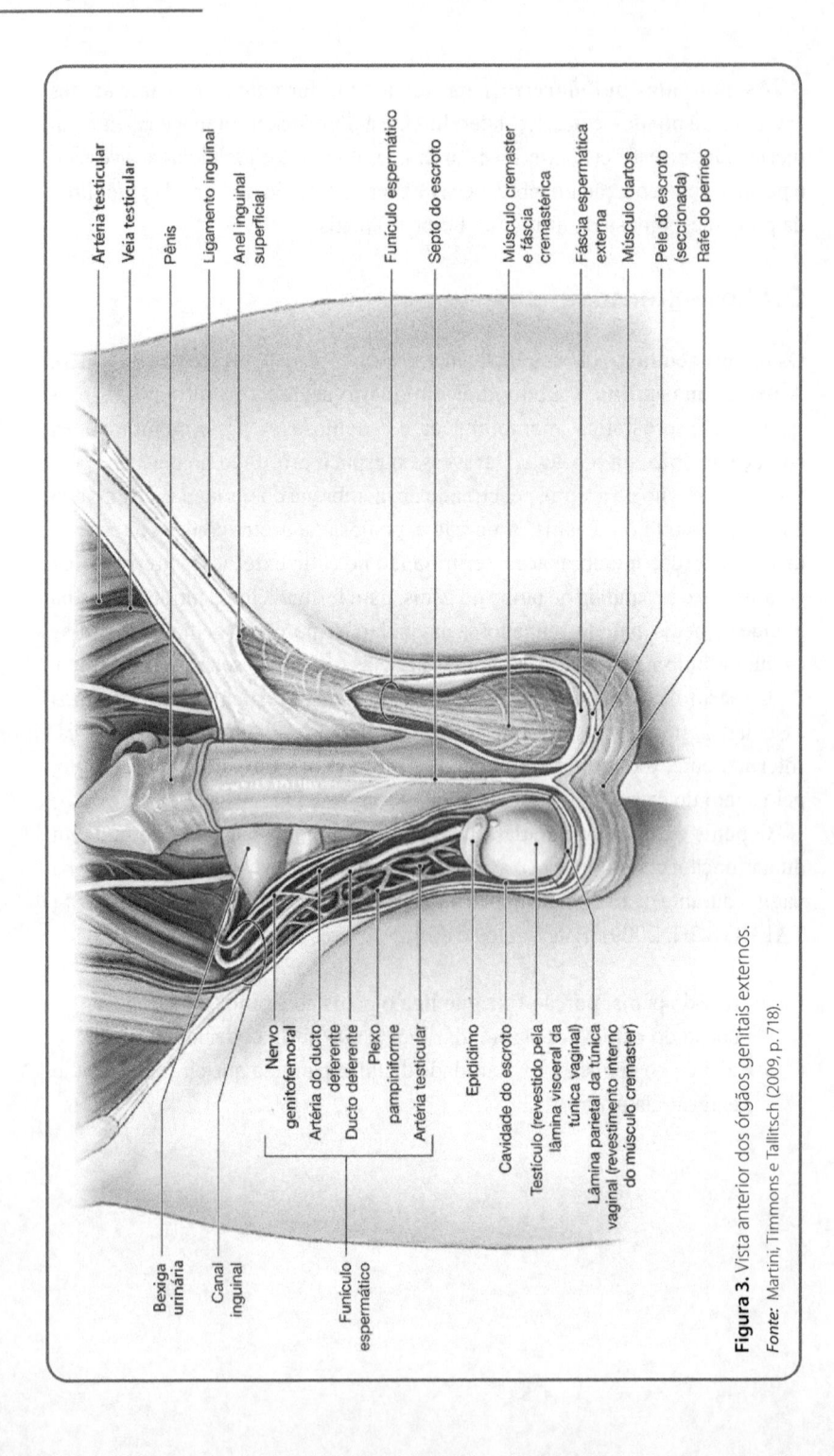

Figura 3. Vista anterior dos órgãos genitais externos.
Fonte: Martini, Timmons e Tallitsch (2009, p. 718).

É constituído por três corpos cilíndricos de tecido cavernoso erétil, o par de corpos cavernosos dorsais e o corpo esponjoso ventral. O tecido erétil consiste em um labirinto de canais vasculares. O pênis flácido (não ereto) pende da sínfise púbica anteriormente ao escroto; porém, durante a ereção, o pênis enrijece e adquire posição mais vertical. A ereção ocorre por estimulação parassimpática: ao produzir o relaxamento da musculatura lisa das paredes arteriais, os vasos dilatam e provocam aumento do fluxo sanguíneo. Consequentemente, os canais vasculares se ingurgitam de sangue, provocando a ereção peniana (MARTINI; TIMMONS; TALLITSCH, 2009).

A túnica albugínea reveste cada corpo cavernoso com um revestimento fibroso. Superficial ao revestimento externo, está a fáscia do pênis (de Buck), que é a continuação da fáscia do períneo, formando um revestimento membranáceo forte que une os corpos cavernosos e o corpo esponjoso. O corpo esponjoso contém a porção esponjosa da uretra. Os corpos cavernosos estão fundidos e se separam posteriormente para formar os ramos do pênis. Internamente, o tecido cavernoso é separado incompletamente pelo septo do pênis. A raiz do pênis, fixa, localizada entre a membrana e a fáscia do períneo, é constituída pelo bulbo e pelos músculos isquiocavernoso e bulboesponjoso. Os ramos e o bulbo do pênis contêm tecido erétil. A porção posterior aumentada do bulbo do pênis é perfurada superiormente pela uretra, a partir de sua porção membranácea. O corpo do pênis, pendular, não possui músculos, exceto por algumas fibras do músculo bulboesponjoso próximo à raiz e do músculo isquiocavernoso que circundam os ramos. Distalmente, o corpo esponjoso se expande, formando a glande. A margem da glande se projeta para além dos corpos cavernosos, formando a coroa da glande. Na glande, encontra-se a abertura em fenda da porção esponjosa da uretra (meato externo). No colo da glande, a pele e a fáscia do pênis se estendem como uma dupla camada de pele, formando o prepúcio (Figura 4).

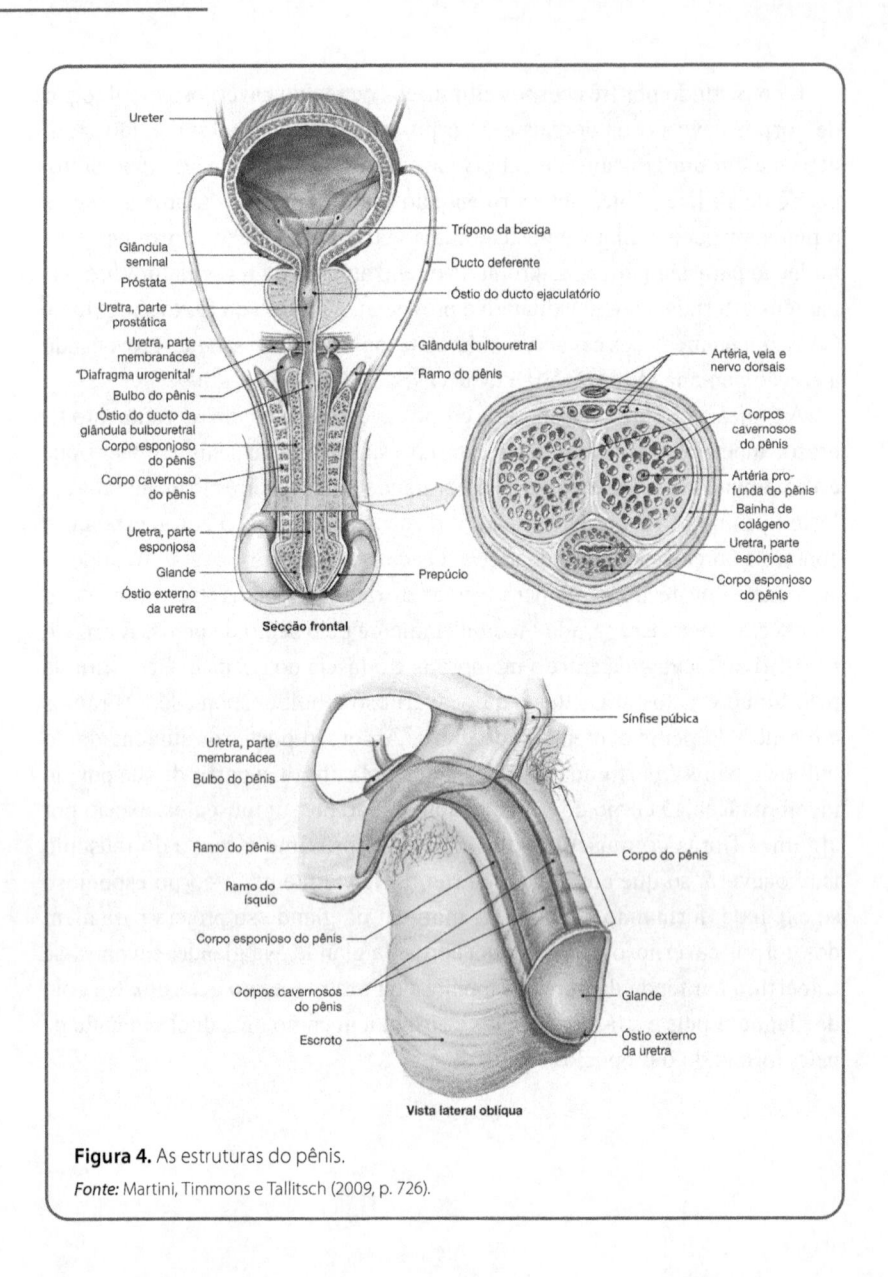

Figura 4. As estruturas do pênis.
Fonte: Martini, Timmons e Tallitsch (2009, p. 726).

Saiba mais

O câncer de testículo (Figura 5) é comum em homens na faixa etária de 15 a 34 anos, sendo que 9 entre 10 casos resultam de espermatogônias ou espermatócitos anormais. O tratamento, geralmente, é uma combinação de orquiectomia e quimioterapia.

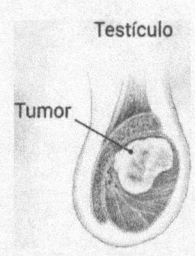

Figura 5. Tumor no testículo.
Fonte: Adaptada de Uromedical (2015).

Funções do sistema de condução dos espermatozoides e das estruturas externas do sistema genital masculino

Os espermatozoides são liberados dos testículos para a realização de um longo trajeto por um sistema de ductos que inclui o epidídimo (Figura 6), o ducto deferente, o ducto ejaculatório e a uretra, antes de ejaculados. As glândulas seminais, a próstata e as glândulas bulbouretrais, que são órgãos acessórios, secretam para o interior dos ductos ejaculatórios e da uretra. O líquido seminal também tem como função alcalinizar a uretra para que os espermatozoides não entrem em contato com o pH ácido da urina.

Dentre as principais funções do epidídimo estão: monitorar e ajustar a composição do líquido produzido pelos túbulos seminíferos; atuar como um centro de reciclagem para espermatozoides danificados; armazenar os espermatozoides e facilitar a sua maturação funcional. Portanto, o epidídimo é responsável pela maturação final das células espermáticas e pela sua condução. O ducto deferente conduz espermatozoides do epidídimo para o ducto ejaculatório. As glândulas seminais e a próstata produzem a maior parte do líquido seminal, responsável por transportar e liberar os espermatozoides. A glândula seminal secreta um líquido alcalino rico em frutose e um agente coagulante que se mistura aos espermatozoides. A bolsa escrotal serve para armazenamento e proteção dos testículos e estruturas adjacentes. A uretra tem como função a condução de sêmen e urina.

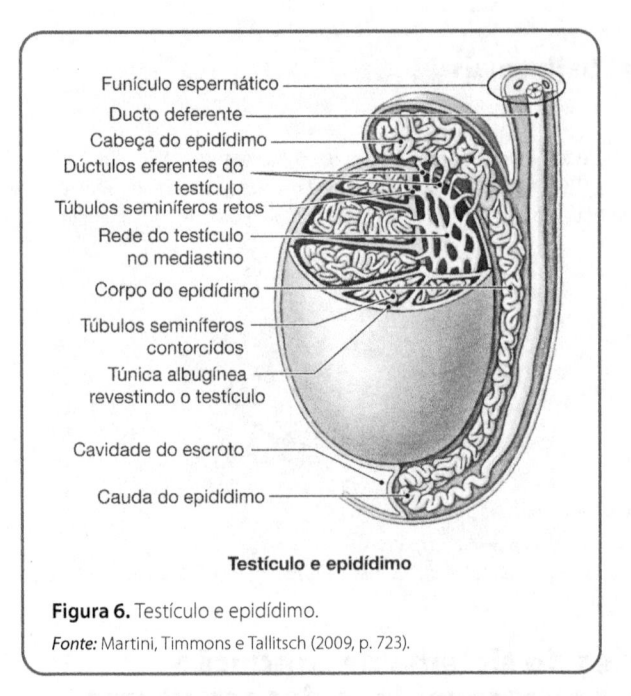

Figura 6. Testículo e epidídimo.
Fonte: Martini, Timmons e Tallitsch (2009, p. 723).

Saiba mais

Infertilidade é a diminuição ou incapacidade de reprodução e sua principal causa é a baixa contagem de espermatozoides. Essa diminuição pode ser ocasionada por danos aos testículos resultantes de trauma, radiação, criptorquidia ou de infecção, como caxumba. A varicocele é uma dilatação anormal de uma veia espermática, consequência de válvulas insuficientes ou ausentes nas veias espermáticas, de trombos ou de tumores, resultando em uma diminuição do fluxo sanguíneo testicular e da espermatogênese. Contagens reduzidas de espermatozoides podem ser resultantes da secreção inadequada de LH e FSH, desencadeadas por hipotireoidismo, trauma no hipotálamo, infartos do hipotálamo ou da adenohipófise, ou tumores. A redução da produção de testosterona também pode causar diminuição na contagem dos espermatozoides. Se a estrutura do espermatozoide for anormal (anomalias cromossômicas), a fertilidade pode ser reduzida.

Outro fator que pode causar infertilidade é a diminuição da motilidade dos espermatozoides; essa redução pode ocorrer pela presença de anticorpos antiespermatozoides, que são produzidos pelo sistema imune e se ligam aos espermatozoides. Quando a infertilidade é causada por baixa contagem ou mobilidade reduzida, a fertilidade, às vezes, ocorre por meio da coleta de várias ejaculações, concentrando os espermatozoides antes de inseri-los no aparelho reprodutor feminino; esse método é chamado de *inseminação artificial*.

Exercícios

1. Sobre o epidídimo, assinale a alternativa correta:
   a) Divide-se anatomicamente em corpo e cauda.
   b) Tem por função apenas conduzir os espermatozoides ao ducto eferente.
   c) É o local onde os espermatozoides maturam e são armazenados.
   d) É o principal componente do funículo espermático.
   e) Os dúctulos eferentes estão contidos no corpo do epidídimo.

2. Dentre as possíveis complicações da criptorquidia não tratada, podemos citar:
   a) Torção testicular.
   b) Câncer testicular.
   c) Genitália ambígua.
   d) Hidrocele.
   e) Orquiepididimite.

3. O principal fator de risco para câncer de próstata é:
   a) Criptorquidia.
   b) Neoplasia prévia.
   c) Tabagismo.
   d) História familiar de câncer de próstata.
   e) Hipertrofia benigna de próstata.

4. A hiperplasia benigna de próstata é um aumento fisiológico do órgão. Dentre as possíveis comorbidades que pode acarretar, estão:
   a) Câncer de próstata.
   b) Infertilidade.
   c) Câncer testicular.
   d) Prostatite.
   e) Infecção e cálculos urinários.

5. Qual a função do líquido seminal?
   a) Manter o pH ácido da uretra.
   b) Lubrificar.
   c) Fonte de energia para o espermatozoide.
   d) Manter o pH neutro na uretra.
   e) Maturar a célula germinativa.

Referências

MARTINI, F. H.; TIMMONS, M. J.; TALLITSCH, R. B. *Anatomia humana*. 6. ed. Porto Alegre: Artmed, 2009.

UROMEDICAL. *Brasília*, DF, 2015. Disponível em: <http://www.uromedical.com.br/wp-content/uploads/2016/04/Unknown.jpg>. Acesso em: 25 out. 2017.

VARELLA, D. Câncer de Próstata. *YouTube*, 2014. Disponível em: <https://www.youtube.com/watch?v=Vx8AyWszH-g>. Acesso em: 25 out. 2017.

Leituras recomendadas

GOSS, C.M. *Gray anatomia*. Rio de Janeiro: Guanabara Koogan, 1988.

HANKIN, M. H.; MORSE, D. E.; BENNETT-CLARKE, C. A. *Anatomia clínica*: uma abordagem por estudos de casos. Porto Alegre: AMGH, 2015. 432 p.

MOORE, K.L; DALLEY, A.F. *Anatomia orientada para clínica*. 5. ed. Rio de Janeiro: Guanabara Koogan, 2007.

PUTZ, R.; PABST, R. *Atlas de anatomia Sobotta*. Rio de Janeiro: Guanabara Koogan, 2000.

TORTORA, G. J.; DERRICKSON, B. *Corpo humano:* fundamentos de anatomia e fisiologia. 10. ed. Porto Alegre: Artmed, 2017.

VANPUTTE, C. L. et al. *Anatomia e fisiologia de Seeley*. 10. ed. Porto Alegre: AMGH, 2016.

Sistema tegumentar: pele e anexos

Objetivos de aprendizagem

Ao final deste texto, você deve apresentar os seguintes aprendizados:

- Identificar as funções da pele.
- Diferenciar histologicamente a epiderme, a derme e a hipoderme da pele delgada e da pele espessa.
- Caracterizar os anexos da pele: glândulas sudoríparas (pele espessa e delgada), glândulas sebáceas (pele delgada), pelos (pele delgada) e unhas (pele delgada).

Introdução

Neste capítulo, você vai estudar sobre a pele e suas funções, como proteção mecânica contra as radiações, barreira hídrica, regulação da temperatura corporal, defesa contra microrganismos, excreção de sais, síntese de vitamina D, entre outros. Por ser o maior órgão do corpo humano, a pele isola as vísceras do exterior e mantém um complexo sensorial que leva ao sistema nervoso central (SNC) informações sobre variáveis fisiológicas e ambientais (temperatura, pressão, tato, dor).

A pele e suas funções

A pele é o maior órgão do corpo humano e integra o sistema tegumentar, junto com seus anexos, que são:

- as glândulas sudoríparas;
- as glândulas sebáceas;
- os pelos e as unhas.

Por estar constantemente exposta ao meio externo, a pele pode ser vulnerável a infecções, doenças e lesões. Esse órgão reflete as condições de equilíbrio ou desequilíbrio homeostático, podendo alterar sua cor, textura e muitos outros aspectos. A área que estuda o sistema tegumentar é a Dermatologia.

Você sabia que a pele tem funções essenciais para garantir a sobrevivência do indivíduo? Para entender melhor o conteúdo, vamos conhecer tais funções.

Função protetora em relação ao meio externo

A pele é uma barreira física que protege o organismo contra microrganismos, substâncias químicas, lesões por traumas físicos e contra o ressecamento por perda de água.

Além dessa proteção física, existe a proteção imunológica, oferecida pelas células epiteliais, que representam a primeira linha de defesa via sistema imune. A pele também protege o corpo contra a radiação ultravioleta ou raios ultravioletas (UV) do espectro luminoso. Um dos tipos de células da pele, os melanócitos, produz melanina, um polímero pigmentado com capacidade de absorver esses raios, evitando danos ao organismo.

Síntese de vitamina D

A vitamina D é extremamente importante para o corpo humano e está envolvida nas funções de manutenção do tecido ósseo e influência benéfica junto ao sistema imunológico. As principais fontes da vitamina D são obtidas pela dieta e pela produção de precursores da vitamina pela pele.

> **Saiba mais**
>
> **Síntese da vitamina D**
> Com a exposição à luz UV, a provitamina D3 (7-di-hidrocolesterol) existente na epiderme é convertida em pré-vitamina D, que se converte em vitamina D3. A vitamina D3 é então convertida para sua forma metabolicamente ativa no fígado e nos rins.

Regulação térmica

A pele é capaz de manter e regular a temperatura corporal pelo suor e pela variação do fluxo sanguíneo. Recebendo estímulos nervosos para controlar a temperatura corporal, tem o objetivo de estabilizar ao máximo a temperatura ao nível de 36,5 °C.

> **Exemplo**
>
> Em um dia muito quente, as glândulas sudoríparas aumentarão o volume de suor, para que essa camada úmida na pele evapore e resfrie o corpo. O fluxo sanguíneo nos capilares cutâneos também irá se adaptar para que, por convecção, o calor se dissipe mais facilmente pela pele. Assim se explica o motivo do rubor na pele em um dia com alta temperatura. Agora, qual é a resposta em um dia com temperatura baixa, em que ocorre queda da temperatura corporal? Exatamente o contrário, pois a produção de suor é inibida, e o fluxo sanguíneo é redirecionado da pele para os órgãos vitais, desencadeando a diminuição da circulação nas extremidades do corpo, na tentativa de evitar a hipotermia.
>
> Portanto, pelos arrepiados em um dia muito frio também são respostas da pele à queda de temperatura: na tentativa de manter o corpo quente, todos os pelos eretos ao mesmo tempo podem fazer com que o ar quente que emana do corpo permaneça próximo à pele.

Detecção das sensações

A pele possui receptores especiais conectados ao sistema nervoso central e periférico que captam determinados tipos de estímulos externos. Esses receptores são ativados por estímulos relacionados à temperatura, à dor, a diferentes tipos de pressão, ao prurido e a cócegas.

Identidade e estética

O aspecto da pele afeta a percepção da idade, da etnia, do estado de saúde e da atratividade. Alguns distúrbios da pele que podem interferir na autoimagem são:

- lesões cutâneas;
- erupções;
- cabelo;
- pigmento;
- acne.

Fique atento

A melanina produzida é armazenada nos melanossomos, que são organelas especializadas. Todos os humanos apresentam o mesmo número de melanócitos, mas a variedade nos tons de cor da pele decorre de variações no número de melanossomos. Os indivíduos com pele mais escura possuem melanossomos em maior número, maiores e mais dispersos.

Epiderme, derme e hipoderme

A pele é composta por duas porções: epitelial de origem ectodérmica, a **epiderme**, e de origem mesodérmica, a **derme** (Figura 1). Em certas regiões do corpo, a epiderme varia em sua espessura, originando a pele fina e a pele espessa.

- Pele espessa: encontrada na palma das mãos, na região plantar dos pés e em algumas articulações.
- Pele fina: encontrada no restante da superfície do corpo.

A **hipoderme** ou tecido celular subcutâneo se encontra logo abaixo, em continuidade com a derme, que não faz parte propriamente da pele, mas serve como conexão com tecidos subjacentes. A hipoderme é composta por tecido conectivo frouxo, que pode conter uma grande quantidade de células adiposas, constituindo o panículo adiposo.

A união entre a epiderme e a derme é bastante irregular, sendo que a derme possui projeções chamadas de papilas dérmicas que se encaixam em forma de reentrâncias na epiderme. Essas reentrâncias são as cristas epidérmicas e aumentam a coesão entre essas duas camadas.

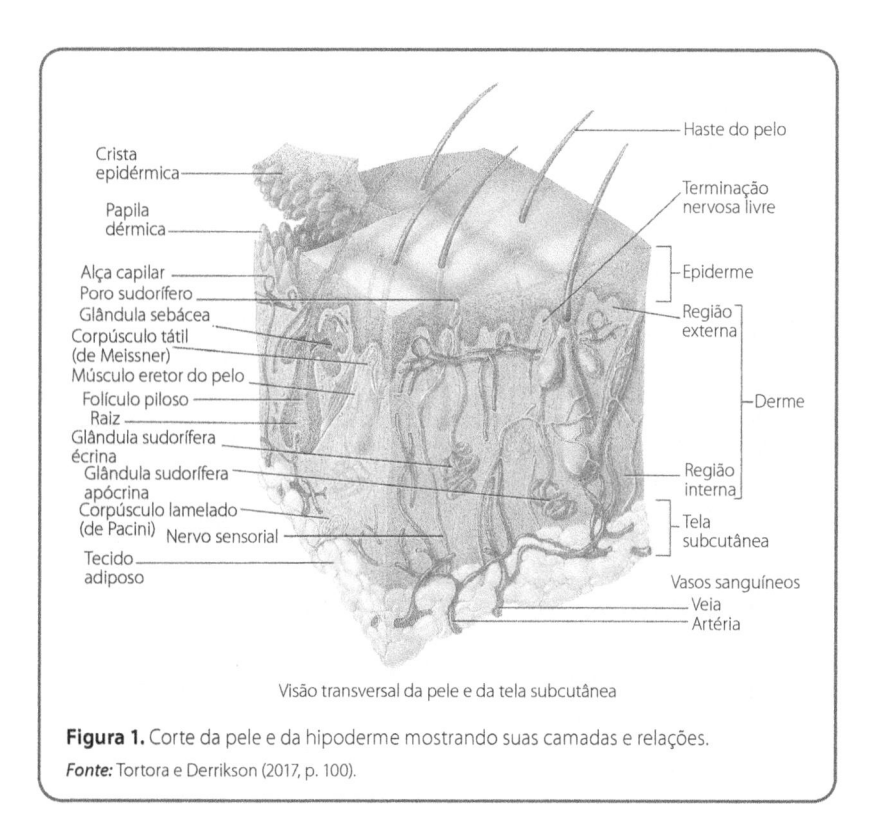

Visão transversal da pele e da tela subcutânea

Figura 1. Corte da pele e da hipoderme mostrando suas camadas e relações.
Fonte: Tortora e Derrikson (2017, p. 100).

Epiderme

Composta por epitélio estratificado pavimentoso queratinizado. Suas células mais abundantes são os queratinócitos (Figura 2). A epiderme é constituída também por:

- células de Langerhans;
- melanócitos;
- células de Merkel.

Os **queratinócitos** são dispostos em quatro ou cinco camadas ou estratos e produzem a proteína queratina – que é forte e fibrosa, capaz de proteger a pele contra abrasões, calor, microrganismos e contra substâncias químicas.

As **células de Langerhans** contribuem para a resposta imune como apresentadoras de antígenos, pois ajudam as outras células do sistema imunológico a reconhecerem microrganismos ou substâncias nocivas externas.

Os **melanócitos** têm projeções finas e compridas que se estendem entre os queratinócitos e produzem o pigmento melanina. A melanina contribui para a cor da pele e absorve os raios UV.

As **células de Merkel** captam a sensibilidade da pele enviando para o SNC.

Saiba mais

Diferenças entre a pele espessa e a pele fina
- **Pele espessa.** Epiderme com camada córnea mais grossa, derme papilar e reticular que nutre as células nucleadas da epiderme. A camada papilar é mais pronunciada do que na pele fina. As glândulas sudoríparas são o único anexo da pele grossa.
- **Pele fina.** Epiderme com camada córnea mais fina, derme reticular e papilar, hipoderme com a raiz dos folículos pilosos, glândulas sudoríparas e glândulas sebáceas. Não contém camada lúcida.

A superfície das células epiteliais da epiderme apresenta desmossomos que garantem a união entre as células. A epiderme apresenta cinco camadas ou estratos, seguindo da camada mais profunda até a mais superficial. Tais camadas são as seguintes:

- **Camada basal.** É a mais profunda da epiderme. Composta por uma única coluna de queratinócitos cuboides ou colunares. Entre os queratinócitos estão algumas células-tronco que vão sofrendo divisão para produzirem continuamente novos queratinócitos.
- **Camada espinhosa.** Proporciona força e ao mesmo tempo flexibilidade para a pele. Tem de oito a dez estratos de queratinócitos, que se interligam de forma paralela.

Sistema tegumentar: pele e anexos | 621

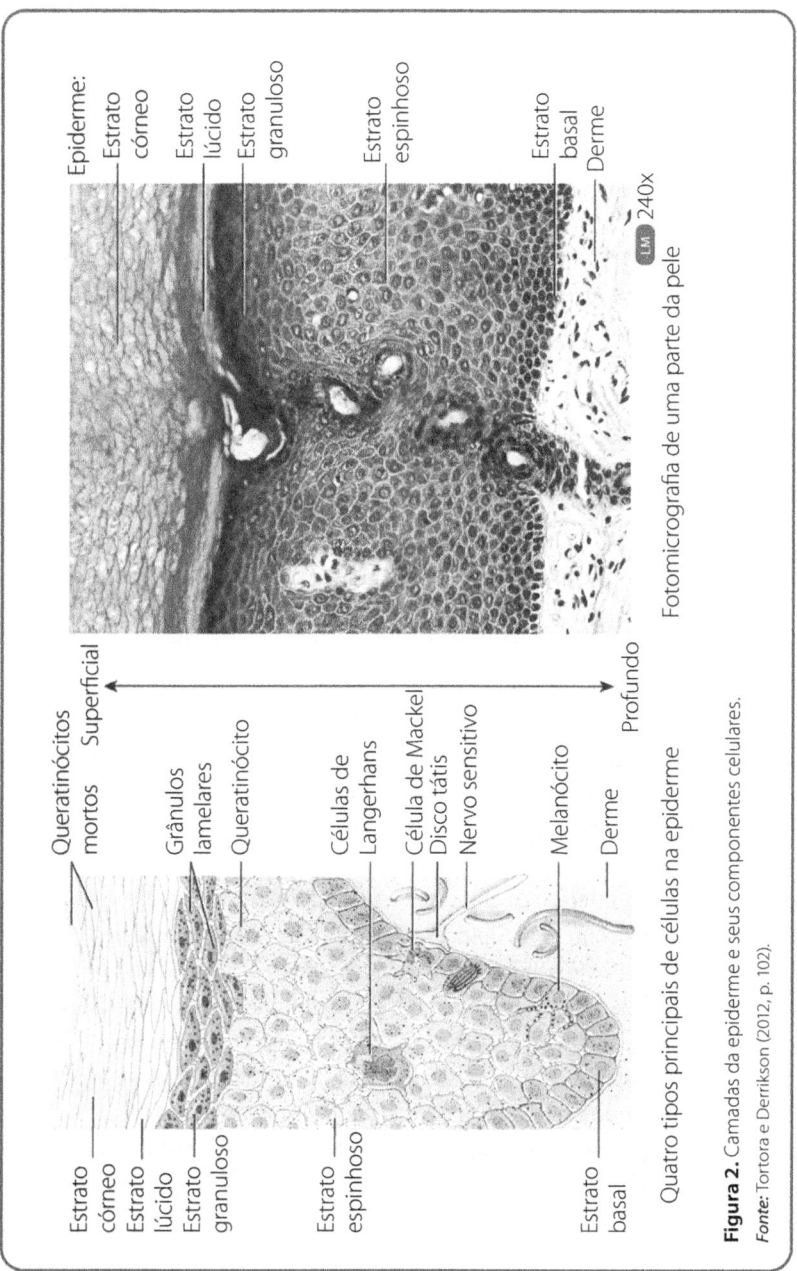

Estrato córneo
Estrato lúcido
Estrato granuloso

Estrato espinhoso

Estrato basal

Queratinócitos mortos — Superficial
Grânulos lamelares
Queratinócito
Células de Langerhans
Célula de Mackel
Disco tátis
Nervo sensitivo
Melanócito
Derme — Profundo

Quatro tipos principais de células na epiderme

Epiderme:
Estrato córneo
Estrato lúcido
Estrato granuloso
Estrato espinhoso
Estrato basal
Derme

LM 240x

Fotomicrografia de uma parte da pele

Figura 2. Camadas da epiderme e seus componentes celulares.
Fonte: Tortora e Derrikson (2012, p. 102).

- **Camada granulosa.** Composta por 3 a 5 estratos de queratinócitos de aspecto achatado, pois passam por apoptose (processo que leva à morte celular geneticamente programada). A apoptose faz com que o núcleo se fragmente antes que essas células morram. Essa camada apresenta queratina. Os queratinócitos dessa camada possuem grânulos lamelares, os quais liberam uma secreção rica em lipídios, que agem como um selador à prova d'água. Dessa maneira, ocorre o retardo da perda de líquidos corporais e a entrada de substâncias e materiais do meio externo.
- **Camada lúcida.** Está presente somente na pele grossa de áreas como pontas dos dedos, palmas das mãos e plantas dos pés. É composta por 3 a 5 estratos de queratinócitos achatados, translúcidos e mortos que contêm grandes quantidades de queratina.
- **Camada córnea.** Nessa altura da epiderme, o chamado estrato lúcido ou camada lúcida é composta por 25 a 30 estratos de queratinócitos achatados e mortos. As células são continuamente descartadas e substituídas por células das camadas mais profundas. Essa camada é mais evidente na pele espessa. As camadas múltiplas de células mortas auxiliam na proteção dos estratos mais profundos contra lesões e microrganismos.

Derme

A derme é uma camada de tecido conectivo contendo fibras colágenas e elásticas, na qual a epiderme se apoia e que une a pele ao tecido subcutâneo ou hipoderme. Apresenta espessura variável de acordo com a região do corpo.

A derme possui papilas dérmicas que são projeções digitiformes estendidas para a superfície inferior da epiderme. Algumas têm capilares sanguíneos ao seu redor, outras contêm receptores táteis chamados de corpúsculos de toque ou corpúsculos de Meissner (terminações nervosas sensíveis ao tato).

Associadas às papilas, também existem terminações nervosas livres, que captam sensações de temperatura, dor, cócegas e prurido (coceira).

A porção mais profunda da derme está conectada à tela subcutânea. É formada por tecido conectivo irregular denso, que contém feixes de fibras colágenas e algumas fibras elásticas inferiores. O que faz parte dessas fibras:

- células adiposas;
- folículos pilosos;

- nervos;
- glândulas sebáceas;
- glândulas sudoríparas.

As fibras colágenas e as elásticas na derme proporcionam a extensibilidade (capacidade de distensão), e a elasticidade (habilidade da pele de retornar à forma original, após distensão).

Exemplo

Graus de extensibilidade da pele são constatados na gravidez e na obesidade. A extensibilidade excessiva pode causar pequenas ranhuras na derme, causando estrias, ou marcas de distensão, que são linhas avermelhadas ou branco-prateadas na superfície da pele.

Hipoderme

A hipoderme ou tela subcutânea é composta por tecido conectivo frouxo, que une a derme aos órgãos subjacentes. Possui grande vasos sanguíneos que irrigam a pele e também grande número de células adiposas ou adipócitos. Fibroblastos também são encontrados. Essa camada proporciona o deslizamento da pele sobre as estruturas nas quais se apoia e, quando desenvolvida, constitui o panículo adiposo.

O **panículo adiposo** modela o corpo e é considerado a reserva de energia e isolamento contra temperatura ambiente baixa.

Saiba mais

Medicamentos adesivos
Existem medicamentos que são administrados de forma transdérmica, isto é, são absorvidos pela pele de forma gradual, contínua e controlada. Em forma de adesivo, o medicamento é absorvido, entrando pela corrente sanguínea, nos vasos da derme. Por exemplo, já está disponível, em forma de adesivo, a nitroglicerina para a *angina pectoris*.

Os anexos da pele

Os anexos da pele são as glândulas, os pelos e as unhas.

Glândulas

Glândulas sudoríparas

Existem dois tipos de glândulas sudoríparas: as écrinas e as apócrinas.

- **Écrinas.** Mais comuns do que as apócrinas, encontram-se ao longo da superfície da maioria das regiões do corpo, regulando sua temperatura por meio da evaporação. O suor produzido pelas glândulas écrinas é composto por:
    - água;
    - íons;
    - ureia;
    - ácido úrico;
    - amônia;
    - aminoácidos;
    - glicose;
    - ácido láctico.

> **Saiba mais**
>
> As glândulas écrinas não estão presentes nas margens dos lábios, unhas dos dedos, glande peniana, glande clitoriana, pequenos lábios e tímpanos. Sua maior porção secretora está localizada na derme.

- **Apócrinas.** Encontradas na pele da axila, virilha, auréolas da mama e regiões da barba na face de homens adultos. Não tem função na regulação da temperatura corporal.

Sua composição tem os mesmos elementos do suor écrino; porém, com mais lipídios e proteínas. Seu suor não tem odor, mas metaboliza seus componentes ao interagir com as bactérias da superfície da pele, e isso dá ao suor apócrino odor almiscarado, chamado de odor corporal.

Essas glândulas são ativadas durante o suor emocional.

Glândulas sebáceas

Conectadas aos folículos pilosos e suas porções secretoras, estão localizadas na derme e se abrem em folículos pilosos ou diretamente na superfície da pele.

> **Saiba mais**
>
> Não existem glândulas sebáceas nas palmas das mãos e nas plantas dos pés.

As glândulas sebáceas secretam uma substância oleosa chamada sebo. Veja suas funções:

- mantêm o pelo hidratado;
- evitam a evaporação excessiva de água da pele;
- mantêm a pele macia;
- inibem o crescimento de algumas bactérias.

> **Fique atento**
>
> As glândulas sudoríparas écrinas também liberam suor em resposta ao estresse ou à tensão emocional – por exemplo, medo ou vergonha. Esse suor é conhecido como suor emocional ou suar frio. O suor emocional ocorre nas palmas das mãos, na planta dos pés e nas axilas, para depois se espalhar para outras áreas do corpo. As glândulas sudoríparas apócrinas produzem suor em resposta a situações de tensão sexual. As glândulas sudoríparas écrinas começam a funcionar logo após o nascimento. As glândulas sudoríparas apócrinas começam a funcionar na puberdade.

Glândulas ceruminosas

Localizadas na porção externa do canal auditivo, o canal da orelha externa. A combinação das glândulas ceruminosas e sebáceas gera uma secreção de coloração amarelada: o cerume ou cera de ouvido.

- **Cerume.** Em conjunto com os pelos no canal auditivo externo, proporciona uma barreira que impede a entrada de materiais externos e insetos. Deixa o canal à prova d'água e evita que bactérias e fungos entrem no canal auditivo.

Pelos

Os pelos ou cabelos são estruturas finas e queratinizadas que se desenvolvem a partir de uma invaginação da pele. Estão presentes na maior parte da superfície da pele, exceto na superfície palmar da mão e dos dedos, plantas dos pés e superfície plantar dos dedos dos pés.

Em indivíduos adultos, os cabelos estão distribuídos no couro cabeludo, acima dos olhos, na parte externa da genitália e nas narinas. Sua cor, tamanho, espessura e distribuição variam de acordo com a raça, a influência genética e as ações hormonais. Os pelos crescem descontinuamente, intercalando fases de repouso e de crescimento.

Cada pelo é um conjunto de células epidérmicas queratinizadas, fundidas e mortas, formatadas em uma haste e uma raiz (Figura 3).

- **Haste.** Porção superficial do pelo.
- **Raiz.** Porção abaixo da superfície da pele, que adentra na derme. Em sua volta está o folículo piloso, formado por duas camadas de células epidérmicas, as bainhas reticulares internas e externas, que por sua vez, estão envolvidas por uma bainha de tecido conectivo.

Ao redor de cada folículo piloso estão terminações nervosas chamadas de **plexo da raiz**, que são estimuladas quando os pelos são tocados.

Na base de cada folículo existe uma dilatação chamada bulbo piloso, e no seu centro se observa uma papila dérmica. As células que recobrem a papila formam a raiz do pelo, de onde emerge o eixo do pelo.

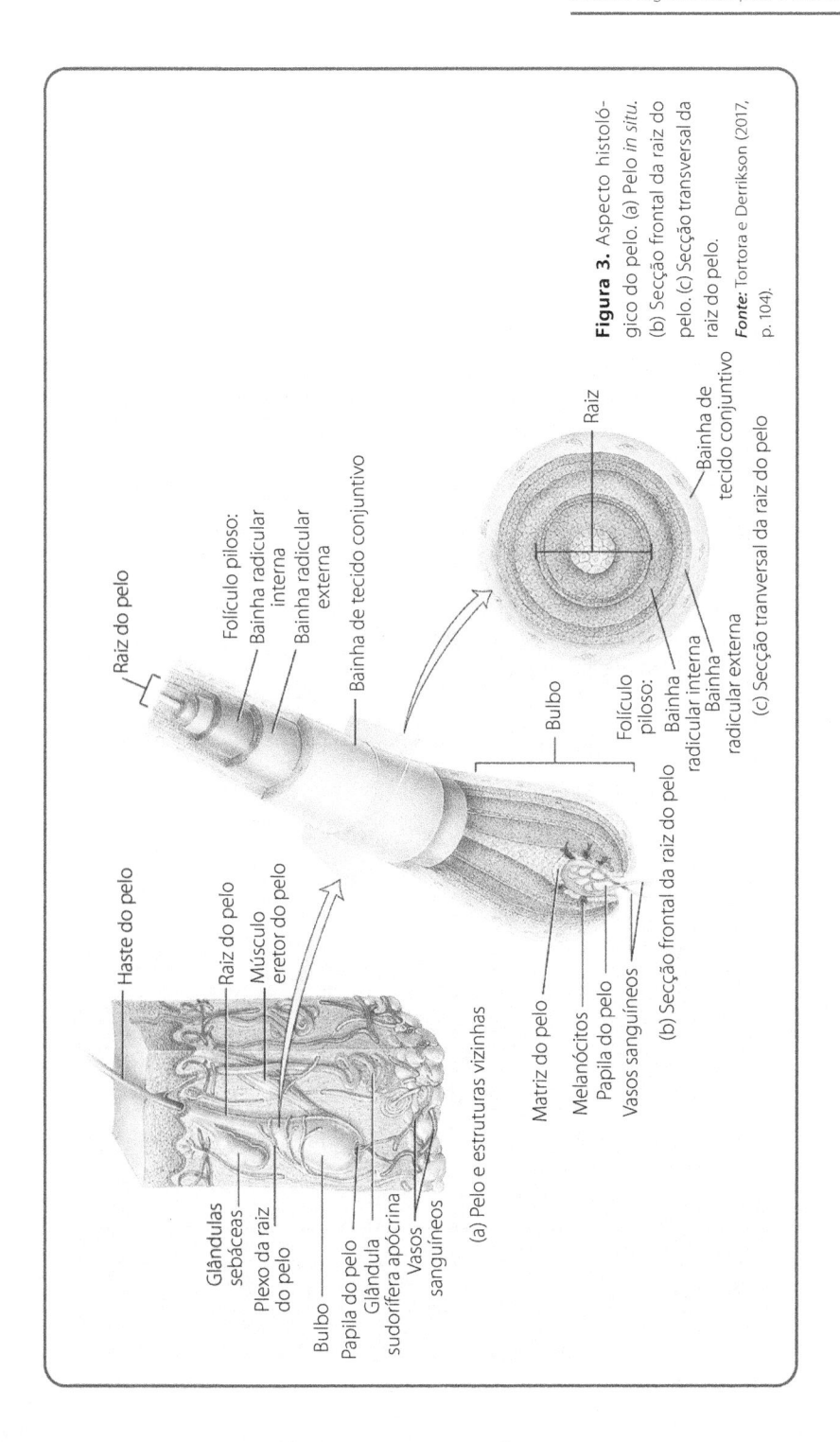

Figura 3. Aspecto histológico do pelo. (a) Pelo *in situ*. (b) Secção frontal da raiz do pelo. (c) Secção transversal da raiz do pelo.
Fonte: Tortora e Derrikson (2017, p. 104).

Unhas

São placas de células queratinizadas mortas. São localizadas na superfície dorsal das falanges distais dos dedos das mãos e dos dedos dos pés, agrupadas na epiderme (Figura 4).

Cada unha é formada pelo corpo, por uma borda livre pela raiz da unha. O que é visível é o corpo da unha e a borda livre. A maior parte da coloração do seu corpo é rósea, devido aos capilares sanguíneos que estão logo abaixo. A região esbranquiçada em forma de meia-lua se chama lúnula, e sua coloração é menos rósea devido ao estrato basal mais espesso na área. A porção mais próxima ao epitélio, perto da raiz, é a matriz (região em que as células se dividem para produzir novas células que vão formar a unha).

Funções das unhas:

- desempenham proteção das pontas dos dedos;
- auxiliam a manipular e pegar objetos;
- permitem coçar a pele.

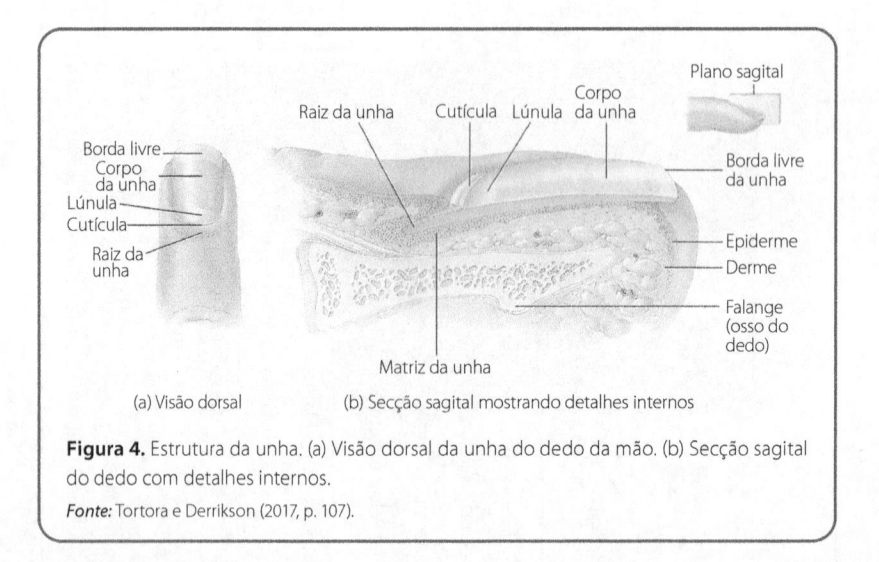

Figura 4. Estrutura da unha. (a) Visão dorsal da unha do dedo da mão. (b) Secção sagital do dedo com detalhes internos.
Fonte: Tortora e Derrikson (2017, p. 107).

Link

No site da Sociedade Brasileira de Dermatologia, você vai encontrar informações sobre o que é dermatologia, cuidados gerais com a pele, doenças relacionadas, procedimentos médicos, notícias e eventos. Confira!

https://goo.gl/ndCO3

Exercícios

1. A hipoderme ou tecido subcutâneo é formada por tecido conectivo frouxo e une a derme aos órgãos subjacentes. As células que serão encontradas mais abundantemente em um corte histológico da hipoderme são:
   a) Adipócitos, fibroblastos.
   b) Fibroblastos, fibras musculares.
   c) Células de Langerhans e adipócitos.
   d) Melanócitos, queratinócitos.
   e) Fibroblastos, queratinócitos.

2. O número, o tamanho e a atividade das glândulas sebáceas variam de um local para outro dentro da própria pele. Em qual localização do corpo não são encontradas as glândulas sebáceas?
   a) Couro cabeludo.
   b) Pequenos lábios na vagina feminina.
   c) Sola dos pés.
   d) Pavilhão auricular.
   e) Mucosa bucal.

3. A pele é um dos maiores órgãos do corpo humano e tem estrutura e função variáveis, de acordo com o local onde ela se encontra e com os órgãos aos quais ela se associa. Proteção, termorregulação, percepção de estímulos e secreção são exemplos das suas múltiplas funções. Sobre esse órgão, foram feitas cinco afirmativas. Assinale a alternativa errada:
   a) A região subcutânea ou hipoderme é a camada mais profunda e é, em geral, composta por tecido adiposo.
   b) As glândulas sebáceas estão presentes na pele fina e possuem uma secreção holócrina, onde todo o material celular é excretado juntamente com o produto de secreção formado pela célula.
   c) A melanina (um pigmento especial geralmente produzido, armazenado e utilizado pela derme) participa ativamente da função protetora exercida pela pele.
   d) A pele pode ser dividida em duas camadas, uma conjuntiva

de origem mesodérmica e uma epitelial de origem ectodérmica.
e) Na região palmar das mãos, plantar dos pés e em algumas articulações é, geralmente, encontrada uma pele mais espessa, se comparada ao resto do corpo.

4. A epiderme contém as seguintes estruturas exceto:
   a) Terminações livres.
   b) Grânulos de querato hialina.
   c) Desmossomos.
   d) Vasos sanguíneos.
   e) Melanina.

5. O estrato da epiderme que está diretamente envolvido com a renovação celular do epitélio é:
   a) Estrato espinhoso.
   b) Estrato granuloso.
   c) Estrato basal (germinativo).
   d) Estrato lúcido.
   e) Estrato córneo.

Referências

TORTORA, G. J.; DERRIKSON, B. *Corpo humano*: fundamentos de anatomia e fisiologia. 8. ed. Porto Alegre: Artmed, 2012.

TORTORA, G. J.; DERRIKSON, B. *Corpo humano*: fundamentos de anatomia e fisiologia. 10. ed. Porto Alegre: Artmed, 2017.

Leituras recomendadas

EYNARD, A. R.; VALENTICH, M. A.; ROVASIO, R. A. *Histologia e embriologia humanas*: bases celulares e moleculares. 4. ed. Porto Alegre: Artmed, 2010.

KÜHNEL, W. *Histologia*: texto e atlas. 12. ed. Porto Alegre: Artmed, 2010.

SOUTOR, C.; HORDINSKY, M. *Dermatologia clínica (LANGE)*. Porto Alegre: AMGH, 2014.

Gabaritos

Para ver as respostas de todos os exercícios deste livro, acesse o *link* abaixo ou utilize o código QR ao lado.

https://goo.gl/PkrdNZ